临床牙周病学和口腔种植学

Clinical Periodontology and Implant Dentistry

第6版

中卷

主编　（瑞士）尼克劳斯·朗
　　　　（Niklaus P. Lang）
　　　　（瑞典）扬·林德
　　　　（Jan Lindhe）

主审　束　蓉　王勤涛　宿玉成

主译　闫福华　陈　斌　张　倩　李艳芬

　　　邱　宇　李厚轩　雷　浪

北方联合出版传媒（集团）股份有限公司
辽宁科学技术出版社
沈　阳

临床牙周病学和口腔种植学

Clinical Periodontology and Implant Dentistry

第6版

中文版序
Foreword

牙周病是一类患病率高且病程长的疾病，严重威胁人类健康，是导致成年人牙齿缺失的最主要原因，同时，也是糖尿病、心血管疾病等全身疾病的危险因素。随着生活水平的提高和口腔保健意识的增强，人们对牙周治疗的需求也大大增加。对牙周病的深入了解，有助于我们形成正确的治疗理念，学会合理且灵活地运用相关技术，是保证牙周治疗长期有效的基础。要实现以上目的，对经典文献和书籍的阅读是必不可少的。

在此，我非常高兴地向大家推荐中译版《临床牙周病学和口腔种植学（第6版）》。本书原著《Clinical Periodontology and Implant Dentistry》，是非常经典的牙周病学专著，历来皆由牙周病学"大咖"编著，自出版以来，受到全球广大牙周病学专科医生、口腔全科医生和口腔医学生的广泛好评。2016年，该书第6版出版，其主编是在牙周学界享有盛誉的Niklaus P. Lang 和 Jan Lindhe。该书原著分为两卷，牙病学基础知识和临床部分两卷，内容丰富、细致、引人入胜。

中译版《临床牙周病学和口腔种植学（第6版）》由中华口腔医学会牙周病学专业委员会候任主任委员、南京大学医学院附属口腔医院闫福华教授领衔的团队翻译，同时，邀请国内著名牙周病学和口腔种植学专家进行审核、校对，主审专家团队包括：束蓉教授、王勤涛教授和宿玉成教授。翻译忠实于原著，叙述清晰，值得一读。特此推荐。

章锦才
中华口腔医学会副会长
2019年12月

前言
Preface

当下，互联网为我们提供了众多的治疗选择，但是这些治疗选择并不是全部基于已验证的正确观念，换句话说，这些治疗可能是在临床医生对背景不完全清楚的条件下提出的。因此，在这样一个时代背景下，执业医生具有职业困惑，越来越难以确定什么是正确的，什么又是专业性错误。在线教育，尽管有其毋庸置疑的益处，但也具有经验治疗的危险，很有可能在没有对患者进行系统科学的详细检查下就对患者治疗，从而可能会有损于患者健康。

在电子媒体已经如此发达的现代，你可能很疑惑教科书究竟有什么作用。显然，教科书仍然代表了一种独特的专业信息，包含的是一种基于科学证据而不是带有尝试、错误或个人偏好的治疗理念。

《临床牙周病学和口腔种植学》一直强调基于临床证据的治疗方法。这本教科书起源于斯堪的纳维亚，记录各种各样有着临床研究数据支持的治疗方法。随后几年内，笔者更加国际化，使得这本教材在全世界范围内取得了成功。在第4版中，仅包含了口腔种植学的一些方面，而在第5版再版时，口腔种植学已经成为临床牙周病学的一个重要组成部分。随着内容增加，目前的两卷（原英文版为两卷）中第1卷提出基本概念，牙周和种植体周围的一些生物应用原则；而第2卷则主要重点介绍治疗相关内容。研究表明，牙周病也会对种植体的生物学产生影响。

综上，牙科学这两个方面已经互相融合。这本教科书的第6版包括了关于牙列缺损义齿修复的重要内容。综合治疗中的一个重要部分是根据生物学原则制订治疗计划，我们对此应给予足够的重视。书中详细地介绍了口腔种植体的植入和愈合，也提出了骨结合的新概念。最后，还有一个非常重要的内容，临床经验表明，口腔种植体植入后常伴随着生物并发症的发生。此外，第6版还着重介绍针对这些不良事件的应对方案以及牙周和种植体周围的健康维护。总而言之，第6版可以说是当代牙周病学和口腔种植学经过改进后的系统的教学大纲。

如果一本教科书要作为参考书和临床实践指导，那么必须对其内容定期更新。在第5版发行后的第7年，我们出版了第6版，在近2年内，我们已经对其中90%的内容进行了修订。新一代的国际知名的研究者或临床专家对其中的许多章节进行了重新组织或重新编写。我们为了保持这本著作与时俱进付出了许多努力，希望第6版的

《临床牙周病学和口腔种植学》仍然是牙周病学和口腔种植学专业领域内的主要教科书。

我们感谢Wiley的许多合作者、我们的出版商，没有他们，这本书的出版难以实现。在此，特别感谢Nik Prowse（自由职业项目经理）、Lucy Gardner（自由编辑）和Susan Boobis（自由标引人员）。

最后，我们将最诚挚的感谢致以您，身为读者、学生、同事、临床专家或临床牙周病学和口腔种植学的研究者们。我们希望您能够喜欢这个具有不同封面及大纲的新版本。

Niklaus P. Lang

Jan Lindhe
2015年2月

译者前言
Preface

"牙周病有着漫长的过去，但牙周病学只有短暂的历史。" 现代牙周病学的建立始于19世纪末20世纪初，虽然对牙周病相关病因、病理、治疗和预防已进行了大量研究，但仍存在较大的困难和诸多的未知。随着医学的进步，学科间的交叉在一定程度上推动了牙周专业的发展，牙周领域也进入了相应的快速发展期。

信息时代的到来，让临床医生与医学研究者有更多的途径了解和学习牙周相关知识，这极大地推动了牙周学的发展。然而，随之而来的还有信息爆炸所致的选择混乱和障碍，系统的完全基于循证医学的指导意见还较为缺乏。同时，国内一部分医生不方便或不具备查阅和阅读外文文献的能力，这在一定程度上限制了医务工作者接触和了解牙周病学前沿知识的机会。此外，随着种植技术快速开展，大量的种植体被植入患者口腔中，伴随着种植后各种并发症的出现，使种植从业人员也逐渐认识到种植体周围病变需要从牙周的角度来思考和寻求解决的途径。

《临床牙周病学和口腔种植学》由Niklaus P. Lang和Jan Lindhe 教授主编，是一部关于牙周病病因、诊断和治疗的系统性评述，同时也全面详细地介绍了口腔种植体病变的基础与临床知识。从第1版出版之日起，即深受读者的欢迎。本书也随着学科的发展，不断完善而成为一部经典教材，第6版于2016年出版。目前在原书的两卷中第1卷提出基本概念，牙周和种植体周围的一些生物应用原则；而第2卷则主要重点介绍治疗相关内容，同时包括了关于牙列缺损义齿修复的重要内容。书中提出综合治疗中的一个重要部分是根据生物学原则制订治疗计划，着重介绍了针对不利方面的应对方案以及牙周、种植体周围的健康维护。第6版可以说是当代牙周病学和口腔种植学经过改进后的系统的教学大纲，是牙周病学和口腔种植学专业领域内的主要教科书。本书不仅内容丰富、严谨，在多学科的交叉衔接上也具有极高的指导价值。相信通过对本书的不断学习，大家都会有所收获。

全书原著包括上、下两卷，分为解剖、流行病学、微生物学、宿主-微生物相互作用、殆创伤、牙周组织病理、种植体周围（组织）病理学、组织再生、临床检查程序、治疗计划制订、牙周基础治疗（感染控制）、辅助治疗、重建性治疗、种植体植入手术、牙槽嵴重建治疗、咬合和修复治疗、正畸和牙周治疗以及支持治疗共18个部分。其中前6个部分为原书第1卷的内容，主要为基础知识；后12个部分为第2卷的内容，主要为临床部分。我们在翻译的过程中，为了便于读者阅读，将原书的两卷内容分解为3卷，其中上卷仍然为基础知识，中卷主要为牙周病治疗，下卷则为口腔种植治疗。

很荣幸，我们南京大学医学院附属口腔医院牙周病学团队能有机会将《临床牙周病学和口腔种植学（第6版）》这本经典教材介绍给大家。在此过程中，我们得到了国内外众多专家和同行的指导与帮助，在此向章锦才教授、束蓉教授、王勤涛教授、宿玉成教授、杜志斌博士、董潇潇医生、万鹏医生等表示真诚的谢意。在翻译的过程中，我们始终致力于忠实原文、原意，但由于译者水平有限，可能会存在一些具有争议或不妥之处，敬请业内同行给予批评指正。

最后，要感谢北方联合出版传媒（集团）股份有限公司辽宁科学技术出版社的信任和支持，感谢SUNSTAR公司在本书出版过程中给予的帮助与贡献。

闫福华

中华口腔医学会牙周病学专业委员会　候任主任委员

南京大学医学院附属口腔医院　教授、

主任医师、博士生导师

2019年11月 于南京

译者名单

Translators

中卷主审

王勤涛（空军军医大学第三附属医院）

中卷主译

闫福华（南京大学医学院附属口腔医院）

李艳芬（南京大学医学院附属口腔医院）

邱　宇（福建医科大学附属第一医院）

译者（按姓名首字笔画为序）

万　鹏	卞添颖	史佳虹	吕晶露	刘　娟	闫福华	杜志斌
李丽丽	李厚轩	李　娇	李艳芬	李凌俊	邱　宇	张杨珩
张　倩	张　爽	张　婷	陈畅行	陈　斌	罗　宁	周子谦
周　倩	周　靓	赵云鹤	柯晓菁	柳慧芬	姜　苏	倪　璨
黄永玲	崔　迪	董潇潇	程　远	谢晓婷	雷　浪	魏挺力

编者名单
Contributors

Maurício Araújo
口腔科
马林加州立大学
马林加
巴拉那州
巴西

Jill D. Bashutski
生物医学工程专业
工程学院
安娜堡
密歇根州
美国

Hans-Rudolf Baur
心内科
医学院
伯尔尼大学
伯尔尼
瑞士

Urs C. Belser
口腔修复科
牙科学院
日内瓦大学
日内瓦
瑞士

Gunnar Bergenholtz
牙体牙髓病学系
口腔学院
哥德堡大学萨尔格学院
哥德堡
瑞典

Tord Berglundh
牙周病科
口腔学院
哥德堡大学萨尔格学院
哥德堡

瑞典

Dieter D. Bosshardt
牙周病科
牙医学院
伯尔尼大学
伯尔尼
瑞士

Rino Burkhardt
私人诊所
苏黎世
瑞士
和
口腔学院
香港大学
香港
中国

Gianfranco Carnevale
私人诊所
罗马
意大利

Delwyn Catley
心理学系
密苏里大学–堪萨斯城
堪萨斯
密苏里州
美国

Y. Joon Coe
口腔修复科
马里兰大学
巴尔的摩
马里兰州
美国

Lyndon F. Cooper
口腔修复科

北卡罗来纳大学
教堂山
北卡罗来纳州
美国

Pierpaolo Cortellini
私人诊所
佛罗伦萨
意大利

Mike Curtis
口腔学院
巴兹学院和伦敦口腔医学院
伦敦玛丽女王大学
伦敦
英国

José J. Echeverría
牙周病科
口腔学院
巴塞罗那大学
巴塞罗那
西班牙

Ingvar Ericsson
口腔修复科
口腔系
马尔摩大学
马尔摩
瑞典

William V. Giannobile
密歇根口腔卫生研究中心
密歇根大学临床中心
安娜堡
密歇根州
美国
和
生物医学工程专业
工程学院
安娜堡
密歇根州
美国

Christoph H.F. Hämmerle
固定、活动义齿修复和口腔材料科学诊室
口腔医学中心
苏黎世大学
苏黎世
瑞士

Lisa Heitz - Mayfield
国际研究合作-口腔健康和权益
解剖学院，生理学和人类生物学
西澳大学
克劳利
华盛顿州
西澳大利亚州
澳大利亚

David Herrera
ETEP（牙周病病因和治疗）研究组
口腔系
康普顿斯大学
马德里
西班牙

Palle Holmstrup
牙周病科
口腔学院
哥本哈根大学
哥本哈根
丹麦

Reinhilde Jacobs
口腔生理学实验室
牙周病科
口腔影像学中心
医学系
天主教鲁汶大学

Mats Jontell
口腔医学和病理学
口腔学院
哥德堡大学萨尔格学院
哥德堡
瑞典

Ronald E. Jung
固定和活动义齿修复诊室
口腔医学和颅–颌面外科中心
苏黎世大学
苏黎世
瑞士

D. Kaigler
口腔健康研究密歇根中心
牙周病学和口腔医学科
密歇根大学牙科学院
安娜堡
密歇根州
美国

Thorkild Karring
牙周病学和口腔老年病学科
皇家牙科学院
奥尔胡斯大学
奥尔胡斯
丹麦

Denis Kinane
病理学和牙周病科
口腔医学院
宾夕法尼亚大学
费城
宾夕法尼亚州
美国

Bernard Koong
口腔学院
医学系，牙科和健康科学
西澳大学
珀斯
澳大利亚

Marja L. Laine
牙周病科
阿姆斯特丹牙科学术中心（ACTA）
阿姆斯特丹大学和阿姆斯特丹自由大学
阿姆斯特丹
荷兰

Evanthia Lalla
牙周病科
口腔和诊断科学部
哥伦比亚大学牙科学院
纽约
纽约州
美国

Niklaus P. Lang
牙周病科
牙医学院
伯尔尼大学
伯尔尼
瑞士
和
口腔医学中心
苏黎世大学
苏黎世
瑞士

Jan Lindhe
牙周病科

口腔学院
哥德堡大学萨尔格学院
哥德堡
瑞典

Bruno G. Loos
牙周病科
阿姆斯特丹牙科学术中心（ACTA）
阿姆斯特丹大学和阿姆斯特丹自由大学
阿姆斯特丹
荷兰

Angelo Mariotti
牙周病科
俄亥俄州立大学
口腔学院
哥伦比亚
俄亥俄州
美国

Philip David Marsh
口腔生物学科
口腔学院
利兹大学
利兹
英国

Conchita Martin
口腔系
康普顿斯大学
马德里
西班牙

Giedrė Matulienė
私人诊所
苏黎世
瑞士

Andrea Mombelli
牙周病科
口腔医学院
日内瓦大学
瑞士

Sture Nyman (已故)
牙周病科
口腔学院
哥德堡大学萨尔格学院
哥德堡
瑞典

中卷

临床部分（上）

中卷主编　（瑞士）尼克劳斯·朗（Niklaus P. Lang）

（瑞典）扬·林德（Jan Lindhe）

中卷主审　王勤涛

中卷主译　闫福华　李艳芬　邱　宇

第7部分：种植体周围（组织）病理学

Peri-implant Pathology

第26章

种植体周围黏膜炎和种植体周围炎
Peri-implant Mucositis and Peri-implantitis

Tord Berglundh,[1] Jan Lindhe[1], Niklaus P. Lang[2,3]

[1] Department of Periodontology, Institute of Odontology, The Sahlgrenska Academy at University of Gothenburg, Gothenburg, Sweden
[2] Department of Periodontology, School of Dental Medicine, University of Berne, Berne, Switzerland
[3] Center of Dental Medicine, University of Zurich, Zurich, Switzerland

定义

种植体周围疾病是描述种植体周围组织炎症的一个统称，包括种植体周围黏膜炎和种植体周围炎（Albrektsson & Isidor 1994）。种植体周围黏膜炎是发生于黏膜的炎症病变，而种植体周围炎则累及种植体周围的骨组织（Lindhe & Meyle 2008）（图26–1）。

种植体周围黏膜

种植体植入后，在种植体的基台周围形成了穿黏膜隧道。为了适应新功能的需要，该部位的牙槽嵴黏膜逐渐改建成种植体周围黏膜。种植体周围黏膜与天然牙牙龈具有许多共同特征（Berglundh et al. 1991）。在健康部位，这两类组织都是角化的口腔上皮，属于牙面或种植体表面结合上皮或非角化黏膜屏障的延续。在这些菲薄的上皮衬里的结缔组织中，常常可见少量的炎性细胞（中性粒细胞、巨噬细胞、T细胞和B细胞）浸润（Liljenberg et al. 1997）。由于炎性细胞代表宿主对细菌产物的抵抗防御，因此它们也属于生物学封闭的一个重要组成部分，可以将种植体周围组织及牙周附着组织和口腔隔绝开（参见第3章和第13章）。

种植体周围黏膜炎

临床特点和诊断

种植体周围黏膜炎在许多方面与牙龈炎相似，具有典型的炎症表现，如红肿（参见第19章）。但是，种植体周围黏膜在形态上与牙龈有所不同，其缺乏光透射性，冠修复体或植体金属部分无法透射，可能掩盖炎症的一些表现。因此，对种植体周围黏膜炎的评估应包含探诊是否出血（图26–2）。

健康的种植体　　　　　　种植体
周围黏膜　　　　　　　周围黏膜炎　　　　　种植体周围炎

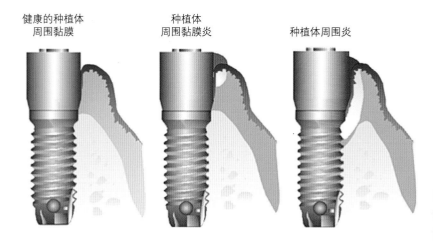

图26-1　健康的种植体周围黏膜、种植体周围黏膜炎和种植体周围炎示意图。

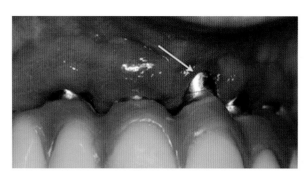

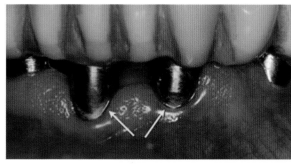

图26-2　种植体周围黏膜炎的临床表现，包括程度不一的红肿。黏膜边缘探诊出血（箭头示）。

临床研究

　　多项人和动物实验研究分析了牙龈及种植体周围黏膜对早期菌斑和长期菌斑滞留的反应。Pontoriero等（1994）对20位牙列缺损患者进行了"实验性龈炎"（Löe et al. 1965）的临床研究。所有的患者均先治疗重度牙周炎，随后进行了一个或几个牙列区段的种植修复。在修复后6个月的随访中，对维护仔细（包括定期地支持治疗）的患者进行基础检查，内容包括菌斑、软组织炎症情况、牙周袋探诊深度（PPD）、软组织退缩以及口腔生物膜的构成。同时所有参与者3周内

不采取任何口腔卫生措施。研究发现此期间天然牙和植牙区段的菌斑结构（数量和构成）以及软组织对微生物入侵的反应（如炎症和牙周袋探诊深度改变）是相似的。

　　Zitzmann等（2001）研究了种植体周围和天然牙周围的软组织对菌斑形成的反应。对牙周和种植体周围健康的12位患者，停止清洁3周（图26-3）。在菌斑形成前后，进行相关的临床检查并行软组织活检。研究表明菌斑形成与软组织炎症的临床表现相关，也与软组织中炎性细胞浸润范围增大有关。

　　Salvi等（2012）通过一项针对15位局部义齿患者的实验研究，发现实验诱导的牙龈炎和种植体周围黏膜炎具有可逆性。从菌斑形成初期到炎症形成这段时间，若患者重新开始口腔卫生清洁，牙龈和种植体周围黏膜的炎症能逐渐好转。

临床前研究

　　在一项以犬为实验对象的研究中（Berglundh et al. 1992），分别对菌斑形成3周后牙龈和种植体周围黏膜的反应进行了研究。具体方法为拔除一侧下颌前磨牙，将对侧牙作为对照。在牙槽窝愈合3个月后，在无牙区植入种植体。对其进行菌斑控制以确保种植体周围黏膜达到理想愈合，同时预防余留天然牙发生牙龈炎。愈合后，检查并收集了牙及种植体表面的生物膜样本。随后停止菌斑控制措施，给动物喂以软食促进菌斑形成。3周后再次检查，内容包括临床评估、牙面

(a)
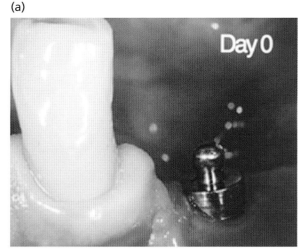

(b)
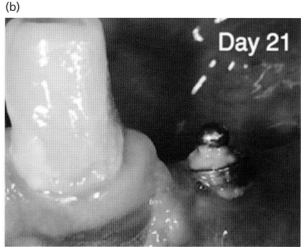

图26-3 （a）健康的牙龈和健康的种植体周围黏膜的临床图片。（b）菌斑形成3周后同一位点的图片。

及种植体表面的菌斑样本收集和病理检查。研究发现，在种植体及对照天然牙牙面上不仅菌斑形成数量相似，组成结构也相似。因此，可以认为钛种植体表面细菌的早期定植与牙面细菌的定植具有相同模式（Leonhardt et al. 1992）。首先是细菌的定植伴随着明确炎症病损的形成，随后牙龈及种植体周围的黏膜产生适应性反应、白细胞等炎性细胞浸润。对照牙牙龈和种植体周围的病损在大小及部位上相似。两种病损通常位于软组织边缘，即口腔角化上皮与结合上皮（屏障上皮）之间。

在上述描述的模型中，研究发现随着菌斑形成增加（3个月），种植体周围黏膜的病变似乎不断向根方扩展，而对照牙牙龈病变则保持不变（Ericsson et al. 1992）。而且也发现种植体周围黏膜病损中成纤维细胞的数量较对照牙牙龈更少。以上临床表现可以这样解释：一般在任何长期存在的炎症病损中，破坏期与修复期交替进行，在停止菌斑控制的3个月内，对照牙牙龈病变或多或少都由随后修复期的组织重建修复，但在种植体周围黏膜病损中，组织破坏没有在修复过程中完全修复。因此组织修复不足也许是种植体周围黏膜病损扩展和传播的一个原因。

在另一个类似的以犬为实验对象的研究中，Abrahamsson等（1998）研究了3种不同系统的种

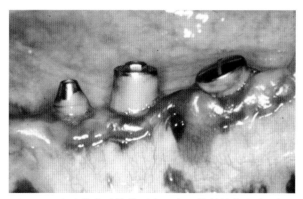

图26-4 在比格犬动物模型中，未经控制的菌斑在3种不同类型的种植体表面形成5个月后的临床照片。

植体，观察其在菌斑形成5个月后的软组织病损（图26-4）。他们观察到，种植体周围黏膜对长期的菌斑刺激的反应与种植系统无关，炎症病损向根方延伸的范围无一例外都与3种种植系统上皮屏障的大小有关（图26-5）。

结论：种植体周围黏膜炎和牙龈炎具有许多相同的特征。牙和种植体表面细菌堆积会引起宿主的免疫应答，包括炎症的变化和黏膜/牙龈结缔组织炎症病损的形成。正如牙龈炎是牙周炎的前驱症状，种植体周围黏膜炎是种植体周围炎的一个前驱表现，因此，种植体周围黏膜炎的完善治疗是预防种植体周围炎的一个重要措施（Lang et al. 2011）。

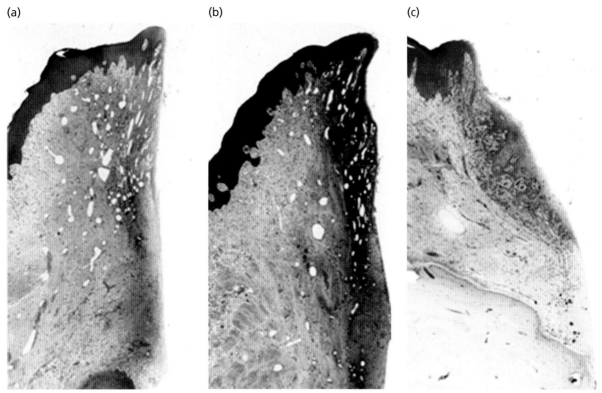

(a)　(b)　(c)

图26-5　（a~c）在图26-4中所示的3种种植体周围黏膜中炎性细胞浸润（ICT）的显微图片。ICT向根方扩展的程度与3种类型种植体的上皮屏障大小相一致。

种植体周围炎

临床特点和诊断

种植体周围炎包括种植体周围黏膜炎症和种植体周围的骨吸收。因此，种植体周围炎的诊断包括探诊出血（BoP）和影像上的骨吸收。种植体周围炎最初影响种植体周围组织的边缘部分，在这期间种植体仍保持稳定并能行使功能。因此，不能将种植体松动作为种植体周围炎的必不可少的症状，但种植体在疾病进展的最后阶段发生的松动则表明种植体周骨结合的完全丧失。

与前文提到的种植体周围黏膜炎的临床表现一样，各种因素如种植体周围黏膜形态和种植体的位置，也会影响种植体周围炎的临床表现。因此，在种植体周围组织的检查中，探诊是必要的，包括BoP和PPD的评估。溢脓是种植体周围炎的一个普遍临床表现（Fransson et al. 2008）。

因此，种植体周围炎的临床表现多样，也许并不与病理表现一致。在图26-6和图26-7中展示了两个不同的病例。在图26-6中展示的病例

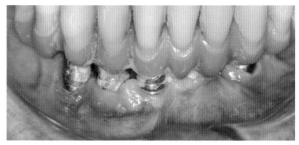

图26-6　种植体周围炎的临床表现。注意大量的菌斑和牙石以及明显的种植体周围黏膜炎的炎症表现。

可见菌斑和牙石以及相关的炎症临床表现，在图26-7中展示的病例则没有这些症状。然而，检查图26-7中所示的位点时，发现PPD为10mm，BoP阳性和袋内溢脓。

在种植体周围炎位点的X线片中（图26-8）可以看到种植体周围对称性的骨吸收，其骨吸收量在种植体近中、远中、唇颊侧几乎相等。但是骨缺损的形态取决于牙槽嵴的颊舌（腭）侧宽度的大小。因此，当牙槽嵴宽度超过种植体周围炎病损区宽度时，颊舌侧骨质可能会保留下来，这样即形成一个弹坑状骨质缺损。反之，如果在窄的牙槽嵴位点，种植体周围颊舌侧骨质在局部炎症的进展过程中，会逐渐被吸收甚至丧失。

(a)

(b)

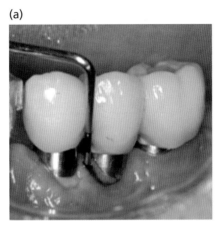

图26-7　左侧下颌前磨牙处种植体支持式义齿的临床照片。（a）周围黏膜无炎症或轻度炎症。（b）前磨牙种植体处探诊出血和溢脓。

(a)

(b)

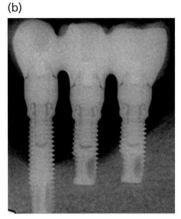

图26-8　左侧下颌3个位点种植体周围炎的临床（a）和影像学（b）表现。注意到种植体周围黏膜的肿胀和溢脓（a）和在影像学上种植体周围明显的骨吸收（b）。

结论： 种植体周围炎的临床表现与病损区的炎症和感染有关。因此，除了骨吸收的影像学证据外，还应有黏膜炎症的类似表现，包括肿胀、黏膜发红以及轻探出血。"袋"内溢脓也是一个常见表现。需注意即使植体仅存在微量的"骨结合"时，其仍然可能保持稳定。

人类活检资料

虽然通过对人牙周炎的组织病理学研究可以得到精确的信息，但到目前为止，关于人种植体周围炎病损的研究较少（Berglundh et al. 2011）。目前有研究表明种植体周围位点的黏膜中有大量炎性细胞浸润。Sanz等（1991）对6位种植体周围炎患者的软组织进行活检分析，发现结缔组织中65%为炎性细胞。Piattelli等（1998）描述了来源于230个回收的种植体的组织病理学特征：在种植体周围的结缔组织的炎症性浸润中含有巨噬细胞、淋巴细胞和浆细胞。在一项纳入

了12位种植体周围炎患者的研究中，Berglundh等（2004）发现，凡是黏膜中存在较大病损的病例，黏膜中总是伴随着大量的浆细胞、淋巴细胞和巨噬细胞（图26-9）浸润。同时，进一步的研究还发现炎性细胞向根方浸润，扩展到根尖区的袋内上皮，根尖部分的软组织病损常常累及骨组织。Berglundh等（2004）也报道了在病损中含有大量的中性粒细胞（多形核白细胞）。这些细胞不仅出现于袋内上皮和病损相关区域，也出现于远离种植表面浸润中心的血管周围。在病损的根方，炎症结缔组织直接与种植体表面的生物膜相接触。Gualini和Berglundh（2003）利用免疫组织化学技术分析了6颗种植体周围炎的构成，发现炎性浸润中心含有大量的中性粒细胞。此发现与Hultin等（2002）的发现一致，Hultin等对从17位种植体周围炎患者种植体位点处收集的分泌液进行了分析，也发现了大量的中性粒细胞。对于种植体周围炎与牙周炎病损的区别，也有学者采用免疫组织化学技术进行研究。Bullon等

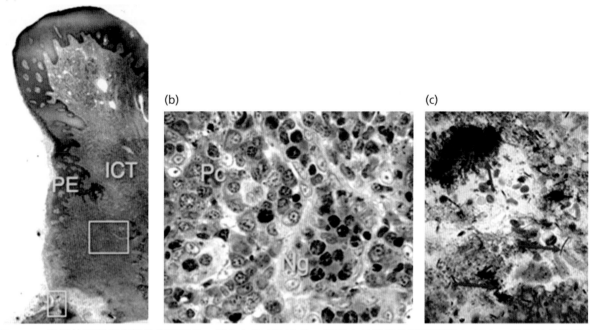

图26-9　种植体周围炎病损的病理切片。袋内上皮（PE）的一侧有大量的炎性细胞浸润（ICT）。种植体放置于左侧。（b）为图（a）中ICT深部框内区域放大图，可见有大量的浆细胞（Pc）和中性粒细胞（Ng）浸润。（c）为图（a）中朝向袋内的ICT的根方部分的框内区域放大图。箭头示微生物聚集。

（2004）观察到两类病损中都包含T淋巴细胞、B淋巴细胞、浆细胞和巨噬细胞，而Konttinen等（2006）报道，与牙周炎病损相比，种植体周围炎病损中的白介素-1α（IL-1α）和白介素-6（IL-6）阳性细胞数目更多，而肿瘤坏死因子-α（TNF-α）阳性细胞数目更少。

临床前研究

　　为了研究种植体周围黏膜对菌斑长期刺激及对相关炎症病变的应答能力，有研究分别建立了犬（Lindhe et al. 1992）和猴子（Lang et al. 1993；Schou et al. 1993）的实验性牙周炎/种植体周围炎模型。虽然实验设计有所不同，但获得的结果一致，因此，我们在下文中仅介绍以犬为实验对象的研究结果。

　　在以犬为实验对象的研究（Lindhe et al. 1992）中，拔除一侧下颌前磨牙，植入种植体，3个月后连接基台。在此过程中严格控制菌斑，所监测的所有牙及种植体位点处均保持健康。

随后同时终止菌斑控制，在前磨牙及种植体的牙颈部进行丝线结扎，结扎线应置于软组织边缘的根方，建立牙周炎和种植体周围炎模型。这样在牙/牙龈、种植体/黏膜间人工形成一个"牙周袋"，龈下生物膜快速形成，炎症病变很快波及邻近组织。实验6周后进行影像学检查，结果显示，在牙及种植体位点有大量骨丧失。除去结扎线4周后，对动物进行再次检查，内容包括影像检查、细菌样本收集、牙及种植体位点处的组织病理学检查。结果发现，在牙及种植体位点的深"袋"中已经形成相似的菌斑，主要是革兰阴性菌和厌氧菌（Leonhardt et al. 1992）。这与人类的检测结果相一致，即牙和种植体周围的微生物具有许多相同的特点，但不论是天然牙还是种植体，其周围组织在健康与炎症状态下比较，两者微生物构成差异都很大。健康软组织包绕的牙和种植体相关生物膜含有少量革兰阳性球菌和杆菌。而在广泛的牙周炎及种植体周围炎位点的生物膜则含有大量革兰阴性厌氧菌（参见第10章和

第11章）。

在以犬为实验对象的研究中（Lindhe et al. 1992），组织病理学检查发现天然牙和种植体周围的炎症病损在大小及部位上具有显著不同。对于前者，牙周病损与牙槽骨间通常有1mm无炎症的结缔组织间隔，而大部分种植体周围炎症病损则直接延伸至牙槽骨。因此，上述研究认为两者周围组织炎症的扩散方式不同，与天然牙牙周组织相比，种植体周围组织缺乏抵抗炎症进展的能力。在后续的研究中（Marinello et al. 1995；Ericsson et al. 1996；Persson et al. 1996；Gotfredsen et al. 2002），使用了相似的模型但分别研究了组织破坏的不同阶段，进一步验证了上述结论。

上述实验通过丝线结扎破坏种植体周围的软组织封闭，形成龈下生物膜，从而诱导种植体周围炎。随着时间的推移，局部黏膜炎症病变等宿主应答所造成的病变逐渐扩大。病损区的细胞激活了系统反应，加速了结缔组织和骨的破坏。在这个种植体周围炎模型中，局部组织破坏的速度和范围是由结扎丝的粗细、类型（如棉、丝）、在袋中冠根向的位置以及补体的数量等多因素共同作用的结果（Berglundh et al. 2011）。

Zitzmann等（2004）在一项涉及犬的21个牙位点的实验中，研究了种植体周围炎。其在实验位点病损形成后，除去结扎丝，观察12个月。结果16个位点的病损继续发展，并形成了进行性骨吸收。而其余的5个位点，病损进展停止，未导致种植体周围骨破坏。

随后，Zitzmann等（2004）和Berglundh等（2007）也采用了类似的 "自发性进展模型"，专门研究了光滑、抛光的表面和粗糙的SLA（喷砂、大颗粒、酸蚀）表面种植体周围的组织反应，研究发现在结扎丝线诱导的组织破坏前期，两种种植体周围吸收骨量相同。在结扎丝移除后的5个月内，两者均发生了进行性骨吸收。但与光滑表面种植体相比，粗糙表面种植体周围的菌斑面积更大，结缔组织中的炎症范围更大。因此，如果粗糙表面种植体的周围炎不及时

进行治疗，则其种植体周围炎的进展更为显著。

在Berglundh等（2007）对不同表面的种植体进行研究的同期，Albouy等（2008，2009）也研究了SLA、TiOblast、TiUnite和光滑表面4种不同商业化种植体在种植体周围炎发展中的区别。在去除丝线后的6个月内各种类型的种植体均发生自发性炎症。组织病理学检查显示，所有样本均有明显炎症，深达袋内上皮根方。袋内充满脓液、生物膜和牙石，在朝向生物膜的无覆盖的根尖部分可见炎性细胞浸润。牙槽嵴顶部骨组织内可见大量破骨细胞，在远离牙槽嵴的软组织缺损处则可见肥大细胞。

Albouy等（2012）使用两种结构相似但表面不同的种植体（光滑表面和TiUnite）在犬上再次进行了种植体周围炎实验。研究发现在丝线去除6个月后，与光滑表面种植体相比，表面处理的种植体的周边发生了更多的骨吸收。此外，表面处理的种植体周围炎症的范围、袋内上皮和生物膜的尺寸都更大。

也有研究者通过自发性进展模型来研究种植体周围炎和牙周炎之间的区别。Carcuac等（2013）通过犬动物模型对两种种植体进行了研究。通过局部结扎丝线导致实验性种植体周围炎和实验性牙周炎。10周后去除结扎线，在随后的6个月内通过影像学评估骨水平的变化。结果表明，表面经过处理的种植体周围骨吸收量大于光滑表面种植体及天然牙（图26-10）。组织病理学检查结果也证实了前述结果（Lindhe et al. 1992），研究结果还显示与牙周炎相比，种植体周围炎的炎症病损更大，更接近于牙槽嵴顶（图26-11和图26-12）。Carcuac等（2013）的研究还发现相对于牙周炎而言，种植体周围炎的病损包含更多的中性粒细胞和破骨细胞。

结论：种植体周围封闭性差，炎症常扩展到骨组织的边缘，破坏进一步发展可能会导致种植体脱落。研究发现种植体周围炎病损中有大量的中性粒细胞，病损与生物膜之间缺乏上皮衬里，这些都表明种植体周围炎病损不同于牙周炎病

(a)　(b)

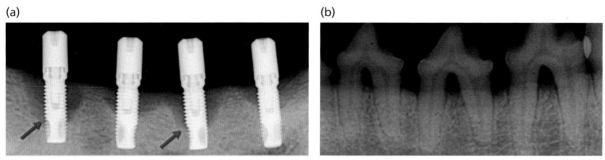

图26-10　拉布拉多犬的（a）实验性种植体周围炎和（b）牙周炎的X线片。与光滑表面的种植体相比较，表面处理种植体周围的骨吸收更多（箭头示）。

(a)　(b)

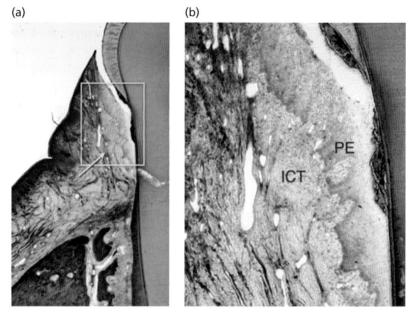

图26-11　（a）牙周炎病损的颊舌向组织切片。箭头所示炎症向根方进展，可见在牙槽嵴和炎性浸润间仍存在着正常结缔组织。（b）为图（a）框内区域的放大图，可见牙石、袋内上皮（pocket epithelium，PE）和炎性浸润（infiltrate，ICT）。

(a)　(b)

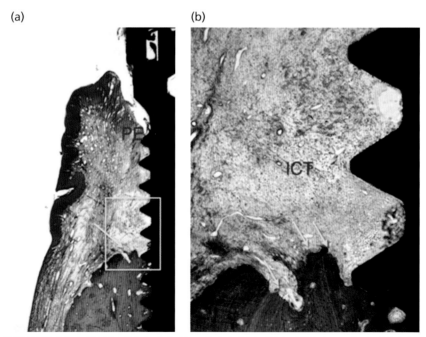

图26-12　（a）种植体周围炎病损的颊舌向组织切片。炎症向根方扩展至骨组织。（b）为图（a）框内区域的放大图，显示袋内上皮（pocket epithelium，PE）根方的炎性浸润（infiltrate，ICT）与种植体表面生物膜直接接触。箭头所示为骨表面的破骨细胞。

损。对较光滑表面种植体而言，粗糙表面种植体周围炎的进展更快。

种植体周围疾病的流行病学

种植体周围黏膜炎

众所周知，诊断标准会影响疾病患病率的评估，疾病诊断标准越高则患病率越低。同样地，种植体周围疾病的诊断标准也影响其患病率的评估。Tomasi和Derks（2012）在综述中分别对种植体周围黏膜炎和种植体周围炎制订了7种不同诊断标准。BoP是种植体周围黏膜炎症诊断的关键指标，对种植体周围黏膜炎的评估非常重要。因此，对于BoP阳性却未发生骨吸收的种植位点的诊断应为种植体周围黏膜炎。

除了BoP外，PPD也是用于诊断种植体黏膜炎的指标。Roos-Jansåker等（2006a）在一项对206位患者共987颗种植体的横断面研究中所采用的诊断标准是BoP阳性和PPD≥4mm，这项研究结果显示，48%的患者和16%的种植体患有种植体周围黏膜炎。Roos-Jansåker等（2006a）还发现在无骨吸收的种植体中，约50%的位点BoP阳

性。Koldsland等（2010）在一项针对109位种植患者的横断面研究中，发现约40%的患者和27%的种植体位点BoP阳性且未检测到骨吸收。因此我们认为在种植体患者中种植体周围黏膜炎的发生较为普遍。

种植体周围炎

BoP也是种植体周围炎的一个标志，也就是说，当种植体周围黏膜炎和可检测到的骨吸收（X线片）同时存在时，即可诊断为种植体周围炎。在第8届欧洲牙周病学研讨会（Sanz & Chapple 2012）的共识中，认为由于存在检查者间的误差以及检查者自身的误差（约0.4mm），种植体周围可预测的骨吸收量的标准是误差的2~3倍，因此种植体周围炎的患病率数据大多基于主观标准，而关于患病种植体的数量或比例可以用来描述疾病的严重程度。

在种植体周围炎的临床诊断标准中，广为接受BoP和/或溢脓，而将骨吸收量（X线片上评估）作为诊断标准却备受争议。有学者根据不同的骨丧失诊断标准，对种植体周围炎的流行病学情况进行了研究（表26-1）。Fransson等

表26-1　种植体周围炎患病率研究（随访5年以上，患者>100例）。不同的骨吸收水平作为诊断标准

研究	患者/种植体数量	使用时间范围（年）（平均）	诊断标准骨吸收值	患者/种植体的患病率（%）
Fransson等（2005）	662/3413	5~20（9.1）	骨吸收≥3个螺纹（参考点根方1.8mm）和从第1年开始检测到骨吸收（0.6mm）	27.8/12.4
Roos-Jansåker等（2006a）	216/987	9~14（10.8）	从第1年起的骨吸收 0.6~1.2mm 1.8~2.4mm >3mm	 55.6/18.2 14.4/4.6 7.4/2.0
Koldsland等（2010）	109/351	1~16（8.4）	从义齿负载后的骨吸收：>0.4mm >2mm >3mm	47.1/36.6 20.4/11.4 11.7/6.0
Roccuzzo等（2010）	101/246	10	骨吸收≥3mm	22.8/NR
Zetterqvist等（2010）	112/304	5	骨吸收>5mm	<1/<1
Marrone等（2013）	103/266	>5（8.5）	骨吸收>2mm	37/23
Mir-Mari等（2012）	245/964	1~18（6.3）	骨吸收≥2个螺纹（参考点根方1.2mm）	16.3/9.1
Cecchinato等（2013）	133/407	3~11（5.8）	从第1年起的骨吸收：>0.5mm >1mm >1.5mm >2mm	30/17 19/11 14/6 8/4

（2005）对662位（Brånemark系统）种植成功的患者进行了跟踪随访，对他们种植后5～20年进展性骨吸收发生率进行了观察，而后筛选了种植体的骨丧失达3个及以上螺纹的患者进行进一步研究（如距种植体颈部1.8mm）。此外，对于这些种植体在种植后1年内发现进行性骨吸收则诊断为骨丧失（一个螺纹；0.6mm）。此研究发现在662位患者中，27.8%（184位）的患者有1颗以上的种植体发生了进行性骨吸收。在随后的临床研究中，Fransson等（2008）报道了发生进行性骨吸收的种植位点中，94%表现出BoP阳性。其也对种植体周围炎的范围和骨吸收的方式进行了分析，发现在感染种植体周围炎的患者中，40%的炎症位点发生了进行性骨吸收。而且在颌骨的所有位点都会发生种植体周围炎，但主要见于下颌的前牙区（Fransson et al. 2009）。此外，多因素风险评估模型研究发现，种植体周围炎的骨吸收随时间呈

非线性增加（Fransson et al. 2010）。

Roos-Jansåker等（2006a）对经过种植治疗的216位患者，在植牙后9～14年进行了随访复查，发现16%的受试者和6.6%的种植体患有种植体周围炎。此项研究所采用的种植体周围炎的诊断标准不同于Fransson等（2005），研究结果认为一定量的骨吸收（与植入后1年的数据相比进展了1.8mm）和BoP是诊断种植体周围炎必要条件。此项研究结果表明骨吸收的诊断标准能影响种植体周围炎的患病率。1年后检测到骨吸收达0.6～1.2mm的患者占56.6%（表26-1）。Koldsland等（2010）在一项对109位患者的种植体周围炎患病率的研究中也有类似发现：当使用的骨吸收阈值分别为0.4mm、2mm和3mm时，则分别有47.1%、20.7%和11.7%的种植体周围炎患病率。而其他研究者，如Roccuzzo等（2010）和Zetterqvist等（2010）则采用较高的骨吸收阈

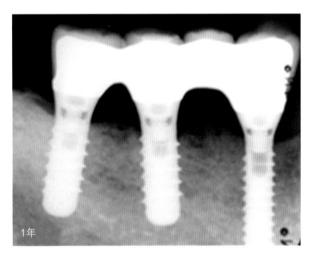
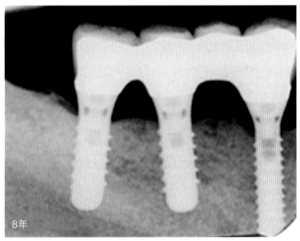
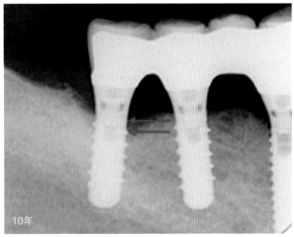
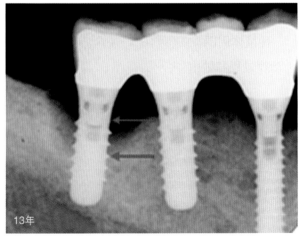

图26-13　右侧下颌3颗种植体在植牙后1、8、10、13年4个时间点的随访影像学图像。在第1年和第8年的检查中，没有发生骨吸收，而在第10年和第13年后的种植体周围发生了1mm和4mm的骨吸收。

值。在Roccuzzo等（2010）的一项为期10年、纳入101位种植体患者的前瞻性研究中，其发现22.8%的患者骨吸收≥3mm，而在Zetterqvist等（2010）的一项为期5年的研究中，112位患者中仅1位患者骨吸收≥5mm。Cecchinato等（2013）采用了从0.5mm至2mm 4种不同的骨吸收阈值标准，在这一标准下，受检者的患病率从30%下降到8%。

总之，作为诊断标准的骨吸收阈值很大程度上影响了对种植体周围炎患病率的评估结果。图26-13能说明这一问题。在植牙后8年和10年的随访检查中，影像学显示的后牙区种植体周围骨吸收大约为1mm，但在植牙后13年的随访中发现骨吸收达到了4mm。由此可见，我们将骨吸收的阈值定为≥1mm，并不会对8年和10年后的诊断有明显影响。

第8届EFP研讨会的共识中指出目前评估种植体周围炎患病率的标准可能存在缺陷（Tomasi & Derks 2012；Sanz & Chapple 2012）。这些综述中所纳入的横断面研究，其研究对象均为获取方便且数量有限的样本，这就不能代表目标群体（即真实的患病率）。然而，目前的数据表明种植体周围黏膜炎和种植体周围炎在口腔种植患者中普遍存在。如果将诊断标准定为植牙后1年骨吸收>0.5mm，这样1个以上种植体周围炎的患者比率可达30%～55%。

种植体周围炎的危险因素

种植体周围炎的危险因素包括患者，临床医生/治疗过程和种植体特性。

高危患者

研究表明，牙周炎高度易感患者是发生种植体周围炎的高危个体。针对这一发现已发表了许多系统性综述，本书也在第33章详细讨论了牙周炎患者的种植治疗的效果。虽然在上述系统性综述中几乎没有临床研究，但它们一致地报道了牙周炎患者的种植体周围软组织炎症、边缘

性骨吸收和种植体失败的高发生率（Hardt et al. 2002；Karoussiset et al. 2003；Roos-Jansåker et al. 2006b）。考虑到牙周炎和种植体周围炎之间的关系，我们推测牙周炎的促进因素，如吸烟和糖尿病，可能也是种植体周围炎的促进因素。在Heitz-Mayfield（2008）的一篇综述中，推断不良口腔卫生、牙周炎病史和吸烟是种植体周围炎的危险因素。Roccuzzo等（2010）在一项为期10年的前瞻性研究中报道，重度牙周炎病史的患者，特别是未进行牙周支持治疗者，较牙周健康的患者，更易发生种植体脱落和种植体周围边缘性骨吸收。这说明牙周支持治疗非常重要，尤其对有重度牙周炎病史的患者而言。

上部结构设计

治疗过程和义齿设计也是种植体周围炎的潜在危险因素。与种植体连接的上部结构设计，如果不利于其自洁和专业的抗感染控制，就会增加种植体周围炎的风险。为了确保义齿修复的功能性，并满足发音和美观的需求，临床医生在制订计划时，可能会忽略自我菌斑控制的必要性（图26-12）。但是，对于种植体支持式义齿而言，便于感染控制是必需的。

种植体表面特性

种植体周围疾病的危险因素也和种植体自身特性有关，如植体设计和表面特性。尽管缺乏相关的临床证据，但是临床前研究数据表明，种植体表面特性会影响种植体周围炎。Baelum和Ellegaard（2004）分析了种植支持式义齿修复的128位患者的数据，其所研究的种植体均为粗糙表面[钛浆喷涂（TPS）]或中度粗糙表面（TiOblast）。通过5年和10年的随访，发现前者种植体脱落发生率更高，为5.7% vs 2.6%（5年）和22.3% vs 2.6%（10年）。5年后，两类种植体显著性骨吸收（≥3.5mm）发生率分别为5.6%和5.0%，10年的检查数据表明，粗糙表面的种植体骨吸收的发生率更高（13.6% vs 5.0%）。但我们应注意在这个研究中，5年和10年进行随访

检查的患者仅占总样本的30%～50%。Åstrand 等（2004）进行了一项为期3年共28位患者的研究，研究对象为光滑或粗糙（TPS）表面的种植体，结果粗糙表面种植体中有7颗种植体发生了种植体周围炎，而光滑表面种植体无一发生种植体周围炎。Mir-Mari等（2012）报道了一项有关种植体周围炎发生率的横断面研究，研究涉及的254位患者，比较了光滑表面、TiUnite表面和Osseotite表面的3种不同植体。结果在所有的种植体中，发生种植体周围炎的比例为9.1%，而不同表面的发生率分别为9.3%（光滑型）、10.1%（TiUnite）和6.0%（Osseotite）。笔者也报道了不同类型种植体在发生种植体周围炎时植体的使用时间，结果显示光滑表面随访时间最长（11.3年），而TiUnite和Osseotite的随访时间分别为3.5年和5.9年。因此，可以认为种植体表面特性影响种植体周围炎的发生。

上述一系列临床前研究（Berglund et al. 2007；Albouy et al. 2008，2009，2012）表明，种植体表面特性确实能影响种植体周围炎的自发性进展的程度。但是，我们应该注意到，这些用于研究评估的种植体类型有限。因此，我们不能得出某一类型的种植体或种植体表面是种植体周围炎的高危因素这一结论。另一方面，实验也证实了，去除结扎后，在已经形成的种植体周围病损位点仍继续形成菌斑，这将导致种植体周围软硬组织的进一步破坏，而这一疾病过程也受到种植体表面特性的影响。

结论

人类研究与动物实验表明，种植体表面最初形成的生物膜能激发宿主反应，从而导致种植体周围黏膜形成炎症病损（种植体周围黏膜炎）。病变始于紧邻屏障上皮外侧的结缔组织，此病变的发展与邻牙表面菌斑堆积导致的龈炎的发展在许多方面类似。龈下菌斑持续存在，使得种植体周围黏膜边缘的病损朝向根方发展，波及硬组织，破坏骨结合，导致不同程度的边缘性骨吸收（种植体周围炎），最终导致种植体脱落。

参考文献

[1] Abrahamsson, I., Berglundh, T. & Lindhe, J. (1998). Soft tissue response to plaque-formation at different implant systems. A comparative study in the dog. *Clinical Oral Implants Research* **9**, 73–79.

[2] Albouy, J.-P., Abrahamsson, I., Persson, L. & Berglundh, T. (2008). Spontaneous progression of peri-implantitis at different types of implants. An experimental study in dogs. I – Clinical and radiographic observations. *Clinical Oral Implants Research* **19**, 997–1002.

[3] Albouy, J.-P., Abrahamsson, I., Persson, L. & Berglundh, T. (2009). Spontaneous progression of peri-implantitis at different types of implants. An experimental study in dogs. Histological observations. *Clinical Oral Implants Research* **20**, 366–372.

[4] Albouy, J.-P., Abrahamsson, I. & Berglundh, T. (2012). Spontaneous progression of experimental peri-implantitis at implants with different surface characteristics. An experimental study in dogs. *Journal of Clinical Periodontology* **39**, 182–187.

[5] Albrektsson, T. & Isidor, F. (1994). Consensus report: Implant therapy. In: Lang, N.P. & Karring, T., eds. *Proceedings of the 1st European Workshop on Periodontology*. Berlin: Quintessence, pp. 365–369.

[6] Åstrand, P., Engquist, B. *et al.* (2004). A three-year follow-up report of a comparative study of ITI Dental Implants and Brånemark System implants in the treatment of the partially edentulous maxilla. *Clinical Implant Dentistry and Related Research* **6**, 130–141.

[7] Baelum, V. & Ellegaard, B. (2004). Implant survival in periodontally compromised patients. *Journal of Periodontology* **75**, 1404–1412.

[8] Berglundh, T., Lindhe, J., Ericsson, I. *et al.* (1991). The soft tissue barrier at implants and teeth. *Clinical Oral Implants Research* **2**, 81–90.

[9] Berglundh, T., Lindhe, J., Ericsson, I, Marinello, C.P. & Liljenberg, B. (1992). Soft tissue reactions to de novo plaque formation at implants and teeth. An experimental study in the dog. *Clinical Oral Implants Research* **3**, 1–8.

[10] Berglundh, T., Gislason, Ö., Lekholm, U., Sennerby, L. & Lindhe, J. (2004). Histopathological observations on human periimplantitis lesions. *Journal of Clinical Periodontology* **31**, 341–347.

[11] Berglundh, T., Gotfredsen, K., Zitzmann, N., Lang, N.P. & Lindhe, J. (2007). Spontaneous progression of ligature induced periimplantatitis at implants with different surface roughness. An experimental study in dogs. *Clinical Oral Implants Research*, **18**, 655–661.

[12] Berglundh, T., Zitzmann, N.U. & Donati, M. (2011). Are peri-implantitis lesions different from periodontitis lesions? *Journal of Clinical Periodontology* **38 Suppl** 11, 188–202.

[13] Bullon, P., Fioroni, M., Goteri, G., Rubini, C. & Battino, M. (2004). Immunohistochemical analysis of soft tissues in implants with healthy and periimplantitis condition, and aggressive periodontitis. *Clinical Oral Implants Research* **15**, 553–559.

[14] Carcuac, O., Abrahamsson, I., Albouy, J.P. *et al.* (2013). Experimental periodontitis and peri-implantitis in dogs. *Clinical Oral Implants Research* **24**, 363–371.

[15] Cecchinato, D., Parpaiola, A. & Lindhe, J. (2013). A cross-sectional study on the prevalence of marginal bone loss among

implant patients. *Clinical Oral Implants Research* **24**, 87–90.

[16] Ericsson, I., Berglundh, T., Marinello, C.P., Liljenberg, B. & Lindhe, J. (1992). Long-standing plaque and gingivitis at implants and teeth in the dog. *Clinical Oral Implants Research* **3**, 99–103.

[17] Ericsson, I., Persson, L.G., Berglundh, T., Edlund, T. & Lindhe, J. (1996). The effect of antimicrobial therapy on peri-implantitis lesions. An experimental study in the dog. *Clinical Oral Implants Research* **7**, 320–328.

[18] Fransson, C., Lekholm, U., Jemt, T. & Berglundh T. (2005). Prevalence of subjects with progressive loss at implants. *Clinical Oral Implants Research* **16**, 440–446.

[19] Fransson, C., Wennström, J. & Berglundh T. (2008). Clinical characteristics at implants with a history of progressive bone loss. *Clinical Oral Implants Research* **19**, 142–147.

[20] Fransson, C., Wennström, J. & Berglundh, T (2009). Extent of peri-implantitis–associated bone loss. *Journal of Clinical Periodontology* **36**, 357–363.

[21] Fransson, C., Tomasi, C., Pikner, S.S. *et al.* (2010). Severity and pattern of peri-implantitis-associated bone loss. *Journal of Clinical Periodontology* **37**, 442–448.

[22] Gotfredsen, K., Berglundh, T. & Lindhe, J. (2002). Bone reactions at implants subjected to experimental peri-implantitis and static load. An experimental study in the dog. IV. *Journal of Clinical Periodontology* **29**, 144–151.

[23] Gualini, F. & Berglundh, T. (2003). Immunohistochemical characteristics of inflammatory lesions at implants. *Journal of Clinical Periodontology* **30**, 14–18.

[24] Hardt, C.R., Grondahl, K., Lekholm, U. & Wennstrom, J.L. (2002). Outcome of implant therapy in relation to experienced loss of periodontal bone support. *Clinical Oral Implants Research* **13**, 488–494.

[25] Heitz-Mayfield, L.J.A. (2008). Peri-implant diseases: diagnosis and risk indicators. *Journal of Clinical Periodontology* **35 Suppl** 8, 292–304.

[26] Hultin, M., Gustafsson, A., Hallström, H. *et al.* (2002). Microbiological findings and host response in patients with peri-implantitis. *Clinical Oral Implants Research* **13**, 349–358.

[27] Karoussis, I.K., Salvi, G.E., Heitz-Mayfield, L.J. *et al.* (2003). Long-term implant prognosis in patients with and without a history of chronic periodontitis: a 10-year prospective cohort study of the ITI Dental Implant System. *Clinical Oral Implants Research* **14**, 329–339.

[28] Koldsland, O.C., Scheie, A.A. & Aass, A.M. (2010). Prevalence of peri-implantitis related to severity of the disease with different degrees of bone loss. *Journal of Periodontology* **81**, 231–238.

[29] Konttinen, Y.T., Lappalainen, R., Laine, P. *et al.* (2006). Immuno-histochemical evaluation of inflammatory mediators in failing implants. *International Journal of Periodontics and Restorative Dentistry* **26**, 135–141.

[30] Lang, N.P., Brägger, U., Walther, D., Beamer, B. & Kornman, K. (1993). Ligature-induced peri-implant infection in cynomolgus monkeys. *Clinical Oral Implants Research* **4**, 2–11.

[31] Lang, N.P., Bosshardt, D.D. & Lulic, M. (2011). Do mucositis lesions around implants differ from gingivitis lesions around teeth? *Journal of Clinical Periodontology* **38 Suppl** 11, 182–187.

[32] Leonhardt, Å., Berglundh, T., Ericsson, I. & Dahlén, G. (1992). Putative periodontal pathogens on titanium implants and teeth in experimental gingivitis and periodontitis in beagle dogs. *Clinical Oral Implants Research* **3**, 112–119.

[33] Liljenberg, B., Gualini, F., Berglundh, T., Tonetti, M. & Lindhe, J. (1997). Composition of plaque associated lesions in the gingiva and the periimplant mucosa in partially edentulous subjects. *Journal of Clinical Periodontology* **24**, 119–123.

[34] Lindhe, J. & Meyle, J. (2008). Peri-implant diseases: Consensus Report of the Sixth European Workshop on Periodontology. *Journal of Clinical Periodontology* **35 Suppl** 8, 282–285.

[35] Lindhe, J., Berglundh, T., Ericsson, I., Liljenberg, B. & Marinello, C.P. (1992). Experimental breakdown of periimplant and periodontal tissues. A study in the beagle dog. *Clinical Oral Implants Research* **3**, 9–16.

[36] Löe, H., Theilade, E. & Jensen, S.B. (1965). Experimental gingivitis in man. *Journal of Periodontology* **36**, 177–187.

[37] Marinello, C.P., Berglundh, T., Ericsson, I. *et al.* (1995). Resolution of ligature-induced peri-implantitis lesions in the dog. *Journal of Clinical Periodontology* **22**, 475–480.

[38] Marrone, A., Lasserre, J., Bercy, P. & Brecx, M.C. (2013). Prevalence and risk factors for peri-implant disease in Belgian adults. *Clinical Oral Implants Research* **24**, 934–940

[39] Mir-Mari, J., Mir-Orfila, P., Figueiredo, R., Valmaseda-Castello'n, E. & Gay-Escoda, C. (2012). Prevalence of peri-implant diseases. A cross-sectional study based on a private practice environment. *Journal of Clinical Periodontology* **39**, 490–494.

[40] Persson, L.G., Ericsson, I., Berglundh, T. & Lindhe, J. (1996). Guided bone generation in the treatment of peri-implantitis. *Clinical Oral Implants Research* **7**, 366–372.

[41] Piattelli, A., Scarano, A. & Piattelli, M. (1998). Histologic observations on 230 retrieved dental implants: 8 years' experience (1989–1996). *Journal of Periodontology* **69**, 178–184.

[42] Pontoriero, R., Tonelli, M.P., Carnevale, G. *et al.* (1994). Experimentally induced peri-implant mucositis. A clinical study in humans. *Clinical Oral Implants Research* **5**, 254–259.

[43] Roccuzzo, M., De Angelis, N., Bonino, L. & Aglietta, M. (2010). Ten-year results of a three-arm prospective cohort study on implants in periodontally compromised patients. Part 1: implant loss and radiographic bone loss. *Clinical Oral Implants Research* **21**, 490–496.

[44] Roos-Jansåker, A.M., Lindahl, C., Renvert, H. & Renvert, S. (2006a). Nine- to fourteen-year follow-up of implant treatment. Part II: presence of peri-implant lesions. *Journal of Clinical Periodontology* **33**, 290–295.

[45] Roos-Jansåker, A.M., Renvert, H., Lindahl, C. & Renvert, S. (2006b). Nine- to fourteen-year follow-up of implant treatment. Part III: factors associated with peri-implant lesions. *Journal of Clinical Periodontology* **33**, 296–301.

[46] Salvi, G.E., Aglietta, M., Eick, S. *et al.* (2012). Reversibility of experimental peri-implant mucositis compared with experimental gingivitis in humans. *Clinical Oral Implants Research* **23**, 182–190.

[47] Sanz, M., Aladez, J., Lazaro, P. *et al.* (1991). Histopathologic characteristics of peri-implant soft tissues in Brånemark implants with two distinct clinical and radiological patterns. *Clinical Oral Implants Research* **2**, 128–134.

[48] Sanz, M. & Chapple, I.L., on behalf of Working Group 4 of the VIII European Workshop on Periodontology. (2012). Clinical research on peri-implant diseases: consensus report of Working Group 4. *Journal of Clinical Periodontology* **39 Suppl** 12, 202–206.

[49] Schou, S., Holmstrup, P., Stoltze, K., Hjørting-Hansen, E. & Kornman, K.S. (1993). Ligature-induced marginal inflammation around osseointegrated implants and ankylosed teeth. Clinical and radiographic observations in Cynomolgus monkeys. *Clinical Oral Implants Research* **4**, 12–22.

[50] Tomasi, C. & Derks, J. (2012). Clinical research of peri-implant diseases – quality of reporting, case definitions and methods to study incidence, prevalence and risk factors of periimplant diseases. *Journal of Clinical Periodontology* **39 Suppl** 12, 207–223.

[51] Zetterqvist, L., Feldman, S., Rotter, B. *et al.* (2010). A prospective, multicenter, randomized-controlled 5-year study of hybrid and fully etched implants for the incidence of peri-implantitis. *Journal of Periodontology* **81**, 493–501.

[52] Zitzmann, N.U., Berglundh, T., Marinello, C.P. & Lindhe, J. (2001). Experimental periimplant mucositis in man. *Journal of Clinical Periodontology* **28**, 517–523.

[53] Zitzmann, N.U., Berglundh, T., Ericsson, I. & Lindhe, J. (2004). Spontaneous progression of experimentally induced periimplantitis. *Journal of Clinical Periodontology* **31**, 845–849.

第8部分：组织再生

Tissue Regeneration

第27章

牙周创面愈合
Periodontal Wound Healing

Hector F. Rios[1], D. Kaigler[1], Christoph A. Ramseier[2], G. Rasperini[3], William V. Giannobile[1]

[1]Michigan Center for Oral Health Research, Department of Periodontics and Oral Medicine, University of Michigan School of Dentistry, Ann Arbor, MI, USA

[2]Department of Periodontology, School of Dental Medicine, University of Berne, Berne, Switzerland

[3]Department of Biomedical, Surgical and Dental Sciences, Foundation IRCCS Ca' Granda Polyclinic, University of Milan, Milan, Italy

前言

牙周组织的结构和功能依赖于4种主要结构：牙周膜（periodontal ligament，PDL），牙骨质，牙槽骨和牙龈。它们组成一个天然生物屏障以维持牙齿的咬合功能，并共同应对口腔微生物复杂环境的多重挑战。这种复杂的细菌生态系所引起的慢性炎症是导致牙周组织完整性破坏的最主要因素。但牙周组织具有可塑性，对多种因素均较为敏感，可将机械刺激转变为生物化学信号以维持自身稳定（Burger et al. 1995；Duncan & Turner 1995；Marotti 2000；Marotti & Palumbo 2007；Bonewald & Johnson 2008）。在受损组织的重建和愈合过程中，一系列重要的生物活性蛋白[血小板衍生生长因子（platelet-derived growth factor，PDGF），血管内皮生长因子（vascular endothelial growth factor，VEGF），表皮生长因子（epidermal growth factor，EGF），成纤维细胞生长因子（fibroblast growth factor，FGF），骨形成蛋白（bone morphogenetic proteins，BMPs），胰岛素样生长因子-1（insulin-like growth factor-1，IGF-1），转化生长因子β1（transforming growth factor-β1，TGF-β1）等]对维持牙周组织的结构和功能起了决定性的作用（Long et al. 2002；Sato et al. 2002；Tsuji et al. 2004；Yang et al. 2006），这些生物活性分子在维持这4种组织结构完整的同时，也使其适应潜能增加（图27-1）。

创面愈合：结果和定义

在研究创面愈合的细胞和分子机制前，我们必须了解牙周复合体的特殊愈合模式（表27-1）。从基本的组织学分析来看，牙周组织创面的愈合结果如表27-2所述。

(a)

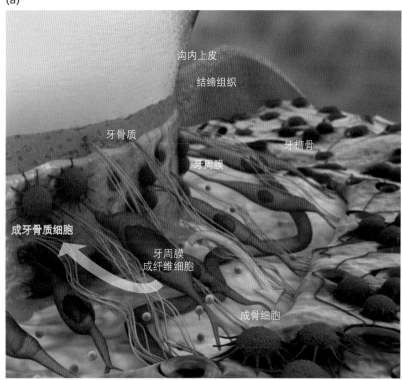

(b)　(c)

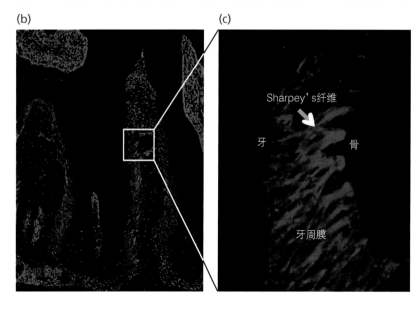

图27-1　（a）牙支持结构（即牙周组织）包括牙槽骨，牙周膜（PDL），牙骨质和牙龈。它们共同构成了一个承担机械应力、发挥生物功能的动态复合体，共同决定组织的适应性潜能和应对微生物及机械刺激的能力。（b，c）功能化的牙周组织以典型的纤维状结构为特征，这种纤维称为Sharpey's纤维，连接牙槽骨和牙表面的牙骨质（骨膜蛋白的红色免疫荧光染色）。

表27-1　牙周组织的愈合模式

一期愈合	使用缝合线拉拢缝合。一期愈合的创面组织损失最少，主要是再生而不是纤维化
二期愈合	见于外科创口未发生对位愈合处。肉芽组织自下而上充满创面。上皮覆盖肉芽组织顶部。瘢痕的形成说明发生了明显的纤维化
三期愈合	创面大部分组织缺失，创缘收缩，创面肉芽组织形成。在某些情况下，可能会存在异物或感染，此时应暴露创面数日直至这些潜在的并发症得以处理。在解决这些潜在并发症后，创缘会合（大致地），创面开始愈合
半厚瓣愈合	上皮化见于半厚瓣的初期关闭时。该种愈合涉及真皮的表面部分（固有层），胶原堆积最少，不发生创面收缩

表27-2　牙周组织创面的愈合结果

修复	创面组织愈合并不能完全恢复组织的结构或功能。对牙周创面而言，其愈合是在原有病理性牙周袋的底部重建正常龈沟，这种修复通常是以长结合上皮的形式修复
再附着	指牙龈再附着于被机械性分离的区域
新附着	新生成的纤维嵌入因疾病而暴露的牙根牙骨质处
再生	重建缺失或缺损组织，完全恢复其结构和功能，该过程是通过前体细胞的生长-分化以代替缺损组织。
吸收	牙根部分钝化或丧失，有时为继发性的，伴随正畸牙移动、炎症、外伤、内分泌紊乱和肿瘤发生
牙固连	牙与牙槽骨发生融合

表27-3　牙周组织工程中细胞治疗的应用

细胞类型	移植类型	缺损类型	相关研究
骨髓基质细胞	自体	三壁骨袋	Kawaguchi 等（2004）；Hasegawa 等（2006）
	自体	骨开窗	Li 等（2009）
	自体	骨切开术	Yamada 等（2004a～c）
脂肪基质细胞		腭侧牙周缺损	Tobita 等（2008）
牙周膜细胞	自体	II类缺损	Dogan 等（2003）
	自体	骨开窗	Akizuki 等（2005）
	同种异体/异种异体	骨开窗	Lekic等（2001）
牙周膜干细胞	同种异体	异位再生	Seo 等（2004）
	同种异体	骨开窗	Dogan 等（2003）；Chang 等（2007）
	自体	牙周缺损	Liu等（2008）
成牙骨质细胞	同种异体	异位再生	Jin等（2003）
	同种异体	骨开窗	Zhao等（2004）
牙囊细胞	同种异体	异位再生	Jin等（2003）；Zhao等（2004）
	同种异体	骨开窗	Zhao等（2004）

来自：Rios et al（2011），获得美国牙周病学许可

创面愈合生物学

创面愈合是人体恢复损伤组织完整性的主要机制。如果创面未愈合，则保护屏障逐渐被破坏，这就可能会导致严重的生理、免疫、代谢异常。创面愈合是一个包括几种细胞类型和生物介质共同参与的动态过程。在牙周创面活跃的愈合过程中，不仅其细胞群体发生迁移、分化、增殖；上皮与结缔组织相互影响，而且大量细胞因子和细胞外基质（extracellular matrix，ECM）分子也协调发挥作用。

创面愈合的阶段

创面愈合的基本原则以及所能观察到的细胞和分子的改变，也同样适用于牙周手术后的创面愈合。创伤导致毛细血管损伤和出血，形成血凝块。血凝块有两个功能：暂时保护裸露组织和充当细胞迁移的临时基质。血凝块包括血液中的所有细胞组件（包括红细胞、白细胞和血小板），以纤维蛋白、血浆纤连蛋白、玻连蛋白、凝血酶素组成的基质的形成存在。创面愈合的过程被划分为3个阶段：

1. 炎症期。
2. 肉芽期。
3. 基质形成和重建（成熟）期（Wikesjo et al. 1992）。

创面愈合的每一阶段都必不可少，但最初的愈合过程常常决定最终的愈合效果。

炎症期

血凝块中的生长因子募集炎性细胞，并调控随后的肉芽期。在损伤后的数小时内，炎性细胞首先（主要是中性粒细胞和单核细胞）浸润到血凝块中。这些细胞通过吞噬作用，清除创面处的细菌和坏死组织，并释放酶以及有毒的含氧物质。在3天内，炎症反应进入晚期阶段。此阶段巨噬细胞迁移到创面区，通过吞噬作用清除已发挥作用的多形核白细胞和红细胞，并且释放大量生物活性分子如炎性因子和组织生长因子，进一步募集炎性细胞、成纤维细胞和内皮细胞。由此可见巨噬细胞在创面从炎症期过渡到肉芽组织形成期的过程中扮演着重要角色。

肉芽期

随后几天中，中性粒细胞被巨噬细胞取代，随即巨噬细胞开始发挥清理创面的重要作用。第4天左右，肉芽组织开始形成。巨噬细胞持续释放促进愈合的生长因子和细胞因子，这些因子共同参与了成纤维细胞、内皮细胞和平滑肌细胞向创面区域的增殖和迁移的过程。细胞在创面周围增殖，形成细胞–细胞和细胞–基质连接。巨噬细胞和成纤维细胞持续以外分泌和自分泌的方式表达生长因子，调节愈合过程。研究表明，生长因子可加速创伤位点的肉芽组织形成（Sporn et al. 1983）。伤口初期愈合的7天内，创面的主要成分为肉芽组织，此时胶原纤维也开始形成。最后细胞–细胞和细胞–基质连接，两者协同产生拉力导致组织收缩。随着肉芽组织的形成，组织愈合逐步发展到最后阶段，新形成的、富含更多细胞的组织开始成熟、改建以满足功能需要。

成熟期

在成熟期，成纤维细胞分泌细胞外基质（ECM），产生新的富含胶原蛋白的基质。创伤后1周，部分成纤维细胞在胶原蛋白基质合成后，开始转化为肌成纤维细胞和平滑肌肌动蛋白，这种转化促进创面的持续收缩。负责血管生成的内皮细胞开始迁移到临时的创面基质中，形成血液循环。随着临时基质的成熟，内皮细胞开始发生程序化的细胞死亡（凋亡），血管数开始减少。由此可见，肉芽组织是否能使受损组织得以再生或修复（瘢痕形成）取决于两个关键因素：是否具有必需的细胞类型和是否存在能够募集及刺激这些细胞的信号。

影响愈合的因素

我们必须认识到牙周组织与身体其他部位一样，其创面愈合潜能受到局部和全身因素的影响。

局部因素

多种局部因素会延迟和影响牙龈与牙周手术后的愈合。这些因素包括：

- 菌斑微生物。
- 治疗过程中过多的组织损伤。
- 组织创伤。
- 异物。
- 愈合过程中反复操作破坏有序的细胞活动。
- 局部血液循环障碍。

因此，合理清创（清除变性和坏死组织）、局部制动和创面加压可以促进愈合。在创面愈合过程中，细胞活动虽然会增加耗氧量。但人为地供应超出正常需求的氧气并不会加速创伤组织的愈合（Glickman et al. 1950）。

全身因素

相关研究报道，愈合能力随着年龄增长而下降（Holm-Pedersen & Löe 1971）。食物摄入量不足、影响营养吸收的全身性疾病以及维生素C（Barr 1965）、蛋白（Stahl 1962）或其他营养素缺乏也不利于愈合。

激素也能影响创面的愈合。糖皮质激素（如可的松）的全身运用，会抑制炎症反应、成纤维细胞的生长、胶原蛋白的产生和内皮细胞的形成，这就使得修复过程受到阻碍。其他因素诸如精神压力，甲状腺切除术、睾酮、促肾上腺皮质激素以及大剂量的雌激素都会抑制肉芽组织的形成，并最终影响愈合（Butcher & Klingsberg 1963）。

孕激素会加速不成熟肉芽组织的血管化（Lindhe & Brånemark 1968），同时似乎也增加了边缘血管扩张的牙龈组织对机械损伤的易感性（Hugoson 1970）。

牙周创面的愈合

牙周组织在时间和空间上有序的自然形成和发育有利于功能性牙周组织的再生（Chen et al. 2011）。虽然在这一过程中确切的细胞和分子机制仍不清楚，但目前明确的一点就是，细胞必须首先迁移和附着到裸露的牙根表面。通过人造骨开窗大鼠模型，学者们已经观察到一个有利于间叶前体细胞向牙周膜或骨组织缺损区增殖、迁移和成熟的微环境（Lekic et al. 1996a, b）。该微环境由可溶性因子和其他细胞及细胞外基质介导与调节。在早期愈合过程中，创面遵循创伤愈合的保守程序，由血凝块启动，中性粒

细胞和单核细胞向创面迁移，对创面进行清创并引起骨吸收。骨形成通常开始于病损边缘骨质（Rajshankar et al. 998）。在手术后的几日内，与牙骨质较薄的冠部相比，牙骨质较厚的根尖区更易观察到伴结缔附着的薄层牙骨质生成（King et al. 1997）。矿化组织形成后，适当的机械负荷引导PDL纤维向一定的方向伸展，嵌入到牙槽骨和牙骨质中（Mine et al. 2005；Rios et al. 2011）。因此，如何根据以上过程的时间轴，选择合适的时间点，以确定某种牙周组织工程方法或生物活性分子的有效阶段，是非常重要的（图27-2）。

牙周创面愈合比表皮伤口愈合更加复杂。正常的牙周组织包括牙骨质，功能性排列的PDL，牙槽骨和牙龈。在创伤的愈合过程中，这些组织间的界面和牙齿穿龈部位处于一个持续污染以及明显"细菌负载"的开放环境中，因此在这样的环境中恢复原有组织的完整性，创建一个牙周到牙根表面（非血管化、无活力的硬组织）的新连接是一个持续的挑战。所以各种牙龈和牙周治疗

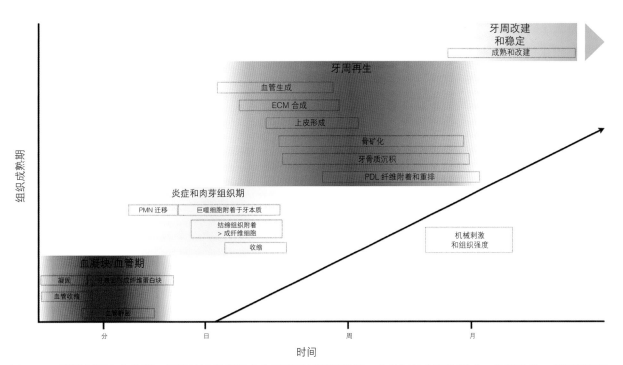

图27-2　牙周创面愈合分期。理想的牙周组织愈合需要经历不同阶段。在最初的血凝块形成、炎症反应、肉芽组织形成后，参与多样组织再生的祖细胞聚集到创面部位，并调节重要生长因子的生物利用度。随着愈合的进行，机械刺激增加并促进细胞外基质（ECM）的有效合成以及牙骨质、骨的形成和成熟。一旦这些结构形成，牙周膜（PDL）纤维即开始有序排列。随着组织逐渐成熟，机械强度也逐渐增加。在新生的牙周组织中，这种改建过程会持续进行，这就是牙周组织能够适应局部和全身刺激因素的重要机制。

后，愈合各不相同并不奇怪。

清洁的根面，无生物膜或其他污物附着是牙周治疗获得成功的最基本要求。根据清除感染组织工具的不同，治疗方式分为手术和非手术治疗，这些操作都是有创的。疗效依赖于身体愈合能力和决定这些过程的作用机制。我们必须认识到创面愈合的顺序依赖于该区域复杂的生物因子相互作用。

既往关于牙周创面愈合的研究，有助于我们初步了解促进牙周组织再生的机制。学者们在细胞和分子水平上许多有价值的发现，随后均运用于牙周医学中的组织再生工程。

牙周创面中包括了牙龈上皮，牙龈结缔组织，PDL，牙槽骨，牙根表面的牙本质和牙骨质等硬组织。这个独特的结构影响了每个部分以及整个牙周组织的愈合过程。牙龈上皮及其下方的结缔组织数周即可愈合，而PDL、根面牙骨质和牙槽骨的再生则通常要历经数周或数月。上皮的创面愈合以创面闭合为目标，即在牙齿周围形成结合上皮（Caton et al. 1980）。而牙龈结缔组织愈合使得体积显著减少，从而导致牙龈退缩和临床牙周袋深度变浅。研究表明，源于PDL肉芽组织中的成牙骨质细胞形成新的牙骨质，而新的PDL会再生于新的牙骨质中（Karring et al. 1985）。此外，局部表达的BMPs也会刺激牙龈结缔组织中的间叶细胞分化为骨母细胞，从而形成牙槽骨（Krebsbach et al. 2000；Sykaras and Opperman 2003）。

一系列经典的动物实验表明在来源于牙龈结缔组织或牙槽骨的组织中，缺乏可以在牙周膜和新生牙骨质间形成新附着的细胞（Karring et al. 1980；Nyman et al. 1980）。此外，来源于牙龈结缔组织或牙槽骨的肉芽组织接触牙根表面后还常常会导致牙根吸收或牙固连。因此，可以推测，牙周再生手术后这些并发症更容易发生，特别是在手术过程中使用了骨移植材料来刺激骨形成时。然而，目前关于根吸收的原因尚不明确，可能是由于术后龈牙上皮沿着牙根表面向根方迁移，在牙根表面形成了保护屏障（Bjorn 1965；

Karring et al. 1984）所致。动物实验研究还表明，牙周组织包含了具有形成新结缔组织附着潜能的细胞（Karring et al. 1985）。

通常，上皮沿着牙根表面向下生长到PDL水平，随后PDL与形成新的牙骨质层和新嵌入的结缔组织纤维共同再生。因此，为了维持和促进牙骨质和PDL的重建，必须阻碍牙龈上皮沿着牙根表面向下在PDL水平形成长结合上皮。

牙周创面愈合的原则使得我们对手术后创面发生的一系列愈合过程有了基本理解。为了实现新的结缔组织附着，应该为PDL细胞来源的肉芽组织提供时间和空间，以利于新的牙骨质和PDL的形成与成熟。

牙周手术后的愈合

牙龈和牙周手术后的愈合则更加复杂，特别是在已经过机械处理、缺少牙周附着的牙根表面。在这种情况下，创面边缘不是两个相对的血管化的牙龈边缘，而是一面是非血管化的高度矿化的牙根表面，另一面是结缔组织和龈瓣上皮（图27-3）。通过在犬的无牙区牙槽嵴处的龈瓣下植入牙本质块，我们可观察到龈牙结合部的早期愈合过程（Wikesjo et al. 1991）。

术中任意方式关闭创面时，牙根表面的血液成分在牙和龈瓣界面处形成血凝块。此时的血凝块代表了牙-龈瓣界面的初期愈合过程（即血

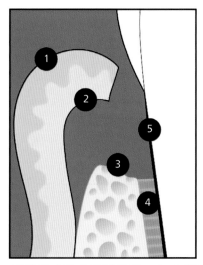

图27-3　翻瓣手术后的牙周创面：（1）牙龈上皮；（2）牙龈结缔组织；（3）牙槽骨；（4）牙周膜；（5）牙根表面的牙骨质或牙本质。

浆蛋白吸收和黏附于牙根表面）（Wikesjo et al. 1991）。在数分钟内，形成的纤维蛋白块即黏附于牙根表面。也许在数小时后，我们就能观察到炎症的早期过程，炎性细胞（主要是中性粒细胞和单核细胞）开始聚集于牙根表面。3天后，炎症的后期反应成为主导，巨噬细胞在肉芽组织形成后，迁移到了创面。7天后，随着胶原成分在近邻牙本质表面定向排列，牙根表面开始形成结缔组织附着。在此期间，牙本质表面出现了比较明显的吸收性改建。

14天后，新形成的胶原纤维有序地连接到牙本质上（Selv et al. 1988）。Ramfjord等（1966）报道了胶原组织中的胶原在3～5周后会成熟并分布于结缔组织中。然后在第10～21天新骨开始沉积（Wilderman 1964）。最后，直到创面关闭后的3周，牙骨质才会开始形成（Hiatt et al. 1968）。

目前仅仅有少部分研究对成熟期牙周创面功能的完整性进行了评估。Hiatt等（1968）研究了犬上颌尖牙较小的骨裂开缺损重建手术后的创面，检测了此创面中龈-牙结合部的拉力强度。发现在术后的第3～7天，拉力强度从200g增加到340g，而在术后2周则>1700g。换而言之，他们发现一个相对封闭的牙周创面，其功能的完整性可能要到术后2周后才能恢复。以上数据表明，在早期愈合过程中，创面完整性的恢复主要依赖于龈瓣在缝合后的初期稳定性。

组织学研究表明，不同的牙周术式会导致不同的愈合模式。一般而言，牙周愈合通常以牙龈结缔组织成熟、牙槽骨和牙骨质的部分再生、牙根表面的上皮化为特征，其中以牙根表面的上皮化最为重要（Listgarten & Rosenberg 1979）。在传统的牙周手术后常常在牙根表面发现长结合上皮，其作用是防止细菌侵入和牙固连。然而，此上皮也影响了PDL细胞向冠方迁移，从而影响了结缔组织附着的形成（图27-4）。

早期，在再生过程中，软组织处理上通常遵

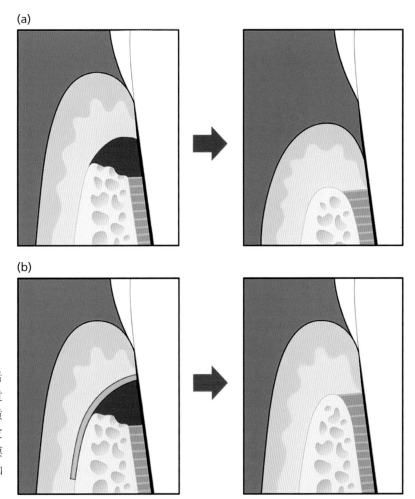

图27-4　（a）附着水平显著下降后牙周组织瓣适应性收缩的常规愈合过程。（b）为了使愈合的方式为牙骨质和牙周膜的重建，必须防止牙龈上皮沿着牙根表面向下生长至原来牙周膜附着的位置从而形成长结合上皮（如放置可吸收生物膜）。

循去上皮化的原则，即在愈合过程中通过反复刮治来防止根面上皮化。而近年来，医生则在创面愈合早期采用屏障膜，防止牙龈上皮与根面的接触，也这是促进再生的一种方法。其他人体及动物实验表明，在牙周手术中使用屏障膜有利于牙周膜及牙槽骨中的细胞迁移和增殖，可以促进再生（Nyman et al. 1982；Gottlow et al. 1984）。

愈合的基本概念已经被应用于牙周组织环境中。有学者已经进行了一系列研究，以期进一步了解引导再生的过程以及决定最终愈合模式的确切机制。

牙周组织重建再生方法进展

牙周再生的评估方法包括：探诊，影像学分析，直接测量新生骨（再进入手术，译者注）和组织学检查（Reddy & Jeffcoat 1999）。很多临床上被认为很成功的病例，包括那些有显著牙槽骨再生的病例，从组织学上来说，其在牙根表面形成的仍然是上皮，而不是牙周膜（PDL）和牙骨质（Listgarten & Rosenberg 1979）。一般而言，牙周再生术的临床效果取决于：（1）患者相关因素，如菌斑控制、吸烟嗜好、剩余牙周感染或引导组织再生（guided tissue regeneration，GTR）过程中膜的暴露；（2）间歇性传导的轴向和横向咬合力的影响；（3）与术者临床技能相关的因素，如手术创口关闭不严（McCulloch 1993）。尽管随着龈瓣的改良设计和显微手术方法的运用，软硬组织的再生效果均较前明显进步，但是在大宗病例中，牙周再生的临床成功率仍然有限。而且由于再生治疗术对医生技能有一定要求，因此可能很多的临床医生都无法完成。因此一系列临床和临床前研究仍在评估更加先进的再生方法（Ramseier et al. 2012），这些方法包

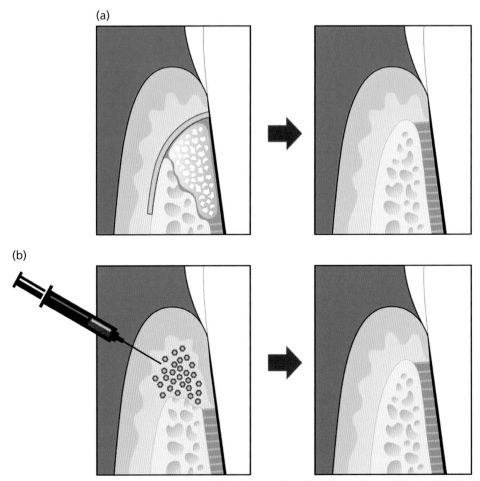

图27-5　用于牙齿支持结构再生的先进方法。（a）将移植材料（如骨陶瓷）和生长因子应用于骨下袋内，并用可吸收膜覆盖。（b）应用基因载体转导生长因子于靶细胞。

括新型屏障膜技术（Jung et al. 2006）、细胞生长激发蛋白（Giannobile 1996；Dereka et al. 2006；Kaigler et al. 2006）或者基因转染技术（Ramseier et al. 2006）等，希望通过简化再生程序，提高牙周组织的再生效果（图27-5）。

再生手术

牙周再生治疗包括一系列专门的技术，这些技术能够修复损伤的牙齿支持结构，包括牙骨质、牙周膜（PDL）和牙槽骨。这些治疗最常见的适应证包括：深的骨下袋，上颌前磨牙和磨牙的根分叉病变以及局部牙龈退缩。但在很多病例中，牙周再生的成功率仍然有限。因此新型的组织工程方法仍然是牙周再生治疗领域临床和临床前研究的热点，这些方法包括优化支架制备技术、新型屏障膜技术（Jung et al. 2006）、细胞生长激发蛋白（Giannobile 1996；Dereka et al. 2006；Kaigler et al. 2006）以及细胞治疗和基因治疗的应用（Ramseier et al. 2006）（图27-6）。

引导组织再生术（guided tissue regeneration，GTR）

牙周再生研究中组织学上的发现和Melcher所提出的"再生空间（compartmentalization）"的概念均显示，在组织修复过程中，如果来自牙周膜（PDL）的细胞定植于牙根表面，可以形成新的结缔组织附着（Melcher 1976）。因此，牙周病治疗中通过放置GTR物理屏障膜，阻止软组织细胞的迁移，可以使来自牙周膜、牙龈真皮固有层、牙骨质及牙槽骨的细胞重新定植到先前感染牙周炎的牙根表面，从而促进骨细胞和牙周膜细胞迁移到缺损处。因此GTR膜的放置是标准临床程序中的关键。近年来，GTR与各种（促进再生的）细胞因子联合应用，能够增强再生效果。

生长因子在牙周再生中的临床应用

目前许多研究的热点是通过对被牙周炎累及的牙根表面的改性，从而促进新的结缔组织附着的形成。然而，尽管组织学证据显示，柠檬酸用于牙根面生物改性有利于组织再生，但是在临床对照实验中，与未用酸处理的对照组相比，临床效果却无明显差异（Fuentes et al. 1993；Mariotti 2003）。近年来，通过在牙周手术过程中使用釉基质蛋白对牙根表面进行生物改性，并随后用乙二胺四乙酸（EDTA）进行脱矿，发现该方法可以促进牙周再生。因釉基质蛋白（釉原蛋白）引发了牙周组织生长过程中发生的相关事件（Gestrelius et al. 2000），因此它被认为是牙周再生治疗的启动子。商业化产品Emdogain®是一种从猪身上提取的含有釉基质衍生物（EMD）的纯化酸，它可以促进牙周再生（Sculean et al. 2007）。迄今为止，单独使用EMD（釉基质衍生物）或与移植物相结合使用的方法已经显示出其有效治疗骨内缺损的潜能，并且长期的临床效果也很稳定（Trombelli & Farina 2008）。

血小板衍生生长因子（platelet-derived growth factor，PDGF）是多功能多肽家族的成员之一，它在细胞增殖、迁移、细胞外基质合成和抗凋亡中发挥生物学作用（Heldin et al. 1989；Rosenkranz & Kazlauskas 1999）。PDGF的临床应用已经显示其可促进牙槽骨的修复和附着水平的增加。初期临床实验报道用富含rhPDGF-BB的脱钙冻干骨同种异体移植物（demineralized freeze-dried bone allograft，DFDBA）可以成功修复Ⅱ度根分叉病变（Nevins et al. 2003）。随后在一个大型多中心随机对照实验中，研究者通过对骨充填影像的测量，发现rhPDGF-BB与合成β-磷酸三钙（beta-tricalcium phosphate，β-TCP）基质的混合物可以促进深骨下袋的修复（Nevins et al. 2005, 2013）。以上两个研究均显示在牙周骨缺损的治疗中，rhPDGF-BB的使用是安全、有效的。

骨形成蛋白（bone morphogenetic proteins，BMPs）属于多功能多肽，它具有强大的骨再生能力。Fiorellini等（2005）报道在人牙槽骨颊侧壁缺损的模型中，与单独使用胶原海绵相比，在缺损处联合使用可吸收胶原海绵搭载的合成人骨形成蛋白-2（rhBMP-2）的成骨作用更加显著。

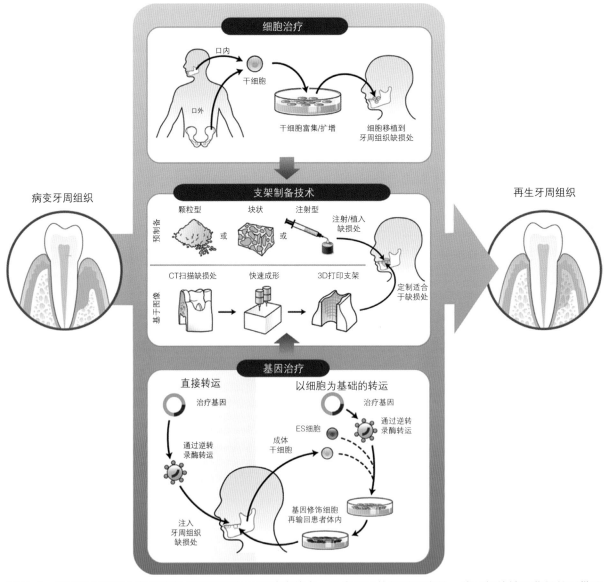

图27-6　牙周组织工程中使用支架材料的细胞/基因治疗技术。口内和口外的干细胞是一种可行并易于获得的可供选择的细胞来源，它能获得并扩增为多潜能细胞群。在体外受控环境下，这些细胞可以获得合适的细胞密度并易于再植到牙周缺损位点。直接导入目的基因或导入含有目的基因的细胞，可以提高再生潜能，并能增强重要因子的有效性。目的基因要么直接通过逆转录病毒注入牙周缺损处，要么可以选择整合于干细胞中，随后扩增干细胞并将其输送到目标位点。通过计算机辅助设计的预成支架成为再生医学中至关重要的组成部分。一个结构良好的支架可以引导合适的细胞和蛋白在一定区域聚集，建立一个良好的机械微环境。目前，牙周再生的支架可以是颗粒型、块状和注射型。目前正在研制恰好适合牙周缺损的支架，这种支架包括一个外部和一个内部的架构，可以利于组织有序排列和再生。本示意图强调了整合现有的组织工程方法以提高牙周再生治疗的效果（ES细胞：胚胎干细胞）。

此外，骨形成蛋白-7（BMP-7）也称为成骨蛋白-1（osteogenic protein 1，OP-1），不仅可刺激牙齿和骨内牙种植体周围的骨再生，也可促进上颌窦底提升术中的骨再生（Giannobile et al. 1998；van den Bergh et al. 2000）。

　　总之，在牙周创伤处局部使用生长因子已显示出良好的前景，但是目前还未达到牙周组织工程预期的目标（Kaigler et al. 2006）。研究者发现生长因子蛋白只要被应用到目标位点，就会变得

不稳定，并很快被稀释，这可能是与蛋白的水解破坏、受体介导的胞吞和载体的溶解有关。因此它们的半衰期明显变短，这样其对成骨细胞、成牙骨质细胞或牙周膜细胞的作用有限。近期，一临床实验评估了特立帕肽（teriparatide）——一种重组甲状旁腺激素（parathyriod hormone，PTH），全身给药后的再生效果。研究表明，其能通过对牙周合成代谢的影响，从而促进牙周组织再生。在牙周手术后全身应用特立帕肽6周，与安慰剂

对照组相比，发现这种重组分子用这样的方式应用可以提高临床效果，能更好地修复牙槽骨缺损并加速骨损伤的愈合（Bashutski et al. 2010）。

细胞治疗在牙周再生中的应用

细胞治疗是另一种新兴的处理软硬组织缺损的技术（表27-3）。早期研究已显示，通过培养的成纤维细胞进行细胞治疗可以成功治疗牙间乳头缺损（McGuire & Scheyer 2007）。对于更大的软组织缺损，与单独使用尸源性真皮载体相比（Alloderm®），将由自体角化细胞（EVPOME）组成的人口腔黏膜替代物置于尸源性真皮载体上，联合使用较前者显现出更好的伤口愈合效果（Izumi et al. 2003）。EVPOME还成功用于治疗患有舌鳞状细胞癌，舌、牙龈和颊黏膜白斑或牙槽嵴发育不全的患者（Hotta et al. 2007）。在其他的软组织应用中，同种异体包被成纤维细胞已经用于促进牙龈黏膜缺损处角化组织形成（McGuire & Num 2005）。有学者对由新生儿角化细胞和成纤维细胞构建的组织工程化活体细胞复合物进行了研究，评估其是否具有增加牙周角化龈的能力，结果发现，其疗效与传统的自体游离龈移植术相似（McGuire et al. 2011）。在伤口愈合的早期阶段，这种复合细胞结构有很强的刺激血管生长因子表达的潜能，因此，它是一种很有前景的用于牙龈移植的材料（Morelli et al. 2011）。

一些临床前研究和临床研究已经证实了体细胞在颅面部软硬组织再生方面的优点。然而这类细胞缺少自我更新能力且只有单一表型，这也限制了它们在更复杂的颅面部缺损治疗中的应用。相比之下，干细胞能自我增殖（自我更新）并分化成各种特化的细胞类型（分化潜能），因此干细胞在这个领域可能更有潜力。骨髓基质干细胞（bone marrow stromal cells，BMSCs）有活跃的自我更新能力，并且移植到体内后能分化成成骨细胞、成软骨细胞、脂肪细胞、肌细胞和成纤维细胞（Prockop 1997），而且MSCs可通过多种途径获得。与自体骨移植相比，应用来源于髂嵴骨髓的自体MSCs修复严重萎缩的上颌和下颌

牙槽嵴的效果可预见性更佳，且更经济（Soltan et al. 2007）。体外封闭式自动化单向灌流培养（SPP）的自体骨髓来源的细胞所组成的骨修复细胞（ixmyelocel-T®；Aastrom Biosciences）最近被证实也能够促进局部牙槽骨缺损的骨再生（Kaigler et al. 2013）。这些细胞包含了MSCs，因此，它们不仅可能为损伤愈合位点提供干细胞和祖细胞，而且也能积极参与建立支持和维持组织再生的脉管系统。

基因治疗在牙周组织修复中的应用

尽管各种将重组组织生长因子应用于牙周组织再生的临床研究已经取得了可喜结果，但是，目前作为载体的局部蛋白，其转移具有局限性，如生物活性短暂、蛋白酶失活和生物利用率低。因此有学者研究更新的方法优化生长因子，以使牙周再生的治疗效果最大化。目前牙周组织工程的基因疗法已取得初步进展，已成功地将生长因子基因（如PDGF或BMP）转移至牙周病损处（Kaigler et al. 2006）。基因转移方法可能避免了蛋白向软组织损伤处转运过程中的很多局限性（Giannobile 2002；Baum et al. 2003）。研究表明，与单独应用蛋白相比，通过转基因的方法使用生长因子（Franceschi et al. 2000；Krebsbach et al. 2000；Jin et al. 2004）或可溶性细胞因子受体（Taba et al. 2005）所产生的作用更持久。因此，对于牙周创面而言，采用基因治疗，可能可以更好地提高生长因子的生物利用率，以发挥更好的再生潜能。

结论

牙周愈合过程是一个复杂的多因子调控的过程。在这个过程中，很多局部和系统、微观和宏观的环境变量相互作用而决定了最终的结果。只有深刻理解了影响牙龈和牙周手术中的生物与临床变量，临床医生才能有效地处理各种风险因素，改善临床效果，提高牙周再生的可预测性（图27-7，图27-8）。本章简要介绍了基础牙周

手术治疗后牙周组织的愈合机制，通过对在牙周干预过程之中及之后所激活的细胞及分子活动的复杂性的研究，得出了一些重要的结论：

- 作为临床医生，为了将任何不利于愈合的风险最小化，我们必须遵循严格的手术步骤，尽量减少偏差。
- 作为科研人员，我们应该能够将临床体征和症状"翻译"成生理学和组织语言，并

且理解它们的本质，这样可以根据（临床）实际情况调整干预措施。

致谢

这些研究由NIH/NIDCR K23DE019872（HFR）和NIH/NIDCR DE 13397（WVG）支持。

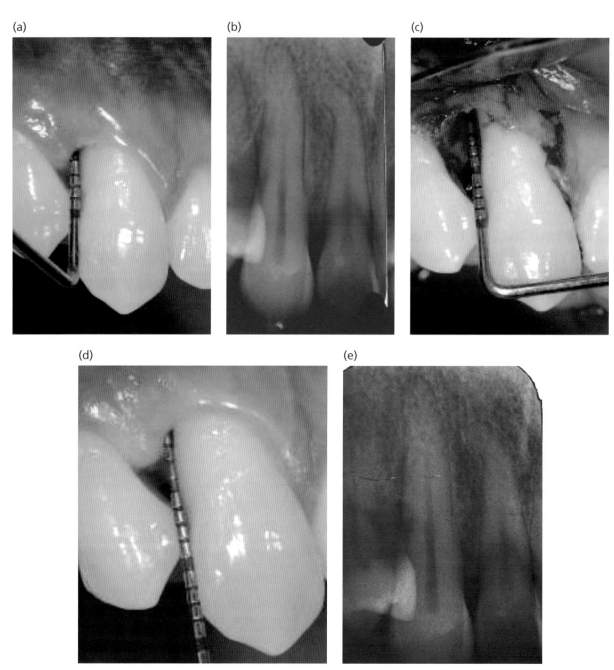

图27-7　（a）32岁男性患者，重度牙周炎。13远中颊侧牙周袋探诊深度（probing pocket depth，PPD）深达10mm，临床附着水平（clinical attachment level，CAL）达14mm。（b）根尖片示13远中见骨下袋。（c）在龈乳头颊侧切开，保留牙间组织使其附着在腭侧瓣上。对肉芽组织进行清创和根面平整后，对骨下袋进行分类和测量：缺损主要部分是一个7mm深的三壁骨袋。手术治疗1年后复查，13远中PPD为2mm（较初诊测量值减少8mm），CAL为7mm（与初诊测量值相比获得7mm）（d），根尖片示缺损处被充填（e）。

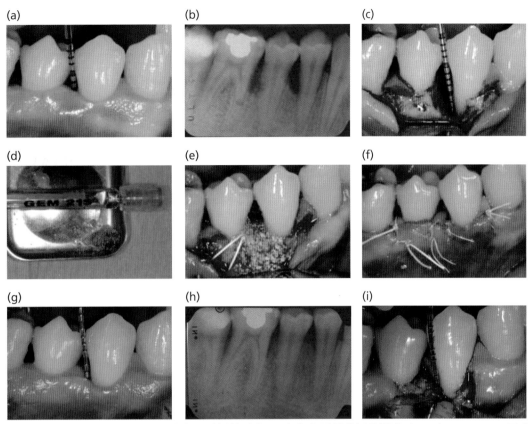

图27-8 （a）27岁患者，在牙周基础治疗后再评估时发现3个位点牙周袋探诊深度（PPD）<6mm，44远中PPD为7mm，且未见牙龈退缩。（b）根尖片示44远中一壁骨袋，且45和46间可见病损。（c）一壁骨袋清创后测量示骨下部分为6mm。（d）通过Rhodes器械在手术区域收集少量自体骨碎片，将GEM 21S®的移植材料与自体骨碎片和GEM 21S®的液体成分（血小板衍生生长因子，PDGF）相混合。（e）液态PDGF和移植材料一起放置于缺损处来重建丧失的骨质。（f）采用交叉的内褥式缝合将瓣拉向冠方并维持稳定。用7-0 Gor Tex®进行第二个内褥式缝合，以使瓣边缘对位良好且不受上皮影响。这两个内褥式缝合缓慢收紧，直到创口处达到完全的无张力缝合状态时再打结。再使用7-0缝合线进行两个附加的间断缝合，来保证瓣边缘结缔组织之间的稳定接触。在近中和远中龈乳头处额外行间断缝合以维持龈乳头的稳定。术后9个月复查，PPD为2mm（g），根尖片示一壁骨袋获得良好充填（h），再进入手术示新骨形成（i）。

参考文献

[1] Akizuki, T., Oda, S., Komaki, M. *et al.* (2005). Application of periodontal ligament cell sheet for periodontal regeneration: A pilot study in beagle dogs. *Journal of Periodontal Research* **40**, 245–251.

[2] Barr, C.E. (1965). Oral healing in ascorbic acid deficiency. *Periodontics* **3**, 286–291.

[3] Bashutski, J.D., Eber, R.M., Kinney, J.S. *et al.* (2010). Teriparatide and osseous regeneration in the oral cavity. *New England Journal of Medicine* **363**, 2396–2405.

[4] Baum, B.J., Goldsmith, C.M., Kok, M.R. *et al.* (2003). Advances in vector-mediated gene transfer. *Immunology Letters* **90**, 145–149.

[5] Bjorn, H., Hollender, L. & Lindhe, J. (1965). Tissue regeneration in patients with periodontal disease. *Odontologisk Revy* **16**, 317–326.

[6] Bonewald, L.F. & Johnson, M.L. (2008). Osteocytes, mechanosensing and wnt signaling. *Bone* **42**, 606–615.

[7] Burger, E.H., Klein-Nulend, J., van der Plas, A. & Nijweide, P.J. (1995). Function of osteocytes in bone--their role in mechanotransduction. *Journal of Nutrition* **125**, 2020S–2023S.

[8] Butcher, E.O. & Klingsberg, J. (1963) Age, gonadectomy, and wound healing in the palatal mucosa of the rat. *Oral Surgery, Oral Medicine, Oral Pathology* **16**, 484–493.

[9] Caton, J., Nyman, S. & Zander, H. (1980). Histometric evaluation of periodontal surgery. Ii. Connective tissue attachment levels after four regenerative procedures. *Journal of Clinical Periodontology* **7**, 224–231.

[10] Chang, J., Sonoyama, W., Wang, Z. *et al.* (2007). Noncanonical wnt-4 signaling enhances bone regeneration of mesenchymal stem cells in craniofacial defects through activation of p38 mapk. *Journal of Biological Chemistry* **282**, 30938–30948.

[11] Chen, F.M., An, Y., Zhang, R. & Zhang, M. (2011). New insights into and novel applications of release technology for periodontal reconstructive therapies. *Journal of Controlled Release* **149**, 92–110.

[12] Dereka, X.E., Markopoulou, C.E. & Vrotsos, I.A. (2006). Role of growth factors on periodontal repair. *Growth Factors* **24**, 260–267.

[13] Dogan, A., Ozdemir, A., Kubar, A. & Oygur, T. (2003). Healing of artificial fenestration defects by seeding of fibroblast-like cells derived from regenerated periodontal ligament in a dog: A preliminary study. *Tissue Engineering* **9**, 1189–1196.

[14] Duncan, RL. & Turner, C.H. (1995). Mechanotransduction and

the functional response of bone to mechanical strain. *Calcified Tissues International* **57**, 344–358.

[15] Fiorellini, J.P., Howell, T.H., Cochran, D. *et al.* (2005). Randomized study evaluating recombinant human bone morphogenetic protein-2 for extraction socket augmentation. *Journal of Periodontology* **76**, 605–613.

[16] Franceschi, R.T., Wang, D., Krebsbach, P.H. & Rutherford, R.B. (2000). Gene therapy for bone formation: In vitro and in vivo osteogenic activity of an adenovirus expressing BMP7. *Journal of Cellular Biochemistry* **78**, 476–486.

[17] Fuentes, P., Garrett, S., Nilveus, R. & Egelberg, J. (1993). Treatment of periodontal furcation defects. Coronally positioned flap with or without citric acid root conditioning in class ii defects. *Journal of Clinical Periodontology* **20**, 425–430.

[18] Gestrelius, S., Lyngstadaas, S.P. & Hammarstrom, L. (2000). Emdogain--periodontal regeneration based on biomimicry. *Clinical Oral Investigations* **4**, 120–125.

[19] Giannobile, W.V. (1996). Periodontal tissue engineering by growth factors. *Bone* **19**, 23S–37S.

[20] Giannobile, W.V. (2002). What does the future hold for periodontal tissue engineering? *International Journal of Periodontics and Restorative Dentistry* **22**, 6–7.

[21] Giannobile, W.V., Ryan, S., Shih, M.S. *et al.* (1998). Recombinant human osteogenic protein-1 (OP-1) stimulates periodontal wound healing in class III furcation defects. *Journal of Periodontology* **69**, 129–137.

[22] Glickman, I., Turesky, S. & Manhold, J.H. (1950). The oxygen consumption of healing gingiva. *Journal of Dental Research* **29**, 429–435.

[23] Gottlow, J., Nyman, S., Karring, T. & Lindhe, J. (1984). New attachment formation as the result of controlled tissue regeneration. *Journal of Clinical Periodontology* **11**, 494–503.

[24] Hasegawa, N., Kawaguchi, H., Hirachi, A. *et al.* (2006). Behavior of transplanted bone marrow-derived mesenchymal stem cells in periodontal defects. *Journal of Periodontology* **77**, 1003–1007.

[25] Heldin, P., Laurent, T.C. & Heldin, C.H. (1989). Effect of growth factors on hyaluronan synthesis in cultured human fibroblasts. *Biochemical Journal* **258**, 919–922.

[26] Hiatt, W.H., Stallard, R.E., Butler, E.D. & Badgett, B. (1968). Repair following mucoperiosteal flap surgery with full gingival retention. *Journal of Periodontology* **39**, 11–16.

[27] Holm-Pedersen, P. & Löe, H. (1971). Wound healing in the gingiva of young and old individuals. *Scandinavian Journal of Dental Research* **79**, 40–53.

[28] Hotta, T., Yokoo, S., Terashi, H. & Komori, T. (2007). Clinical and histopathological analysis of healing process of intraoral reconstruction with *ex vivo* produced oral mucosa equivalent. *Kobe Journal of Medical Science* **53**, 1–14.

[29] Hugoson, A. (1970). Gingival inflammation and female sex hormones. A clinical investigation of pregnant women and experimental studies in dogs. *Journal of Periodontal Research Supplements* **5**, 1–18.

[30] Izumi, K., Feinberg, S.E., Iida, A. & Yoshizawa, M. (2003). Intraoral grafting of an *ex vivo* produced oral mucosa equivalent: A preliminary report. *International Journal of Oral & Maxillofacial Surgery* **32**, 188–197.

[31] Jin, Q.M., Anusaksathien, O., Webb, S.A., Rutherford, R.B. & Giannobile, W.V. (2003). Gene therapy of bone morphogenetic protein for periodontal tissue engineering. *Journal of Periodontology* **74**, 202–213.

[32] Jin, Q., Anusaksathien, O., Webb, S.A., Printz, M.A. & Giannobile, W.V. (2004). Engineering of tooth-supporting structures by delivery of PDGF gene therapy vectors. *Molecular Therapy* **9**, 519–526.

[33] Jung, R.E., Zwahlen, R., Weber, F.E. *et al.* (2006). Evaluation of an *in situ* formed synthetic hydrogel as a biodegradable membrane for guided bone regeneration. *Clinical Oral Implants Research* **17**, 426–433.

[34] Kaigler, D., Cirelli, J.A. & Giannobile, W.V. (2006). Growth factor delivery for oral and periodontal tissue engineering. *Expert Opinion in Drug Delivery* **3**, 647–662.

[35] Kaigler, D., Pagni, G., Park, C.H. *et al.* (2013). Stem cell therapy for craniofacial bone regeneration: a randomized, controlled, feasibility trial. *Cell Transplant* **22**, 767–777.

[36] Karring, T., Nyman, S. & Lindhe, J. (1980). Healing following implantation of periodontitis affected roots into bone tissue. *Journal of Clinical Periodontology* **7**, 96–105.

[37] Karring, T., Nyman, S., Lindhe, J. & Sirirat, M. (1984). Potentials for root resorption during periodontal wound healing. *Journal of Clinical Periodontology* **11**, 41–52.

[38] Karring, T., Isidor, F., Nyman, S. & Lindhe, J. (1985). New attachment formation on teeth with a reduced but healthy periodontal ligament. *Journal of Clinical Periodontology* **12**, 51–60.

[39] Kawaguchi, H., Hirachi, A., Hasegawa, N. *et al.* (2004). Enhancement of periodontal tissue regeneration by transplantation of bone marrow mesenchymal stem cells. *Journal of Periodontology* **75**, 1281–1287.

[40] King, G.N., King, N., Cruchley, A.T., Wozney, J.M. & Hughes, F.J. (1997). Recombinant human bone morphogenetic protein-2 promotes wound healing in rat periodontal fenestration defects. *Journal of Dental Research* **76**, 1460–1470.

[41] Krebsbach, P.H., Gu, K., Franceschi, R.T. & Rutherford, R.B. (2000). Gene therapy-directed osteogenesis: BMP-7-transduced human fibroblasts form bone *in vivo*. *Human Gene Therapy* **11**, 1201–1210.

[42] Lekic, P., Sodek, J. & McCulloch, C.A.G. (1996a). Osteopontin and bone sialoprotein expression in regenerating rat periodontal ligament and alveolar bone. *Anatomial Record* **244**, 50–58.

[43] Lekic, P., Sodek, J. & McCulloch, C.A.G. (1996b). Relationship of cellular proliferation to expression of osteopontin and bone sialoprotein in regenerating rat periodontium. *Cell and Tissue Research* **285**, 491–500.

[44] Lekic, P.C., Rajshankar, D., Chen, H., Tenenbaum, H. & McCulloch, C.A. (2001). Transplantation of labeled periodontal ligament cells promotes regeneration of alveolar bone. *Anatomical Record* **262**, 193–202.

[45] Li, H., Yan, F., Lei, L., Li, Y. & Xiao, Y. (2009. Application of autologous cryopreserved bone marrow mesenchymal stem cells for periodontal regeneration in dogs. *Cells Tissues Organs* **190**, 94–101.

[46] Lindhe, J. & Brånemark, P.I. (1968). The effects of sex hormones on vascularization of granulation tissue. *Journal of Periodontal Research* **3**, 6–11.

[47] Listgarten, M.A. & Rosenberg, M.M. (1979). Histological study of repair following new attachment procedures in human periodontal lesions. *Journal of Periodontology* **50**, 333–344.

[48] Liu, Y., Zheng, Y., Ding, G. *et al.* (2008). Periodontal ligament stem cell-mediated treatment for periodontitis in miniature swine. *Stem Cells* **26**, 1065–1073.

[49] Long, P., Liu, F., Piesco, N.P., Kapur, R. & Agarwal, S. (2002). Signaling by mechanical strain involves transcriptional regulation of proinflammatory genes in human periodontal ligament cells *in vitro*. *Bone* **30**, 547–552.

[50] Mariotti, A. (2003). Efficacy of chemical root surface modifiers in the treatment of periodontal disease. A systematic review. *Annals of Periodontology* **8**, 205–226.

[51] Marotti, G. (2000). The osteocyte as a wiring transmission system. *Journal of Musculoskeletal and Neuronal Interactions* **1**, 133–136.

[52] Marotti, G. & Palumbo, C. (2007). The mechanism of transduction of mechanical strains into biological signals at the bone cellular level. *European Journal of Histochemistry* **51 Suppl** 1, 15–19.

[53] McCulloch, C.A. (1993). Basic considerations in periodontal wound healing to achieve regeneration. *Periodontology 2000* **1**, 16–25.

[54] McGuire, M.K. & Nunn, M.E. (2005). Evaluation of the safety and efficacy of periodontal applications of a living tissue-engineered human fibroblast-derived dermal substitute. I. Comparison to the gingival autograft: A randomized

controlled pilot study. *Journal of Periodontology* **76**, 867–880.

[55] McGuire, M.K. & Scheyer, E.T. (2007). A randomized, double-blind, placebo-controlled study to determine the safety and efficacy of cultured and expanded autologous fibroblast injections for the treatment of interdental papillary insufficiency associated with the papilla priming procedure. *Journal of Periodontology* **78**, 4–17.

[56] McGuire, M.K., Scheyer, E.T., Nevins, M.L. *et al.* (2011). Living cellular construct for increasing the width of keratinized gingiva: Results from a randomized, within-patient, controlled trial. *Journal of Periodontology* **82**, 1414–1423.

[57] Melcher, A.H. (1976). On the repair potential of periodontal tissues. *Journal of Periodontology* **47**, 256–260.

[58] Mine, K., Kanno, Z., Muramoto, T. & Soma, K. (2005). Occlusal forces promote periodontal healing of transplanted teeth and prevent dentoalveolar ankylosis: An experimental study in rats. *Angle Orthodontist* **75**, 637–644.

[59] Morelli, T., Neiva, R., Nevins, M.L. *et al.* (2011). Angiogenic biomarkers and healing of living cellular constructs. *Journal of Dental Research* **90**, 456–462.

[60] Nevins, M., Camelo, M., Nevins, M. L., Schenk, R.K. & Lynch, S.E. (2003). Periodontal regeneration in humans using recombinant human platelet-derived growth factor-bb (rhPDGF-bb) and allogenic bone. *Journal of Periodontology* **74**: 1282–1292.

[61] Nevins, M., Giannobile, W.V., McGuire, M.K. *et al.* (2005) Platelet-derived growth factor stimulates bone fill and rate of attachment level gain: Results of a large multicenter randomized controlled trial. *Journal of Periodontology* **76**, 2205–2215.

[62] Nevins, M., Kao, R.T., McGuire, M.K. *et al.*(2012). Platelet-derived growth factor promotes periodontal regeneration in localized osseous defects: 36-month extension results from a randomized, controlled, double-masked clinical trial. *Journal of Periodontology* **84**, 456–484.

[63] Nyman, S., Karring, T., Lindhe, J. & Planten, S. (1980) Healing following implantation of periodontitis-affected roots into gingival connective tissue. *Journal of Clinical Periodontology* **7**, 394–401.

[64] Nyman, S., Lindhe, J., Karring, T. & Rylander, H. (1982). New attachment following surgical treatment of human periodontal disease. *Journal of Clinical Periodontology* **9**, 290–296.

[65] Prockop, D.J. (1997). Marrow stromal cells as stem cells for nonhematopoietic tissues. *Science* **276**, 71–74.

[66] Rajshankar, D., McCulloch, C.A.G., Tenenbaum, H.C. & Lekic, P.C. (1998). Osteogenic inhibition by rat periodontal ligament cells: Modulation of bone morphogenic protein-7 activity *in vivo*. *Cell and Tissue Research* **294**, 475–483.

[67] Ramseier, C.A., Abramson, Z.R., Jin, Q. & Giannobile, W.V. (2006). Gene therapeutics for periodontal regenerative medicine. *Dental Clinics of North America* **50**, 245–263, ix.

[68] Ramseier, C.A., Rasperini, G., Batia, S. & Giannobile, W.V. (2012). New technologies for periodontal tissue regeneration. *Periodontology 2000* **59**, 185–202.

[69] Reddy, M.S. & Jeffcoat, M.K. (1999). Methods of assessing periodontal regeneration. *Periodontology 2000* **19**, 87–103.

[70] Rios, H.F., Lin, Z., Oh, B., Park, C.H. & Giannobile, W.V. (2011). Cell- and gene-based therapeutic strategies for periodontal regenerative medicine. *Journal of Periodontology* **82**, 1223–1237.

[71] Rosenkranz, S. & Kazlauskas, A. (1999). Evidence for distinct signaling properties and biological responses induced by the pdgf receptor alpha and beta subtypes. *Growth Factors* **16**, 201–216.

[72] Sato, R., Yamamoto, H., Kasai, K. & Yamauchi, M. (2002). Distribution pattern of versican, link protein and hyaluronic acid in the rat periodontal ligament during experimental tooth movement. *Journal of Periodontal Research* **37**, 15–22.

[73] Sculean, A., Schwarz, F., Chiantella, G.C. *et al.* (2007). Five-year results of a prospective, randomized, controlled study evaluating treatment of intra-bony defects with a natural bone mineral and GTR. *Journal of Clinical Periodontology* **34**, 72–77.

[74] Selvig, K.A., Bogle, G. & Claffey, N.M. (1988). Collagen linkage in periodontal connective tissue reattachment. An ultrastructural study in beagle dogs. *Journal of Periodontology* **59**, 758–768.

[75] Seo, B.M., Miura, M., Gronthos, S. *et al.* (2004). Investigation of multipotent postnatal stem cells from human periodontal ligament. *Lancet* **364**, 149–155.

[76] Soltan, M., Smiler, D., Prasad, H.S. & Rohrer, M.D. (2007). Bone block allograft impregnated with bone marrow aspirate. *Implant Dentistry* **16**, 329–339.

[77] Sporn, M.B., Roberts, A.B., Shull, J.H. *et al.* (1983). Polypeptide transforming growth factors isolated from bovine sources and used for wound healing *in vivo*. *Science* **219**, 1329–1331.

[78] Stahl, S.S. (1962) The effect of a protein-free diet on the healing of gingival wounds in rats. *Archives of Oral Biology* **7**, 551–556.

[79] Sykaras, N. & Opperman, L.A. (2003). Bone morphogenetic proteins (BMPs): How do they function and what can they offer the clinician? *Journal of Oral Sciences* **45**, 57–73.

[80] Taba, M., Jr., Jin, Q., Sugai, J.V. & Giannobile, W.V. (2005). Current concepts in periodontal bioengineering. *Orthodontics & Craniofacial Research* **8**, 292–302.

[81] Tobita, M., Uysal, A.C., Ogawa, R., Hyakusoku, H. & Mizuno, H. (2008). Periodontal tissue regeneration with adipose-derived stem cells. *Tissue Engineering Part A* **14**, 945–953.

[82] Trombelli, L. & Farina, R. (2008). Clinical outcomes with bioactive agents alone or in combination with grafting or guided tissue regeneration. *Journal of Clinical Periodontology* **35**, 117–135.

[83] Tsuji, K., Uno, K., Zhang, G.X. & Tamura, M. (2004). Periodontal ligament cells under intermittent tensile stress regulate mrna expression of osteoprotegerin and tissue inhibitor of matrix metalloprotease-1 and -2. *Journal of Bone and Mineral Metabolism* **22**, 94–103.

[84] van den Bergh, J.P., ten Bruggenkate, C.M., Groeneveld, H.H., Burger, E.H. & Tuinzing, D.B. (2000). Recombinant human bone morphogenetic protein-7 in maxillary sinus floor elevation surgery in 3 patients compared to autogenous bone grafts. A clinical pilot study. *Journal of Clinical Periodontology* **27**, 627–636.

[85] Wikesjo, U.M., Crigger, M., Nilveus, R. & Selvig, K.A. (1991). Early healing events at the dentin-connective tissue interface. Light and transmission electron microscopy observations. *Journal of Periodontology* **62**, 5–14.

[86] Wikesjo, U.M., Nilveus, R.E. & Selvig, K.A. (1992). Significance of early healing events on periodontal repair: A review. *Journal of Periodontology* **63**, 158–165.

[87] Wilderman MN. (1964). Exposure of bone in periodontal surgery. *Dental Clinics of North America* **8**, 23–36.

[88] Yamada, Y., Ueda, M., Hibi, H. & Nagasaka, T. (2004a). Translational research for injectable tissue-engineered bone regeneration using mesenchymal stem cells and platelet-rich plasma: From basic research to clinical case study. *Cell Transplantation* **13**, 343–355.

[89] Yamada, Y., Ueda, M., Naiki, T. & Nagasaka, T. (2004b). Tissue-engineered injectable bone regeneration for osseointegrated dental implants. *Clin Oral Implants Research* **15**, 589–597.

[90] Yamada, Y., Ueda, M., Naiki, T. *et al.* (2004c). Autogenous injectable bone for regeneration with mesenchymal stem cells and platelet-rich plasma: Tissue-engineered bone regeneration. *Tissue Engineering* **10**, 955–964.

[91] Yang, Y.Q., Li, X.T., Rabie, A.B., Fu, M.K. & Zhang, D. (2006). Human periodontal ligament cells express osteoblastic phenotypes under intermittent force loading *in vitro*. *Frontiers in Bioscienc* **11**, 776–781.

[92] Zhao, M., Jin, Q., Berry, J.E. *et al.* (2004). Cementoblast delivery for periodontal tissue engineering. *Journal of Periodontology* **75**, 154–161.

第28章

牙周组织再生基本概念
Concepts in Periodontal Tissue Regeneration

Thorkild Karring[1], Jan Lindhe[2]

[1] Department of Periodontology and Oral Gerontology, Royal Dental College, University of Aarhus, Aarhus, Denmark
[2] Department of Periodontology, Institute of Odontology, The Sahlgrenska Academy at University of Gothenburg, Gothenburg, Sweden

前言

治疗后局部位点的残余牙周袋深度≥6mm，这一数据在牙周病患者的风险评估中扮演重要角色（Haffajee et al. 1991；Grbic & Lamster 1992；Claffey & Egelberg 1995）。因此，牙周治疗的重要目标之一就是减少牙周袋深度，以防止疾病的进一步进展。对于中度牙周炎患者而言，通常可以通过非手术治疗实现这一目标，然而在重度牙周炎病例中，特别是当有骨下袋和根分叉病变存在时，必须辅以手术治疗。牙周手术的一个基本目的是开放入路，以便于在牙根表面进行彻底的机械清创。另外，大多数手术治疗可清除或减少牙周袋内软组织成分。一般来说，通过牙龈切除术或组织瓣的根向复位可消除深牙周袋，有时需伴骨成形。因此近年来，以重建丧失的牙周支持组织为目标的再生性治疗在临床逐渐普及。

牙周治疗，包括手术治疗和非手术治疗，其在治疗牙周疾病的同时，也可导致治疗后牙龈边缘的退缩（Isidor et al. 1984）。这种退缩会影响美观，尤其在上颌前牙区和已经行骨成形术的位点。而未行骨成形术的病例，则术后残余牙周袋难以维护清洁。通过在骨缺损区行再生治疗重建丧失的牙周附着，可以避免或减少以上问题。因此，牙周再生治疗的指征首先是基于美学考量，其次是基于该治疗能改善牙周功能或长期预后。

牙龈退缩和牙根暴露可能不仅为患者带来美观问题，通常也导致牙根敏感。这均是牙周再生治疗的适应证，通过该治疗可以重新获得根面覆盖、改善美观、降低敏感度。理想的根面软组织覆盖意味着附着结构的再生，这包括了胶原纤维埋入暴露的牙根表面的牙骨质，以及膜龈复合体结构的重建。

牙周再生治疗的另一指征是多根牙上的根分叉区病变。根分叉区通常难以获得彻底的器械刮治，且牙根经常有凹面和沟，这使得术后这些区域难以/不能得到充分的清洁。考虑到传统切除术治疗根分叉病变的长期疗效不佳和并发症较多（Hamp et al. 1975；Bühler 1988），人们自然很期望通过成功的牙周再生治疗来明显改善根分叉病变的长期预后。

也有通过牙周再生方法成功治疗"保留无望"的牙的病例报告（Gottlow et al. 1986），这些牙的特征是伴有深垂直型缺损、明显的牙松动度或贯通性根分叉病变。但目前对于此类疾病的这种治疗方案，临床并没有对照实验或系列病例报道其有效性。

牙周再生性手术

牙周再生治疗是针对因牙周炎而丧失的部分牙齿支持结构而特别设计的。再生的定义为通过重塑和重建丧失或损伤组织，以完全恢复损失或损伤的组织的结构和功能（美国牙周病学会1992）。这意味着当含有胶原纤维的新生牙骨质在附着丧失的牙根表面形成时，牙齿即形成了新附着，而牙周支持结构（牙周膜）的再生还包括牙槽骨的再生。

恢复丧失的牙周支持组织的治疗称之为"再附着"或"新附着"治疗。"再附着"用来形容在因手术或者机械作用而丧失牙周膜组织的牙根表面上，牙周膜组织的再生；而"新附着"一词指的是在由于牙周炎的进展破坏而丧失结缔组织附着的牙根表面上，其纤维结缔组织附着的再生。但有研究指出，不管纤维附着被破坏的原因是什么（牙周炎或机械刮治），其结缔组织附着重建的过程可能并没有差别（Nyman et al. 1982；Isidor et al. 1985）。因此不论是由于牙周炎还是机械去除而导致组织的丧失，建议用"新附着"一词描述在丧失牙周膜组织的牙根表面上，埋有胶原纤维的新牙骨质的形成；而"再附着"一词应该用来形容周围软组织与保留有牙周膜组织的牙根表面之间的重新结合（Isidor et al. 1985）。

有研究报道牙周再生可发生于各种涉及牙根

表面生物改性的手术之后，这些手术方法通常与冠向复位瓣术、骨移植物或骨替代材料在牙周缺损中的应用、有机或合成的屏障膜的使用［引导组织再生术（GTR）］相结合。但那些在临床上被认为很成功的病例，包括有显著的牙槽骨再生表现的病例，从组织学角度来说，在治疗后的牙根上出现的可能只是上皮层而不是新牙骨质的沉积（Caton & Zander 1976；Listgarten & Rosenberg 1979）。

牙周再生的效果通过牙周探诊，影像分析，牙槽骨穿刺测量和活检标本的组织学检查来评估。虽然组织学检查是评估牙周再生效果的"金标准"，但是，目前多数再生治疗的评估研究中只是使用牙周探诊、骨的直接测量和骨变化的影像学测量（Reddy & Jeffcoat 1999）。

1996年，美国牙周病学会牙周病国际研讨会（American Academy of Priodontology World Work-shop in Periodontics）提出，牙周再生治疗程序只有符合以下标准，才能被认为是可以促进再生的治疗，这些标准包括：

1. 在牙周感染根面的最根方处做一标记，组织学检查显示，在该标记冠方有新生的牙骨质、牙周膜和牙槽骨。
2. 临床对照实验显示，临床探诊附着水平和骨量增加。
3. 动物实验标本的组织学检查。
4. 可见新生牙骨质、牙周膜和牙槽骨的形成。

然而，要求再生术应以生物学观念为基础似乎是很合理的，该观念以现今关于牙周创伤愈合的知识为基础，可以解释为什么这一治疗可以导致牙周再生。

牙周创伤愈合

牙周膜再生必须包括在先前牙周炎累及的牙根面上有胶原纤维的新牙骨质的形成和牙槽骨的再生。然而，牙周再生手术后牙槽骨的再生是否总是应该被认为是成功的必要条件，这一问题

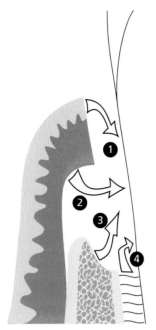

图28-1　在翻瓣术后，刮治后的牙根表面可能通过以下细胞进行重建：（1）上皮细胞；（2）牙龈结缔组织细胞；（3）骨细胞；（4）牙周膜细胞。

还在讨论。这个讨论的基础是，在骨开裂和骨开窗情况下，在没有对应骨质存在时，仅纤维附着仍可存在于正常牙列中，不受牙周炎影响（图1-74）。

1976年，Melcher在一篇综述文献中认为，牙周手术后重新定植于根面的细胞类型决定了将来形成的附着组织的性质。在翻瓣术后，刮治后的牙根表面可能通过4种不同细胞进行重建（图28-1）：

1. 上皮细胞。
2. 牙龈结缔组织来源的细胞。
3. 牙槽骨来源的细胞。
4. 牙周膜来源的细胞。

在之前的大多数尝试修复丧失的牙齿支持组织的研究中，大多特别关注牙槽骨的再生。一项以犬为研究对象的调查研究，检测了结缔组织附着在牙根表面的重建和牙槽骨再生之间的关系（Nyman & Karring 1979）。在翻开黏骨膜瓣之后，去除每颗实验牙颊侧牙槽骨边缘5~7mm（图28-2）。在该过程中，注意使牙面结缔组织附着的机械损伤最小化。在瓣关闭之前，要在手术降低的骨嵴水平相对应的根面上预备一切迹，作为组织学测量的标志点。治疗8个月后，处死

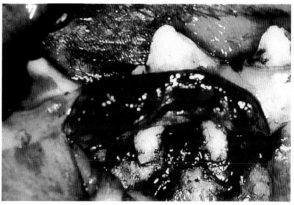

图28-2　翻瓣后，去除颊侧骨组织，包括部分根间和邻间的牙槽骨，并且不损伤根面的结缔组织附着。

动物。组织学分析显示尽管结缔组织附着在牙根上不断重建，但是骨再生的量差异很大。在有的牙根，骨再生几乎可以忽略（图28-3），而在其他牙根上，骨再生已达到正常水平。这些结果显示骨再生的量与结缔组织附着的重建无关。

另一个实验以猴子为研究对象（Lindhe et al. 1984），检测了是否骨的存在可以刺激新的结缔组织附着的形成。首先，拔除上颌和下颌切牙，然后在以下4种实验情况下将牙再植到原有牙槽窝内（图28-4）：

1. 未行根面平整的牙再植到骨高度正常的牙槽窝内。
2. 牙根冠部行根面平整的牙再植到骨高度正常的牙槽窝内。
3. 未行根面平整的牙再植到骨高度降低的牙槽窝内。
4. 牙根冠部行根面平整的牙再植到骨高度降低的牙槽窝内。

愈合6个月后的组织学检查显示，在再植时保留了牙周结缔组织附着的区域，可见纤维状团块形成。然而在牙周膜被去除的区域，上皮组织不断迁移至经过机械处理的根面的最根方区域（图28-5）。该愈合的发生与骨的存在或缺失无关，这表明结缔组织附着的建立与牙槽骨的存在无关。

Karring等（1982）通过正畸矫治器使犬的上颌第二和第三切牙向唇侧移动。随后，这些牙被移回原位。在同一阶段，对侧切牙也移动到唇

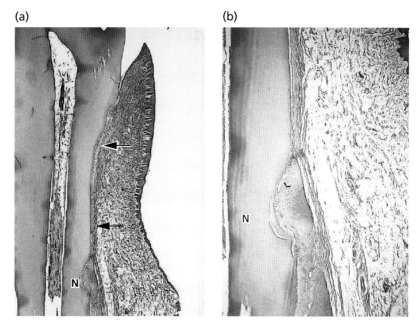

图28-3 （a）去骨8个月后，标本的显微照片。可见结缔组织附着的重建（箭头示）。骨的再生几乎可以忽略而且只局限于根面的切迹处（N）。（b）切迹处（N）新生骨的高倍镜下的图片。

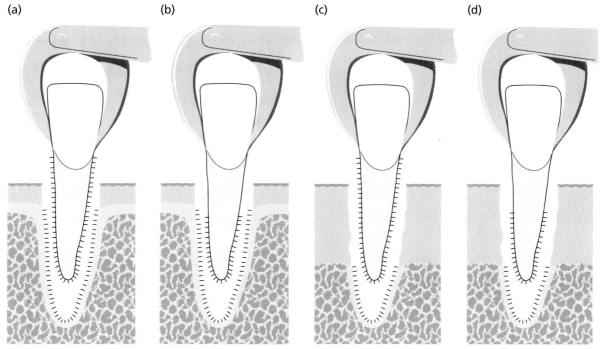

图28-4 示意图显示了4种实验情况（a~d），在这些情况下牙齿被拔除后再植到原来相应的牙槽窝中。

侧的位置。然后，用正畸矫治器保持这些牙的位置5个月之后处死动物。组织学分析显示，所有实验牙结合上皮的根端位于釉牙骨质界。在保持唇侧位置的牙中，牙槽骨水平降低到釉牙骨质界根方大约4.5mm处（图28-6a），而在移回原位的牙中，牙槽嵴位于与釉牙骨质界相关的正常水平（图28-6b）。这一实验显示，作用于有原始结缔组织附着的牙的正畸力可引发骨吸收或骨再生。上述实验提示，结缔组织附着重建于根面与

牙槽骨的再生间无相关性。

牙周再生治疗中骨移植物的使用基于以下假设，促进骨再生可能也应该包括源于牙槽骨的细胞产生新的牙骨质层，这些牙骨质沉积在被牙周炎累及的根面上，并将牙周膜纤维埋入其中。然而，动物和人的组织学研究均显示，移植治疗导致的愈合通常伴随长结合上皮的形成，而不是新的结缔组织附着形成（Caton & Zander 1976；Listgarten & Rosenberg 1979；Moscow et al. 1979）。

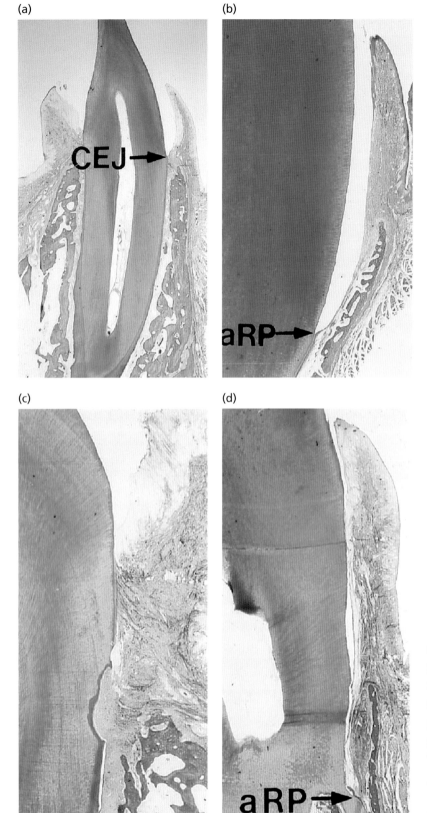

图28-5　显微照片显示在图28-4 a~d 4种实验情况下，愈合6个月后的组织学特征。（b）和（d）中的牙在牙根冠部进行了根面平整，（a）和（b）中的牙再植到了骨高度正常的牙槽窝内。在保存了结缔组织附着的区域（a，c）有纤维状团块形成，而在附着被去除的区域（b，d），上皮组织迁移到被器械处理（aRP）（根面平整，译者注）的区域的最根方（CEJ：釉牙骨质界）。

　　Ellegaard等（1973，1974，1975，1976）和Nielsen等（1980，1981）报道称牙周骨缺损的移植材料可能是：

　　1. 骨增殖（骨形成）：新骨通过移植材料内包含的骨形成细胞形成。

　　2. 骨引导：移植材料本身不能促进新骨的形成，但是可以成为源于相邻宿主骨的骨形成的支架。

　　3. 骨诱导：迅速诱导移植材料周围软组织内的骨形成。

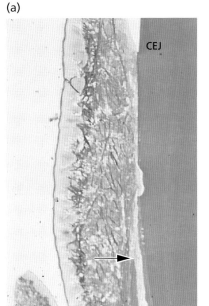
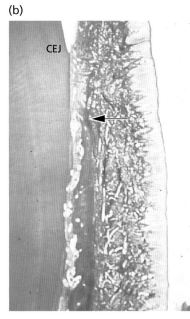

图28-6 保持唇侧位置的牙（a）和移回原位的牙（b）的显微照片。（a）中牙槽骨的水平（箭头示）降低，而在（b）中牙槽骨再生到原来正常水平。两种情况下结合上皮的根端都位于釉牙骨质界（CEJ）。

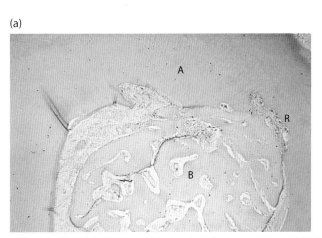
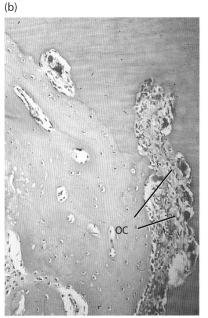

图28-7 （a）根分叉病变使用髂骨骨髓进行移植术后6周的显微照片。根分叉区被骨组织（B）充填，但可见骨固连（A）和牙根吸收（R）。（b）是图（a）中显示的骨固连和牙根吸收区域在高倍镜下的图片（OC：破骨细胞）。

这些研究将各种类型的骨移植物放置于骨内缺损或根间病变处，结果显示仅髂骨骨髓移植物移植中的细胞是可以存活的。髂骨骨髓移植物的移植总是可获得实验性缺损处的骨充填，但是，愈合经常伴随着骨固连和牙根吸收（图28-7）。髂骨骨髓移植物发挥了成骨效应，但常认为这也诱导了牙根吸收（Ellegaard et al. 1973，1974）。由颌骨获得的骨移植物和异种移植物在促进骨形成方面不是很活跃，但它们可以成为新骨形成的支架（即骨引导效应）。然而，这些骨移植物通常不与宿主骨产生的新骨相接触，而是作为孤立的颗粒存在，周围被类骨或类牙骨质物质包绕（图28-8）。研究发现治疗后的根分叉病变可主要被来源于牙周膜的肉芽组织充填（图28-9）。Nielsen等（1980）认为这种韧带组织的入侵可抑制骨形成，而且，根分叉区根面的新牙骨质，包括植入骨颗粒周围观察到的类牙骨质物质，都是由牙周膜细胞所形成的（图28-8）。因此，这些研究表明，牙周再生中的关键细胞似乎是牙周膜细胞，而不是骨细胞。

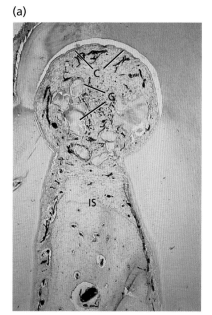

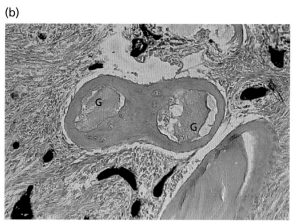

图28-8　（a）无活力骨移植材料移植后愈合的根分叉病变的显微照片。移植物（G）没有与根间隔（IS）形成的骨相接触，而是作为孤立的颗粒存在，被牙骨质包绕。沿着根分叉的整个外周都有牙骨质（C）和新结缔组织附着的形成。（b）孤立骨移植物（G）及其表面新生牙骨质在高倍镜下的图片。

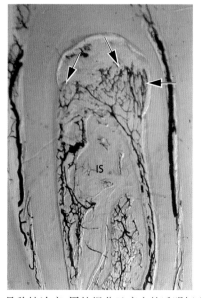

图28-9　骨移植治疗1周的根分叉病变的透明标本。从血管的走向判断，缺损处的肉芽组织主要从牙周膜（箭头示）发展而来，只有很小部分来自根间隔（IS）。

骨细胞的再生能力

Karring等（1980）的一项研究观察到：骨源性的新生组织有产生新结缔组织附着的能力。截除牙周炎患牙的牙根，并移植到犬缺牙区域内手术造的牙槽窝中。植入的牙根被组织瓣覆盖（埋入），3个月后对愈合结果进行组织学检测。在重新植入时保留了剩余牙周膜组织的根面（靠近根尖区域），可见牙周膜的重建。而在被牙周炎累及的根面（在根的冠方，植入前进行了刮治和根面平整），则不断形成骨固连和牙根吸收（图28-10）。基于该项研究，我们可以得出如下结论：骨衍生组织缺少具有形成新结缔组织附着潜能的细胞。

牙龈结缔组织细胞的再生能力

另一个实验（Nyman et al. 1980）检测了牙龈结缔组织产生新结缔组织附着的潜能。按上述实验描述的方法处理牙齿，但是未移植到牙槽窝，而是植入颌骨颊侧所预备的骨凹陷内，随后用组织瓣覆盖。因此牙根的一半和骨接触，而另一半则面向牙龈结缔组织的组织面。术后3个月的组织学检查显示，在植入时保留了牙周膜的区域（位于牙根根尖部分），可见牙周膜形成。然而，在牙根的冠部，原来无牙周膜覆盖区域，未见新结缔组织的形成。在牙根与牙龈结缔组织接触的部分可见结缔组织形成，但是，其纤维走向平行于根面，未附着于牙根。而且，大部分根面发生了牙根吸收（图28-11）。基于该项研究，我们可以得出如下结论：牙龈结缔组织也缺乏具

(a)

(b)

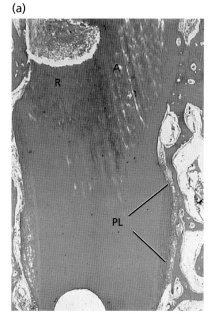
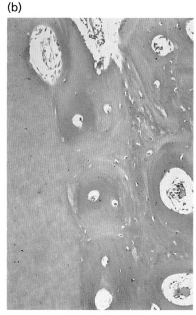

图28-10 （a）再植根愈合3个月后的显微照片。牙根根尖区有牙周膜（PL）重建，而冠部主要特征是骨固连（A）和牙根吸收（R）。（b）是图（a）中所见的骨固连的高倍镜图片。

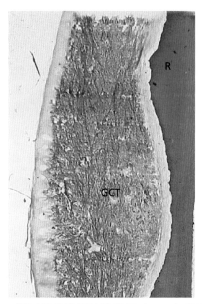

图28-11 根面朝着牙龈结缔组织（GCT）的再植牙根（R）的显微照片。其表面存在广泛性吸收。

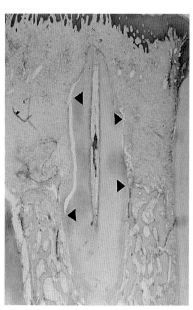

图28-12 显微照片显示，牙周膜未损伤的牙根埋入后，可见新附着形成（在箭头之间）。在牙骨质冠方，牙根吸收是主要特征。

有形成新结缔组织附着潜能的细胞。

牙周膜细胞的再生能力

在上述的实验中，在拔除后再植的牙根根尖部有时也可观察到牙根吸收（Karring et al. 1980；Nyman et al. 1980）。该情况的发生被归因于保留于这部分牙根上的牙周膜组织在拔牙过程中受到了损伤，使得愈合过程中骨和牙龈结缔组织与根面相接触并诱导了牙根吸收。据猜测，对残留的牙周膜组织的损伤也限制了它沿根面向冠方增殖的潜能。在随后的研究中（Karring et al. 1985），将牙周炎患牙的牙根保持于牙槽窝中并随后被埋入，在牙根的冠部可以观察到数量可观的新结缔组织附着的形成（图28-12）。新附着只见于牙周膜未损伤的牙根上，在牙周膜损伤的牙根，如拔除和再植时，则未发现。这表明，牙周膜组织中含有一类细胞，这些细胞可以在附着丧失的根面形成新的结缔组织附着。

在新附着朝冠部延伸处的根面上，不断发生着活跃的牙根吸收（图28-12）。该吸收过程

(a)
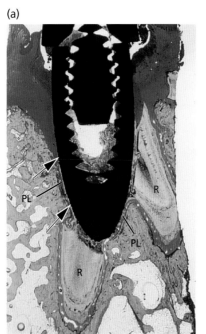
(b)
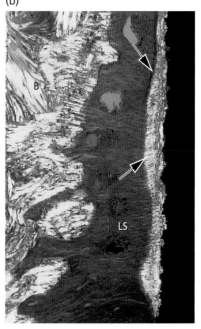

图28-13　（a）与余留的根尖直接接触的钛种植体的显微照片。在种植体表面可见明显的牙骨质层（箭头示）和牙周膜（PL），与牙根（R）上的牙骨质和牙周膜相延续。（b）是图（a）中所见的种植体周围形成的牙周膜在偏振光下高倍镜观。种植体表面可见含Sharpey's纤维的牙骨质层（箭头示）。就像天然牙一样（图1-71），垂直于种植体表面走行的主纤维穿过韧带间隙（LS）并埋入相对的骨组织（B）中。

是由从覆盖的组织瓣处根向增殖的牙龈结缔组织所诱导的。因此，只有牙周膜来源的细胞具有使丧失的牙周附着再生的能力。

　　关于形成新附着的前体细胞位于牙周膜内的最终证据源于对钛种植体愈合的研究，这些研究中，将钛种植体植入与余留天然牙根尖相接触的位置，根尖的牙周膜作为细胞源，在愈合过程中可见细胞定植于种植体表面（Buser et al. 1990a，b；Warrer et al. 1993）。显微镜下可观察到，在种植体表面形成了清晰的埋有胶原纤维的牙骨质层（图28-13a），并且这些纤维通常垂直于种植体表面，并埋入到相对的骨组织中（图28-13b）。对照组的种植体（图28-14）不与余留的根相接触，它的愈合为特征性的骨结合（即种植体表面与骨组织直接接触）。

　　关于牙周膜细胞形成新结缔组织附着的能力，Parlar等（2005）的研究通过建立犬新颖独特的实验模型，提供了进一步的证据：切除尖牙的冠部之后，将牙根挖空5mm深，并留下薄的牙本质墙，形成一个洞（小室）。然后在这个小室壁上制备裂隙使之与周围牙周膜相通。在每个小室中央植入钛种植体，在小室上方放置胶原膜作

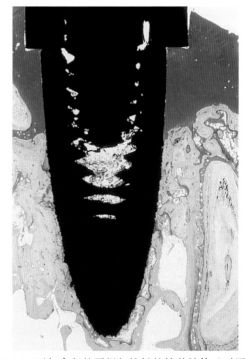

图28-14　不与余留的牙根相接触的钛种植体（对照组）的显微照片。该种植体的愈合是骨和种植体表面的直接接触（骨结合）。

为屏障，并掩埋牙根。术后4个月的组织学分析显示，种植体和小室的牙本质墙之间形成了牙周膜、骨组织和根部牙骨质。由于牙周膜组织通过裂隙进入小室，种植体和牙本质墙上都形成了牙骨质，牙周膜也不断插入种植体和骨之间以及骨

和牙本质墙之间。

因此，有充分的证据表明，形成牙周附着的前体细胞位于牙周膜内，而不像之前设想的那样位于牙槽骨内（Melcher et al. 1987）。

上皮在牙周创面愈合中的作用

前述实验（Karring et al. 1985）中的一些牙根在愈合早期阶段穿透了覆盖的黏膜，因此使上皮组织沿牙根表面根向生长。与那些整个实验过程中保持埋入的牙根相比，在这些牙根表面新结缔组织附着的量大幅度减少。该发现和其他研究的发现（Moscow 1964；Kon et al. 1969；Proye & Polson 1982）表明，上皮组织的根向迁移减少了结缔组织附着向冠方的增加，显然是通过阻止牙周膜细胞在牙根表面的再定植而实现的（图28-15）。

在牙周再生治疗过程中，大部分翻瓣术和植骨术后的愈合，都存在不同程度的上皮组织的根向生长。这可以解释为什么不同报道的结果不同。Caton等（1980）以猴子为对象的研究结果

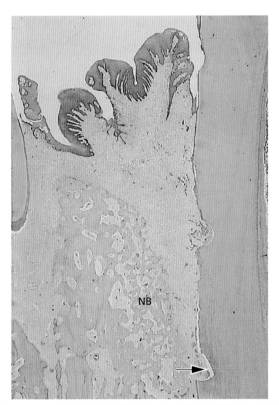

图28-15 显微照片显示再生治疗后的骨下袋。新骨（NB）在缺损处形成，但是上皮沿着根面向根方迁移至根面切迹（箭头示）处，切迹标记的是治疗前缺损的底部。

也支持该观点。这些研究人员采用丝线诱导牙周病损，然后采用4种不同方法对这些病损进行再生治疗，这4种方法分别是：

1. 根面平整术和袋内壁刮治术。
2. Widman翻瓣术（不伴植骨术）。
3. Widman翻瓣术伴冷冻自体红骨髓和松质骨的植入。
4. β-磷酸三钙植入骨下袋。

所有的这些治疗后的愈合方式都导致了长结合上皮的形成，结合上皮向根方延伸接近或达到治疗前的水平。

牙根吸收

在前述的实验研究中，牙龈结缔组织或骨组织来源的肉芽组织在术后愈合过程中接触到刮治后的根面时，可引起牙根的吸收（Karring et al. 1980, 1985；Nyman et al. 1980）。因此，应该预料到，该现象的发生会作为牙周手术的常见并发症，尤其是那些植入移植材料以促进骨形成的治疗方法。但是，牙根吸收很少见，其原因最可能是术后龈牙上皮的根向迁移，形成了保护屏障，将根面隔离开来（图28-15）。一项以猴子为实验对象的研究结果（Krrring et al. 1984）也支持该观点，该研究通过丝线结扎诱导牙周炎模型，然后拔除被牙周炎累及的牙根，并将其再植到与骨和结缔组织相接触的位置，然后缝合龈瓣，完全覆盖牙根（埋入）。在不同的时间间隔后，通过二次手术使埋入的牙根穿过覆盖黏膜暴露到口腔中，从而使上皮组织可以向创伤处迁移。在创伤发生2周内的样本中（图28-16），牙根先前病变的部分被上皮组织覆盖，没有吸收的迹象。随着牙根再植和创伤之间间隔的延长，病变根面上上皮组织覆盖的部分逐渐减小，而牙根吸收和骨固连逐渐表现得更加明显（图28-17）。此发现与Björn等报道的实验结果一致，实验治疗了7个人类志愿者口内11颗牙周病的患牙，通过使用"埋入"技术阻止了龈牙上皮的根向迁移。该研究团队报道称牙根吸收确实是这种治疗术后常见的并发症。

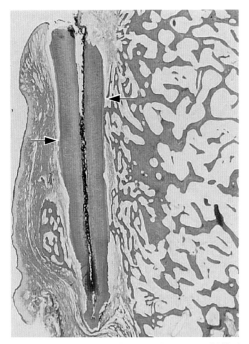

图28-16 2周后上皮可以向植入牙根（R）创伤处迁移的显微照片。上皮沿着先前牙周炎累及的根面的冠方向下迁移到箭头所指的水平。在被上皮覆盖的区域，没有牙根吸收的迹象。在该水平的根方，根面表现出牙根吸收。

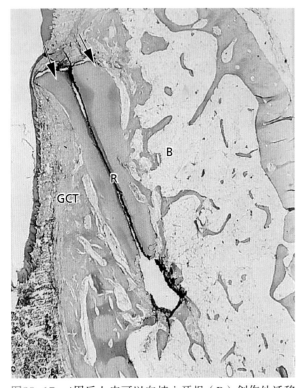

图28-17 4周后上皮可以向植入牙根（R）创伤处迁移的显微照片。上皮（箭头示）仅覆盖根面的冠部，在朝着牙龈结缔组织（GCT）的根面可见到广泛牙根吸收，在向着骨组织（B）的根面可见到牙根吸收和骨固连。

再生概论

为获得新附着而最先使用的方法之一是刮治和根面平整术伴袋内壁刮治术（即机械去除病变的根部牙骨质和袋内上皮）。对人的研究（McCall 1926; Orban 1948; Beube 1952; Waerhaug 1952; Schaffer & Zander 1953; Carranza 1954, 1960）和对动物的研究（Beube 1947; Ramfjord 1951; Kon et al. 1969）显示该类型的牙周治疗不仅可以恢复牙龈健康，而且可以减少最初记录的牙周袋深度。这种牙周袋深度的减少，推测其原因，一部分是最初的炎症牙龈收缩的结果，但另一部分也是牙周袋根方新结缔组织附着形成的结果。

Prichard（1957a，b）的研究使新附着获得的可能性被广泛接受，他报道了骨下牙周病变区新附着的形成是治疗可预期的结果。所报道的17个病例中有4个进行了手术再探查，探查结果显示这些缺损区均充满了骨组织。Prichard（1957b, 1960）的技术只用于治疗三壁骨袋，结果显示，牙周骨缺损的形态决定了预后的可预期性。Goldman和Cohen（1958）介绍了牙周骨下袋的分类，该分类基于缺损周围的骨壁数目，可分为三壁、二壁或一壁骨袋或者混合型（图28-18）。

Prichard（1957a，b；1960）的技术包含了翻开组织瓣以暴露缺损。清除缺损内所有肉芽组织并刮治和平整根面。为了加强骨再生，在骨壁的一些位点用钻头钻孔，缝合龈瓣以完全覆盖缺损。很多临床研究者称在该类型的治疗后可出现新附着，但是定量或定性的文献很少（Patur & Glickmann 1962; Wade 1962, 1966; Ellegaard & Löe 1971）。Patur和Glickmann（1962）报道了一项临床研究，研究采用Prichard的技术（Prichard, 1957a, b），治疗24个骨下袋。其疗效评估方法包括：比较术前和术后X线片、测量根周牙槽骨水平以及术中和术后翻开颊舌侧瓣后取组织来评估。笔者报道称新附着可发生在二壁和三壁骨下

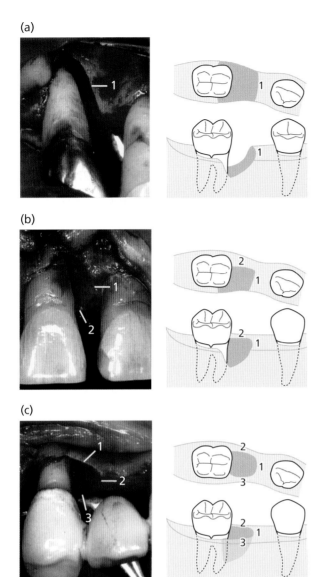

(a)

(b)

(c)

图28-18 相邻牙根表面牙周炎进展速度的不一致导致了骨下袋的产生。根据周围骨壁的数目，这些缺损分为一壁骨袋（a）、二壁骨袋（b）或三壁骨袋（c）。

袋中，但是在一壁骨袋内未见。Ellegaard和Löe（1971）进行了包含24位牙周病患者口内191处缺损的研究，研究结果显示，通过影像学和牙周探诊，完全性再生发生于约70%的三壁骨袋、40%的三壁和二壁混合性骨袋及45%的二壁骨袋。

随后，Rosling等（1976）也进行了相关研究，通过改良Widman翻瓣术治疗了12位患者口内124处骨下袋（Ramfjord & Nissle 1974）。患者术后1个月复诊2次，行专业的牙齿清洁。术后2年的临床和影像学复查显示，在二壁和三壁骨袋内见骨充填。笔者认为这种骨的再生还与新结缔组织附着的形成有关，并把成功的愈合主

要归因于愈合过程中所有患者保持了良好的口腔卫生。Polson和Heijl（1978）的临床研究结果与上述研究几乎完全一致。另一方面，一些对人和动物的组织学研究结果显示，龈下刮治或翻瓣术后牙周新附着的形成是不可预测的（Listgarten & Rosenberg 1979; Caton & Nyman 1980; Caton et al. 1980; Steiner et al. 1981; Stahl et al. 1983; Bowers et al. 1989a）。

移植术

在大量的临床实验和动物实验中，翻瓣术通常与植骨术联合使用，即在经彻底刮治的骨缺损内植入材料以促进牙周再生。至今所使用的各种移植和植入材料可分为4类：

1. 自体移植物：同一个体内从一个位置转移到另一位置的移植物。这种移植物包含密质骨或松质骨和骨髓，从口外或口内的供区获得。

2. 同种异体移植物：在同一物种基因相异的个体之间转移的移植物。已经使用的有冷冻松质骨和骨髓以及冻干骨。

3. 异种移植物：来自其他物种的供体的移植物。

4. 异质材料：合成或无机的移植材料，用作骨移植材料的替代物。

使用骨移植物或异质材料的基本原理基于一个设想，即由于这些材料可能：要么含有骨形成细胞（骨形成），要么成为骨形成的支架（骨引导），或者由于骨移植物的基质含有骨诱导物质（骨诱导）（Urist 1980; Brunsvold & Mellonig 1993），所以可能刺激牙槽骨的再生和新附着的形成。然而这种移植术后牙周附着结构的完全再生，意味着骨来源的细胞具有在之前牙周炎累及的根面上形成埋有胶原纤维的新牙骨质的能力（Melcher et al. 1987）。这种设想与现今关于牙周创伤愈合的生物学知识相矛盾，现今知识认为新附着形成的先决条件是牙周膜细胞在附着丧失的牙根表面的定植。这意味着所有涉及骨移植物或骨替代物的移植的治疗过程是以生物学观念

为基础的，但是这个观念却不能够解释这些治疗是怎样导致牙周组织再生的。

关于使用骨移植物或异质材料对牙周再生的影响的研究多局限于临床病例报告，而新附着的组织学证据和临床对照研究还很有限。这些报告中的结果各不相同，评估指标通常由术前和术后探诊附着水平（PALs）、影像学分析或再进入手术组成。

根面的生物改性

很多研究已经朝着如何通过改变牙周炎累及的根面以促进新结缔组织附着的形成的方向进行。通常认为去除牙骨质上的细菌沉积、牙石和内毒素对新结缔组织附着的形成至关重要（Garrett 1977）。然而，Stahl等（1972）认为根面脱矿使牙本质的胶原暴露后，可以通过诱导周围组织的间充质细胞分化为成牙骨质细胞来促进牙骨质的沉积。采用生物改性的生物学原理是牙本质基质中胶原纤维的暴露可促进血凝块黏附到根面，并因此有助于成纤维细胞的迁移。然而，由于没有证据证明牙本质基质中胶原纤维的暴露可以促进牙周膜来源的细胞在根面的定植，所以，该观念是否与现今牙周创伤愈合的知识相一致还值得怀疑。如前所述，新结缔组织附着的完成需要牙周膜细胞。

一些使用各种动物模型的研究显示在柠檬酸和四环素对牙根面进行脱矿之后，组织学上可以观察到更好的愈合效果（Register & Burdick 1976；Grigger et al. 1978；Polson & Proye 1982；Claffey et al. 1987）。然而，在一项研究中，对犬的自发性根分叉病变使用柠檬酸，一些样本出现了骨固连和牙根吸收（Bogle et al. 1981）。这个发现与Magnusson等（1985）在猴子身上的发现互相印证，后者使用柠檬酸处理根面，并联合使用冠向复位瓣，6个月后进行评估。这些研究者发现检测的40颗牙的根面中28颗出现了牙根吸收，并且其中21颗还出现了骨固连。

在用柠檬酸对人牙面进行脱矿后，组织学上可观察到新结缔组织附着（Cole et al. 1980；Frank et al. 1983；Stahl et al. 1983；Stahl & Froum 1991）。Cole等（1980）提供了关于参考切迹冠方的新结缔组织附着和骨形成的组织学证据，参考切迹位于手术时确定的根面牙石的根方。然而，尽管组织学证据表明柠檬酸进行根面生物改性后存在牙周再生，但与未经酸处理的对照组相比，临床实验组在临床情况上并没有表现出任何的改善（Moore et al. 1987；Fuentes et al. 1993）。

通过在手术中局部使用釉质基质蛋白（Emdogain®）并随后使用乙二胺四乙酸（EDTA）脱矿来对根面进行生物改性的做法已经被广泛用来促进牙周再生。该应用的生物学原理是釉质基质蛋白（包括釉原蛋白）模仿了牙周组织发育过程中发生的事件（Hammarström 1997；Gestrelius et al. 2000），可以促进牙周再生，这一观点基于以下发现：在牙骨质形成之前，Hertwig上皮根鞘的细胞在根面沉积釉质基质蛋白，且这些蛋白是牙骨质形成的启动因子。商业化产品Emdogain®是一种从猪身上提取的含有釉质基质衍生物（EMDs）的纯化酸，它有望能促进牙周再生。然而，由于没有证据表明治疗后牙周膜来源的细胞在根面再定植，所以这个方法是如何用现今牙周创伤愈合的知识来解释的，还不完全清楚。实际上，一项对犬的研究（Araùjo et al. 2003）中再植牙根在被拔除后去除了重要的成牙骨质细胞，随后用EMD处理，结果未能阻止骨固连和牙根吸收的发生，这表示具有形成牙骨质功能的细胞并没有重新定值于根面。随后的一个体外研究也没能证实EMDs对牙周膜细胞的增殖有显著效果（Chong et al. 2006）。

在系列病例报告中，EMD治疗后可增加4~4.5mm的临床附着和骨下袋70%的骨充填（Heden et al. 1999；Heden 2000）。在一项涉及33个研究对象的34对骨下袋的多中心临床研究中，EMD的使用可导致更多的PAL增加（2.2mm），并且通过临床评估和影像学评估与翻瓣刮治术相比，36个月后，在统计学上可见明显更多的骨量增加（2.6mm）（Heijl et al. 1997）。另一项自身左右半口对照临床研究（23位患者）（Froum et al.

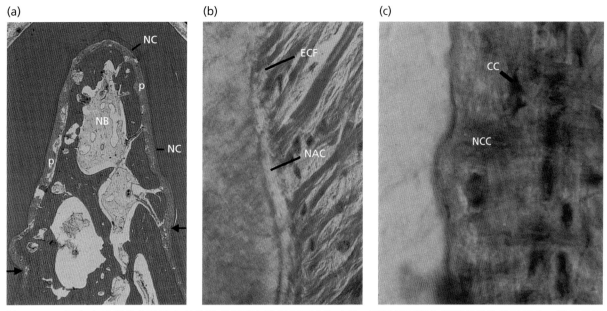

图28-19　（a）犬Ⅲ度根分叉病变经釉质基质蛋白进行根面生物改性，随后用可吸收膜覆盖后的显微照片。缺损处已经完全愈合，有骨组织（NB）、牙周膜（P）和新生牙骨质（NC）。箭头示病变向根方延伸。（b）在根面缺损的根方部分所形成的牙骨质（NAC）是埋有外源性胶原纤维（ECF）的无细胞牙骨质，而（c）新的细胞牙骨质（NCC）在冠方形成（CC：细胞）。

2001）中也报道了类似的结果。在那项研究中，对53处骨下袋使用EMD后，可观察到牙周袋探诊深度（PPD）减少4.9mm，PAL增加4.3mm，骨增加3.8mm（通过再进入手术评估）。这些数值在统计学上明显高于翻瓣术所获得的数值（分别为2.2mm、2.7mm和1.5mm，31处缺损）。

在一项前瞻性多中心随机对照临床实验中，比较了采用保留龈乳头切口的翻瓣术［简化龈乳头保护瓣（SPPF）］伴或不伴釉质基质蛋白的使用的临床效果（Tonetti et al. 2002）。总共有83位实验组患者和83位对照组患者，他们的牙周情况和缺损特征在基线上都是相似的，实验分别对这些患者进行SPPF+Emdogain®处理或单独SPPF处理。实验组缺损处临床附着水平（CAL）的增加明显比对照组更多［分别为（3.1±1.5）mm和（2.5±1.5）mm］。

当将EMD的应用和GTR治疗相比，发现可获得相似的临床效果。在一个临床随机对照研究中，Pontoriero等（1999）比较了应用EMD和GTR伴可吸收膜（两种类型：Guidor和Resolut）和不可吸收膜（e-PTFE）来治疗骨下袋。12个月后，各组之间无显著差异，应用EMD可使PPD减少4.4mm，并使PAL增加2.9mm，而膜处理位

点相应的数值（两个联合GTR组）分别是4.5mm和3.1mm。Silvestri等（2000）报道称在骨下袋使用EMD后可使PPD减少4.8mm，PAL增加4.5mm，而GTR伴不可吸收膜处理后的数值分别为5.9mm和4.8mm。其他的研究者也有报道相似的结果（Sculean et al. 1999a,b; Silvestri et al. 2000,2003; Sanz et al. 2004）。有研究表示EMD应用于骨下袋同时，可通过附加使用一些骨移植材料提高其临床疗效（Zucchelli et al. 2003; Gurinsky et al. 2004; Trombelli et al. 2006），然而，其他的研究没发现这种联合治疗的有益效果（Sculean et al. 2005）。

已有组织学证据证明，EMD治疗后，在之前牙周炎感染的人牙根面上有胶原纤维的新牙骨质的形成，并且有牙槽骨的形成（Mellonig 1999; Sculean et al. 1996b）。但是，在Mellonig（1999）的研究中，愈合时根面出现的是无细胞牙骨质，而在Sculean等（1999b）的研究中，新形成的牙骨质表现的是有显著的细胞特性。设置对照的动物实验（图28-19）表明，采用EMD治疗骨下、根分叉和骨开裂缺损，可以引起牙周组织再生（Hammarström et al. 1997; Araùjo & Lindhe 1998; Sculean et al. 2000）。随后的以猴子为实验

对象的研究显示，与单独使用翻瓣术相比，在牙周缺损中联合使用EMD和自体骨移植物可以获得更好的再生效果（Cochran et al. 2003）。

引导组织再生术

前文叙述的（Karring et al. 1980; Nyman et al. 1980; Buser et al. 1990a, b; Warrer et al. 1993）的实验研究结果表明，形成新结缔组织附着的前体细胞位于牙周膜。因此，可以推断，如果在愈合过程中根面上存在较多此类细胞，那么可以预测可能比较容易形成新的结缔组织附着。一项以猴子为研究对象的实验也证实了这一结论，在此实验中，使用屏障膜来阻止愈合过程中牙龈结缔组织以及牙龈上皮与根面的接触（Gottlow et al. 1984）。实验牙周围支持组织减少后，根面即暴露于菌斑中6个月。翻开软组织瓣，刮治暴露的根面，截除牙冠，将牙根埋于牙龈下方。但是，在完全关闭创口前，选择一侧颌骨，将膜放置在刮治过的根面上，使得：（1）愈合过程中牙龈结缔组织不与根面接触；（2）为牙周膜组织的长入提供空间。对侧根面不放置膜。愈合3个月后的组织学结果显示，膜覆盖的根面较未覆盖的

根面有更多的新附着形成（图28-20）。在9颗实验牙中，有4颗牙可见新生牙骨质覆盖了根面全长。在所有的对照牙中，新生牙骨质的冠方根面有多核细胞和吸收陷窝的存在。在其中一个对照牙中，肉眼可见一半的根已被吸收。在实验牙和对照牙中可见牙槽骨的冠向再生，程度不一，未发现新生牙骨质的量和骨再生程度之间的关系。这个研究结果显示，通过在愈合区域使用物理性屏障膜，隔绝上皮和牙龈结缔组织细胞，可以促进（或引导）牙周膜细胞占领根面，为引导组织再生术（guided tissue regeneration, GTR）这一治疗原理的临床应用提供了理论基础。因此，GTR治疗包含物理性屏障膜的植入，确保牙周炎累及的根面能够重新被来自牙周膜的细胞占据（图28-21）。

GTR首次用于人体由Nyman等报道（1982）。由于此牙牙周受到了广泛破坏，计划将此牙拔除。这也提供了观察术后组织学效果的可能性。翻开全厚瓣，根面刮治，去除所有肉芽组织，可见11mm深牙周袋。在瓣关闭前，放置一膜，使其覆盖部分暴露的牙根表面、骨缺损和部分周围骨组织。术后3个月的组织学结果显示，先

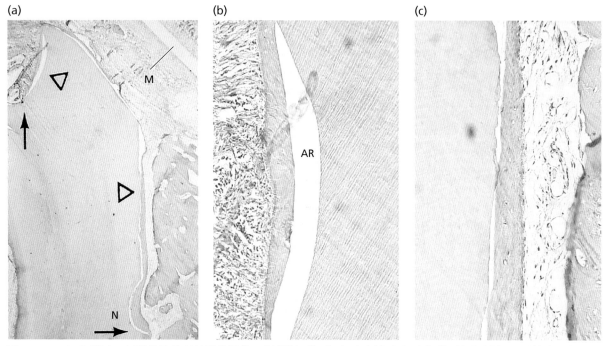

图28-20　（a）膜（M）覆盖的根面的显微图像。颊侧根面切迹（N）冠方全长和部分牙根冠端切面（箭头示）可见新生牙骨质。（b，c）为图（a）中上下两个三角形区域高倍放大，显示胶原纤维埋入新生牙骨质中（AR：伪影）。

前暴露的根面上已形成新的牙骨质和埋入其中的胶原纤维（图28-22）。在随后的另一项研究（Gottlow et al. 1986）中，对12个接受了GTR治疗的病例进行了临床评估，其中5个病例进行了

组织学分析。结果显示，治疗牙表面形成相当多的新结缔组织，数量不一。同时，骨的形成通常不完全。导致结果差异的原因可能与剩余牙周膜组织量、所治疗的缺损形态、放置膜的技术困难、牙龈退缩、愈合过程中膜和创伤区的细菌污染有关。

许多临床实验（Tonetti et al. 2004）都曾用GTR来治疗不同类型的牙周缺损，如骨内缺损（Cortellini & Bowers 1995）、根分叉病变（Machtei & Schallhorn 1995; Karring & Cortellini 1999）、局部牙龈退缩（Pini-Prato et al. 1996）。GTR治疗这类缺损产生的牙周再生的效果是通过动物实验（Gottlow et al. 1990; Araujo et al. 1998; Laurell et al. 2006）和一些临床对照实验来验证的。

GTR的临床效果通常通过临床附着水平（CAL）、骨水平、牙周袋探诊深度（PPD）和牙龈边缘位置的变化来进行评估。在一些关于Ⅱ度和Ⅲ度根分叉病变的研究中，也检测临床附着、骨水平和袋深在根分叉水平处的变化。但是牙周附着再生的真正证据只能通过组织学方法进行确认。

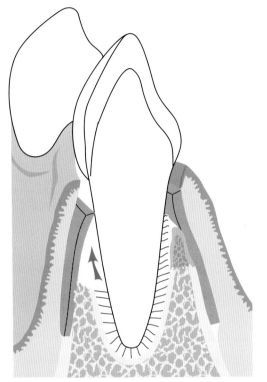

图28-21 示意图显示，物理屏障膜的植入能够防止上皮和牙龈结缔组织在愈合的过程中接触根面。同时，屏障膜允许来自牙周膜中的细胞（箭头示）重新占据之前牙周炎累及的根面。

(a)

(b)

图28-22 （a）在人牙齿上使用Millipore滤膜（F）行引导牙周组织再生术，术后3个月的显微照片。新生牙骨质和埋入其中的胶原纤维（大约5mm）形成，从切迹（N）至箭头水平。膜下方未见骨形成，可能是因为邻近膜的组织炎性浸润所致。（b）是图（a）中箭头处的放大，显示新生牙骨质和埋入其中的胶原纤维（AR：伪影）。

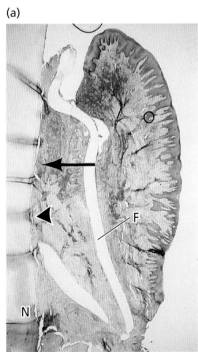

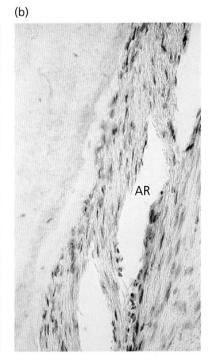

牙周再生的评估

在大多数关于再生性牙周手术的研究中，通过探诊附着水平、影像学检查或再进入手术的方法进行评估手术效果。但是，这些方法不能提供附着增加的真正证据（如术前附着水平的冠方形成伴胶原纤维埋入的牙骨质）。

牙周探诊

很多研究结果都表明牙周探诊不能准确反映结缔组织的冠方水平（Listgarten et al. 1976；Armitage et al. 1977；Vander Velden & de Vries 1978）。从上述研究表明，在炎症性牙周组织，探针通常不能准确地停止于结缔组织冠方水平，通常探针都会穿入结缔组织0.5mm甚至更多，越过龈牙结合上皮的根方，进入结缔组织附着的冠方。治疗后，当炎症病变控制时，探诊时探针尖端停止在上皮根方的冠向位置。经过治疗后的骨内缺损，可能会在贴近牙面的位置上形成新骨，探针无法穿通（Caton & Zander 1976）。因此，术后附着丧失的获得并不一定意味着结缔组织真正得以附着。更为可能的是反映周围软组织变得更健康，对探针的穿入抵抗力增强。

影像学评估和再进入手术

再生手术后骨内缺损的愈合通常由标准化且可重复的影像学方法和/或联合再进入手术进行判定。术前和术后的影像学分析，以及再进入手术中对治疗位点的检查，可为新骨的形成提供强有力的证据。但是，这种"骨填充"并不能证明新的根面牙骨质和穿插其中的胶原纤维的形成（即新的牙周膜）。事实上，Caton、Zander（1976）和Moscow等（1979）发现，虽然骨内缺损处邻近牙根处有新骨再生，但在新生骨和刮治后的根面之间形成了结合上皮。这表明通过影像学和再进入手术评估新骨的形成并不是证明新附着形成的可靠方法。

组织学评估

在一些研究中，研究者对各种牙周再生手术后获得的活检组织块进行组织学检查，分析其愈合情况。组织学分析是唯一能客观、准确地评估新附着形成的方法。但是，此方法要求能够准确评估术前的附着水平。在一些研究中，在牙石根方水平制备切迹、提供组织学参照，以便在术中根面上可以辨认（Cole et al. 1980；Bowers et al. 1989b,c）。但是，通常的做法是在骨缺损底部对应的根面上制备切迹，提供参照。虽然这样一个切迹可能不能反映治疗前牙周炎累及的根面的准确范围，但还是被认为是一个评估新附着形成的重要标志（Isidor et al. 1985）。通常也认为临床上探诊附着获得和骨充填也是GTR术后牙周再生的证据（Lindhe & Echeverria 1994）。其理论基础是GTR术后人体组织学活检样本可见新附着形成（Nyman et al. 1982；Gottlow et al. 1986；Becker et al. 1987；Stahl et al. 1990；Cortellini et al. 1993）以及GTR的生物学原理（Karring et al. 1980, 1985, 1993；Nyman et al. 1980；Gottlow et al. 1984）。

结论

证据表明，牙周膜中存在着可以形成新生牙周附着的前体细胞。因此，牙周再生的成功需要这些来自牙周膜的细胞能够在牙周炎累及的根面上重新定植。

尽管我们并不确定釉质基质蛋白实际上是否能促进牙周膜细胞的增殖，但是GTR和根面进行釉质基质蛋白处理仍然是目前最好的牙周再生方法，可为牙周病变区域提供牙周附着。

植入骨移植物和骨替代材料所基于的生物学原理尚不能解释这种治疗方法是如何促进牙周组织的再生。

参考文献

[1] American Academy of Periodontology. (1992). *Glossary of Periodontal Terms*, 3rd edn. Chicago: The American Academy of Periodontology.

[2] Araùjo, M. & Lindhe, J. (1998). GTR treatment of degree III furcation defects following application of enamel matrix proteins. An experimental study in dogs. *Journal of Clinical Periodontology* **25**, 524–530.

[3] Araùjo, M., Berglundh, T. & Lindhe, J. (1998). GTR treatment of degree III furcation defects with 2 different resorbable barriers. An experimental study in dogs. *Journal of Clinical Periodontology* **25**, 253–259.

[4] Araùjo, M., Hayacibara, R., Sonohara, M., Cardaropoli, G. & Lindhe, J. (2003). Effect of enamel matrix proteins (Emdogain®), on healing after re-implantation of periodontally compromised roots. An experimental study in the dog. *Journal of Clinical Periodontology* **30**, 855–861.

[5] Armitage, G.C., Svanberg, G.K. & Löe, H. (1977). Microscopic evaluation of clinical measurements of connective tissue attachment levels. *Journal of Clinical Periodontology* **4**, 173–190.

[6] Becker, W., Becker, B.E., Prichard, J.F. *et al.* (1987). Root isolation for new attachment procedures. A surgical and suturing method: three case reports. *Journal of Periodontology* **58**, 819–825.

[7] Beube, F.E. (1947). A study of reattachment of the supporting structures of teeth. *Journal of Periodontology* **18**, 55–56.

[8] Beube, F.E. (1952). A radiografic and histologic study on reattachment. *Journal of Periodontology* **23**, 158–164.

[9] Björn H., Hollender, L. & Lindhe, J. (1965). Tissue regeneration in patients with periodontal disease. *Odontologisk Revy* **16**, 317–326.

[10] Bogle, G., Adams, D., Crigger, M., Klinge, B. & Egelberg, J. (1981). New attachment after surgical treatment and acid conditioning of roots in naturally occurring periodontal disease in dogs. *Journal of Periodontal Research* **16**, 130–133.

[11] Bowers, G.M., Chadroff, B., Carnevale, R. *et al.* (1989a). Histologic evaluation of new attachment apparatus formation in humans. Part I. *Journal of Periodontology* **60**, 664–674.

[12] Bowers, G.M., Chadroff, B., Carnevale, R. *et al.* (1989b). Histologic evaluation of new human attachment apparatus formation in humans. Part II. *Journal of Periodontology* **60**, 675–682.

[13] Bowers, G.M., Chadroff, B., Carnevale, R. *et al.* (1989c). Histologic evaluation of a new attachment apparatus formation in humans. Part III. *Journal of Periodontology* **60**, 683–693.

[14] Brunsvold, M.A. & Mellonig, J. (1993). Bone grafts and periodontal regeneration. *Periodontology 2000* **1**, 80–91.

[15] Buser, D., Warrer, K. & Karring, T. (1990a). Formation of a periodontal ligament around titanium implants. *Journal of Periodontology* **61**, 597–601.

[16] Buser, D., Warrer, K., Karring, T. & Stich, H. (1990b). Titanium implants with a true periodontal ligament. An alternative to osseointegrated implants. *International Journal of Oral & Maxillofacial Implants* **5**, 113–116.

[17] Bühler, H. (1988). Evaluation of root-resected teeth. Results after 10 years. *Journal of Periodontology* **59**, 805–810.

[18] Carranza, F.A. (1954). A technique for reattachment. *Journal of Periodontology* **25**, 272–277.

[19] Carranza, F.A. (1960). A technique for treating infrabony pockets so as to obtain reattachment. *Dental Clinics of North America* **5**, 75–83.

[20] Caton J. & Nyman, S. (1980). Histometric evaluation of periodontal surgery. I. The modified Widman flap procedure. *Journal of Clinical Periodontology* **7**, 212–223.

[21] Caton, J. & Zander, H.A. (1976). Osseous repair of an infrabony pocket without new attachment of connective tissue. *Journal of Clinical Periodontology* **3**, 54–58.

[22] Caton, J., Nyman, S. & Zander, H. (1980). Histometric evaluation of periodontal surgery. II. Connective tissue attachment levels after four regenerative procedures. *Journal of Clinical Periodontology* **7**, 224–231.

[23] Chong, C.H., Carnes, D.L., Moritz, A.J. *et al.* (2006). Human periodontal fibroblast response to enamel matrix derivative, amelogenin, and platelet-derived growth factor-BB. *Journal of Periodontology* **77**, 1242–1252.

[24] Claffey, N., Bogle, G., Bjorvatn, K., Selvig, K. & Egelberg, J. (1987). Topical application of tetracycline in regenerative periodontal surgery in beagles. *Acta Odontologica Scandinavica* **45**, 141–146.

[25] Claffey, N. & Egelberg, J. (1995). Clinical indicators of probing attachment loss following initial periodontal treatment in advanced periodontitis patients. *Journal of Clinical Periodontology* **22**, 690–696.

[26] Cochran, D.L., Jones, A., Heijl, L. *et al.* (2003). Periodontal regeneration with a combination of enamel matrix proteins and autogenous bone grafting. *Journal of Periodontology* **74**, 1269–1281.

[27] Cole, R.T., Crigger, M., Bogle, G., Egelberg, J. & Selvig, K.A. (1980). Connective tissue regeneration to periodontally diseased teeth. A histological study. *Journal of Periodontal Research* **15**, 1–9.

[28] Cortellini, P. & Bowers, G. (1995). Periodontal regeneration of intrabony defects: an evidence based treatment approach. *International Journal of Periodontics and Restorative Dentistry* **15**, 129–145.

[29] Cortellini, P., Clauser, C. & Pini Prato, G. (1993). Histologic assessment of new attachment following the treatment of a human buccal recession by means of a guided tissue regeneration procedure. *Journal of Periodontology* **64**, 387–391.

[30] Crigger, M., Bogle, G., Nilveus, R., Egelberg, J. & Selvig, K.A. (1978). The effect of topical citric acid application on the healing of experimental furcation defects in dogs. *Journal of Periodontal Research* **13**, 538–549.

[31] Ellegaard, B. & Löe, H. (1971). New attachment of periodontal tissues after treatment of intrabony lesions. *Journal of Periodontology* **42**, 648–652.

[32] Ellegaard, B., Karring, T., Listgarten, M. & Löe, H. (1973). New attachment after treatment of interradicular lesions. *Journal of Periodontology* **44**, 209–217.

[33] Ellegaard, B., Karring, T., Davies, R. & Löe, H. (1974). New attachment after treatment of intrabony defects in monkeys. *Journal of Periodontology* **45**, 368–377.

[34] Ellegaard, B., Karring, T. & Löe, H. (1975). The fate of vital and devitalized bone grafts on the healing of interradicular lesion. *Journal of Periodontal Research* **10**, 88–97.

[35] Ellegaard, B., Nielsen, I.M. & Karring, T. (1976). Composite jaw and iliac cancellous bone grafts in intrabony defects in monkeys. *Journal of Periodontal Research* **11**, 299–310.

[36] Frank, R.M., Fiore-Donno, G. & Cimasoni, G. (1983). Cementogenesis and soft tissue attachment after citric acid treatment in a human. An electron microscopic study. *Journal of Periodontology* **54**, 389–401.

[37] Froum, S.J., Weiberg, M.A., Rosenberg, E. & Tarnow, D. (2001). A comparative study utilizing open flap debridement with and without enamel matrix derivate in the treatment of periodontal intrabony defects: a 12 month re-entry study. *Journal of Periodontology* **72**, 25–34

[38] Fuentes, P., Garrett, S., Nilveus, R. & Egelberg, J. (1993). Treatment of periodontal furcation defects. Coronally positioned flaps with or without citric acid root conditioning in Class II defects. *Journal of Clinical Periodontology* **20**, 425–430.

[39] Garrett, S. (1977). Root planing: a perspective. *Journal of Periodontology* **48**, 553–557.

[40] Gestrelius, S., Lyngstadaas, S.P. & Hammarström, L. (2000). Emdogain – periodontal regeneration based on biomimicry. *Clinical Oral Investigations* **2**, 120–125.

[41] Goldman, H. & Cohen, W. (1958). The infrabony pocket: classification and treatment. *Journal of Periodontology* **29**,

272–291.

[42] Gottlow, J., Nyman, S., Karring, T. & Lindhe, J. (1984). New attachment formation as the result of controlled tissue regeneration. *Journal of Clinical Periodontology* **11**, 494–503.

[43] Gottlow, J., Nyman, S., Lindhe, J., Karring, T. & Wennström, J. (1986). New attachment formation in the human periodontium by guided tissue regeneration. *Journal of Clinical Periodontology* **13**, 604–616.

[44] Gottlow, J., Karring, T. & Nyman, S. (1990). Guided tissue regeneration following treatment of recession type defects in the monkey. *Journal of Periodontology* **61**, 680–685.

[45] Grbic, J.T. & Lamster, I.B. (1992). Risk indicators for future clinical attachment loss in adult periodontitis. Tooth and site variables. *Journal of Periodontology* **63**, 262–269.

[46] Gurinsky, B.S., Mills, M.P. & Mellonig, J.T. (2004). Clinical evaluation of demineralized freeze-dried bone allografts and enamel matrix derivative versus enamel matrix derivative alone for the treatment of periodontal osseous defects in humans. *Journal of Periodontology* **75**, 1309–1318.

[47] Haffajee, A.D., Socransky, S.S., Lindhe, J. *et al.* (1991). Clinical risk indicators for periodontal attachment loss. *Journal of Clinical Periodontology* **18**, 117–125.

[48] Hammarström, L. (1997). Enamel matrix, cementum development and regeneration. *Journal of Clinical Periodontology* **24**, 658–668.

[49] Hammarström, L., Heijl, L. & Gestrelius, S. (1997). Periodontal regeneration in a buccal dehiscence model in monkeys after application of enamel matrix proteins. *Journal of Clinical Periodontology* **24**, 669–677.

[50] Hamp, S.E., Nyman, S. & Lindhe, J. (1975). Periodontal treatment of multirooted teeth after 5 years. *Journal of Clinical Periodontology* **2**, 126–135.

[51] Heden, G. (2000). A case report study of 72 consecutive Emdogain-treated intrabony periodontal defects: clinical and radiographic findings after 1 year. *International Journal of Periodontics and Restorative Dentistry* **20**, 127–139.

[52] Heden, G., Wennström, J. & Lindhe, J. (1999). Periodontal tissue alterations following Emdogain treatment of periodontal sites with angular bone defects. A series of case reports. *Journal of Clinical Periodontology* **26**, 855–860.

[53] Heijl, L., Heden, G., Svärdström, C. & Ostgren, A. (1997). Enamel matrix derivate (EMDOGAIN®) in the treatment of intrabony periodontal defects. *Journal of Clinical Periodontology* **24**, 705–714.

[54] Isidor, F., Karring, T. & Attström, R. (1984). The effect of root planing as compared to that of surgical treatment. *Journal of Clinical Periodontology* **11**, 669–681.

[55] Isidor, F., Karring, T., Nyman, S. & Lindhe, J. (1985). New attachment-reattachment following reconstructive periodontal surgery. *Journal of Clinical Periodontology* **12**, 728–735.

[56] Karring, T. & Cortellini, P. (1999). Regenerative therapy: furcation defects. *Periodontology 2000* **19**, 115–137.

[57] Karring, T., Nyman, S. & Lindhe, J. (1980). Healing following implantation of periodontitis affected roots into bone tissue. *Journal of Clinical Periodontology* **7**, 96–105.

[58] Karring, T., Nyman, S., Thilander, B. & Magnusson, I. (1982). Bone regeneration in orthodontically produced alveolar bone dehiscences. *Journal of Periodontal Research* **17**, 309–315.

[59] Karring, T., Nyman, S., Lindhe, J. & Sirirat, M. (1984). Potentials for root resorption during periodontal healing. *Journal of Clinical Periodontology* **11**, 41–52.

[60] Karring, T., Isidor, F., Nyman, S. & Lindhe, J. (1985). New attachment formation on teeth with a reduced but healthy periodontal ligament. *Journal of Clinical Periodontology* **12**, 51–60.

[61] Karring, T., Nyman, S., Gottlow, J. & Laurell, L. (1993). Development of the biological concept of guided tissue regeneration-animal and human studies. *Periodontology 2000* **1**, 26–35.

[62] Kon, S., Novaes, A.B., Ruben, M.P. & Goldman, H.M. (1969). Visualization of microvascularization of the healing periodontal

wound II. Curettage. *Journal of Periodontology* **40**, 96–105.

[63] Laurell, L., Bose, M., Graziani, F., Tonetti, M. & Berglundh, T. (2006). The structure of periodontal tissues formed following guided tissue regeneration therapy of intra-bone defects in the monkey. *Journal of Clinical Periodontology* **33**, 596–603.

[64] Lindhe, J. & Echeverria, J. (1994). Consensus report of session II. In: Lang, N.P. & Karring, T., eds. *Proceedings of the 1st European Workshop on Periodontology*. London: Quintessence Publishing Co. Ltd., pp. 210–214.

[65] Lindhe, J., Nyman, S. & Karring, T. (1984). Connective tissue attachment as related to presence or absence of alveolar bone. *Journal of Clinical Periodontology* **11**, 33–40.

[66] Listgarten, M.A. & Rosenberg, M.M. (1979). Histological study of repair following new attachment procedures in human periodontal lesions. *Journal of Periodontology* **50**, 333–344.

[67] Listgarten, M.A., Moa, R. & Robinson, P.J. (1976). Periodontal probing and the relationship of the probe to the periodontal tissues. *Journal of Periodontology* **47**, 511–513.

[68] Machtei, E. & Schallhorn, R.G. (1995). Successful regeneration of mandibular class II furcation defects. An evidence-based treatment approach. *International Journal of Periodontics and Restorative Dentistry* **15**, 146–167.

[69] Magnusson, I., Claffey, N., Bogle, S., Garrett, S. & Egelberg, J. (1985). Root resorption following periodontal flap procedures in monkeys. *Journal of Periodontal Research* **20**, 79–85.

[70] McCall, J.O. (1926). An improved method of inducing reattachment of the gingival tissue in periodontoclasia. *Dental Items of Interest* **48**, 342–358.

[71] Melcher, A.H. (1976). On the repair potential of periodontal tissues. *Journal of Periodontology* **47**, 256–260.

[72] Melcher, A.H., McCulloch, C.A.G., Cheong, T., Nemeth, E. & Shiga, A. (1987). Cells from bone synthesize cementum like and bone like tissue in vitro and may migrate into periodontal ligament *in vivo*. *Journal of Periodontal Research* **22**, 246–247.

[73] Mellonig, J.T. (1999). Enamel matrix derivate for periodontal reconstructive surgery: Technique and clinical and histologic case report. *International Journal of Periodontics and Restorative Dentistry* **19**, 9–19.

[74] Moore, J.A., Ashley, F.P. & Watermann, C.A. (1987). The effect on healing of the application of citric acid during replaced flap surgery. *Journal of Clinical Periodontology* **14**, 130–135.

[75] Moscow, B.S. (1964). The response of the gingival sulcus to instrumentation: A histological investigation. *Journal of Periodontology* **35**, 112–126.

[76] Moscow, B.S., Karsh, F. & Stein, S.D. (1979). Histological assessment of autogenous bone graft. A case report and critical evaluation. *Journal of Periodontology* **6**, 291-300

[77] Nielsen, I.M., Ellegaard, B. & Karring, T. (1980). Kielbone® in healing interradicular lesions in monkeys. *Journal of Periodontal Research* **15**, 328–337.

[78] Nielsen, I.M., Ellegaard, B. & Karring, T. (1981). Kielbone® in new attachment attempts in humans. *Journal of Periodontology* **52**, 723–728.

[79] Nyman, S. & Karring, T. (1979). Regeneration of surgically removed buccal alveolar bone in dogs. *Journal of Periodontal Research* **14**, 86–92.

[80] Nyman, S., Karring, T., Lindhe, J. & Planten, S. (1980). Healing following implantation of periodontitis-affected roots into gingival connective tissue. *Journal of Clinical Periodontology* **7**, 394–401.

[81] Nyman, S., Lindhe, J., Karring, T. & Rylander, H. (1982). New attachment following surgical treatment of human periodontal disease. *Journal of Clinical Periodontology* **9**, 290–296.

[82] Orban, B. (1948). Pocket elimination or reattachment? *New York Dental Journal* **14**, 227–232.

[83] Parlar, A., Bosshardt, D.D., Unsal, B. *et al.* (2005). New formation of periodontal tissues around titanium implants in a novel dentin chamber model. *Clinical Oral Implants Research* **16**, 259–267.

[84] Patur, B. & Glickman, I. (1962). Clinical and roentgenographic

evaluation of the post-treatment healing of infrabony pockets. *Journal of Periodontology* **33**, 164–171.

[85] Pini-Prato, G., Clauser, C., Tonetti, M.S. & Cortellini, P. (1996). Guided tissue regeneration in gingival recessions. *Periodontology 2000* **11**, 49–57.

[86] Polson, A. M. & Heijl, L. (1978). Osseous repair in infrabony defects. *Journal of Clinical Periodontology* **5**, 13–23.

[87] Polson, A.M. & Proye, M.P. (1982). Effect of root surface alterations on periodontal healing. II. Citric acid treatment of the denuded root. *Journal of Clinical Periodontology* **9**, 441–454.

[88] Pontoriero, R., Wennström, J. & Lindhe, J. (1999). The use of barrier membranes and enamel matrix proteins in the treatment of angular bone defects A prospective controlled clinical study. *Journal of Clinical Periodontology* **26**, 833–840.

[89] Prichard, J. (1957a). Regeneration of bone following periodontal therapy. *Oral Surgery* **10**, 247–252.

[90] Prichard, J. (1957b). The infrabony technique as a predictable procedure. *Journal of Periodontology* **28**, 202–216.

[91] Prichard, J. (1960). A technique for treating infrabony pockets based on alveolar process morphology. *Dental Clinics of North America* **4**, 85–105.

[92] Proye, M. & Polson, A.M. (1982). Effect of root surface alterations on periodontal healing. I. Surgical denudation. *Journal of Clinical Periodontology* **9**, 428–440.

[93] Ramfjord, S.P. (1951). Experimental periodontal reattachment in Rhesus monkeys. *Journal of Periodontology* **22**, 67–77.

[94] Ramfjord, S.P. & Nissle, R.R. (1974). The modified Widman flap. *Journal of Periodontology* **45**, 601–607.

[95] Reddy, M.S. & Jeffcoat, H.K. (1999). Methods of assessing periodontal regeneration. *Periodontology 2000* **19**, 87–103.

[96] Register, A.A. & Burdick, F.A. (1976). Accelerated reattachment with cementogenesis to dentin, demineralized in situ. II. Defect repair. *Journal of Periodontology* **47**, 497–505.

[97] Rosling, B., Nyman, S. & Lindhe, J. (1976). The effect of systematic plaque control on bone regeneration in infrabony pockets. *Journal of Clinical Periodontology* **3**, 38–53.

[98] Sanz, M., Tonetti, M.S., Zabalegui, I. *et al.* (2004). Treatment of intrabony defects with enamel matrix proteins or barrier membranes. Results from a multicenter practice-based clinical trial. *Journal of Periodontology* **75**, 726–733.

[99] Schaffer, E.M. & Zander, H.A. (1953). Histological evidence of reattachment of periodontal pockets. *Parodontologie* **7**, 101–107.

[100] Sculean, A., Pietruska, M., Schwartz, F. *et al.* (2005). Healing of human intrabony defects following treatment with enamel matrix protein derivative alone or combined with a bioactive glass. A controlled clinical study. *Journal of Clinical Periodontology* **32**, 111–117.

[101] Sculean, A., Donos, N., Brecx, M., Reich, E. & Karring, T. (2000). Treatment of intrabony defects with guided tissue regeneration and enamel-matrix proteins. An experimental study in monkeys. *Journal of Clinical Periodontology* **27**, 466–472.

[102] Sculean, A., Donos, N., Chiantella, G.C. *et al.* (1999a). GTR with bioresorbable membranes in the treatment of intrabony defects: a clinical and histologic study. *International Journal of Periodontics and Restorative Dentistry* **19**, 501–509.

[103] Sculean, A., Donos, N., Windisch, P. *et al.* (1999b). Healing of human intrabony defects following treatment with enamel matrix proteins or guided tissue regeneration. *Journal of Periodontal Research* **34**, 310–322.

[104] Silvestri, M., Ricci, G., Rasperini, G., Sartori, S. & Cattaneo, V. (2000). Comparison of treatments of infrabony defects with enamel matrix derivate, guided tissue regeneration with a nonresorbable membrane and Widman modified flap. A pilot study. *Journal of Clinical Periodontology* **27**, 603–610.

[105] Silvestri, M., Sartori, S. Rasperini, G. *et al.* (2003). Comparison of intrabony defects treated with enamel matrix derivative versus guided tissue regeneration with a nonresorbable membrane. A multicenter controlled clinical trial. *Journal of Clinical Periodontology* **30**, 386–393.

[106] Stahl, S. & Froum, S. (1991). Human suprabony healing responses following root demineralization and coronal flap anchorage. Histologic responses in seven sites. *Journal of Clinical Periodontology* **18**, 685–689.

[107] Stahl, S., Slavkin, H.C., Yamada, L. & Levine, S. (1972). Speculations about gingival repair. *Journal of Periodontology* **43**, 395–402.

[108] Stahl, S., Froum, S. & Kushner, L. (1983). Healing responses of human teeth following the use of debridement grafting and citric acid root conditioning. II. Clinical and histologic observations: One year post-surgery. *Journal of Periodontology* **54**, 325–338.

[109] Stahl, S., Froum, S. & Tarnow, D. (1990). Human histologic responses to the placement of guided tissue regenerative techniques in intrabony lesions. Case reports on nine sites. *Journal of Clinical Periodontology* **17**, 191–198.

[110] Steiner, S.S., Crigger, M. & Egelberg, J. (1981). Connective tissue regeneration to periodontal diseased teeth. II. Histologic observation of cases following replaced flap surgery. *Journal of Periodontal Research* **16**, 109–116.

[111] Tonetti, M., Lang, N.P., Cortellini, P. *et al.* (2002). Enamel matrix proteins in the regenerative therapy of deep intrabony defects. A multicentre randomized controlled clinical trial. *Journal of Clinical Periodontology* **29**, 317–325.

[112] Tonetti, M., Cortellini, P., Lang, N.P. *et al.* (2004). Clinical outcomes following treatment of human intrabony defects with GTR/bone replacement material or access flap alone. A multicenter randomized controlled clinical trial. *Journal of Clinical Periodontology* **31**, 770–776.

[113] Trombelli, L., Annunziata, M., Belardo, S. *et al.* (2006). Autogenous bone graft in combination with enamel matrix derivative in the treatment of deep intra-osseous defects: a report of 13 consecutively treated patients. *Journal of Clinical Periodontology* **33**, 69–75.

[114] Urist, M.R. (1980). *Fundamental and Clinical Bone Physiology.* Philadelphia: J.B. Lippincott Co. pp. 348–353.

[115] Van der Velden, U. & de Vries, J.H. (1978). Introduction of a new periodontal probe: the pressure probe. *Journal of Clinical Periodontology* **5**, 188–197.

[116] Wade, A.B. (1962). An assessment of the flap operation. *Dental Practitioner and Dental Records* **13**, 11–20.

[117] Wade, A.B. (1966). The flap operation. *Journal of Periodontology* **37**, 95–99.

[118] Waerhaug, J. (1952). The gingival pocket. *Odontologisk Tidsskrift* **60**, Suppl. 1.

[119] Warrer, K., Karring, T. & Gotfredsen, K. (1993). Periodontal ligament formation around different types of dental titanium implants. I. The selftapping screw type implant system. *Journal of Periodontology* **64**, 29–34.

[120] Zucchelli, G., Amore, C., Montebugnoli, L. & De Sanctis, M. (2003). Enamel matrix proteins and bovine porous bone mineral in the treatment of intrabony defects: a comparative controlled clinical trial. *Journal of Periodontology* **74**, 1725–1735.

第9部分：临床检查程序
Examination Protocols

第29章

患者检查
Examination of Patients

Giovanni E. Salvi[1], Tord Berglundh[2], Niklaus P. Lang[1,3]

[1] Department of Periodontology, School of Dental Medicine, University of Berne, Berne, Switzerland
[2] Department of Periodontology, Institute of Odontology, The Sahlgrenska Academy at University of Gothenburg, Gothenburg, Sweden
[3] Center of Dental Medicine, University of Zurich, Zurich, Switzerland

患者的病史

在了解患者的需求和做出详细治疗计划之前，必须要了解患者的社会经济状况、全身健康状况以及疾病史。在初次检查之前可以通过让患者填一份健康问卷调查以加快病史采集的速度。设计的问卷应该要让医生能够马上判断出影响治疗计划的危险因素，以便在患者初次就诊时就能与其充分说明。对患者病史的评估包含以下6个方面：（1）主诉；（2）社会史和家族史；（3）牙病史；（4）口腔卫生习惯；（5）吸烟史；（6）全身系统疾病史和用药史。

主诉和患者期望

了解清楚患者的需求和治疗期望是非常必要的。如果将一个患者转诊给专科医生治疗，需要了解患者期望治疗达到什么目的，转诊医生也必须明白治疗的目的。自行转诊的患者通常对治疗效果拥有更为明确的目的和期望。患者的各种期望可能与专业人士根据临床状况做出的客观评估和预期疗效不一致，只有当前后两者之间达到平衡时，才能取得最佳的治疗效果。因此，应认真对待患者的治疗期望，在评估时也必须考虑到这一点，以期取得其最佳的治疗效果。

社会史和家族史

在详细评估临床状况前，首先要了解患者所处的社会环境，判断她/他生活中的价值取向，包括对待牙周治疗和口腔种植修复的态度。同样的，家族史也很重要，特别是在与侵袭性牙周炎有关时。

牙病史

这一部分包括对既往口腔治疗和维护期的评估，如果之前转诊的牙科医生没有记录这些情况，应注意了解患者有关牙周炎的症状和临床表现，如牙齿的移位和动度增加、牙龈出血、食物嵌塞、咀嚼无力等。这些因素决定了患者的咀嚼舒适度和是否需要进行种植修复。

口腔卫生习惯

除了要了解患者的日常口腔维护措施（包括日常刷牙的频率和持续时间）以外，还要评估患者对于牙间清洁工具、其他化学制品和定期使用氟化物的知识的了解程度。

吸烟史

在牙周病病因和发病机制中，吸烟已经被认为是除菌斑控制不良外的第二大危险因素（Kinane et al. 2006），因此不能低估询问吸烟史的重要性。此外，与非吸烟者相比，吸烟者的种植术后并发症和种植失败的风险也增加（Strietzel et al. 2007；Heitz-Mayfield & Huynh-Ba 2009）。因此，对患者吸烟史的评估，是评价患者是否适合进行种植治疗的重要环节。对吸烟的评估应该包括暴露（吸烟）时间和数量等详细信息。关于戒烟的有关内容将在第35章进行介绍。

全身系统病史和用药史

从健康问卷中通过了解患者的全身健康状况，可以获知其常规牙周和/或种植治疗的相关危险因素，预防患者出现以下4种情况相关的并发症：（1）心血管和循环系统疾病；（2）出血异常；（3）感染性疾病；（4）过敏性反应。详细内容在第31章中进行介绍。

随着老年人群体使用越来越多的药物，必须准确评估患者的处方用药及其潜在的相互作用以及对即将进行的治疗过程的影响。在计划进行口腔种植治疗前，应当和患者的内科医生联系，了解患者全身危险因素的详细信息（Bornstein et al. 2009）。

牙周和种植治疗前的基因检测

细胞因子基因多态性可调控机体对细菌微生物的应答，影响机体对牙周炎和种植体周围炎的易感性。但是，基于目前的证据，这项技术还未成熟，不推荐对牙周疾病患者和种植体治疗前进行全面的基因检测（Huynh-Ba et al. 2007, 2008）。

牙周病的症状和体征及其评估

牙周病的特点是牙龈颜色和质地的改变，如发红和肿胀、探查龈沟/牙周袋时出血（BoP）倾向增加（图29-1）。此外，牙周组织还可能对探诊的抵抗力降低，表现为探诊深度增加和/或组织退缩。牙周炎发展为重度时，表现为牙齿动度增加，感到牙齿飘浮感或向外倾斜（图29-2）。

在X线片上，牙周炎的主要表现是牙槽骨中重度丧失（图29-3）。骨丧失一般表现为"水平型"或"角形"。如果牙列中各处骨吸收的速率相似，那么剩余牙槽嵴顶的轮廓将是平坦的，被称为是"水平型"吸收。相反，如果牙面周围的骨吸收的速率不同，那么形成的角形骨缺损被称为是"垂直型"或"角形"骨吸收。

在牙周炎病损的组织学切片中，可以发现邻近牙齿龈下菌斑生物膜处的牙龈结缔组织有1~2mm宽的炎性细胞浸润带（图29-4）。在炎性浸润的区域胶原纤维大量丧失。在更严重的牙周炎中，非常重要的特点是根面结缔组织附着明显丧失，上皮向根方迁移。

实验和临床研究结果显示慢性牙周炎有别于侵袭性牙周炎：

- 个体易感性不同，发展速度不同（Löe et al. 1986）。
- 影响牙列的不同部位，程度不同（Papapanou et al. 1988）。
- 在给定区域内具有位点特异性（Socransky et al. 1984）。
- 有时进展速度较快，如果未行治疗，可导

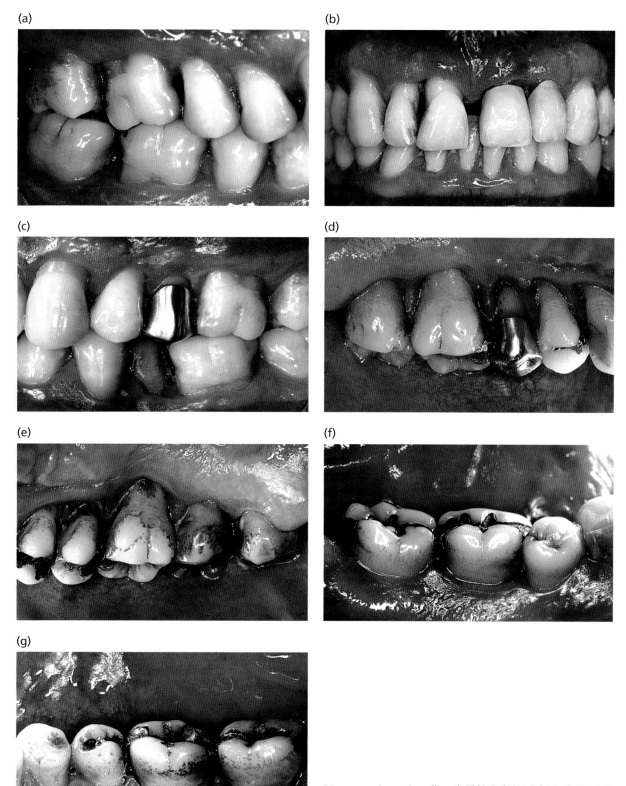

(a)

(b)

(c)

(d)

(e)

(f)

(g)

图29-1 （a~g）一位59岁男性患者的唇/颊和舌/腭面观口内照片。此患者被诊断为重度广泛型慢性牙周炎伴根分叉病变。

致牙齿缺失（Löe et al. 1986）。

- 可得到成功的治疗结果，并能长期维持（Hirschfeld和Wasserman 1978；Rosling et al. 2001；Axelsson et al. 2004）。

为了制订有效的治疗计划，必须了解牙列中所有部位牙周病损的位置、形态和严重程度。因此，必须检查所有牙齿的所有位点，是否存在牙周病损。也就是说，单根牙必须至少检查4个位点（如近中、颊侧、远中、舌侧），多根牙至少6个位点（近颊、颊侧、远颊、远舌、舌侧、近舌），并仔细观察根分叉区域。

牙周炎包括牙龈的炎症性改变以及牙周附着、牙槽骨的进行性丧失，因此在全面的检查中也应该包括对这些病理性改变的评估。

图29-1显示了一名59岁患者的口内临床状况，诊断为重度广泛型慢性牙周炎。我们将通过这个病例来举例说明评估牙周疾病的位置和程度的检查程序。

牙龈

牙龈炎的临床表现为边缘牙龈组织颜色和质地的改变，以及探诊出血（BoP）。

在流行病学和临床研究中，有许多的指数系统用来描述牙龈炎（参见第7章）。由于探诊龈沟和牙周袋底时出血与存在炎性细胞浸润相关，因此不仅可以在组织学切片上观察到炎性浸润的成分，通过BoP也可以准确判断牙龈组织是否存在感染。虽然这单个指标的预测价值仍

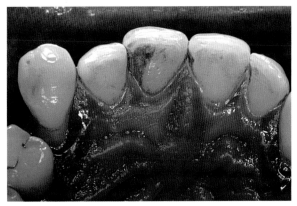

图29-2　13的颊向移位是重度牙周炎的体征。

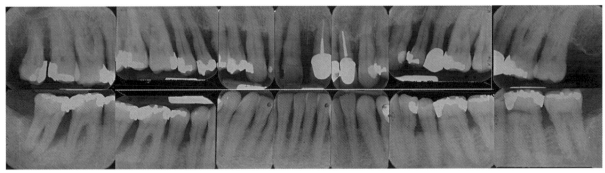

图29-3　图29-1中患者的根尖周X线片。

(a) (b)

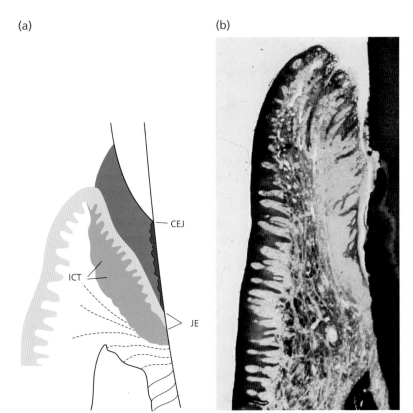

图29-4　（a）示意图和（b）组织学切片显示牙周病的特征。请注意：结缔组织浸润（infiltrated connective tissue，ICT）带在结合上皮（junctional epithelium，JE）侧面（CEJ：釉牙骨质界）。

然很低（30%），但是BoP阳性，特别是在多次检查中重复出现，表示疾病的进展（Lang et al. 1986）。另一方面，BoP阴性的预测价值很高（98.5%），是牙周稳定的重要指标之一（Lang et al. 1990；Joss et al. 1994）。在利用探诊准确评估与炎症有关的血管通透性改变时，要避免探诊所带来的机械性损伤，因此评估探诊压力应保持大小为0.25N（Lang et al. 1991；Karayiannis et al. 1992）。要想明确牙周病损的根方边界，必须联合牙周袋探诊深度（pocket probing depth, PPD）的方法。存在浅牙周袋的位点，炎症病损在牙龈表面表现明显，可以通过探查边缘龈的表面来分辨病损。而当炎症进一步浸润，引起附着丧失时，炎症病变位于牙周袋底的根方，此时就必须探查深牙周袋袋底才能明确病变。

探诊出血

将牙周探针轻轻插入龈袋/牙周袋的底部，沿着牙面（根面）慢慢地移动（图29-5），然后取出探针，如果牙龈出血，则此位点被认为是BoP阳性，即存在炎症。

图29-6是一张在初次检查中通过二分法记录BoP阳性位点的表格。表格中所有的牙及其每个

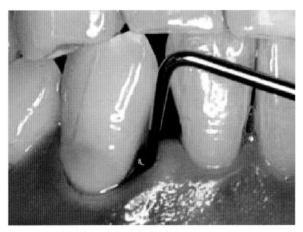

图29-5　牙周袋探诊深度伴探诊出血。

牙面都用三角形表示。内面代表腭/舌侧牙龈，外面则是颊/唇侧牙龈，剩下的两个部分则代表牙龈的邻面。牙龈有炎症的位点，表格中相应的位置用红色标记。平均BoP值（如牙龈炎症）用百分数表示。在图29-1所示的病例中，所有116个牙龈位点中有104个探诊出血，探诊出血比例总计为89%。这种表格的方法不仅能够记录牙列中健康的和感染的位点，在治疗的过程中或维护期也能跟踪随访哪些位点恢复健康，哪些仍存在炎症。此外，从这表格中也能看出在不同的观察时间，哪些位点持续性或反复探诊出血。

种植位点的角化黏膜

为了牙周健康和保持口腔种植体周围组织的稳定性，角化黏膜的宽度必须大于一个最小值，既往文献对此已有讨论：宽度小于2mm的角化黏膜，作为一个影响因素，可能不利于菌斑控制，继而导致种植体周围炎症增加（Bouri et al. 2008；Schrott et al. 2009；Crespi et al. 2010）。但是，一篇系统性回顾结果显示，为了健康和种植体的稳定性，其周围必须存在角化黏膜的证据不充分（Wennstrom & Derks 2012）。但是，对要进行种植治疗的患者，评估无牙区域角化黏膜的大小却是有必要的。

牙周膜和牙骨质

为了评估牙周炎时组织丧失的量，以及炎症性病变向根方扩展的范围，必须记录如下参数：

- 牙周袋探诊深度（pocket probing depth, PPD）。
- 探诊附着水平（probing attachment level, PAL）。
- 根分叉病变（furcation involvement, FI）。
- 牙齿松动度（tooth mobility, TM）。

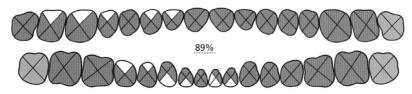

89%

图29-6　基础治疗和维护期治疗中通过二分法记录探诊出血阳性位点的表格。

探诊深度的评价

探诊深度，即龈缘到龈沟底/牙周袋底的距离，方法是使用一个标准尖端直径为0.4～

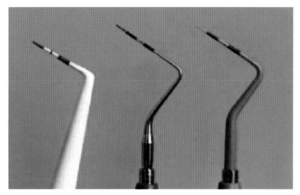

图29-7　图示标准尖端直径（0.4～0.5mm）的牙周刻度探针。

0.5mm的牙周刻度探针，逐步探入袋底/龈沟底，记录距离龈缘最近的刻度数值（图29-7）。

在牙周检查中，每颗牙的每个牙面都必须测量此值。在牙周检查表（图29-8）中，PPD<4mm的用黑色表示，而≥4mm的深牙周袋用红色表示。这样，疾病位点（红色数字）的位置和严重程度一目了然。此表也可用于病例汇报或与患者的交流。

但PPD测量结果很少能真实反映附着丧失的程度（只有当龈缘与釉牙骨质界相一致时）。例如，炎症性水肿可引起游离龈肿胀，导致龈边缘冠向移位，但龈牙结合上皮并没有移动至CEJ根

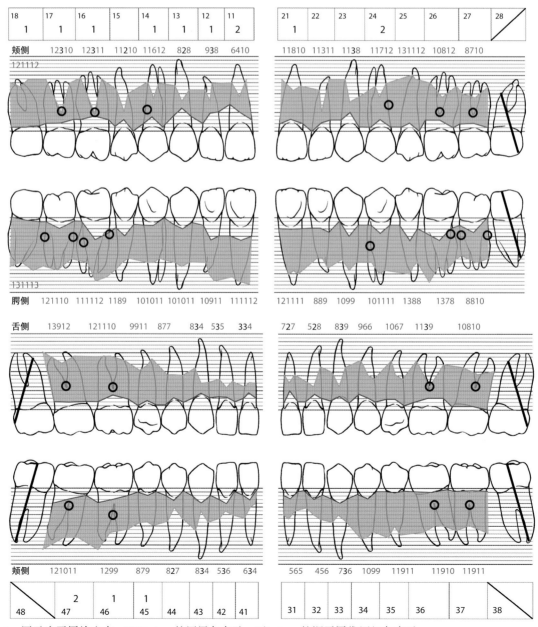

图29-8　图示为牙周检查表，PPD<4mm的用黑色表示，而≥4mm的深牙周袋用红色表示。

方。在这种情况下，这个大于4mm的深牙周袋其实只是"假性牙周袋"。另外，也存在牙周附着明显丧失，但PPD并不增加的情况。图29-9中显示了这种情况的存在，在此图中，牙龈退缩明显，因此，评估牙周状况时，评价PPD和CEJ间的关系，是不可或缺的一个参数。

探诊附着水平的评价

PAL是指牙周刻度探针测量从CEJ到龈袋底/牙周袋底的距离，一般精确到毫米。在临床上，

需要测量每个牙面游离龈缘（free gingival margin, FGM）到CEJ的距离。记录数据后，PAL可以从牙周检查表中计算得出（PPD减去CEJ与FGM的距离）。在牙龈退缩的病例中，CEJ-FGM的距离为负值，因此，PAL的值为PPD加上这个距离。

牙周探诊的固有误差

使用牙周探针来进行牙周检查，记录数据，这被认为是一种相对精确的测量PPD或PAL的方法。也就是说，牙周探针尖端的位置被认为是龈

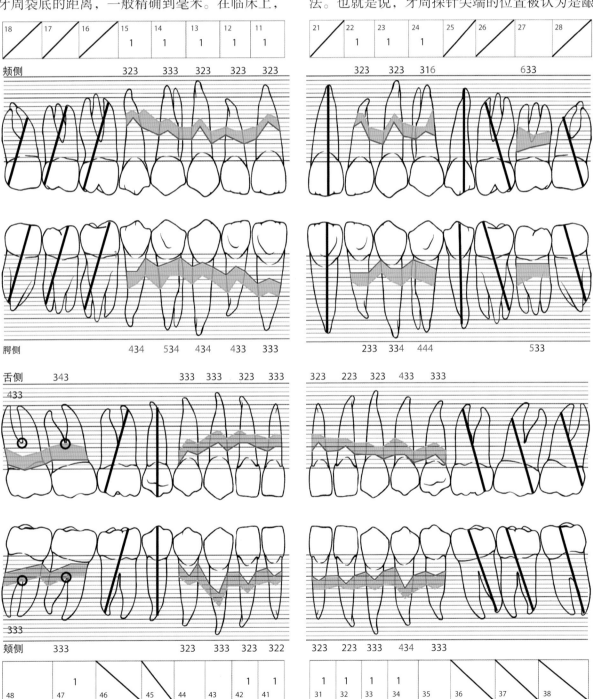

图29-9　牙周检查表显示，虽然存在附着丧失，但牙周袋探诊并没有随之增加。唇/颊侧和舌/腭侧可见多处牙龈退缩。

牙（结合）上皮的最根方。但研究结果显示，大多数情况下都不是这样的（Saglie et al. 1975；Listgarten et al. 1976；Armitage et al. 1977；Spray et al. 1978；Robinson & Vitek 1979；van der Velden 1979；Magnusson et al. Listgarten 1980；Ploson et al. 1980）。很多因素影响牙周探针探诊结果的准确性，包括：（1）使用的探针的大小；（2）解剖条件（如牙面外形）限制了探诊角度或放置位置；（3）牙周探针的分级刻度；（4）探诊时施加的压力；（5）软组织炎性细胞浸润的程度以及伴发的胶原纤维丧失的程度。因此，组织学上和临床上的PPD不同，前者代表实际解剖缺损深度，后者代表探诊记录的深度（Listgarten 1980）。

由探针大小、牙面外形、不正确的角度、探针刻度分级等因素造成的测量误差，可以通过选择标准器械，详细的操作流程管理等方式减小，甚至避免。比较难以避免的，是探诊时施加的力度和牙周组织的炎症程度。一般来说，探诊施加的压力越大，探针穿入组织越深。关于这一点，在一项探讨不同临床医生之间探诊压力的研究中，发现力大小在0.03~1.3N（Gabathuler & Hassell 1971；Hassell et al. 1973）范围内波动，该研究还发现，即使是同一名医生，不同次检

查中力的大小也可以相差两倍之多。因此为压力敏感探针应运而生。这种探针能够使检查者始终以一个预设的压力进行探诊（van der Velden & de Vries 1978；Vitek et al. 1979；Polson et al. 1980）。但其仍然可能高估或低估了真正的PPD和PAL（Armitage et al. 1977；Robinson & Vitek 1979；Polson et al. 1980）。如当邻近牙周袋底上皮的结缔组织被炎性细胞浸润时（图29-10），牙周探针在到达牙周袋底后，仍会穿透龈牙上皮根方，继续向下，深入结缔组织，这时所测得的牙周袋深大于真实的袋深。相反，成功的牙周治疗后，炎性浸润区域减小，并伴局部新生胶原纤维，龈牙组织对探诊的抵抗力增加。因此就算使用与之前一样的探诊压力，探针可能无法到达结合上皮根方，因此，在这种情况下，测得的袋深小于真实的袋深。探诊测量的数据与组织学上真实的袋深之间存在的差异（图29-10），可能小于1mm，也可能有数毫米（Listgarten 1980）。

从上文中，我们可以知道，在牙周治疗后，通过牙周探诊得出的PPD减少和/或PAL获得的结果，并不一定意味着局部有新的结缔组织附着的形成。更确切地说，这种变化可能只表示炎症反应的缓解，在组织学上可能并不伴任何附着增加（图29-10）。据此，目前PPD（probing pocket

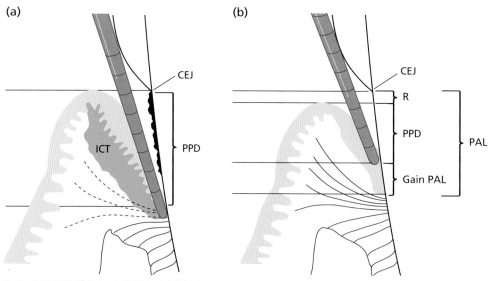

图29-10 （a）当牙龈结缔组织有炎性细胞浸润（inflammatory cell infiltrate, ICT）时，牙周探针会穿透组织学意义上牙周袋底根方。（b）成功的牙周治疗后，组织肿胀减少，结缔组织细胞浸润被胶原纤维代替。牙周探针无法探及龈牙上皮的根尖区［CEJ：釉牙骨质界；PPD：牙周袋探诊深度；PAL：探诊附着水平；R：退缩；Gain PAL：记录的错误的附着获得（"临床附着"）］。

depth）和PAL（probing attachment level）这两个名词已经替代了先前使用的"袋深（pocket depth）"和"附着丧失或获得（gain and loss of attachment）"。同样的，PAL这个名词包含了

"获得"和"丧失"两层含义，表明PAL指的是临床探诊得出局部组的变化情况。

虽然现有的关于牙周病变及其愈合的组织病理学知识，使我们对临床上牙周探诊的准确性产

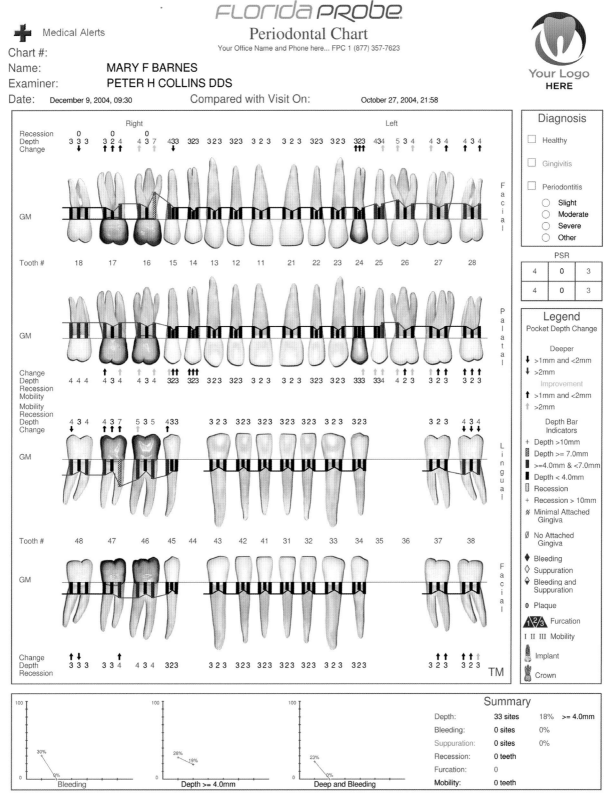

图29-11　使用自动探诊系统（佛罗里达探针）的牙周记录表。来源：Florida探针公司，版权1996—2009。

生了质疑，但目前要准确测量PPD和PAL还有一些困难，因此这种方法仍然能让临床医生对病变程度有一个大概的估计，特别是当测量的结果与其他检查结果相一致时，如BoP、牙槽骨高度的改变。

近年来，牙周探诊过程已经开始标准化，使用自动探诊系统，比如Florida探针，能够记录PPD、PAL、BoP、FI和TM，并绘制成表格（Gibbs et al. 1988）。此外，每次复诊常规检查这些指标，能够动态观察各参数的变化，这样就能评估病变的转归情况（图29-11）。

根分叉病变的评价

多根牙牙周炎病变进展到一定阶段后，可能会破坏根分叉区的支持组织（图29-12）。为了制订这类病变的治疗计划，必须对根分叉区牙周组织破坏的程度进行仔细和全面的检查，才能得出正确的判断。

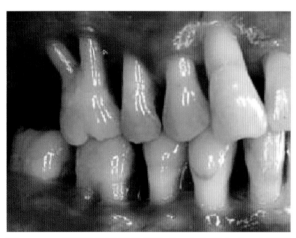

图29-12　颊侧根分叉区的表浅（46）和深在（16）牙周组织破坏。

根分叉病变的检查要包括多根牙所有可能的有病变的根分叉入口，即下颌磨牙的颊和/或舌侧根分叉入口，上颌磨牙和前磨牙从颊侧、远中腭侧和近中腭侧的入口。考虑到上颌第一磨牙在牙槽突中的位置所在，近颊根与腭根之间的根分叉最好从腭侧探查（图29-13）。

根分叉病变的探查通常使用一个弯曲的，带有3mm刻度分级的牙周探针（Nabers根分叉探针；图29-14）。按照探针穿通根分叉病变的深度，分为"表浅"或"深"：

- Ⅰ度：从1～2个入口探入，水平探诊深度≤3mm。
- Ⅱ度：最多一个入口水平探诊深度>3mm和/或联合Ⅰ度根分叉病变。
- Ⅲ度：两个或两个以上入口水平探诊深度>3mm，这通常意味着根分叉区支持组织的穿通性破坏。

根分叉病变的分度也被记录在牙周检查表上（图29-15），同时还需描述根分叉病变累及哪个牙面。最近有文献系统性回顾了各种治疗方法对于多根牙根分叉病变的疗效（Huynh-Ba et al. 2009）。第40章将详述如何治疗伴有根分叉病变的患牙。

牙齿松动度评估

Miller（1950）将牙齿松动度（TM）分为以下几度：

(a)

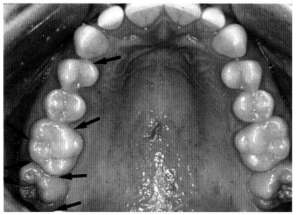

(b)

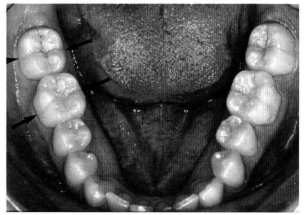

图29-13　（a，b）上颌和下颌探查根分叉病变的解剖学位置（箭头示）。

(a)

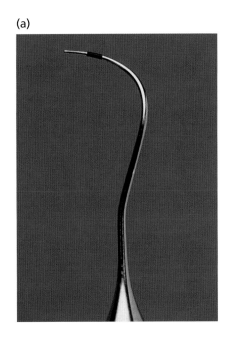

(b)

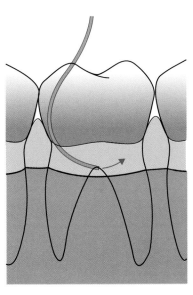

图29-14 （a，b）使用一个弯曲的刻度分级为3mm的牙周探针（Nabers根分叉探针）探查根分叉病变。

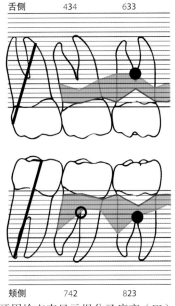

图29-15 牙周检查表显示根分叉病变（FI）。空心圆圈代表表浅的根分叉病变（FI）（水平探诊深度<3mm），而黑色实心圆圈代表深根分叉病变（FI）（水平探诊深度≥3mm）。

- 0度：牙冠有生理性动度，牙在水平方向有0.1~0.2mm的动度。
- Ⅰ度：牙冠松动度增加，水平方向最多有1mm松动度。
- Ⅱ度：牙冠松动度增加，肉眼可见，水平方向松动度超过1mm。
- Ⅲ度：牙冠在水平方向和垂直方向均有明显松动度，牙齿功能受损。

随着菌斑相关性牙周病的进展，牙周支持组织也在进行性地丧失，导致牙齿松动度增加。但是，必须要明白，菌斑相关性牙周病不是导致牙齿动度增加的唯一原因。牙齿负载过大、牙合创伤等都能引起牙齿松动度增加。在根尖周疾病和牙周手术后短期内都能观察到牙齿松动度增加。从治疗疾病的观点来看，不仅要检查牙齿松动度的程度，而且要寻找松动度增加的原因（参见第16章和第58章）。

所有检查的数据，PPD、PAL以及根分叉病变和牙齿动度，都被记录在牙周检查表上（图29-8）。表中按照世界牙科联盟（the World Dental Federation, FDI）的二位记录法记录牙位（1970）。

牙槽骨

影像学分析

从X线片中，可以观察到邻间牙槽骨的高度和外形（图29-3）。但由于牙根的重叠，常使得我们难以看清颊侧和舌侧牙槽嵴顶的外形。因此，为了能够正确地评估"水平型"和"角形"骨缺损，我们必须把X线影像和牙周检查表的详细评估结果相结合。

牙周检查表是一种敏感的病变诊断及评估的方法，与之不同的是，X线影像是一种特异性的诊断性检测，很少有假阴性的结果，因此能够验证牙周检查表的结果（Lang & Hill 1977）。

为了确保对比分析有意义，必须使用一种可重复再现的影像学技术：推荐使用长遮线筒平行技术（Updegrave 1951）（图29-16）。

种植体受区的影像分析

全景片作为一种可靠的诊断工具可以用来评估种植受区垂直骨高度，也可以用于术前确定下颌骨前磨牙和磨牙区的种植体长度（Vazquez et al. 2013）。但要想准确地估计拟种植位点的骨量和形态，则需使用锥形束CT（cone beam CT，CBCT），在某些特定的病例中，如植体植入伴上颌窦底提升术时，CBCT可以提供有价值的信息（Harris et al. 2012）。

牙周病的诊断

通过以上全面检查，我们了解了各种牙周结构（如牙龈、牙周膜、牙槽骨）的情况，就可以对患者及其每颗牙的牙周情况做出相应的诊断，包括以下4种不同的诊断（图29-17，表29-1）。

牙龈炎

对于BoP阳性的牙齿，我们诊断为牙龈炎。大多数情况下，龈沟的深度仍保持在1～3mm，临床附着水平不变。有时会出现"假性牙周袋"，其特征是：探诊深度略微增加，不伴附着丧失和牙槽骨丧失，BoP（+）或BoP（-）。当诊断为牙龈炎时，意味着病变一般都局限于牙龈边缘。

牙周炎

浅表性牙周炎（轻中度牙周炎）

牙龈炎伴附着丧失时，称为牙周炎。如果

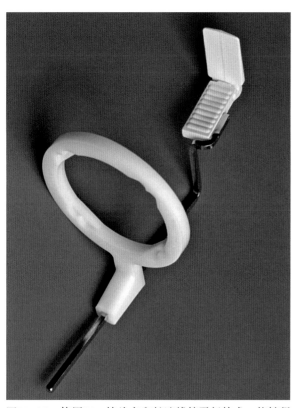

图29-16　使用Rinn持片夹和长遮线筒平行技术，能够得到可重复再现的X线影像。

	18	17	16	15	14	13	12	11	21	22	23	24	25	26	27	28
牙龈炎																
轻中度牙周炎																
重度牙周炎	x	x	x	x	x	x	x	x	x	x	x	x	x	x	x	
根间牙周炎		x			x							x			x	x
根间牙周炎		x	x													
重度牙周炎		x	x	x	x	x	x	x	x	x	x	x	x	x	x	
轻中度牙周炎																
牙龈炎																
	48	47	46	45	44	43	42	41	31	32	33	34	35	36	37	38

图29-17　图29-1中的患者的每颗牙的诊断。

PPD≤6mm，那么不管牙周病损的形态如何，我们诊断为轻中度牙周炎。这一诊断常用于支持组织水平丧失的牙，通常形成骨上袋，对于支持组织角形或垂直型吸收的牙齿，则形成骨下袋。骨下袋包括一壁、二壁、三壁缺损，以及两邻接牙之间的凹坑状骨缺损。

深部牙周炎（重度牙周炎）

如果PPD＞6mm，那么不管牙周病损的形态如何，都诊断为重度牙周炎。像轻中度牙周炎一样，重度牙周炎也存在水平型吸收和角形牙槽骨吸收。轻中度牙周炎和重度牙周炎之间的主要区别在于PPD的深度。

根间牙周炎（根分叉区牙周炎）

对于伴根分叉病变的多根牙（如前），可以进行附加诊断：如果水平向PPD≤3mm，则为表浅根分叉病变（FI）（表浅性根间牙周炎/轻度

根间牙周炎）；如果水平向PPD＞3mm，则为深根分叉病变（FI）（深部根间牙周炎/重度根间牙周炎）。当有坏死和/或溃疡性病损存在时，这些名词可以与牙龈炎或牙周炎的牙相关性诊断相结合（参见第22章）。急性病损，包括牙龈和牙周脓肿，其诊断已在24章中讲述。

患者各牙的临床表现如图29-1所示，其X线影像见图29-3，牙周检查表见图29-8，最后得出的诊断见图29-17。

口腔卫生状况

在检查患者的牙周组织的同时，医生还要检查患者的口腔卫生状况。用二分记录法记录患者牙列中每个牙面的菌斑存在情况（O'Leary et al. 1972）。用菌斑显示剂对细菌沉积物进行染色以利于观察。在菌斑记录表中将有菌斑存在的牙面做上特殊标记（图29-18）。与BoP的计算方法类似，平均菌斑分数也用百分比表示（图29-6）。

在整个治疗期间，多次检查BoP（图29-6）和菌斑（图29-18），可以动态监测菌斑和牙龈炎症的变化。在牙周基础治疗阶段（感染控制），通常只反复查看菌斑记录（图29-18），用来促进自我菌斑控制。另一方面，在牙周支持治疗（supportive periodontal therapy，SPT）中则推荐重复使用BoP记录表（图29-6）。

其他牙科检查

除了检查菌斑，还需要观察是否存在菌斑滞留因素，如龈上、龈下牙石及牙修复体边缘缺陷等。此外，为了做出全面的治疗计划，还要检查

表29-1　根据主要诊断标准（牙周检查表和X线影像分析）以及辅助诊断标准（如探诊出血）等，对牙列中每颗牙的牙周情况做出的诊断

诊断	主要标准	附加标准
龈炎	BoP 无PAL丧失和牙槽骨吸收 PPD≤3mm或假性牙周袋	
浅表性牙周炎 （轻中度牙周炎）	PPD≤5mm而不考虑牙周病损的形态 牙槽骨角形和/或水平型吸收	BoP
深部牙周炎 （重度牙周炎）	PPD≥6mm而不考虑牙周病损的形态 牙槽骨角形和/或水平型吸收	BoP
根间牙周炎 （根分叉区牙周炎）	水平向PPD≤3mm，浅表FI； 水平向PPD＞3mm，深FI	BoP

PAL：探诊附着水平；PPD：牙周袋探诊深度；BoP：探诊出血；FI：根分叉病变

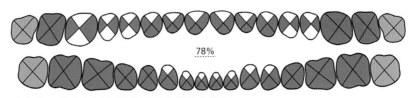

78%

图29-18　在菌斑记录表中，在有菌斑存积的牙面上做特殊标记。

牙齿的敏感性。叩诊敏感性的变化可能代表牙髓活力的急性变化，在系统性牙周治疗前应先进行紧急处理。当然，对患者的全面检查还包括从临床检查和X线影像上寻找是否存在龋坏。

还可以通过一个简短（1/2分钟）的测试来检查患者是否存在功能障碍（Shore 1963）。在这个测试中，在张口、闭口、侧方运动中同时触诊颞下颌关节，检查下颌功能运动是否协调。检查最大张口度，最后触诊翼外肌下头，检查是否有压痛。牙列的形态特点、咬合和关节接触也可

以进一步检查。

结论

为了对牙周炎患者以及拟接受种植治疗的患者进行检查，本章详述了相关检查方法，以全面分析牙列中疾病的存在、程度和严重性。患者所患牙周疾病的种类和每颗牙的正确诊断都非常重要，是判断预后和制订计划的基础。

参考文献

[1] Armitage, G.C., Svanberg, G.K. & Löe, H. (1977). Microscopic evaluation of clinical measurements of connective tissue attachment level. *Journal of Clinical Periodontology* **4**, 173–190.

[2] Axelsson P., Nyström, B. & Lindhe, J. (2004). The long-term effect of a plaque control program on tooth mortality, caries and periodontal disease in adults. Results after 30 years of maintenance. *Journal of Clinical Periodontology* **31**, 749–757.

[3] Bornstein, M.M., Cionca, N. & Mombelli, A. (2009). Systemic conditions and treatments as risks for implant therapy. *International Journal of Oral &Maxillofacial Implants* **24 Suppl**, 12–27.

[4] Bouri, A., Jr., Bissada, N., Al-Zahrani, M.S., Faddoul, F. & Nouneh, I. (2008). Width of keratinized gingiva and the health status of the supporting tissues around dental implants. *International Journal of Oral & Maxillofacial Implants* **23**, 323–326.

[5] Crespi, R., Capparé, P. & Gherlone, E. (2010). A 4-year evaluation of the peri-implant parameters of immediately loaded implants placed in fresh extraction sockets. *Journal of Periodontology* **81**, 1629–1634.

[6] Gabathuler, H. & Hassell, T. (1971). A pressure sensitive periodontal probe. *Helvetica Odontologica Acta* **15**, 114–117.

[7] Gibbs, C.H., Hirschfeld, J.W., Lee, J.G. *et al.* (1988). Description and clinical evaluation of a new computerized periodontal probe – the Florida probe. *Journal of Clinical Periodontology* **15**, 137–144.

[8] Harris, D., Horner, K., Gröndahl, K. *et al.* (2012). E.A.O. guidelines for the use of diagnostic imaging in implant dentistry 2011. A consensus workshop organized by the European Association for Osseointegration at the Medical University of Warsaw. *Clinical Oral Implants Research* **23**, 1243–1253.

[9] Hassell, T.M., Germann, M.A. & Saxer, U.P. (1973). Periodontal probing: investigator discrepancies and correlations between probing force and recorded depth. *Helvetica Odontologica Acta* **17**, 38–42.

[10] Heitz-Mayfield, L.J. & Huynh-Ba, G. (2009). History of treated periodontitis and smoking as risks for implant therapy. *International Journal of Oral & Maxillofacial Implants* **24 Suppl**, 39–68.

[11] Hirschfeld, L. & Wasserman, B. (1978). A long-term survey of tooth loss in 600 treated periodontal patients. *Journal of Periodontology* **49**, 225–237.

[12] Huynh-Ba, G., Lang, N.P., Tonetti, M.S. & Salvi, G.E. (2007). The association of the composite IL-1 genotype with periodontitis progression and/or treatment outcomes: a systematic review. *Journal of Clinical Periodontology* **34**, 305–317.

[13] Huynh-Ba, G., Lang, N.P., Tonetti, M.S., Zwahlen, M. & Salvi, G.E. (2008). Association of the composite IL-1 genotype with peri-implantitis: a systematic review. *Clinical Oral Implants Research* **19**, 1154–1162.

[14] Huynh-Ba, G., Kuonen, P., Hofer, D. *et al.* (2009). The effect of periodontal therapy on the survival rate and incidence of complications of multirooted teeth with furcation involvement after an observation period of at least 5 years: a systematic review. *Journal of Clinical Periodontology* **36**, 164–176.

[15] Joss, A., Adler, R. & Lang, N.P. (1994). Bleeding on probing. A parameter for monitoring periodontal conditions in clinical practice. *Journal of Clinical Periodontology* **21**, 402–408.

[16] Karayiannis, A., Lang, N.P., Joss, A. & Nyman, S. (1992). Bleeding on probing as it relates to probing pressure and gingival health in patients with a reduced but healthy periodontium. A clinical study. *Journal of Clinical Periodontology* **19**, 471–475.

[17] Kinane, D.F., Peterson, M. & Stathoupoulou. P.G. (2006). Environmental and other modifying factors of the periodontal diseases. *Periodontology 2000* **40**, 107–119.

[18] Lang, N.P. & Hill, R. W. (1977) Radiographs in periodontics. *Journal of Clinical Periodontology* **4**, 16–28.

[19] Lang, N.P., Joss, A., Orsanic, T., Gusberti, F.A. & Siegrist, B.E. (1986). Bleeding on probing. A predictor for the progression of periodontal disease? *Journal of Clinical Periodontology* **13**, 590–596.

[20] Lang, N.P., Adler, R., Joss, A. & Nyman, S. (1990). Absence of bleeding on probing. An indicator of periodontal stability. *Journal of Clinical Periodontology* **17**, 714–721.

[21] Lang, N.P., Nyman, S., Senn, C. & Joss, A. (1991). Bleeding on probing as it relates to probing pressure and gingival health. *Journal of Clinical Periodontology* **18**, 257–261.

[22] Listgarten, M.A. (1980). Periodontal probing: What does it mean? *Journal of Clinical Periodontology* **7**, 165–176.

[23] Listgarten, M.A., Mao, R. & Robinson, P.J. (1976). Periodontal probing and the relationship of the probe tip to periodontal tissues. *Journal of Periodontology* **47**, 511–513.

[24] Löe, H., Anerud, Å., Boysen, H. & Morrison, E. (1986). Natural history of periodontal disease in man. Rapid, moderate and no loss of attachment in Sri Lankan laborers 14 to 46 years of age. *Journal of Clinical Periodontology* **13**, 431–445.

[25] Magnusson, I. & Listgarten, M.A. (1980). Histological

evaluation of probing depth following periodontal treatment. *Journal of Clinical Periodontology* **7**, 26–31.

[26] Miller, S. C. (1950). *Textbook of Periodontia*, 3rd edn. Philadelphia: The Blakeston Co., p. 125.

[27] O'Leary, T.J., Drake, R.B. & Naylor, J.E. (1972). The plaque control record. *Journal of Periodontology* **43**, 38.

[28] Papapanou, P.N., Wennström, J.L. & Gröndahl, K. (1988). Periodontal status in relation to age and tooth type. A cross-sectional radiographic study. *Journal of Clinical Periodontology* **15**, 469–478.

[29] Polson, A.M., Caton, J.G., Yeaple, R.N. & Zander, H.A. (1980). Histological determination of probe tip penetration into gingival sulcus of humans using an electronic pressure-sensitive probe. *Journal of Clinical Periodontology* **7**, 479–488.

[30] Robinson, P.J. & Vitek, R.M. (1979). The relationship between gingival inflammation and resistance to probe penetration. *Journal of Periodontal Research* **14**, 239–243.

[31] Rosling, B., Serino, G., Hellström, M.K., Socransky, S.S. & Lindhe, J. (2001). Longitudinal periodontal tissue alterations during supportive therapy. Findings from subjects with normal and high susceptibility to periodontal disease. *Journal of Clinical Periodontology* **28**, 241–249.

[32] Saglie, R., Johansen, J.R. & Flötra, L. (1975). The zone of completely and partially destructed periodontal fibers in pathological pockets. *Journal of Clinical Periodontology* **2**, 198–202.

[33] Schrott, A-R., Jimenez, M., Hwang, J.-W., Fiorellini, J. & Weber, H.-P. (2009). Five-year evaluation of the influence of keratinized mucosa on peri-implant soft-tissue health and stability around implants supporting full-arch mandibular fixed prostheses. *Clinical Oral Implants Research* **20**, 1170–1177.

[34] Shore, N.A. (1963). Recognition and recording of symptoms of temporomandibular joint dysfunction. *Journal of the American Dental Association* **66**, 19–23.

[35] Socransky, S.S., Haffajee, A.D., Goodson, J.M. & Lindhe, J. (1984). New concepts of destructive periodontal disease. *Journal of Clinical Periodontology* **11**, 21–32.

[36] Spray, J.R., Garnick, J.J., Doles, L.R. & Klawitter, J.J. (1978). Microscopic demonstration of the position of periodontal probes. *Journal of Periodontology* **49**, 148–152.

[37] Strietzel, F.P., Reichart, P.A., Kale, A. *et al.* (2007). Smoking interferes with the prognosis of dental implant treatment: a systematic review and meta-analysis. *Journal of Clinical Periodontology* **34**, 523–544.

[38] Updegrave, W.J. (1951) The paralleling extension-cone technique in intraoral dental radiography. *Oral Surgery, Oral Medicine, Oral Pathology* **4**, 1250–1261.

[39] van der Velden, U. & de Vries, J.H. (1978). Introduction of a new periodontal probe: The pressure probe. *Journal of Clinical Periodontology* **5**, 188–197.

[40] van der Velden, U. (1979). Probing force and the relationship of the probe tip to the periodontal tissues. *Journal of Clinical Periodontology* **6**, 106–114.

[41] Vazquez, L., Nizamaldin, Y., Combescure, C. *et al.* (2013). Accuracy of vertical height measurements on direct digital panoramic radiographs using posterior mandibular implants and metal balls as reference objects. *Dentomaxillofacial Radiology* **42**, 20110429.

[42] Vitek, R.M., Robinson, P.J. & Lautenschlager, E.P. (1979). Development of a force-controlled periodontal instrument. *Journal of Periodontal Research* **14**, 93–94.

[43] Wennström, J.L. & Derks, J. (2012). Is there a need for keratinized mucosa around implants to maintain health and tissue stability? *Clinical Oral Implants Research* **23 Suppl 6**, 136–146.

第30章

牙周和种植患者的影像诊断学
Diagnostic Imaging of the Periodontal and Implant Patient

Bernard Koong

School of Dentistry, Faculty of Medicine, Dentistry and Health Sciences,
University of Western Australia, Perth, Australia

前言

　　对牙周病学和牙种植学的认识正飞速进步。与此同时，针对上述领域影像学检查的技术水平也不断提升，可选方式也日益增多。当代临床医生必须全面准确地掌握影像诊断方面的知识从而选择最恰当的检查项目。目前，在全球许多地区，传统的口内X线片和全景片检查已不再是牙科，尤其是口腔颌面部种植治疗的评估标准了。临床医生们现在不仅需要全面了解各种检查方法以权衡"获得诊断价值最大化"和"潜在生物成本最小化"之间的关系；同时，选择影像检查方式时应遵守ALARA准则（as low as reasonable achievable，辐射防护最优化）。目前，某些影像学检查方式在全球某些区域尚未普及。有些影像学检查技术的价格较高，甚至过于昂贵，但这需要以整体的治疗费用来衡量。通常，影像诊断（包括较先进的检查在内）的费用只是种植修复和牙周治疗及其长期维护的费用的一小部分。最终，选择何种最适合的影像学检查，应由临床医生根据临床需要选择。因此，合理选择最佳的检查项目，必要时咨询精通于口腔颌面部影像诊断的放射科医生，也是临床医生的职责所在。最重要的是，临床医生必须知道，影像学检查结果是由专业人员进行了全面的分析和评估后得出的。

　　作为临床医生，保持与时俱进至关重要，同时也必须认识到，技术进步的速度远超文献出版的速度。

影像学检查结果判读

正确选择影像检查手段，结合最优的检查技术，才能获得有助于诊断的最佳的影像图片。通常，对诊断性影像学而言，最重要的环节是对所获得的影像进行判读。这一原则广泛适用于放射学实践中，当然也包括在牙周和种植治疗中所进行的影像诊断。患者接受具有电离辐射的影像检查，倘若未能充分、准确地读出检查结果的全部信息，那么影像诊断的意义将大打折扣。正因为读片是影像检查的关键，为此，本章专设一节对其详细介绍，并且侧重点更倾向于其在牙周和种植牙科学的应用。

对于牙周骨质的吸收，不仅要判断导致牙槽骨吸收的根本原因是炎症且与其他疾病无关，而且还要关注牙周组织缺损的形态特点和严重程度，以及相关促进因素。此外，还应将其他口腔疾病的检查结果，如龋病、根尖周病以及既往修复治疗情况等资料汇总，全面地评估，以便准确诊断并判断预后，并制订相应的治疗计划。

对种植治疗而言，通过影像检查，我们可以预先了解将要植入种植体的位点周围的软、硬组织有无异常（图30-1，图30-2）。这点对于判定种植术的适应证以及制订手术计划都很重要。此外对剩余牙槽嵴及其周围组织的结构特点进行全面的评估，以保证全面地制订种植计划，这一点也很重要。也就是说，种植治疗计划的制订必须是整个口颌系统治疗计划的一个组成部分。

临床医生不仅要具备根据形态学分析（如牙周缺损的形态和范围）及特定的成像模式制订手术计划（如种植手术）的技能，还要能依据影像学结果进行疾病的诊断和读片分析。读片分析应基于疾病在特定解剖区域内转归特点。这需要临床医生具备有关运算法则的基础知识和运用能力，以便能够将病变与正常结构区分开。如果对多种疾病/异常的影像学特征熟记于心，则对诊断有很大帮助。

口腔临床医生常常需要自己读片，以做出相

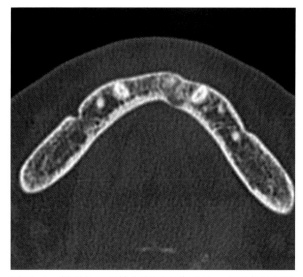

图30-1　低剂量MCT轴向断层影像可见：在准备进行种植治疗的32位点有牙骨质结构不良现象。请注意硬化的边界。

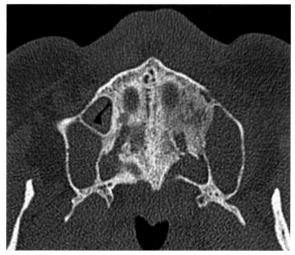

图30-2　低剂量CBCT轴向断层影像可见：在左侧上颌准备进行种植治疗的区域有骨纤维异常增殖现象。请注意病灶内部毛玻璃样改变。

应的初步诊断。此时，临床医生往往需要快速、熟练地在找出相应的影像学依据，以证实此前的推断，此时并没有对影像学资料进行全面判读。例如，当临床初步诊断为炎性牙周病损时，读片时就会重点关注牙根周围是否有透射影。这种读片方法未能全部判读所有与炎性病变相关的影像学特征，可能会造成误诊。在影像诊断过程中临床医生应尽可能避免上述不正确的读片方式。

采取临床活检或其他有创操作以进一步诊断之前，应确保对影像的诊断及分析已全部完成。准确地读片分析有助于确认最佳和/或较安全的活检位置。在进行活检或手术探查之前，应首先排除某些病变可能，如血管畸形等。此外，手术过程和活检操作常常会导致术区局部炎症，从而导致术后局部的影像学表现发生较大改变，从而影响诊断的结果。

负责影像学分析的临床医生应当全面了解来源于X线检查的信息，而不是仅关注局部感兴趣的区域，如（仅关注）牙槽嵴的结构特点。若负责读片的临床医生未经过专门的影像学读片方面的培训，那一定要请有相关经验的影像科医生协助读片。必须要认识到，口内X线片和全景片的读片要点与三维成像的影像学检查，如多层/多排探测器计算机体层摄影（MCT）和锥形束计算机体层摄影（CBCT）的图像分析要点有很大区别。虽然医师法将复杂手术治疗项目纳入了口腔全科医生和专科医生的执业范畴，但这并不代表医生们都具备足够的训练和经验以胜任这些治疗内容。同样的，我们也必须记住，会操作影像学检查设备并不代表同时具备相应的读片能力。当然，还需要考虑相关的伦理问题及医疗法规。

关于读片，有许多文献（White & Pharoah 2009；Koong 2012）可供参考，本章不做深入讨论，本章关注的是以临床为导向的读片训练。另外本章中也会简单介绍一些通用的关键性要求与步骤，最后有一章节专门针对牙周和种植方面的读片技巧进行简要讲解。

基本前提条件

影像学解剖

首先，必须要全面了解三维解剖结构及其在不同成像方式中的影像学特点。同时，也要掌握各种正常的变异结构在不同成像方式中的影像学表现。毫无疑问，具有较大的视野（FOV）的二维（2D）图像能拍摄到更多的解剖结构，但对读片的要求也更高。在二维平片上所见的影像学解剖特征与MCT及CBCT等三维成像方式是有差异的。在此要强调的是，并非所有的异常都表现为密度增高或透射影像（图30-3）。

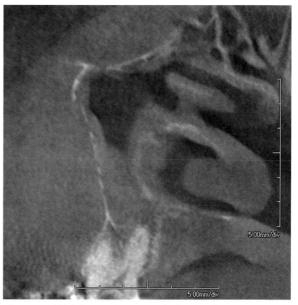

图30-3 低剂量CBCT校正的矢状断层影像可见：由于淋巴瘤类的侵袭性病变导致小部分皮质骨被侵蚀。患者有面部肿胀不适等临床表现，推测该病灶是牙槽来源。

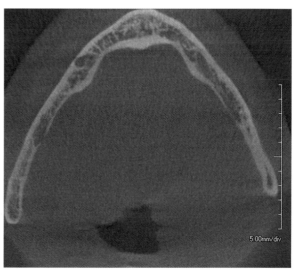

图30-4 低剂量CBCT轴向断层影像显示：左咽部肿块，证实是鳞状细胞癌。

病理学

负责读片的人员必须掌握各种疾病的影像学表现，熟知其中可能涉及的各种解剖结构特征。同时，还要能够对这些病变进行鉴别。许多影像学检查方法都能涵盖口腔颌面部的绝大部分解剖结构。全景片和头影测量检查会涉及牙槽结构以外的其他面部结构。MCT和CBCT扫描会不同程度地涉及一些头面部结构，如鼻窦、咽腔、颅底、颈椎和上颈部（图30-4）。因此，必须由经过专门培训的读片人员，全面评估影像学检查中涉及的各个解剖结构，才能判断其中是否存在病变。

成像方式

　　口腔颌面部结构的影像学检查方法有很多种，包括：口内X线片及其他二维平片、全景片、MCT、CBCT、MRI、超声以及核医学。临床医生必须熟悉目前所有可选的成像方式，并对其各自的优缺点有所了解。只有这样，才能在使患者所接受的辐射剂量最小化的前提下，制订最佳的检查方案。了解所选成像方式的局限性是进行准确读片的前提。同时，也需要认识到，影像学检查中的每个步骤都会对最终的成像质量有重要影响。同样需要注意的是，在影像学检查中所见到的某些特殊结构，就当前成像方式而言，未必已得到了全面解读，可能还需要选用其他成像方法进一步评估。关于牙科常用影像学检查方法，后文会详细描述并比较其关键特征。

读片条件

　　在实际情况下是很明显的变异灶解剖结构，有时在影像学上可能仅表现出微小的改变，因此对影像学检查结果进行读片分析时，需要良好的外部条件，如需要尽可能降低背景光源的干扰，观片灯的光线应比较柔和等。目前的数字化图像在达到一定分辨率要求的计算机显示屏上，已经可以直接观看。对于难以区分的图像，也可以通过调节放大倍数和光源亮度进一步观察。但对采用纸质打印的二维平片，即使选用优质的纸张和高性能的打印机，也无法达到胶片或高分辨率的显示屏所能呈现的效果，因此在进行读片分析时会遇到麻烦。关于最优的成像，有普遍认可的标准规范，并且许多教材也对与其相关的技术要点进行了详细描述。

读片要点

识别病变

　　医生在制订种植计划（Carter et al. 2008）

时，需要结合病情，对影像学检查中涉及（包括视野内的全部影像学表现）的各个结构进行仔细判别，而不是只关注将要进行治疗的区域。读片时需要根据所选用的成像方式，采用不同的方法对各种异常的结构进行判别（Koong 2010）。例如：对MCT和CBCT的数据（采用多平面重建图像）进行准确而全面的处理分析时所采用的方法，就与判读口内X线片及全景片所用的有很大不同。对影像学检查时拍摄到的任何看似正常的结构都应该进行仔细判定和评估。毕竟，不是所有的病变都总是明显可见。例如图30-3，皮质骨边界破坏可能意味着存在严重的疾病。变宽的茎突下颌切迹（见于上颌骨或下颌骨CBCT或MCT检查时）是腮腺深叶肿块的重要影像学表现。因为腮腺深叶的肿块在体积明显增大之前没有临床症状，所以，了解这一影像学特点对于早期诊断十分关键。但由于CBCT对软组织肿块显像较差，因此这一特征在CBCT检查中也不是特别明显。

病变的影像学评估

　　在进行影像学检查分析时，按照以下几个步骤，有助于识别重要的影像学特征，提供病变的行为或性质等信息。对于手术而言，这些信息很重要。

病变定位

　　首先，在定位已知的或明显的病变之前，应整体分析视野内的图像以判断相关病变存在与否。了解病变的分布是全身性、多病灶的还是局限性的对定位病变很重要。这一步骤中的另一关键点是尽力辨别病变的原发位置。根据病变的位置和范围，可以进一步分析该病变可能的来源。例如，病灶中心在下颌神经管以下基本可以排除牙源性病变。

病变形态与轮廓

　　病变的外形特点可能反映其生物学行为特点。真性囊肿，如含牙囊肿，常为球形或卵圆形

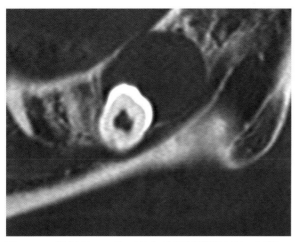

图30-5　低剂量MCT校正的矢状断层影像可见：因第三磨牙阻生导致的含牙囊肿。请注意观察该病变的皮质层边界，以及被推压变形的下颌管。

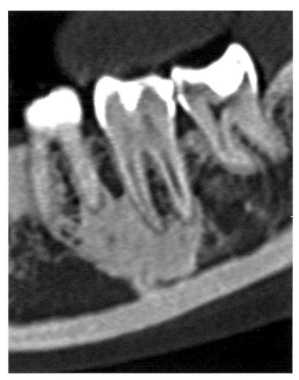

图30-6　低剂量MCT校正的矢状断层影像可见：边界清晰的骨岛。

并呈膨胀性生长（图30-5）。相反，牙源性角化囊性瘤常表现为有圆齿状的外周形态，并且不会在下颌体内膨隆生长。骨瘤的典型特点是膨胀性、均质性，具有清晰的骨边界，并由向外凸出的光滑骨膜包被，而骨软骨瘤的表面相对不规则且内部有较多异质性成分。骨岛的典型特征是非膨胀性、阻射性且边界清晰的均质性外观，其密度与皮质骨相同（图30-6）。

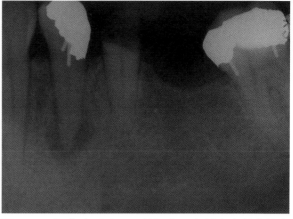

图30-7　根尖片可见：34的根尖区有低密度的炎性病损。该病变是局限性的，且边界清晰，应该是慢性炎症。边缘区的硬化表现也支持慢性病变这一诊断。请注意观察35牙根尖区的硬化特点：这是典型的发生在炎性病变周围的"硬化表现"。在该根尖片中看不出根尖区牙周膜有明显可见的增宽影像（可能是因为在二维影像上被"硬化表现"掩盖而难以识别）。

病变边界

首先，需要确认的是病变的边界是否清晰。如果边界是清晰的，则需要进一步检查，并对其进行分类。大多数边界清晰的病变符合以下某一分类：

- 正常结构和非正常结构之间有清晰的界线（sharp delineation），且界线上无其他可检查到的结构。这种类型常称为"打孔样（punched out）"病变。典型的例子是多发性骨髓瘤。
- 皮质骨边界（corticated border），即锐利清晰的，阻射边界通常呈弧形。
- 硬化的边界（sclerotic border）。这种类型的边界阻射明显，且较厚（呈不同程度），与皮质边界相比，匀一性相对较差。大多数慢性炎性骨病损的边界都是此类型，如菌斑相关炎症性牙周病。通常表现为硬化的边缘，反映的是外周的骨小梁应对炎性病变的反应（图30-7）。但是，其他病损，如牙骨质结构不良（图30-1）和某些恶性病变，也表现为硬化的边界。
- 环绕的透射边界（surrounding lucent mar-gin）。这种边界仅见于非透射且密度不均的病损。大多数病例中，这些透射的边缘意味着病变由软组织层包裹。

不清晰的边界经进一步分析可归为以下几类：

- 由病变组织逐渐过渡到正常组织（gradual change from abnormal to normal）。常见于急性炎症反应，如菌斑相关炎性牙周骨丧失，就是一个典型的例子。然而，需要注意的是：慢性炎症的边界往往表现为相对清晰，特别是在二维平片进行观察时（图30-7）。

- 侵袭性边缘（aggressive margin）。通常，恶性病变都是这种边界类型。侵袭性、浸润性的边缘包括溶蚀性的扩张并侵犯周围骨质的表现类型。另一个特点是相邻骨髓腔异常增大。牙周膜间隙无规律性地增宽伴随多个区域的硬骨板破坏，是浸润性病损向牙根周围侵犯的前沿标志。如果读片时没有做出正确的分析，这些牙槽嵴的恶性病变很容易被误诊为炎症（图30-8）。

病变内部表现

在二维平片上所见的完全透射影像通常代表气体、液体或软组织等结构。炎症性牙周病损的特点就是典型的透射影像。在二维平片上，气体比液体和软组织更加透射。MCT有更加出众的

软组织对比分辨率，能够区别出不同类型软组织的密度差异（图30-9，图30-10）。但是目前，CBCT还不能对这些差异进行彻底的区分。对软组织的区分能力最强的成像方式是MRI，认识到这一点很重要。

对于完全阻射的病变，首先需要进行密度鉴别，例如，与皮质骨密度进行比较。还需要对均质性或异质性的程度进行判别，并确认二者之间的连续性。骨纤维异常增殖症的代表性影像学特征是毛玻璃样改变（图30-2）。骨岛通常表现为同质性的内部结构，密度与皮质骨相似（图30-6）。

也有些病变的影像学表现同时存在内在的透射及阻射的改变。在这种情况下，必须分清表现为阻射影像的病变究竟是骨质、牙样组织还是钙化不良的组织。而这类内在的阻射性的结构和分布特点也是很重要的，因为很多病变都有其特殊的结构特点。例如，多房型成釉细胞瘤的典型影像学表现为：房间隔边缘粗糙，而中心性巨细胞肉芽肿则为多指状间隔。骨髓炎的影像学特点是：病灶内部结构呈异质性，有不规则的透射区和硬化灶。

周围解剖结构

临床医生不仅要了解正常解剖结构对于病变的生长、膨胀、扩散的影响，也要了解病变对正常解剖结构的影响。熟悉上述特征有助于医生

(a)

(b)

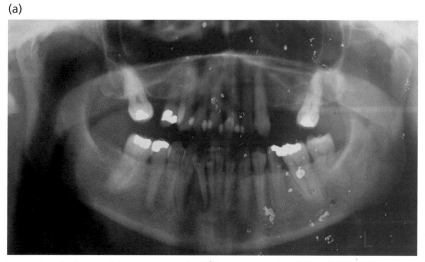
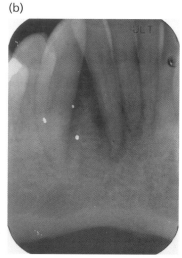

图30-8 全景片（a）和根尖片（b）可见：在43～41区域有一个乳腺恶性病变的转移灶。请注意：在根尖片可以观察到牙周膜区域有不规则的增宽影像，呈透射影像。由于成像方式的局限性，上述影像学改变在全景片上不易观察到。与病变相邻处有明显的硬化现象，这是该病损的典型表现。

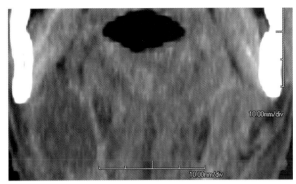

图30-9 低剂量MCT冠状断层影像可见：右侧下颌下间隙内有液相聚集，这是牙槽脓肿的脓液聚集区。目前，CBCT检查很难发现该手术急症。

了解病变的生物学行为特点。例如，所有的真性囊肿（包括根尖囊肿）都会压迫下颌神经管（图30-5），而牙周炎性病变却无此表现。肿块样的病变常常还表现出推压牙齿移位的特性，这类肿块通常本质上为良性，当然，首先要排除可能导致牙齿移位的其他因素，如咬合力过大导致牙槽骨支持丧失。

包括炎症在内的多种病变均可导致皮质骨边界丧失。同时请格外注意，恶性病变也可表现为这种影像学特点（图30-3）。

检查结果的判读

许多疾病有相似的影像学特征。同样的，有些疾病不一定表现为其常见特征，往往仅表现出几个，甚至仅一个典型特征。因此，读片者不仅要辨别病变的主要影像学特征，还要对观察到的各种特点进行综合分析。要胜任这项工作，不仅需要熟知常见疾病的典型影像学特点，还要经过专业的培训和长期的经验积累。例如，牙周及根尖周的透射影像通常代表炎性病变。然而，当恶性病变波及牙齿周围时也表现为类似的透射影像。此外，有些恶性病变周围还有类似于慢性炎症病变时典型的"反应性硬化"的影像学表现。在这些情况下，根据病变边缘的侵袭性特点进行诊断就很关键（图30-8）。

前文曾提及，骨纤维异常增殖症内部典型的影像学表现为毛玻璃样改变（图30-2）。然而，在特殊情况下，其影像学表现也可为不均一性的内部结构（图30-11）。在这些情况下，就特别

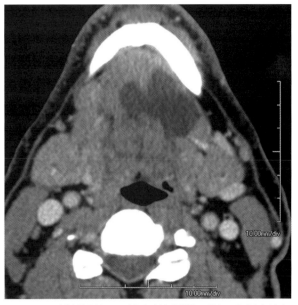

图30-10 低剂量的MCT轴向断层影像可见：左侧有液相聚集，与该区舌下囊肿的影像相关。目前，CBCT还不能识别这种病变。

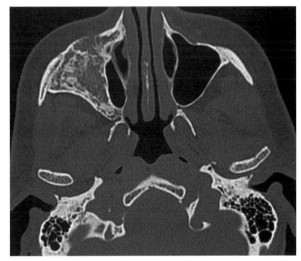

图30-11 低剂量的MCT轴向断层影像可见：右侧上颌有骨纤维异常增殖。注意：该扩张性生长的病变内部呈不典型的异质性表现。

需要结合该病变的另一些特殊表现，如扩张性生长的特征，进行读片及准确的诊断。

炎症性牙周疾病与读片

对牙周病患者的影像学检查结果分析时，主要关注其牙周骨支持组织的变化。

关键影像特点

按照前文所述原则，我们将对炎症性牙周病变的主要影像学表现进行讨论。

病变的定位、原发灶与分布

菌斑相关性牙周炎的骨丧失始发于牙槽嵴顶。如果病变在形态学表现上不符合该特点，则需进一步分析，甚至需要进行额外的检查。发生在牙槽突的恶性病变也可能表现为与炎症性牙周组织缺损相类似的影像学特点。但是，进一步仔细地检查往往会发现该病变的典型表现是病变并

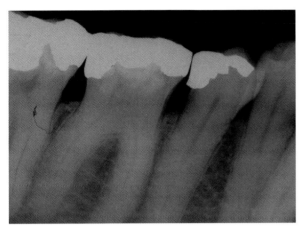

图30-12 裁剪后的根尖片显示轻度的牙周组织丧失。注意观察：45远中面的充填物悬突。

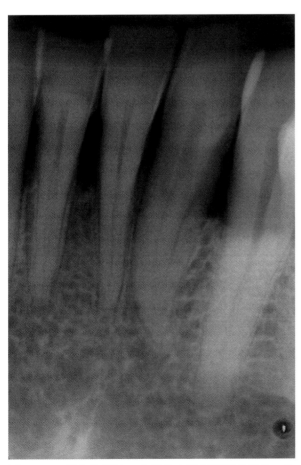

图30-13 根尖片显示：中度的水平向牙周骨丧失。注意：牙间的骨嵴顶已消失。

非原发于牙槽嵴顶（图30-8）。另一个例子是，当朗格汉斯组织细胞增多症的病变波及牙槽突时，也常常表现为类似于牙周炎的影像学特点，但是前者的受累部位主要集中于牙根中部区域，而非骨嵴顶。牙周炎的骨质破坏范围可以局限于特定区域（涉及一颗或几颗牙），也可能广泛波及多数牙甚至是全口牙。

侵袭性牙周炎更好发于年轻患者（常见于30岁以下），常常始于青春期。牙周骨组织破坏的速度非常快，且与牙齿萌出有一定的相关性，骨破坏好发于切牙与第一磨牙。侵袭性牙周炎还可造成更广泛的牙周骨丧失，而不仅局限于切牙和磨牙（Brown et al. 1996）。

牙周骨丧失的严重程度

骨丧失的严重程度可分为以下几级：

- 轻度骨丧失：按照程度由轻到重，可以表现为牙槽嵴顶的轻微变平坦、皮质骨的丧失、骨密度降低或是不均匀、不规则的改变，骨高度丧失量≤1mm（图30-12）。
- 中度骨丧失：牙周骨丧失的高度＞1mm，不超过根中1/2（图30-13）。
- 重度骨丧失：骨丧失超过根中1/2，或骨缺损涉及根分叉（图30-14～图30-18）。

需要认识到，影像学检查所能查及的骨破坏迟于临床检查发现的炎症性牙周疾病（Goodson et al. 1984）。同样需要明确的一点是：有时尽管影像学检查发现牙槽骨丧失很严重，但并不一定意味着炎症处于活动期；也就是说，影像学检查所发现的骨丧失可能与先前疾病的活动性相关，但经过恰当的治疗，目前炎症可能已经被控制。应该认识到对牙槽骨丧失进行的影像学检查（尤其是X线片和全景片检查）所存在的局限性，所以一定要将检查结果与临床检查相结合进行综合判断（Mann et al. 1985；Khocht et al. 1996）。

牙周骨丧失的形态

水平型骨丧失

这种类型的骨丧失平行于釉牙骨质界

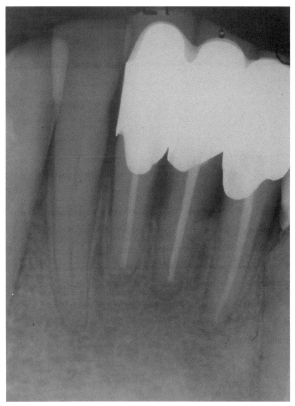

图30-14　根尖片显示：中重度的牙周骨丧失。注意：41远中有很小的修复体悬突。

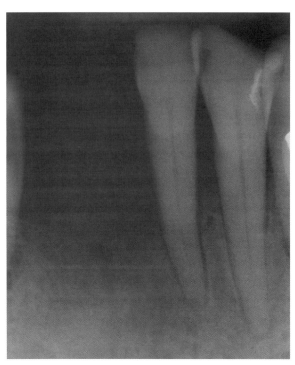

图30-15　根尖片显示：中重度的牙周骨丧失，伴有牙周膜增宽影像，尤其是31，该牙松动度可能进一步增加。

（CEJ），常累及多个牙位（图30-12，图30-16）。

角形/垂直型缺损

这种类型的骨丧失分布不均并成斜形，缺损集中在单颗牙周围，而邻牙较少受累（图30-16，图30-18，图30-19）。

两牙间弹坑状骨缺损

这类骨缺损常发于牙槽嵴顶，多为二壁骨缺损，颊舌侧的皮质骨仍有一定的高度。因此，在二维平片上很难辨别，通常仅表现为牙间骨质上方局部的低密度影。图30-16及图30-20显示，口内X线片难以辨别该类型骨缺损。

骨内缺损

此种骨缺损类型通常为沿牙根表面向根方延伸的局限型骨丧失。可分为以下几类：

- 三壁骨缺损，即颊、舌两侧的皮质骨均存留（图30-18）。
- 二壁骨缺损，即颊、舌某一侧有皮质骨丧失（图30-16，图30-18）。
- 一壁骨缺损，即颊、舌两侧均有皮质骨丧失（图30-18，图30-19）。

一壁骨缺损在二维平片上表现为界限清楚的透射影像，三壁骨缺损则表现为密度减低，而非完全透射影像，且边界不太清晰。

为了鉴别牙周组织缺损类型：判定缺损的存在并识别缺损的类型（包括垂直型骨缺损在内），最好采用三维成像的影像学检查方式，如MCT或CBCT（图30-21～图30-26）（Langen et al. 1995；Fuhrmann et al. 1995，1997；Mengel et al. 2005；Misch et al. 2006；Mol & Balasundaram 2008；Vandenberghe et al. 2008）。特别指出：垂直型骨缺损的发生常与某些特定的局部因素或促进因素相关，如牙根纵折（图30-23，图30-24，图30-26）或𬌗力过大（𬌗创伤，译者注）。

根分叉骨缺损

根分叉的早期炎性病变在口内二维平片上，通常表现为：根分叉区牙周膜增宽影像（图30-16，图30-20）。随着病程进展，可逐渐衍变为

(a)

(b)

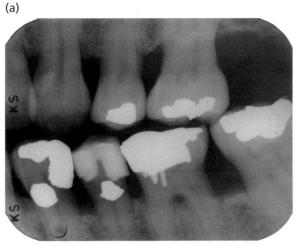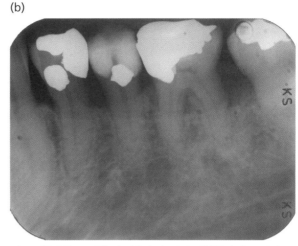

图30-16 殆翼片（a）可见：水平型骨丧失为主。36根分叉区的透射影像显示该牙可能存在严重牙周骨丧失。注意，在根尖片（b）上不太容易观察到该牙根分叉区的透射影像，仅能看到牙周膜间隙增宽的影像学表现，说明该牙根分叉病变的范围较小，需要略微调整垂直投照角度重新检查。同样是由于投照角度的改变，在殆翼片上可见36和37之间有水平型骨丧失，而在根尖片上，该区域仅表现为局部低密度影像，推测该区域可能有弹坑状骨吸收，或是颊、舌某一侧的骨丧失程度更重，且伴有皮质骨缺损。在35远中可见充填物悬突；在殆翼片上该影像很明显，但是在根尖片上则不很明显。注意：26近中有角形骨缺损，提示该处很可能是二壁骨缺损。

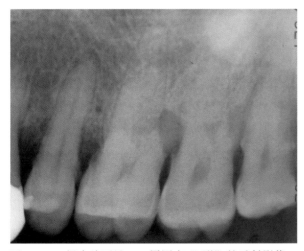

图30-17 根尖片可见：26周围有"J形"的透射影像，意味着该牙根分叉区有骨缺损。在27同样可见这种现象，但不太明显。有上述临床指征时，建议拍摄MCT或CBCT进一步评估缺损形态。

根分叉区的透射性骨缺损影像（图30-16）。此外还要了解：根分叉区的炎症性病变也可以是牙髓来源的，如副根管、牙根吸收或医源性的穿孔（图30-27，图30-28）。

只有当下颌磨牙根分叉病变已经导致颊侧或舌侧甚至是两侧的皮质骨板完全破坏时，才能在二维平片上看到明确的透射影像。当一侧或两侧的骨板仍存留时，下颌磨牙根分叉病变仅表现为局部的密度减低。正是因为存在这种局限性，所

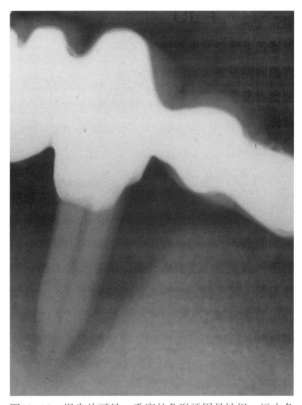

图30-18 根尖片可见：重度的角形牙周骨缺损。远中角形骨缺损可能是一个较大的二壁骨缺损；其靠上部可能是一壁骨缺损，而根尖1/3部可能是三壁骨缺损。近中角形骨缺损可能为三壁骨袋。该影像还提示，可能存在牙周-牙髓联合病变。由于颊、舌侧的骨板仍然存在，根尖区骨缺损的影像会受到干扰。相邻的骨质中可见大量反应性硬化现象，说明病变已转为慢性。有此类临床指征时，建议拍摄MCT或CBCT进一步评估缺损形态。

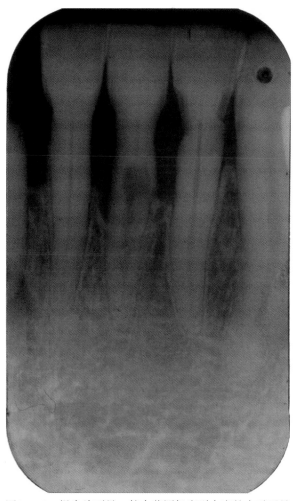

图30-19　根尖片可见：较大范围轻度到中度的水平型骨吸收，且31近中有角形骨缺损，可能是一壁骨缺损。该角形缺损可能是向颊侧或舌侧延伸扩展的。同时，请注意31的牙根的透射性影像，可能是内吸收。

以需要依据视差原则，采用多角度的投照方式，从而有助于鉴别根分叉病变是偏向颊侧还是舌侧。当颊侧或舌侧的皮质骨缺损范围超过了根分叉区域时，影像学上表现为根分叉区的骨密度降低，并伴有牙周膜轻度增宽影像。这种牙周膜增宽影像是由于该处骨质对X线的阻射能力不及正常的颊舌侧皮质骨，但又高于完全穿通的根分叉区所致。

即使是精确的二维影像学检查也很难准确识别根分叉病变，尤其在上颌磨牙根分叉区，腭根的影像会干扰诊断。上颌磨牙根分叉病变有时在二维平片上表现为典型的"J形"透射影像（图30-17）。而MCT和CBCT就能够更好地识别这种牙周组织缺损的具体位置、范围和形态学特点，包括根分叉缺损（图30-29～图30-33）（Langen et al. 1995；Fuhrmann et al. 1995，1997；Mengel et al. 2005；Misch et al. 2006；Mol & Balasundaram 2008；Vandenberghe et al. 2008）。

牙周-牙髓联合病变

该型缺损的影像学表现为：沿着牙根从骨嵴顶一直延续到根尖区的透射影像，但在二维平片上，由于邻牙以及周围骨组织影像的干扰，

(a)

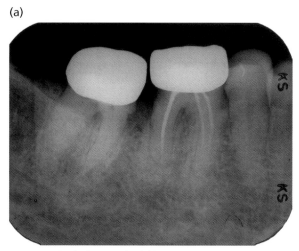

(b)

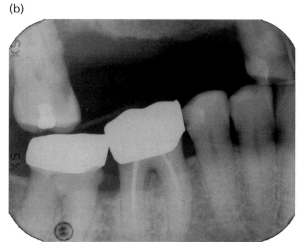

图30-20　根尖片（a）与𬌗翼片（b）均可见牙周组织缺损，但影像学表现不同，尤其是46和47之间。在𬌗翼片上可以很清晰地看到两磨牙之间的水平型骨缺损。而在根尖片上该区域仅表现为密度减低，因此可能会将病变误判为轻微的骨密度减低或是弹坑状的骨缺损。这些差异是由于不同的垂直投照角度造成的。有趣的是，根尖片对47近中牙石的反应能力不如𬌗翼片。而𬌗翼片对46远中颈部龋的反应能力不如根尖片。根尖片对于45远中充填不密合的反应能力不佳。这些差异主要是由于不同的水平投照角度造成的。注意：46根分叉区有轻微牙周膜增宽影像，有可能是早期的根分叉区骨缺损。

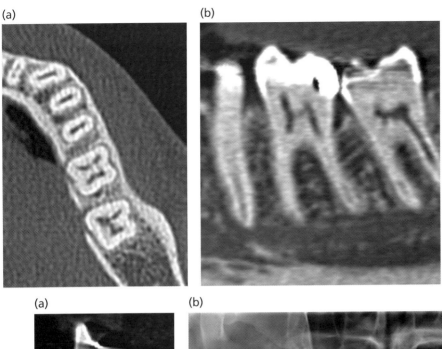

图30-21 低剂量MCT的轴向断层（a）和校正的矢状断层影像（b）可见：36远中面局限性的角形骨缺损，呈颊舌向延伸，宽度较窄。而口内X线片难以识别该缺损，因为在颊侧或舌侧骨壁的阻射作用下，该细窄的缺损会很模糊。

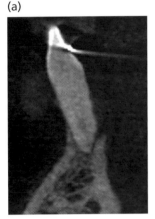

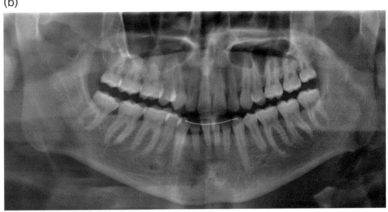

图30-22 低剂量MCT的矢状断层影像（a）可见：41舌侧有严重的牙周骨缺损，伴有舌侧根尖区皮质骨开裂。同时，也请注意：该牙根尖区牙周膜增宽影像，这可能与牙动度增加有关，但难以完全排除早期牙髓病变。（b）全景片不能很好地显示31的牙周骨缺损。

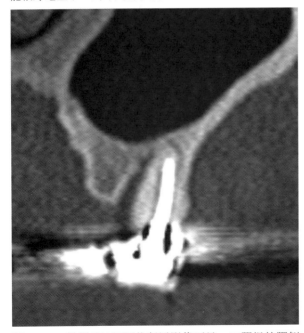

图30-23 低剂量MCT冠状断层影像可见：16腭根的腭侧有窄而深的垂直型骨缺损。这可能与牙根纵折相关。没有移位的根折即使是MCT和CBCT也很难发现，口内X线片当然也难以显示这种腭侧牙周组织缺损。注意：缺损相邻处的骨组织有"反应性硬化"现象，这是慢性病损的特征。

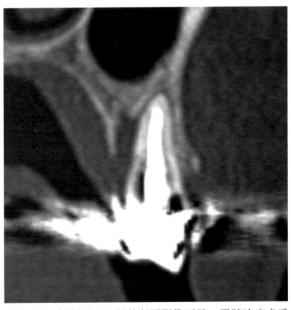

图30-24 低剂量MCT冠状断层影像可见：牙髓治疗术后的25腭侧有垂直型骨缺损，腭侧尚存部分皮质骨。而口内X线片和全景片很难识别这种缺损。该影像学表现提示：该牙很可能有牙根纵折。对于没有移位的根折，即使是MCT和CBCT也很难发现。

(a)　　　　　　　　　　　　　(b)

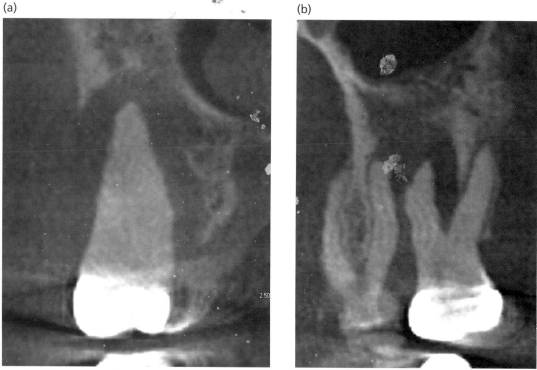

图30-25　低剂量CBCT冠状断层（a）和矢状断层（b）影像可见：26远颊根和27近颊根周围有重度的角形骨缺损及牙周-牙髓联合病损。冠状断层影像可见：16近颊根的颊侧皮质骨开裂，而在毗邻牙周-牙髓联合病损处，仍有部分腭侧骨板存留。对于这类缺损的形态学特征的最佳鉴别方式，是在计算机上进行多平面重建（multiplanar reformatted，MPR）。

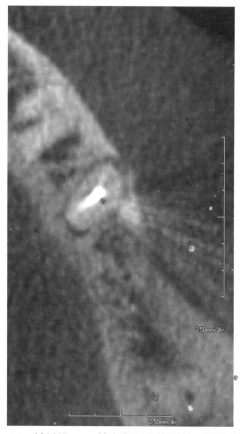

图30-26　低剂量CBCT轴向断层影像可见：牙髓治疗术后的35颊侧和远舌侧有窄形的骨缺损，该牙可能有牙根纵折。对于没有移位的根折，即使是MCT和CBCT也很难发现。注意：该前磨牙的非金属充填物导致成像时产生了大量束状硬化伪影。

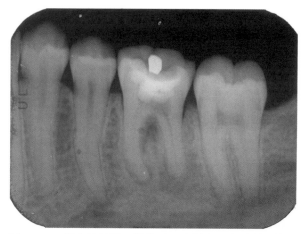

图30-27　根尖片可见：根分叉区和根尖区有透射影像，可能为炎性病损。邻近缺损处有大量"反应性硬化"表现，说明该处病灶已转为慢性炎症。根分叉区病变可能是牙髓来源，而非牙周来源。该磨牙可能正在进行牙髓治疗。

以至于较难辨认。而MCT和CBCT能较好地识别这种缺损（图30-18，图30-25，图30-32～图30-34）。

该型缺损可能是牙周组织和根尖区的炎性病变各自向邻近扩大最终融合而成，也可能是单独原发于牙周或是牙髓的。虽然影像学检查可以为临床诊断提供一些线索，但仅从影像学表现

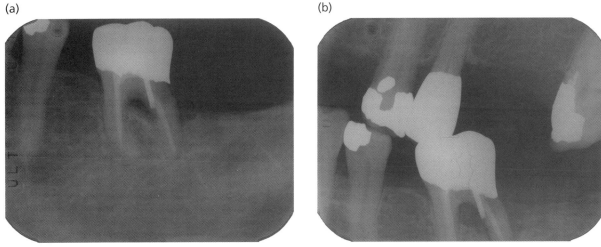

图30-28　根尖片（a）和𬌗翼片（b）中可见：根分叉区有透射性的炎性病损，根尖片上更清晰。该病灶可能与该牙远中根桩侧穿有关。侧穿影像在𬌗翼片上更清晰。然而，根尖片对该牙远中颈部龋损的反应能力更强。

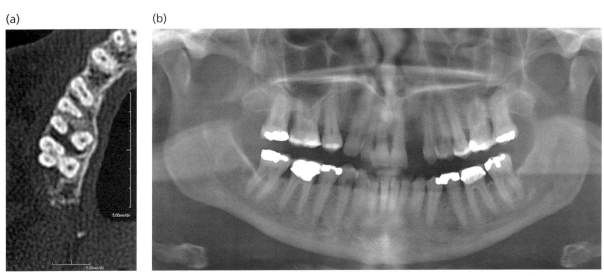

图30-29　（a）低剂量MCT轴向断层影像可清晰地观察到16牙周围重度牙周骨丧失，伴有根分叉骨缺损。尽管牙周骨丧失的程度增加了根分叉缺损的可能性，全景片（b）却无法显示这类缺损，注意：采用MCT检查，并在计算机上进行多平面重建（MPR），能够更准确地了解该缺损的形态。

来看，是很难分辨真正的病因。例如，当牙周-牙髓联合病损波及牙根周围，且根尖区的骨丧失程度较重，而牙根周围的骨缺损范围较局限时，这就很可能导致误诊，将病变来源误归为牙髓感染。

与垂直型缺损相似，牙周-牙髓联合病损的病因也可能与某些特异性的局部影响因素相关，如牙根纵折。

急性牙周脓肿

二维平片或CBCT上通常观察不到这种急性炎症病变，这类检查通常只有在骨质破坏已经一

段时间，炎症转为慢性时，才能观察到相应病损。脓肿和炎性浸润都有可能扩展到邻近软组织（见后文）。

骨缺损边界

尽管炎性病损的边界一般不太清晰，但是炎症性牙周骨质破坏通常是慢性的，所以边缘相对清晰。

骨缺损内部表现

炎性牙周骨质病损在影像学上呈透射性，偶尔能观察到牙石。

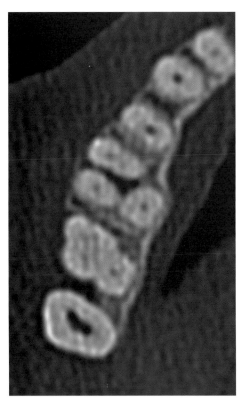

图30-30　低剂量MCT轴向断层影像可见：在16两颊根紧密相连处的根分叉区有骨缺损。除非进行根分叉病变区手术清创，否则此区域很难进行彻底地治疗。注意：17远中的牙周骨缺损已经波及该牙远中凹。在计算机上进行多平面重建（MPR）能够更准确地了解该缺损的形态。

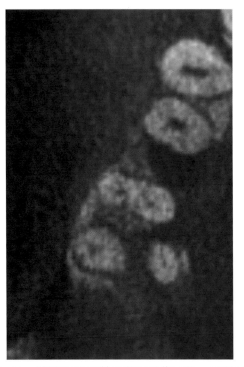

图30-31　低剂量CBCT轴向断层影像可见：46有3个牙根，该牙根分叉处为Ⅲ度根分叉骨缺损，自远中延伸至舌侧。该影像质量欠佳是由于患者头部的尺寸特殊，而且检查时选用的是低剂量模式。在计算机上进行多平面重建（MPR）能够更准确地了解该缺损的形态。

骨缺损相邻结构

炎性病损周围骨质可呈低密度或透射影像，说明随着病变进展，骨小梁消失。这种低密度影像与骨小梁密度降低以及数目减少有关。

病损周围毗邻骨组织也常表现为"硬化影像"（密度增高）。这反映了周围骨小梁对炎性刺激的反应性变化，骨质沉积于骨小梁导致骨小梁增厚，骨髓腔变小。当然这种变化需要一定时间才能观察到，因此"反应性硬化"表现是牙槽骨炎症转为慢性的代表性特点（图30-7，图30-18，图30-23，图30-27，图30-34）。下颌骨广泛的硬化现象并不多见。还有一点需要明确的是：经过一段时间彻底的治疗，这些硬化改变不会立即消退，仍会继续存在一段时间。也就是说，硬化影像的存在并不代表正在进行的活动性病变。

上颌后牙的根尖周炎或重度牙周炎会引发上颌窦底的反应性变化，根尖炎症性病变或邻近牙根的牙周炎症性病变常引发局限性骨膜炎症反应。影像学表现为局限性穹顶形的炎性病灶，可见弓形薄层阻射影像与上颌窦底分界（图30-34）。这种炎性病变可能是很薄一层，也可能是局部膨隆的，甚至可能导致窦底的皮质骨被局部破坏。此外，靠近上颌窦底的根尖周和牙周炎性病损也常常会导致上颌窦底黏膜的反应性增厚（图30-34）。

当炎性病变扩展到骨皮质层面时，炎性产物会沿着皮质骨（临床和影像学检查都显示有皮质骨存留时）表面，在骨膜下扩散。而骨膜下的薄层骨质通常称为"骨膜反应"或"骨膜新生骨"。其影像学表现为：靠近皮质骨（通常与之平行）的阻射性弧形薄层骨质。如果并发多处急性炎症和慢性炎症，就能看到多重阻射影像。骨髓炎时常见骨膜反应，而牙周炎时很少有此反应，除非是重度侵袭性牙周炎。

当牙周或根尖周的炎性病变波及相邻软组织时，影像学上通常可见明显的骨皮质破坏，但较为局限。在二维平片上，这种皮质骨破坏表现为

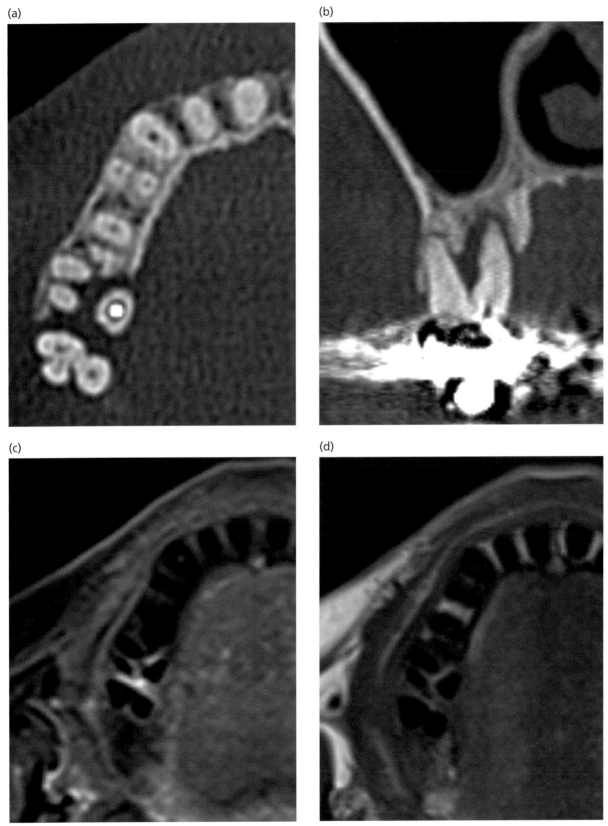

图30–32 低剂量MCT轴向断层（a）和冠状断层（b）影像可见：16根分叉区有Ⅲ度骨缺损，其腭根周围有牙周–牙髓联合病损（见冠状断层影像）。注意：17周围的牙周骨质丧失已经波及根间凹陷。在计算机上进行多平面重建（MPR）能够更准确地了解该缺损的形态。在MRI的STIR序列轴向影像（c）中可见16和17之间，以及16根分叉区骨缺损处具有液相聚集影像。在MRI的T1序列轴向影像（d）中可见：在前磨牙和前牙区，牙间为正常的黄骨髓影像。而MCT或CBCT无法辨认这些结构。

透射影像，当双侧皮质骨均被破坏时，透射性会更明显。但是，当投照射线被阻射性较强的结构（如牙根）阻挡时，二维平片将难以反映出这种

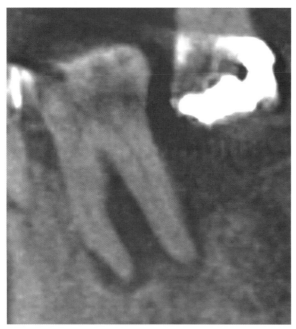

图30-33 低剂量CBCT矢状断层影像可见：36有根分叉骨质缺损和牙周–牙髓联合病损。

透射性改变。最好采用MCT或CBCT辨别该类皮质骨缺损。但是，不论是二维平片还是CBCT或MCT，均难以鉴别软组织的感染性病变，通常需要采取血管内造影加以辅助。这些检查方式的相关内容不在本书的介绍范畴。了解MCT检查中会遇到的一些病理性特征，如炎性浸润、脂肪纹、对比增强、脓液聚集以及骨膜新生骨等，对评估急性牙周炎性病变很有帮助。蜂窝织炎的位置和范围、脓肿的范围、气道开放程度等急症表现，意味着可能要采取相应的急救或手术措施（图30-9，图30-35）。

相关因素

许多局部因素都影响牙周炎的进展。尽管通过影像学检查可以发现这些局部因素，但当这些因素非常细微时，影像学检查（尤其是二维平片）则难以发现。局部因素包括：

- 牙石沉积（图30-20，图30-36）。

(a)

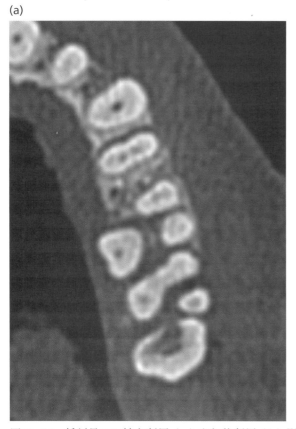

(b)

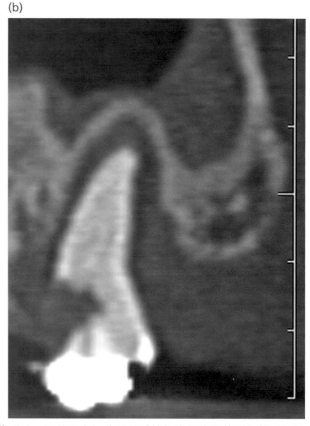

图30-34 低剂量MCT轴向断层（a）和矢状断层（b）影像可见：27的Ⅲ度根分叉骨质缺损自远中延伸到颊侧（见轴向断层影像）。28也有牙周–牙髓联合病损，同时伴有左侧上颌窦底局限性的骨膜炎以及反应性的黏膜增厚。周围也有"反应性硬化"现象。请注意观察：26远中根分叉区有早期病变，28近中有龋损。

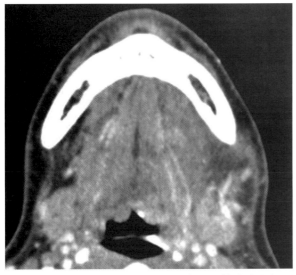

图30-35 MCT轴向软组织窗位影像（经静脉造影）可见：左侧颌下间隙有炎性浸润，原发灶是左侧下颌根尖周病变。注意：左侧咽侧壁上有轻微突起。当病情继续恶化时，气道受阻可能会危及生命。

- 与修复治疗有关的因素，如悬突、缺损、边缘不密合、外形或邻接点恢复不佳（图30-12，图30-14，图30-16）。
- 原发颈部龋或其他龋坏延展至颈部（图30-20，图31-28，图30-34）。
- 根折（图30-23，图30-26）。
- 牙髓治疗或桩核修复治疗导致的侧穿（图30-28）。
- 进行性的牙齿松动度增加和/或过大的咬合负载，往往表现出牙周膜增宽影像（图30-15）。这种牙周膜宽度增加可能波及整个牙根，也可能局限于根尖区和颈部。有时可见硬骨板明显增厚。
- 牙骨质增生通常是先天性的，但也可能是由于咬合负载加重所致。
- 牙齿的冠根比例可能与预后相关。
- 根尖区的炎性病变（图30-7，图30-27）可能会影响预后和治疗计划。

鉴别诊断

导致牙周骨质丧失的病变，其影像学表现基本上都与牙周炎症导致的骨质丧失有相似之处。

一些恶性病变或恶性转移性的病变，如鳞状细胞癌、腺样囊性癌或乳腺癌在颌骨的转移灶，

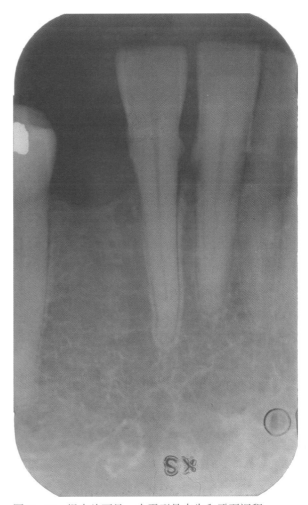

图30-36 根尖片可见：水平型骨丧失和牙石沉积。

都可以有类似于牙周炎的影像学表现。但是，二者在影像学的表现往往还是有明显差别的。其中最主要的一个差别就是：在影像学上，恶性病变往往具有浸润性、侵入性的边缘以及进展性前沿（图30-8）。发生在牙槽突的朗格汉斯组织细胞增多症也可能有类似于牙周炎的骨质丧失表现。然而，该病变造成的骨质丧失更靠近牙根中部，而牙周炎导致的骨丧失通常始发于牙槽嵴顶。良性肿瘤偶尔也会引起类似牙周骨丧失的表现，但常伴发由于肿块推压而导致牙齿异常移位。

如果在二维影像学检查中已经发现了异常表现，最好考虑进一步的MCT检查。CBCT由于对软组织的观察能力欠佳，不推荐作为恶性病变的检查手段。进行MCT检查时，有时还需要采用静脉造影等辅助手段。有时，恶性病变的表现不会特别明显（尤其在进行二维影像学检查时），需

要具备很高的阅片鉴别技能，必要时应当咨询影像学专家的意见。

一般地，对于中重度牙周骨组织缺损，即使其破坏仍在正常范围以内，也要非常仔细地分析，若结合临床检查，已经怀疑可能不是炎症性病变，可以考虑进行病理活检。如果临床检查与影像学检查均支持病变为炎症性质，但是没有治疗前活检指征或进行其他检查的指征时，应当于治疗后再次进行临床与影像学检查评估。

颌骨其他部位及其邻近结构病变的病理特征

全面准确的影像学检查还包括对颌骨或邻近的其他结构进行相应的检查。虽然检查结果可能与牙周炎性病变并无关联，但可能影响诊断以及制订后续治疗计划。

表现为牙周炎相关的骨丧失症状。然而，该病变造成的骨丧失更靠近牙根中部，而牙周病患者影像学检查的频率要根据临床检查和治疗效果来决定。牙周治疗前的影像学资料很重要，一方面是诊断需要，同时也可以作为基线参考，用于定期复查时评估疗效。需要强调的是，影像学检查所呈现的牙周骨质丧失的形态学表现和严重程度并不完全代表实际的病情。因此，在随访过程中临床评价与影像学检查结果都很重要。

种植影像学

评估将要种植的区域是否存在病理性改变的重要性和关键步骤在前文已有讨论。同时我们还需认识到对种植位点以外的牙槽嵴情况以及口腔结构的评估，也是制订全面的治疗方案的重要前提。

恰当的影像学检查有助于对种植术区进行全面的术前评估。通常，在制订治疗计划时，通过初步的影像学检查可以了解，在所有可选方案中，种植术是否是最佳选择。不同类型成像技术的检查范围和精确度不同，充分利用其各自的优势有助于选择最佳的种植体规格、设计最佳的植入位点和方向以及制订最佳种植计划。应当尽可能获得全面而精确的影像学信息，从而达到最好的治疗效果，并最大限度地减少种植失败和术后并发症的发生。在制订种植计划时，一定要注意将影像学和临床检查相结合。例如，尽管某一位点在影像学上观察到的骨量非常充足，但是通过临床检查评估，如果想要获得理想的种植体植入角度，可能还是要进行骨增量。制订种植计划前对术区进行恰当的影像学检查，能够获得如下关键参数（图30-37～图30-45）：

- 骨高度（冠根向长度）。
- 颊舌侧/颊腭侧宽度。
- 近远中径。
- 骨形态。
- 是否存在某些解剖结构及其明显程度：
  - 舌下窝及下颌下窝。
  - 切牙窝及尖牙窝。
- 血管、神经管道及开口：
  - 下颌神经管及颏孔。
  - 切牙管及切牙孔。
  - 下颌舌侧管和下颌舌侧孔（Laboda 1990；Mason et al. 1990；Katakami et al. 2009；Tagaya et al. 2009；Givol et al. 2000）。
  - 腭大神经管及腭大孔。
- 皮质骨的厚度及密度。
- 上颌窦底向牙槽骨扩展的范围及形态特点。

对于解剖学上的正常变异应熟记于心，熟知其相应的影像学改变，这样有助于发现病变。许多常见的解剖结构变异，如：上颌窦底向上颌牙槽突不同程度地凸入，下颌神经管、颏孔、上颌切牙管的位置和大小的变异以及舌下窝、下颌下窝的凹陷程度等应熟练掌握。已有文献对下颌神经管分歧或多颏孔，以及下颌神经管在朝向颏孔区回转的长度和范围的变异情况等进行了详细描述（Arzouman et al. 1993；Naitoh et al. 2009a；Uchida et al. 2009；Kuribayashi et al. 2010；Apostolakis & Brown 2012；de Oliveira-Santos et

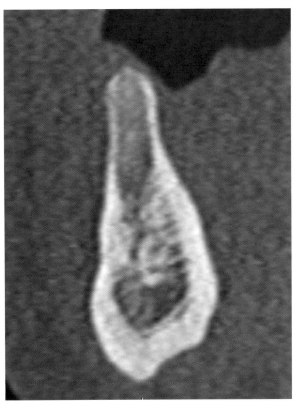

图30-37 低剂量MCT断层影像可见：43的牙槽窝内有新骨形成，正在进行重建。

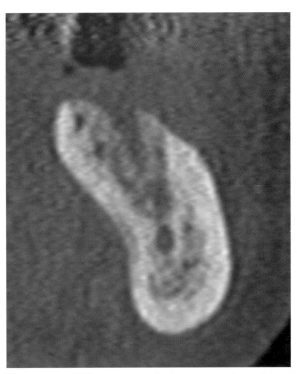

图30-38 低剂量MCT断层影像可见：36周围可见骨膜新生骨。下颌神经管紧邻正在愈合的牙槽窝根方。该下颌骨有轻度到中度的凹陷。

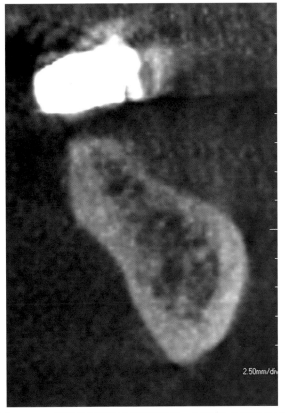

图30-39 低剂量重建断层影像可见：36拔除术后的骨重建。注意：下颌骨有轻度到中度的凹陷，能看到下颌神经管影像。

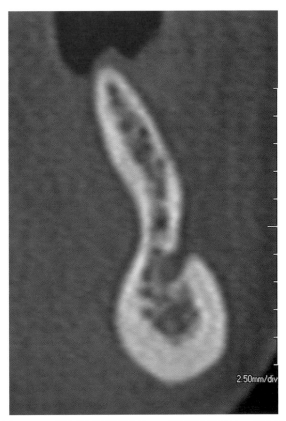

图30-40 低剂量前磨牙区的MCT断层影像可见：颏孔和邻近的下颌神经管。注意：该处牙槽嵴宽度相对较窄，并且有中度的舌下凹陷。

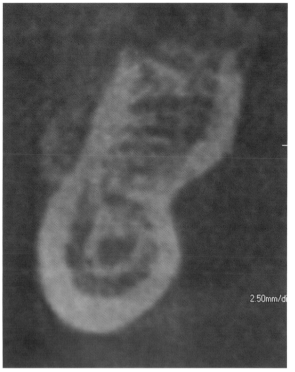

图30-41　下颌磨牙区低剂量的CBCT断层影像可见：下颌骨有中度的凹陷。可见下颌神经管。

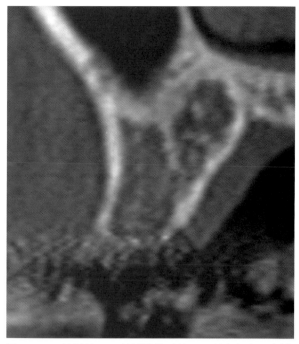

图30-42　低剂量MCT断层影像可见：15的颊根与上颌窦底十分接近。

(a)　(b)

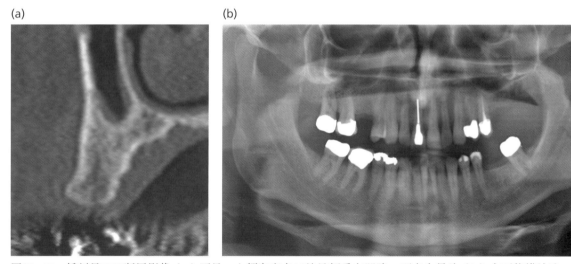

图30-43　低剂量MCT断层影像（a）可见：上颌窦底在15处呈颊舌向凹陷。而在全景片（b）中不能辨认这一解剖结构特征，反而呈现出骨高度很饱满的假象。

al. 2012）。还有文献报道了下颌舌侧管和下颌舌侧孔的存在，如果在进行种植术时忽略了这种变异的存在，可能会危及生命（Laboda 1990；Mason et al. 1990；Givol et al. 2000；Katakami et al. 2009；Tagaya et al. 2009）。应当选择高精度的影像学检查方式来显示这些重要的结构。在下文有关MCT与CBCT的专题中还会进一步对这些变异结构进行讨论。

成像方式

口内X线片

口内X线片是一系列小视野（FOV）的二维图像，本质上，是通过将三维结构彼此重叠地投射于平面探测器获得的。其分辨率较高，几乎能够用于所有的牙科设备，并且相对廉价。然而，

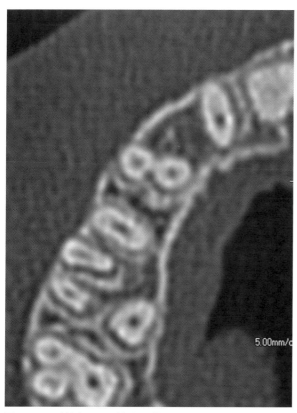

图30-44　低剂量MCT轴向图像显示：13位点的近远中径在腭侧较小，二维图像不能显示这一特点。注意：评估这类牙间距离的最好方法是轴向图像，而非断层或曲面断层片。

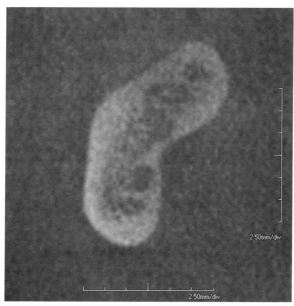

图30-45　低剂量CBCT断层影像显示：下颌磨牙区明显的下颌下凹陷，可见下颌管。

我们也必须认识其局限性。

对于牙周病患者，2D图像只能识别邻间结构，对于唇颊面和舌腭面的牙槽骨状态，仅凭密度的改变所提供的信息相当有限（图30-23），

口内X线片上不能显示牙周骨缺损的实际三维形态，但是，采用视差原理的多重投射是有效的。在影像上能检测到骨改变之前，病灶区必然已存在一定程度的脱矿及骨吸收，只有当骨吸收达到一定量时，方可能在2D图像（包括口内X线片）上显示。换言之，只有当一个病损达到一定程度的骨密度降低和/或骨破坏，特别是唇舌侧，才能在2D图像上得以识别。例如，口内X线片通常不能检测到窄的垂直牙周缺损（图30-21，图30-26），在颊侧或舌侧骨皮质消失之前，其在二维X线片上也都不能显示。尽管在二维X线片检查中偶尔可见重叠的软组织轮廓，比如覆盖于阻生第三磨牙的软组织，但其不能用于软组织检查。口内X线片检查中，当高密度或厚的骨组织，如上颌骨颧突的外斜嵴和下缘皮质，投射于目标区域时，可能掩盖牙周缺损。

根尖片的投照角度常常会有所改变，导致其不能准确地反映实际的牙槽骨水平（图30-16，图30-20），因此根尖片应尽可能采用平行投照技术。然而，由于𬌗翼片检查时，其主光束与牙齿长轴更加垂直，投照通常能够更准确地评估牙槽骨吸收情况，因此当牙槽骨吸收不严重时，可以选取这种投照方法。但是，有时也有相反的情况（图30-28）。所以，读片时了解精确的投射角度非常重要，而通过仔细检查小视野中的其他解剖结构会有助于了解投射情况，例如评估牙冠形态，后牙牙尖彼此重叠的程度为垂直投射角度提供参考，而（牙齿）近冠方表面的重叠程度则为水平投射角度提供参考。

人们已研发数个相关检查技术，尝试通过比较图像来评估骨质改变，如网格技术和减影技术，但其都依赖于精确的探测器位置和投射角度，这些并不容易实现，在临床环境中更加不切实际。

在评估牙周骨质吸收时，根尖片不如CBCT和MCT准确（Furhmann et al. 1995；Langen et al. 1995；Mol & Balasundaram 2008；Vandenberghe et al. 2008）。已有研究显示，CBCT和MCT能够更准确地显示牙周病损的存在和形态（Fuhrmann et al. 1995；Langen et al. 1995；Fuhrmann et al. 1997；Misch et al. 2006）（见下文相关章节）。我们应根据每位患者的临床表现，决定其是否需要采用CBCT或MCT评估牙周骨质缺损。例如，对于一位中度牙周炎患者，如怀疑其有窄的垂直病损或根分叉病变，而临床检查不易确定时，则可考虑拍摄CBCT。CBCT也优于全口根尖片或多张根尖片。为了达到最优决策，临床医生需十分熟知MCT和CBCT的功能，以及有关的放射剂量（见以下相关章节）。

对根尖周病的存在与范围的判断，对于牙周病患者的整体诊断显然很重要。与根尖片相比，CBCT和MCT等容积成像方法在识别根尖周病损方面有显著优势（Velvart et al. 2001；Huumonen et al. 2006；Lofthag-Hansen et al. 2007；Stavropoulos & Wenzel 2007；Low et al. 2008；Estrela et al. 2008）。对于根尖周病损的影像学特征，容积图像能提供更多的信息，有研究显示，容积图像能够更准确地诊断根尖周病损（Simon et al. 2006）。

在牙种植学中，根尖片能提供有益的初始图像，但是根尖片有其局限性，首先由于其是二维图像，无法提供断面信息，不能精确显示下颌下窝、舌下窝以及上颌窦底牙槽骨凹处的形态，而MCT和CBCT则可以很好地显示这些结构（图30-38～图30-43）。其次由于其使用平行投照技术，剩余牙槽嵴和种植体方向可能与预想的不在同一个"角度"。另外根尖片只能拍摄很小面积的颌骨，除非多取几个视野。综上所述，我们应该认识到，与MCT和CBCT相比，根尖片通常相对不准确（Furhmann et al. 1995；Langen et al. 1995；Williams et al. 2006；Mol & Balasundaram 2008；Vandenberghe et al. 2008）。也有研究显示，CBCT和MCT能比根尖片更准确地识别下颌管（Klinge et al. 1989；Lindh et al. 1992）。在欣赏放射设备实用性的同时，我们更应该注意，在世界上许多地区，人们已不再认为仅基于根尖片制订种植计划是恰当的。

尽管人们了解了根尖片的各种局限性，但其依然是种植术后影像学检查的重要方法。已

有研究显示，根尖片也能够准确地反映种植体周围病损（De Smet et al. 2002；Corpas Ldos et al. 2011），但是根尖片与容积成像技术相比，其缺点在于仅能显示邻间骨缺损（图30-46，图30-47）。然而，根尖片也有其优势，种植体在根

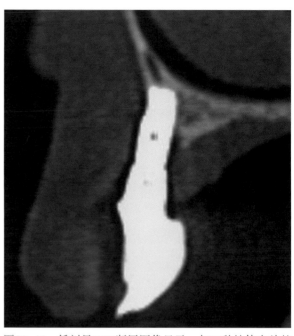

图30-46　低剂量MCT断层图像显示：与13种植体有关的中-重度种植体周围骨吸收。

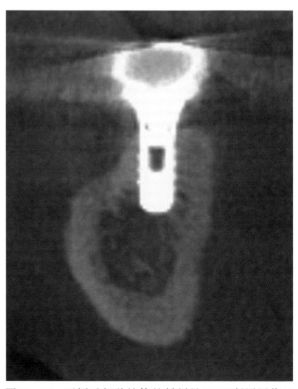

图30-47　下颌后部种植体的低剂量CBCT断层图像显示：颊舌侧无相关的骨异常病灶。图像准确地显示了种植体尖端与下颌管之间的距离。

尖片无伪影，而在CBCT（Pauwels et al. 2013）和MCT上经常可见伪影（图30-48，图30-49）。因此根据临床需要，即使视野中不能包含整颗种植体，依然可用根尖片，只要探测器与种植体平行，中心射线与两者垂直即可。当口内X线片不能满足诊断需求时，可以考虑MCT和CBCT，如以下相关部分所讨论。

使用某些种植系统时，口内X线片可用于确定基台的最佳位置。此时需要采用严格的平行投照技术。

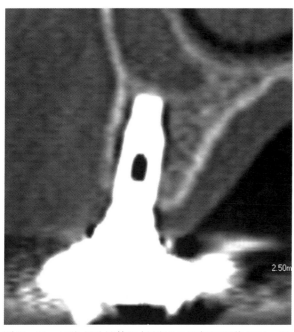

图30-48　15位点种植体的低剂量MCT断层图像显示：种植体附近有高亮伪影。

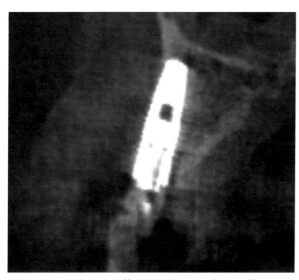

图30-49　12位点种植体的低剂量CBCT断层图像显示：覆盖这颗种植体的唇侧骨板大量缺失。注意：CBCT典型的射束硬化伪影。

全景片

全景片是一种独特的基于传统断层摄像技术的影像学检查。与传统的断层摄像技术一样，这一技术依赖图像获取过程中探测器和X线管的运动，若动作不准确则导致目标平面以外的结构更加模糊。全景片本质上是目标平面沿牙槽弓弧度弯曲形成的一个曲面断层片。所以，它只能提供二维信息，并不能提供牙槽弓的断层信息。

除了口内X线片中已经讨论的二维视图的局限性，全景片还有另外一些众所周知的局限性，包括：

- 分辨率低。
- 结构重叠，如颈椎、软组织、气道。
- 不能反映断层面以外的结构。
- 暗影。
- 重影。
- 放大率：
  ○ 依赖于机器。
  ○ 不可预测，即使是同一患者同一机器。
  ○ 同一图像上放大率不同。
- 图像失真。
- 胶片/探测器附近（颊侧）的结构变窄。
- 舌侧结构偏上。
- 投影缩减和伸长率不同。
- 不能提供以下三维信息：
  ○ 牙槽嵴的宽度和方向。
  ○ 下颌下腺窝。
  ○ 切牙窝。
  ○ 下颌管的位置。
  ○ 颏孔。
  ○ 切牙管和切牙孔。
  ○ 上颌窦。
  ○ 鼻腔底。

人们常常低估准确解读一张全景片的难度，由于对其局限性缺乏了解，常常导致不正确的解读。例如，全景片对许多结构的成像表现都不能排除病理变化的存在或评估疾病的性质（图30-8，图30-50）。对图像上某一点的特定投射

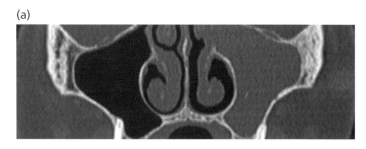

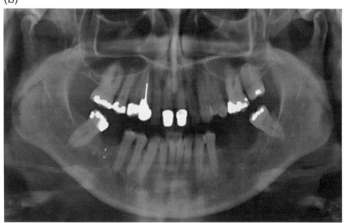

图30-50　（a）MCT冠状面图像显示：变得不透明的左上颌窦，延伸至左侧鼻道窦口复合体，上颌窦壁硬化，窦腔内浑浊。这个表现与伴有真菌重复感染的慢性炎症性疾病相符。（b）全景片不能显示这一左上颌窦的疾病。这一现象突显了全景片的诸多局限性，包括对上颌窦的评估。

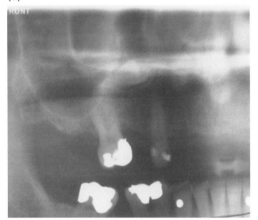

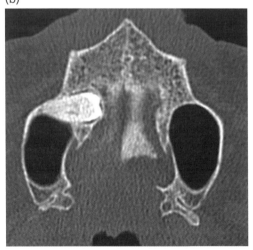

图30-51　（a）全景片的截图显示：一颗阻生的右上颌前磨牙，牙冠指向近中，然而这并非实际方向。这与这些图像典型的倾斜投照有关。（b）低剂量MCT轴向影像显示这颗前磨牙的真实方向，牙冠居中。

角度认识不足会导致另一个常见错误，这一角度始终在变化，通常存在水平向或垂直向倾斜。例如，全景片显示的阻生牙的方向通常不能反映实际情况（图30-51）。有限的放射学解剖知识，加之对可能显示于全景片内的口腔颌面部结构的病理变化认识不足（包括影像特征），也导致对图像的不准确解读。

除了与口内X线片有关的局限性以外，全景片对牙周骨质的评估也有诸多局限（图30-29）。另外要注意，即使在同一张全景片上，牙齿的垂直放大率也存在不同，这将会导致对牙槽骨吸收情况的错误评估（Thanyakarn et al. 1992）。

全景片可用于粗略评估颌骨内病损的尺寸，但当需要更准确地评估各个结构的三维关系并要求精确的尺寸时，全景片就有诸多局限（Thanyakarn et al. 1992；Bou Serhal et al. 2002；Sharan & Madjar 2006）。因此，全景片在制订种植计划中的应用受到限制。但也有学者认为，如果允许较大的测量误差，全景片依然能应用于最终的种植计划（Vazquez et al. 2008）。然而，其不能用于鉴别三维结构依然是个大问题。例如不能准确地鉴别重要的形态变异，如下颌下窝、舌下窝和其他窝（图30-40，图30-41，图30-45），以及上颌窦牙槽窝的范围和形态变异（图30-43）。

众所周知，全景片上并非难以辨认下颌管。由于下颌管自上而下、自内而外地向下颌骨体的颊侧走行，因此全景片上显示的源于牙槽嵴顶的可用垂直距离大于实际值，这与X线管典型的负向垂直角度有关。已有研究显示，MCT能够很准确地定位下颌管（Klinge et al. 1989；Lindh et al. 1992）以及这些管道的正常变异（Naitoh et al. 2007）。种植计划中MCT和CBCT相对于全景片的优势，将在以下有关MCT和CBCT的章节详细讨论。

虽然影像学设备和恰当的放射支持可能因条件限制无法获得，但应该注意，在全球许多地区，人们已认为仅仅依靠全景片和口内X线片就制订种植计划是不恰当的。鉴于种植体植入手术不同于肿瘤手术切除或囊肿摘除，其植入位置相对可选，因此应该考虑可能出现的并发症，包括下牙槽神经损伤和危及生命的大出血。

在种植术后影像检查评估中，全景片依然存在上述局限，此外其还有部分局限性与口内X线片的特性有关。全景片用于种植体周围骨的初始评估较为有益，若要更进一步评估则还需要根尖片、CBCT或MCT检查。

牙周病或种植患者的影像学检查要能显示其他牙槽疾病存在与否，已有研究讨论这一点的重要性。全景片显示根尖周病损的效果不如根尖片（Rohlin et al. 1989），MCT和CBCT在显示这类病损时确实又优于根尖片和全景片（Velvart et al. 2001；Huumonen et al. 2006；Lofthag-Hansen et al. 2007；Stavropoulos & Wenzel 2007；Estrela et al. 2008；Low et al. 2008）。另外，就发现龋病而言，口内X线片优于全景片，而拾翼片优于根尖片（Akarslan et al. 2008）。

总之，对于治疗初期的总体评估，全景片依然是有效的。然而，我们必须充分认识其局限性。错误的或不恰当解读这些图像，未充分重视其显著性误差，都可能导致后果严重的误诊。

传统的断层成像

同上文所述，传统的断层成像依赖于图像捕获期间探测器和X线管的运动。动作不准确将导致目标平面以外的结构更加模糊，而目标平面内的结构则较为清晰。传统的断层成像已常规用于研究高对比度结构，例如颞下颌关节和种植设计。尽管其能提供断层信息，但由于其局限性，在很大程度上，传统断层摄影现已被MCT和CBCT取代。传统断层成像的局限性包括：

- 分辨率低。
- 线性断层成像中的干扰条纹。
- 目标平面附近的结构，比如邻近的下颌隆突，不够模糊，甚至依然可见。
- 薄的切片（如1mm）不实用，而且合成的图像通常不具有诊断意义。
- 厚的切片（如3mm或更厚）可导致：
  ○ 邻近结构重叠增加。
  ○ 幻影图像：图像上明显的结构，而实际上并不存在，这与目标平面以外的结构的重叠有关，比如骨小梁和牙齿。
- 耗时和患者不适。

断层片中兴趣位点的拍摄角度取决于放射技师。这一角度可能与种植体植入的预期角度不同，目前临床医生也没有可靠的方法来核实这一角度，而且由于种植设计要求的精确度高，在使用这一技术时，常常出现差错和需要重拍。与现代的低剂量CBCT和MCT相比（使用恰当的操作方案），放射剂量低可能不再是传统断层摄影的优势。而且在用于种植设计时，并不总能轻易辨别其中的解剖结构，需要仔细解读，而MCT就能够更精确地显示下颌管的位置（Klinge et al. 1989；Ylikontiola et al. 2002）。

多层/多探测器计算机体层摄影和锥形束计算机体层摄影

讨论任何有关X线设备时，都应认识到影像学设备的迅猛发展，以及同行评审发表的研究的相对滞后。这适用于大多数技术，尤其是MCT和CBCT。

简单地讲，MCT使用非常平行、平整的扇形光束，光束环绕患者呈螺旋形进展，获得多个断层的影像数据。相比之下，CBCT机器采用发散的圆锥体/锥体形光束，一次循环能获得多个平面的投射（类似于传统二维X线影像）。这个锥体形光束与那些二维X线片的X线相似。MCT和CBCT都能利用计算机，采用反向投影成像算法，从获得的原始数据重建3D信息。而且目前许多现代的MCT机器都能采用迭代重建法，能够在更低放射剂量的条件下获得图像。有关CBCT和MCT技术比较的文献（Koong 2010）提供了更多详情。下文将讨论必要的注意事项。

目前已有文献报道，CBCT图像的立体像素分辨率范围是0.076～0.4mm（Scarfe et al. 2008；White 2008），较MCT图像高，但其分辨率可能因其他因素的影响而显著降低（Draenert et al. 2007；Sanders et al. 2007；Watanabe et al. 2011）。

MCT获取图像时，患者处于仰卧位，而当下口腔颌面部应用的大部分CBCT获取数据时患者为站位或坐位。另外，对于相似的体积，MCT扫描获取数据要比CBCT快。因此，CBCT运动相关的图像退化可能更大。

与MCT相比，CBCT每次平面投射所涵盖的口腔颌面部组织体积更大，所用的探测器面积也更大，这导致康普顿散射更大，显著增加图像的噪声。这些噪声，加上CBCT采用较低能量的光子，导致图像的信噪比显著低于MCT。所以，在CBCT图像中，目标结构并不能十分明显地从升高的"背景噪声"中"突显出来"，可能比MCT图像更加难以评估。CBCT图像的典型特征是，透射性不同的结构之间差别小，即图像较"平"。解读CBCT研究时一定要考虑这一点。例如，CBCT不能像MCT一样轻易地显示硬化症。

射束硬化是CBCT相对于MCT的另一个显著劣势（Draenert et al. 2007；Sanders et al. 2007），依然与CBCT典型的低信号性质有关。X线束通常是多色的，光子能量在一个区间内。随着光束穿过人体，低能量的光子首先被吸收，改变了光束的质量。这可能导致图像上出现与致密结构有关的暗影和条带。相比之下，颌面部结构的MCT图像上，与致密的非金属物体有关的射束硬化通常并不明显。例如，CBCT图像上常见与牙髓治疗过程中所用的马来乳胶有关的硬化伪影（图30-26），而MCT图像（图30-24）上则没有。射束硬化现象随患者头部的尺寸和结构的致密性增加而增强，尤其在这些结构的毗邻区域时（图30-60）。

与CBCT图像相比，金属修复体导致的金属伪影（极端衰减）在MCT图像上更加显著。然而，考虑到CBCT的上述局限性，包括射束硬化（Draenert et al. 2007；Sanders et al. 2007），因此对含有金属修复体的区域而言，这两种技术的总体劣势相似（图30-23，图30-47）。

必须注意，CBCT和MCT的图像质量随拍摄过程和模式的不同而不同。但是人们通常认为MCT图像质量在不同条件下的变化范围更小。重点是必须认识到，MCT设备的拍摄范围远远大于CBCT，因此同一MCT设备获得的图像的质量变化范围更大。

与常规牙科影像（包括全景片和口内X线片）比较，MCT和CBCT在种植设计的诊断性影像检查方面，对组织形态和相关结构的三维呈现，以及种植体植入时各种相关尺寸的精确测量，都更有优势（Klinge et al. 1989；Lindh et al. 1992, 1997；Ylikontiola et al. 2002；Hanazawa et al. 2004；Kobayashi et al. 2004；Marmulla et al. 2005；de Morais et al. 2007；Nickenig et al. 2007；Naitoh et al. 2007；Loubele et al. 2008；Suomalainen et al. 2008；Kamburoglu et al. 2009）。

我们对前述CBCT和MCT的差异应加以注意。已有研究显示，MCT和CBCT不仅在种植设计中有特殊意义，在常规牙科治疗中的运用也已显示出相似性和足够的准确性（Klinge et al. 1989；Hanazawa et al. 2004；Kobayashi et al. 2004；Loubele et al. 2005；Marmulla et al. 2005；Suomalainen et al. 2008；Kamburoglu et al. 2009；Nickenig et al. 2010）。目前人们普遍接受其误差为±1mm。但上述研究也显示，一小部分扫描的误差大于±1mm。这可能和诸多因素有关，包括观察者的变化、观察方法以及所选择的窗宽

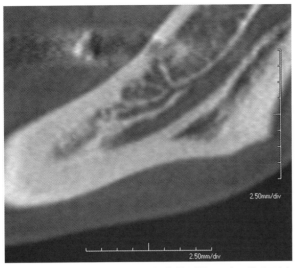

图30-52 校正的低剂量MCT矢状位图像显示：分为两支的下颌管的局部影像。完全显示这一下颌管需要多平面图像，计算机显示最佳。

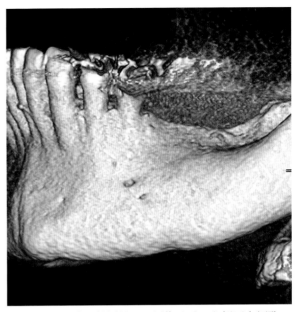

图30-54 重建的低剂量MCT图像显示：左侧两个颏孔。

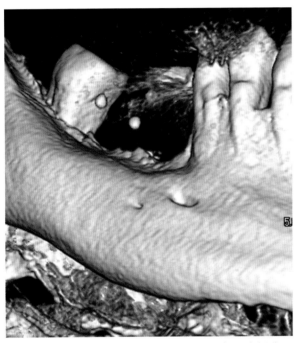

图30-53 重建的低剂量MCT图像显示：右侧两个颏孔。

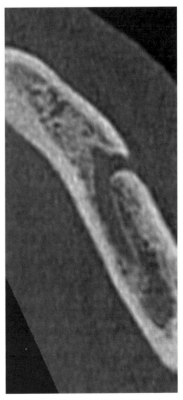

图30-55 校正的低剂量MCT轴位图像显示：左侧下颌管前部的弯曲部分，向颏孔延伸。

窗位。我们应当注意MCT和CBCT研究中正确地获取图像和进行格式转换，同时也建议在合适的多维图像上进行准确、仔细的测量。目前研究已经证明，与全景片和口内二维X线片相比，MCT和CBCT能够更加准确地显示重要结构（如下颌管），且测量更加准确（Klinge et al. 1989；Lindh et al. 1992；Ylikontiola et al. 2002；Howe 2009；Kamburoglu et al. 2009）。

对前文所述的正常解剖结构的变异，其中一些广为人知。例如，上颌窦底部形态的巨大

变异，以及上牙槽隐窝范围的变异。人们普遍认为，与常规牙科影像（包括全景片和口内X线片）相比，CBCT和MCT能够更准确地显示这种变异（图30-43）。类似的，对于在二维X线片也不能显示下颌下窝和舌下窝突起的巨大变异（图30-38，图30-40，图30-41，图30-45），CBCT和MCT也能够准确地显示。已有研究报道

了种植术中穿透下颌骨皮质后损伤血管，从而引起危及生命的血肿，因此我们须强调种植前准确认识每位患者下颌骨舌侧形态的重要性（Laboda 1990；Mason et al. 1990；Givol 2000）。

众所周知，下颌管的3D位置也存在很大变异。容积成像技术手段能够更准确地评估下颌管（Klinge et al. 1989；Lindh et al. 1992）。已有研究报道了神经血管束的其他变异，以及这些变异的不可预测性，包括分为两支的下颌管（Naitoh et al. 2009a；Kuribayashi et al. 2010；de Oliveira-Santos et al. 2011）（图30-52）。全景片不能可靠地显示是否存在分为两支的下颌管，这方面容积图像更具优势（Naitoh et al. 2007；Kuribayashi et al. 2010；Fukami et al. 2011；Kim et al. 2011）。分为两支的下颌管的发生率比通常预想得要高，潜在发生率占人群的10%~20%（Kuribayashi et al. 2010；de Oliveira-Santos et al. 2011）。笔者的经验提示，多颏孔的发生率也高于预期，且全景片无法显示（图30-53，图30-54）。下颌管前部通常先向前横穿，再弯向远中颊侧，并常常位于颏孔之上。下颌管前部弯曲部分也存在很大变异，并不可预测。已经证明，全景片不能可靠地评估这一变异（Arzouman et al. 1993；Uchida et al. 2009；Apostolakis & Brown 2011）。笔者的经验认为只有容积成像技术可以准确地评估这些变异（图30-55）。

大多数人下颌骨体都存在舌侧血管神经管和舌侧孔（图30-56，图30-57），位置变异很大，手术中应加以注意，因为可能损伤血管（Liang et al. 2006；Vandewalle et al. 2006；Liang et al. 2007；Katakami et al. 2009；Tagaya et al. 2009）。因此识别这些舌侧管很重要。有研究显示，只有MCT和CBCT能够显示这些舌侧管和舌侧孔（Katakami et al. 2009；Tagaya et al. 2009）。

已有研究报道下颌切牙管的位置可能影响种植体的植入（Jacobs et al. 2007）；种植导致的与下颌切牙管有关的并发症也已有报道（Kohavi & Bar-Ziv 1996）。上颌切牙管的形态和尺寸变异广为人知（Jacobs et al. 2007）。

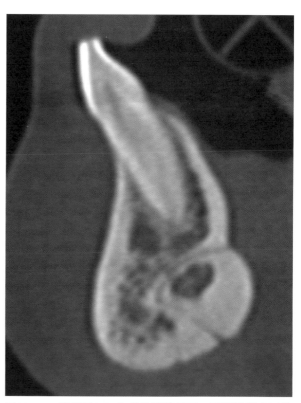

图30-56　低剂量MCT矢状位图像显示：下颌骨联合区的两个舌侧管和舌侧孔。

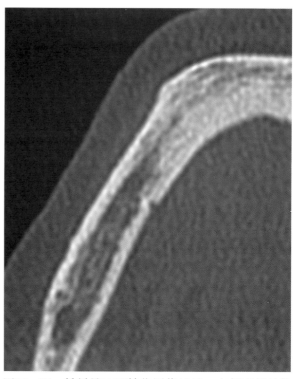

图30-57　低剂量MCT轴位图像显示：右侧下颌骨体部的舌侧管和舌侧孔。使用计算机获得的多平面重建（MPR）图像可以充分地显示舌侧管和舌侧孔。

MCT像素/体素值（Hounsfield/CT值）与密度几乎成线性关系（Araki & Okano 2011），因此MCT是评估种植体周围骨密度的有力工具。相比之下，CBCT的体素值并无绝对性，且与密度间无线性关系（Araki & Okano 2013）。这可能与CBCT的上述多种局限性有关，包括射束硬化和邻近结构的影响。尽管一些学者提出，评估CBCT像素/体素密度值依然有一些用途（Naitoh et al. 2009b, 2010a, b；Isoda et al. 2012），但建议谨慎。在粗略地评估骨密度时，CBCT像素密度值可能有一些作用。

完成种植牙植入后，CBCT图像的局限性将导致种植体附近显现伪影（Pauwels et al. 2013），同样在MCT中也存在种植体相关的伪影。然而即使这样，MCT和CBCT仍然能准确地评估种植体周围的缺损（Mengel et al. 2006），但CBCT不能很好地检查种植体周围的骨密度（Corpas Ldos et al. 2011）。笔者认为MCT和CBCT图像中，种植体周围经常出现不同程度的伪影（因机器和方案的不同而不同）（图30-48，图30-49，图30-58，图30-59），这有可能在不同程度上影响MCT和CBCT检测到窄而微小的种植体周围病损，而且此时评估种植体周围骨水平常常比较困难。两颗及以上距离较近的种植体间，CBCT的射束硬化伪影非常明显（图30-60）。在这方面，口内X线片更显优势。尽管全景片也可能获得有用的初期视图，但其与口内X线片相比，有典型的其他局限性。虽然根尖片只能显示邻间骨质，并且视野中可能不包含整颗种植体，但如果使用平行投照技术，根尖片依然效果较好。在临床遇到下列情况：怀疑有颊侧或舌侧缺损，或需要在颊舌向评估种植体位置，或发生不能解释的并发症，或邻近可能存在相关的未诊断的病理变化时，需要进行影像学检查时，应首先考虑MCT和CBCT（图30-61）。

与根尖片相比，MCT和CBCT能够更准确地显示牙周骨吸收，并能更好地评估缺损的形态（Fuhrmann et al. 1995；Langen et al. 1995；Fuhrmann et al. 1997；Mengel et al. 2005；Misch et al. 2006；Mol et al. 2008；Vandenberghe et al. 2008）。前文已述容积图像相对于平面二维图像的显著优势，以及二维图像的局限性。最佳检查

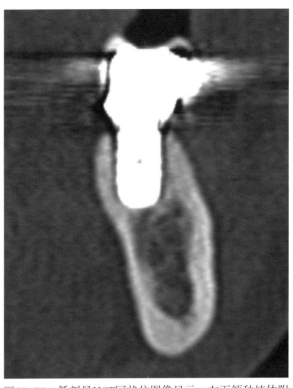

图30-58　低剂量MCT冠状位图像显示：左下颌种植体附近的透亮伪影。

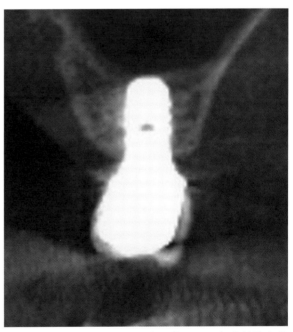

图30-59　低剂量CBCT冠状位图像显示：与种植体和修复体有关的射束硬化伪影。

方法的选择应基于特定病例的临床表现与诊断需求。前文已述透彻认识各种影像检查方法的重要性（参考口内X线片和全景片这一部分）。

有关MCT和CBCT所有可能的具体应用，本章不详细讨论。而牙周病和种植患者进行影像学评估时同时检测其他齿槽疾病的重要性，本章

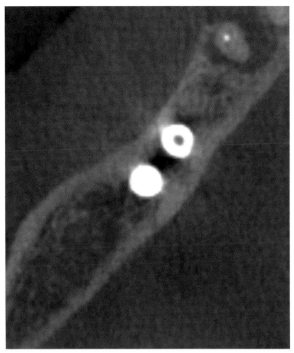

图30-60 低剂量CBCT轴位图像显示：两个致密结构间的大量射束硬化伪影；本例为右下颌两颗种植体。

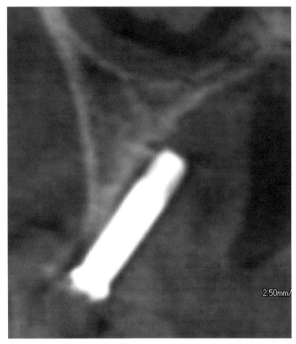

图30-61 校正的低剂量CBCT图像显示腭侧的种植体，这在二维X线片上不能显示。由于腭侧覆盖着较厚的软组织，临床上触诊这颗种植体比较困难（注意直观的腭侧软组织外形）。

节已有研究讨论。在诊断根尖周病和牙体牙髓病时，MCT和CBCT都优于根尖片（Velvart et al. 2001；Huumonen et al. 2006；Simon et al. 2006；Lofthag-Hansen et al. 2007；Mora et al. 2007；Nair & Nair 2007；Patel et al. 2007；Stavropoulos et al.

2007；Low et al. 2008）。

当存在金属或X线阻射的修复体时，CBCT显然不能评估龋齿，而不存在此类修复体时，CBCT应用诊断龋齿的研究显示前景良好（van Daatselaar et al. 2004；Akdeniz et al. 2006；Kalathingal et al. 2006；Tsuchida et al. 2007；Haiter-Neto et al. 2008），但需要进一步的体内研究。目前需要影像学方法评估龋齿时，谨慎点仍应选择殆翼片。

与软组织对比分辨率很差的CBCT相比，MCT效果则要好很多（Watanabe et al. 2011）。MCT能够评估各种软组织结构、软组织病损，以及与骨病损相关的软组织改变。通过静脉造影能够进一步增强MCT的这种重要的诊断优势。MCT的软组织图像可视化有明显的诊断价值。例如，口腔颌面部软组织病损（包括感染）的临床表现可能与牙齿感染相似，而这在MCT图像能显示，CBCT图像上不能显示。实际上，对于数个根端存在局灶性皮质骨破坏的无骨内病损的根尖周感染，MCT能够显示以根尖周感染为中心的软组织影像，从而有助于识别这些CBCT和二维X线片不能识别的牙源性感染。种植前评估中，MCT图像能够显示与种植手术直接相关的邻近软组织病损（如邻近的无皮肤表现的动静脉畸形）和严重疾病的存在。应该特别指出的是，软组织病损最好用MRI检查。

目前在口腔颌面部诊断中，与CBCT相比，MCT依然是更有效、更灵活的影像学方法。对于口腔颌面部疾病的诊断，包括牙槽炎症性疾病，MCT较有优势。因此对于复杂和难以诊断的牙槽疾病，以及更加严重/重大的病理变化，采用MCT而非CBCT评估，似乎更加明智。虽然目前CBCT广泛用于现代口腔临床的日常实践，且支持CBCT优点的临床科学证据多样，优势虽然看似明显，却仍需要进一步进行基于临床的研究来确定CBCT的这些优点，特别是与口内二维X线片、全景片和MCT相比而言。使用最优的CBCT方案获得诊断性图像虽然很关键，但仍需要考虑相关的花费、可达性和其他相关因素。CBCT是口内二维X线片、全景片、MCT以及其他技术，包括MRI、超声和核医学的有益补充，而非替代它们（Koong 2010）。许多临床情况可能不适合选择CBCT。实际上，所有使用CBCT的病例都应同时考虑其他方法是否更合适，特别是MCT。

CBCT和MCT都能输出标准的DICOM文件格式的数据。这使得一系列用于诊断和治疗设计的第三方软件都能够依据CBCT和MCT的数据，建立3D模型和进行影像导航手术等相关应用。

现已有各种基于MCT和CBCT数据的计算机辅助种植手术系统。不同计算机导航系统的应用方法和准确性有所不同，而且最终植入的位置常不能与实际计划的位置完全一致（Eggers et al. 2009；Jung et al. 2009；Valente et al. 2009；Barnea et al. 2010；Pettersson et al. 2010；Widmann et al. 2010）。临床医生应熟知所使用特定系统的准确性和局限性，这点很重要，同时恰当的培训也是至关重要的，任何技术的应用都不应违背常规手术原则和注意事项。

磁共振成像

与本章讨论的其他成像方式不同，MRI不使用计算机辐射。它涉及许多原子核在强磁场中的排列。射频作用下，质子朝远离磁场诱导的方向旋开。停止发射脉冲，质子运动出现弛缓并释放能量，以射频信号的形式被接收线圈检测，然后通过计算机重建图像（傅里叶变换）。

目前尚无与MRI有关的生物副作用的报道。MRI尤其适用于评估软组织，通常优于MCT。再次强调CBCT不能用于评估软组织病变。不同的MRI序列可用于显示和突出不同类型的组织，以及同一组织中的变化。例如，MRI能够显示骨髓内的水肿，而这在MCT和CBCT中不能显示。通过静脉注射钆的络合物能够进一步显示病损的影像学特征。

目前MRI的空间分辨率通常低于MCT和CBCT。因其低分辨率而不能检测更精细的骨改变。骨组织病变的影像学检查，尤其是精细的改变，应首选MCT。MRI可能检测不到小的钙化沉积物。由于邻近组织的反应，MRI也可能过大估计肿瘤的范围。

与MCT和CBCT相比，MRI通常需要更长的拍摄时间。对于某些患者来说，幽闭恐惧症可能是一个问题，尽管现代更宽敞、孔更短的机器已显著减少了这一问题。磁性金属是MRI扫描的禁忌，例如心脏起搏器、脑动脉瘤夹和眶内的异物。

MCT和CBCT图像上所显示的牙周骨质吸收，并不意味着疾病处于活动期。MRI能够显示与当前炎症有关的水肿（图30-32）。在种植影像中，MCT或CBCT有时不能显示下颌管边界，这种情况下，可用MRI判断下牙槽神经血管束下缘的精确位置。

放射剂量水平的比较

2007年，国际放射防护委员会（The International Commission on Radiological Protection，ICRP）发布了新的组织权重因子用于评估有效放射剂量（tissue weight recommendations）（ICRP 2007）。对于口腔颌面部影像来讲，与1990年的建议相比，主要改变是将唾液腺包含其中（0.01）。所以，用2007年组织权重因子计算的口腔颌面部影像的有效剂量高于用1990年组织权重因子计算的剂量。有趣的是，这一增长在全景片上尤其显著，这与成像过程中聚焦于旋转中心有关（Gijbels et al. 2001；Ludlow & Ivanovic 2008）。评估这些文献时要谨慎。尽管必须认识到，目前大家均认为基于2007年建议的剂量计算更准确，但为了便于与之前的研究对比，有必要参考基于1990年ICRP建议的剂量。

已报道的口腔颌面部CBCT的有效剂量范围极大，为6～806μSv（1990年组织权重）和27～1073μSv（2007年组织权重）（Ludlow et al. 2003；Schulze et al. 2004；Ludlow et al. 2006；Kumar et al. 2007；Ludlow et al. 2008；Scarfe et al. 2008；White 2008；Okano et al. 2009；Roberts et al. 2009；Suomalainen et al. 2009；Davies et al. 2012）。CBCT方案的可变性远远低于MCT，因

此其有效剂量的范围大，很大程度上是由于装置不同。某些小视野装置的辐射剂量却大于大视野装置，注意这一点也很重要。但目前对已有的不同装置的放射剂量水平进行精细比较是困难的（De Vos et al. 2009）。原因有多种，包括装置的性能、视野、探测器质量、帧频和图像质量的不同。其中一些因素难以定量。将与装置有关的变量因素进行排列组合，比较所有可能的组合，并进行研究和分析，是极为复杂的。那种只通过简单的表格就分析比较这些结果，具有误导性。例如，一个研究可能报道两个CBCT装置在近乎相同视野（即体积相似）中放射剂量相似，然而图像质量可能有差异。文献报道的"标准"剂量，在临床实践中可能无法获得最优的图像质量，大多数操作者可能会常规采用另外的方案，其放射剂量高于文献报道的剂量。另外，一台机器或许能在大大降低辐射剂量的同时，保证诊断性图像质量，而其他机器或许不能如此。

下颌骨的MCT研究中，文献报道的有效剂量为180~2100μSv（1990年组织权重）和474~1410μSv（2007年组织权重），扫描方案变化很大（Ngan et al. 2003；Loubele et al. 2005；Ludlow et al. 2008；Loubele et al. 2009；Suomalainen et al. 2009）。虽然各种MCT装置的有效剂量有所不同，但颌骨检查的辐射剂量很大程度上依赖拍摄方案。

MCT和CBCT的比较中应该注意（上文提供的信息），使用恰当的MCT低剂量方案时，其辐射剂量可能低于某些CBCT装置。已有研究显示，恰当的MCT方案可在大大降低放射剂量水平的同时，对图像质量不产生显著影响（Loubele et al. 2005）。也有研究显示，低剂量MCT的剂量水平堪比一些CBCT装置。考虑到其优势，MCT可作为成像方式的首选（Rustemeyer et al. 2004）。笔者的经验支持这些结果，并提示多种低剂量MCT方案都能获得诊断性图像，满足牙科的多种需要。当然某些CBCT装置能够在目前的MCT装置无法实现的低剂量的条件下，对相同体积获得具有诊断价值的图像。而随着CBCT和MCT技术的不断发展，两者之间的关系无疑将不断变化。

文献报道的全景片机器的有效剂量水平的变化范围也较大，为4.7~54μSv（ICRP 1990）（Ludlow et al. 2003；Ngan et al. 2003；Kobayashi et al. 2004；Gijbels et al. 2005；Gavala et al. 2009）。这一例中，笔者采用1990 ICRP的组织权重因子进行剂量计算，以便与先前的研究进行对比。机器之间变化较大可能与旋转中心的曲线不同有关（Kaeppler 2008）。应当注意，现在某些CBCT装置的辐射剂量已经低于一些模拟模型较旧的全景片机器。

环形瞄准拍摄全口根尖片的有效辐射剂量水平为170.7~388μSv（ICRP 2007；Ludlow et al. 2008）。人们注意到，某些超低剂量CBCT装置的辐射剂量已能够低于上述全口根尖片的放射剂量了，当然这与二维投射的数量、技术和使用的探测器有关。当需要拍摄CBCT时，必要时可采用超低剂量CBCT装置。

影像学技术持续并相对快速地发展，必须强调始终跟上这些技术进步的重要性。虽然比较不同的方法、拍摄过程和模型是一项复杂的工作，但对此类文献在同行评审中给予批判性评价是有必要的。简化的概括和表格通常不能真实地反映特定摄片过程和模型的错综复杂、特点和缺点。人们也应认识到发表的文献滞后于新技术。因此，深入理解这一技术，结合对目前有效研究的回顾，能够为全面地评估影像技术提供最好的机会。

参考文献

[1] Akarslan, Z.Z., Akdevelioğlu, M., Güngör, K. & Erten, H. (2008) A comparison of the diagnostic accuracy of bitewing, periapical, unfiltered and filtered digital panoramic images for approximal caries detection in posterior teeth. *Dentomaxillofacial Radiology* **37**, 458–463.

[2] Akdeniz, B.G., Grondahl, H.G. & Magnusson, B. (2006). Accuracy of proximal caries depth measurements: Comparison

between limited cone beam computed tomography, storage phosphor and film radiography. *Caries Research* **40**, 202–207.

[3] Apostolakis, D. & Brown, J.E. (2012). The anterior loop of the inferior alveolar nerve: prevalence, measurement of its length and a recommendation for interforaminal implant installation based on cone beam CT imaging. *Clinical Oral Implants Research* **23**, 1022–1030.

[4] Araki, K. & Okano, T. (2013). The effect of surrounding conditions on pixel value of cone beam computed tomography. *Clinical Oral Implants Research* **24**, 862–865.

[5] Arzouman, M.J., Otis, L., Kipnis, V. & Levine, D. (1993). Observations of the anterior loop of the inferior alveolar canal. *International Journal of Oral & Maxillofacial Implants* **8**, 295–300.

[6] Barnea, E., Alt, I., Kolerman, R. & Nissan, J. (2010). Accuracy of a laboratory-based computer implant guiding system. *Oral Surgery, Oral Medicine, Oral Pathology, Oral Radiology and Endodontics* **109**, e6–e10.

[7] Bou Serhal, C., Jacobs, R., Flygare, L., Quirynen, M. & van Steenberghe, D. (2002). Perioperative validation of localisation of the mental foramen. *Dentomaxillofacial Radiology* **31**, 39-43.

[8] Brown, L.J., Albandar, J.M., Brunelle, J.A. & Löe H. (1996). Early-onset periodontitis: progression of attachment loss during 6 years. *Journal of Periodontology* **67**, 968–975.

[9] Carter, L., Farman, A.G., Geist, J. *et al.* (2008). American academy of oral and maxillofacial radiology executive opinion statement on performing and interpreting diagnostic cone beam computed tomography. *Oral Surgery, Oral Medicine, Oral Pathology, Oral Radiology and Endodontics* **106**, 561–562.

[10] Corpas Ldos, S., Jacobs, R., Quirynen, M. *et al.* (2011). Peri-implant bone tissue assessment by comparing the outcome of intra-oral radiograph and cone beam computed tomography analyses to the histological standard. *Clinical Oral Implants Research* **22**, 492–499.

[11] Davies, J., Johnson, B. & Drage, N. (2012). Effective doses from cone beam CT investigation of the jaws. *Dentomaxillofacial Radiology* **41**, 30–36.

[12] de Morais, J.A., Sakakura, C.E., Loffredo Lde, C. & Scaf, G. (2007). A survey of radiographic measurement estimation in assessment of dental implant length. *Journal of Oral Implantology* **33**, 186–190.

[13] de Oliveira-Santos, C., Souza, P.H., de Azambuja Berti-Couto, S., Stinkens, L., Moyaert, K. *et al.* (2012). Assessment of variations of the mandibular canal through cone beam computed tomography. *Clinical Oral Investigations* **16**, 387–393.

[14] De Smet, E., Jacobs, R., Gijbels, F. & Naert, I. (2002). The accuracy and reliability of radiographic methods for the assessment of marginal bone level around oral implants. *Dentomaxillofacial Radiology* **31**, 176–181.

[15] De Vos, W., Casselman, J. & Swennen, G.R. (2009). Cone-beam computerized tomography (CBCT) imaging of the oral and maxillofacial region: A systematic review of the literature. *International Journal of Oral & Maxillofacial Surgery* **38**, 609–625.

[16] Draenert, F.G., Coppenrath, E., Herzog, P., Muller, S. & Mueller-Lisse, U.G. (2007). Beam hardening artefacts occur in dental implant scans with the newtom cone beam CT but not with the dental 4-row multidetector CT. *Dentomaxillofacial Radiology* **36**, 198–203.

[17] Eggers, G., Patellis, E. & Mühling, J. (2009). Accuracy of template-based dental implant placement. *International Journal of Oral & Maxillofacial Implants* **24**, 447–54.

[18] Estrela, C., Bueno, M.R., Leles, C.R., Azevedo, B. & Azevedo, J.R. (2008). Accuracy of cone beam computed tomography and panoramic and periapical radiography for detection of apical periodontitis. *Journal of Endodontics* **34**, 273–279.

[19] Fuhrmann, R.A., Bucker, A. & Diedrich, P.R. (1995). Assessment of alveolar bone loss with high resolution computed tomography. *Journal of Periodontal Research* **30**, 258–263.

[20] Fuhrmann, R.A., Bucker, A. & Diedrich, P.R. (1997). Furcation

involvement: Comparison of dental radiographs and HR-CT-slices in human specimens. *Journal of Periodontal Research* **32**, 409–418.

[21] Fukami, K., Shiozaki, K., Mishima, A. *et al.* (2012). Bifid mandibular canal: confirmation of limited cone beam computed tomography findings by gross anatomical and histological investigations. *Dentomaxillofacial Radiology* **41**, 460–465.

[22] Gavala, S., Donta, C., Tsiklakis, K. *et al.* (2009). Radiation dose reduction in direct digital panoramic radiography. *European Journal of Radiology* **71**, 42–48.

[23] Gijbels, F., Sanderink, G., Bou Serhal, C., Pauwels, H. & Jacobs, R. (2001). Organ doses and subjective image quality of indirect digital panoramic radiography. *Dentomaxillofacial Radiology* **30**, 308–313.

[24] Gijbels, F., Jacobs, R., Debaveye, D. *et al.* (2005). Dosimetry of digital panoramic imaging. Part II: Occupational exposure. *Dentomaxillofacial Radiology* **34**, 150–153.

[25] Givol, N., Chaushu, G., Halamish-Shani, T. & Taicher, S. (2000). Emergency tracheostomy following life-threatening hemorrhage in the floor of the mouth during immediate implant placement in the mandibular canine region. *Journal of Periodontology* **71**, 1893–1895.

[26] Goodson, J.M., Haffajee, A.D. & Socransky, S.S. (2008). The relationship between attachment level loss and alveolar bone loss. *Journal of Clinical Periodontology* **11**, 348–359.

[27] Haiter-Neto, F., Wenzel, A. & Gotfredsen, E. (2008). Diagnostic accuracy of cone beam computed tomography scans compared with intraoral image modalities for detection of caries lesions. *Dentomaxillofacial Radiology* **37**, 18–22.

[28] Hanazawa, T., Sano, T., Seki, K. & Okano, T. (2004). Radiologic measurements of the mandible: A comparison between CT-reformatted and conventional tomographic images. *Clinical Oral Implants Research* **15**, 226–232.

[29] Howe, R.B. (2009). First molar radicular bone near the maxillary sinus: A comparison of CBCT analysis and gross anatomic dissection for small bony measurement. *Oral Surgery, Oral Medicine, Oral Pathology, Oral Radiology and Endodontics* **108**, 264–269.

[30] Huumonen, S., Kvist, T., Grondahl, K. & Molander, A. (2006). Diagnostic value of computed tomography in re-treatment of root fillings in maxillary molars. *International Endodontic Journal* **39**, 827–833.

[31] ICRP. (2007). The 2007 Recommendations of the International Commission on Radiological Protection. ICRP Publication 103. *Annals of the ICRP* **37**, 1–332.

[32] Isoda, K., Ayukawa, Y., Tsukiyama, Y. *et al.* (2012). Relationship between the bone density estimated by cone-beam computed tomography and the primary stability of dental implants. *Clinical Oral Implants Research* **27**, 832–836.

[33] Jacobs, R., Lambrichts, I., Liang, X. *et al.* (2007). Neuro-vascularization of the anterior jaw bones revisited using high-resolution magnetic resonance imaging. *Oral Surgery, Oral Medicine, Oral Pathology, Oral Radiology and Endodontics* **103**, 683–693.

[34] Jung, R.E., Schneider, D., Ganeles, J. *et al.* (2009). Computer technology applications in surgical implant dentistry: a systematic review. *International Journal of Oral and Maxillofacial Implants* **24 Suppl**, 92–109.

[35] Kaeppler, G., Buchgeister, M. & Reinert, S. (2008). Influence of the rotation centre in panoramic radiography. *Radiation Protection Dosimetry* **128**, 239–244.

[36] Kalathingal, S.M., Mol, A., Tyndall, D.A. & Caplan, D.J. (2007). *In vitro* assessment of cone beam local computed tomography for proximal caries detection. *Oral Surgery, Oral Medicine, Oral Pathology, Oral Radiology and Endodontics* **104**, 699–704.

[37] Kamburoglu, K., Kilic, C., Ozen, T. & Yuksel, S.P. (2009). Measurements of mandibular canal region obtained by cone-beam computed tomography: A cadaveric study. *Oral Surgery, Oral Medicine, Oral Pathology, Oral Radiology and Endodontics* **107**, e34–42.

[38] Katakami, K., Mishima, A., Kuribayashi, A. *et al.* (2009). Anatomical characteristics of the mandibular lingual foramina observed on limited cone-beam CT images. *Clinical Oral Implants Research* **20**, 386–390.

[39] Khocht, A., Zohn, H., Deasy, M. & Chang, K.M. (1996). Screening for periodontal disease: radiographs vs. PSR. *Journal of the American Dental Association* **127**, 749–756.

[40] Kim, M.S., Yoon, S.J., Park, H.W. *et al.* (2011). A false presence of bifid mandibular canals in panoramic radiographs. *Dentomaxillofacial Radiology* **40**, 434–438.

[41] Klinge, B., Petersson, A. & Maly, P. (1989). Location of the mandibular canal: Comparison of macroscopic findings, conventional radiography, and computed tomography. *International Journal of Oral & Maxillofacial Implants* **4**, 327–332.

[42] Kobayashi, K., Shimoda, S., Nakagawa, Y. & Yamamoto, A. (2004). Accuracy in measurement of distance using limited cone-beam computerized tomography. *International Journal of Oral and Maxillofacial Implants* **19**, 228–231.

[43] Kohavi, D. & Bar-Ziv, J. (1996). Atypical incisive nerve: clinical report. *Implant Dentistry* **5**, 281–283.

[44] Koong, B. (2010). Cone beam imaging: is this the ultimate imaging modality? *Clinical Oral Implants Research* **21**, 1201–1208.

[45] Koong, B. (2012). The basic principles of radiologic interpretation. *Australian Dental Journal* **57 Suppl 1**, 33–39.

[46] Kumar, V., Ludlow, J.B., Mol, A. & Cevidanes, L. (2007). Comparison of conventional and cone beam CT synthesized cephalograms. *Dentomaxillofacial Radiology* **36**, 263–269.

[47] Kuribayashi, A., Watanabe, H., Imaizumi, A. *et al.* (2010). Bifid mandibular canals: cone beam computed tomography evaluation. *Dentomaxillofacial Radiology* **39**, 235–239.

[48] Laboda, G. (1990). Life-threatening hemorrhage after placement of an endosseous implant: report of case. *Journal of the American Dental Association* **121**, 599–600.

[49] Langen, H.J., Fuhrmann, R., Diedrich, P. & Günther, R.W. (1995). Diagnosis of infra-alveolar bony lesions in the dentate alveolar process with high-resolution computed tomography. Experimental results. *Investigative Radiology* **30**, 421–426.

[50] Liang, X., Jacobs, R. & Lambrichts I. (2006). An assessment on spiral CT scan of the superior and inferior genial spinal foramina and canals. *Surgical and Radiologic Anatomy* **28**, 98–104.

[51] Liang, X., Jacobs, R., Lambrichts, I & Vandewalle, G. (2007). Lingual foramina on the mandibular midline revisited: a macroanatomical study. *Clinical Anatomy* **20**, 246–251.

[52] Lindh, C., Petersson, A. & Klinge, B. (1992). Visualisation of the mandibular canal by different radiographic techniques. *Clinical Oral Implants Research* **3**, 90–97.

[53] Lindh, C., Petersson, A., Klinge, B. & Nilsson, M. (1997). Trabecular bone volume and bone mineral density in the mandible. *Dentomaxillofacial Radiology* **26**, 101–106.

[54] Lofthag-Hansen, S., Huumonen, S., Grondahl, K. & Grondahl, H.G. (2007). Limited cone-beam CT and intraoral radiography for the diagnosis of periapical pathology. *Oral Surgery, Oral Medicine, Oral Pathology, Oral Radiology and Endodontics* **103**, 114–119.

[55] Loubele, M., Jacobs, R., Maes, F. *et al.* (2005). Radiation dose vs. Image quality for low-dose CT protocols of the head for maxillofacial surgery and oral implant planning. *Radiation Protection Dosimetry* **117**, 211–216.

[56] Loubele, M., Van Assche, N., Carpentier, K. *et al.* (2008). Comparative localized linear accuracy of small-field cone-beam CT and multislice CT for alveolar bone measurements. *Oral Surgery, Oral Medicine, Oral Pathology, Oral Radiology and Endodontics* **105**, 512–518.

[57] Loubele, M., Bogaerts, R., Van Dijck, E. *et al.* (2009). Comparison between effective radiation dose of CBCT and MSCT scanners for dentomaxillofacial applications. *European Journal of Radiology* **71**, 461–468.

[58] Low, K.M., Dula, K., Burgin, W. & von Arx, T. (2008). Comparison of periapical radiography and limited cone-beam tomography in posterior maxillary teeth referred for apical surgery. *Journal of Endodontics* **34**, 557–562.

[59] Ludlow, J.B. & Ivanovic, M. (2008). Comparative dosimetry of dental CBCT devices and 64-slice CT for oral and maxillofacial radiology. *Oral Surgery, Oral Medicine, Oral Pathology, Oral Radiology and Endodontics* **106**, 106–114.

[60] Ludlow, J.B., Davies-Ludlow, L.E. & Brooks, S.L. (2003). Dosimetry of two extraoral direct digital imaging devices: Newtom cone beam CT and Orthophos Plus DS panoramic unit. *Dentomaxillofacial Radiology* **32**, 229–234.

[61] Ludlow, J.B., Davies-Ludlow, L.E., Brooks, S.L. & Howerton, W.B. (2006). Dosimetry of 3 CBCT devices for oral and maxillofacial radiology: CB mercury, newtom 3G and I-CAT. *Dentomaxillofacial Radiology* **35**, 219–226.

[62] Ludlow, J.B., Davies-Ludlow, L.E. & White, S.C. (2008). Patient risk related to common dental radiographic examinations: The impact of 2007 international commission on radiological protection recommendations regarding dose calculation. *Journal of the American Dental Association* **139**, 1237–1243.

[63] Mann, J., Pettigrew, J., Beideman, R., Green, P. & Ship, I. (1985). Investigation of the relationship between clinically detected loss of attachment and radiographic changes in early periodontal disease. *Journal of Clinical Periodontology* **12**, 247–253.

[64] Marmulla, R., Wortche, R., Muhling, J. & Hassfeld, S. (2005). Geometric accuracy of the newtom 9000 cone beam CT. *Dentomaxillofacial Radiology* **34**, 28–31.

[65] Mason, M.E., Triplett, R.G. & Alfonso, W.F. (1990). Life-threatening hemorrhage from placement of a dental implant. *Journal of Oral and Maxillofacial Surgery* **48**, 201–204.

[66] Mengel, R., Candir, M., Shiratori, K. & Flores-de-Jacoby, L. (2005). Digital volume tomography in the diagnosis of periodontal defects: an *in vitro* study on native pig and human mandibles. *Journal of Periodontology* **76**, 665–673.

[67] Mengel, R., Kruse, B. & Flores-de-Jacoby, L. (2006). Digital volume tomography in the diagnosis of peri-implant defects: an in vitro study on native pig mandibles. *Journal of Periodontology* **77**, 1234–1241.

[68] Misch, K.A., Yi, E.S. & Sarment, D.P. (2006). Accuracy of cone beam computed tomography for periodontal defect measurements. *Journal of Periodontology* **77**, 1261–1266.

[69] Mol, A. & Balasundaram, A. (2008). *In vitro* cone beam computed tomography imaging of periodontal bone. *Dentomaxillofacial Radiology* **37**, 319–324.

[70] Mora, M.A., Mol, A., Tyndall, D.A. & Rivera, E.M. (2007). *In vitro* assessment of local computed tomography for the detection of longitudinal tooth fractures. *Oral Surgery, Oral Medicine, Oral Pathology, Oral Radiology and Endodontics* **103**, 825–829.

[71] Nair, M.K. & Nair, U.P. (2007). Digital and advanced imaging in endodontics: A review. *Journal of Endodontics* **33**, 1–6.

[72] Naitoh, M., Hiraiwa, Y., Aimiya, H. *et al.* (2007). Bifid mandibular canal in Japanese. *Implant Dentistry* **16**, 24–32.

[73] Naitoh, M., Hiraiwa, Y., Aimiya, H. & Ariji, E. (2009a). Observation of bifid mandibular canal using cone-beam computerized tomography. *International Journal of Oral & Maxillofacial Implants* **24**, 155–159.

[74] Naitoh, M., Hirukawa, A., Katsumata, A. & Ariji, E. (2009b). Evaluation of voxel values in mandibular cancellous bone: relationship between cone-beam computed tomography and multislice helical computed tomography. *Clinical Oral Implants Research* **20**, 503–506.

[75] Naitoh, M., Aimiya, H., Hirukawa, A. & Ariji, E. (2010a). Morphometric analysis of mandibular trabecular bone using cone beam computed tomography: an *in vitro* study. *International Journal of Oral & Maxillofacial Implants* **25**, 1093–1098.

[76] Naitoh, M., Hirukawa, A., Katsumata, A. & Ariji, E. (2010b). Prospective study to estimate mandibular cancellous bone density using large-volume cone-beam computed tomography.

Clinical Oral Implants Research **21**, 1309–1313.

[77] Ngan, D.C., Kharbanda, O.P., Geenty, J.P. & Darendeliler, M.A. (2003). Comparison of radiation levels from computed tomography and conventional dental radiographs. *Australian Orthodontics Journal* **19**, 67–75.

[78] Nickenig, H.J. & Eitner, S. (2007). Reliability of implant placement after virtual planning of implant positions using cone beam CT data and surgical (guide) templates. *Journal of Craniomaxillofacial Surgery* –, 207–211.

[79] Nickenig, H.J., Wichmann, M., Hamel, J., Schlegel, K.A. & Eitner, S. (2010). Evaluation of the difference in accuracy between implant placement by virtual planning data and surgical guide templates versus the conventional free-hand method - a combined *in vivo–in vitro* technique using cone-beam CT (part II). *Journal of Craniomaxillofacial Surgery* **38**, 488–493.

[80] Okano, T., Harata, Y., Sugihara, Y. et al. (2009). Absorbed and effective doses from cone beam volumetric imaging for implant planning. *Dentomaxillofacial Radiology* **38**, 79–85.

[81] Pauwels, R., Stamatakis, H., Bosmans, H. et al. (2013). Quantification of metal artifacts on cone beam computed tomography images. *Clinical Oral Implants Research* **24** Suppl A100, 94–99.

[82] Patel, S., Dawood, A., Ford, T.P. & Whaites, E. (2007). The potential applications of cone beam computed tomography in the management of endodontic problems. *International Endodontics Journal* **40**, 818–830.

[83] Pettersson, A., Kero, T., Gillot, L. et al. (2010). Accuracy of CAD/CAM-guided surgical template implant surgery on human cadavers: Part I. *Journal of Prosthetic Dentistry* **103**, 334–342.

[84] Roberts, J.A., Drage, N.A., Davies, J. & Thomas, D.W. (2009). Effective dose from cone beam CT examinations in dentistry. *British Journal of Radiology* **82**, 35–40.

[85] Rohlin, M., Kullendorff, B., Ahlqwist, M. et al. (1989). Comparison between panoramic and periapical radiography in the diagnosis of periapical bone lesions. *Dentomaxillofacial Radiology* **18**, 151–155.

[86] Rustemeyer, P., Streubühr, U. & Suttmoeller, J. (2004). Low-dose dental computed tomography: significant dose reduction without loss of image quality. *Acta Radiology* **45**, 847–853.

[87] Sanders, M.A., Hoyjberg, C., Chu, C.B., Leggitt, V.L. & Kim, J.S. (2007). Common orthodontic appliances cause artifacts that degrade the diagnostic quality of CBCT images. *Journal of the Californian Dental Association* **35**, 850–857.

[88] Scarfe, W.C. & Farman, A.G. (2008). What is cone-beam CT and how does it work? *Dental Clinics of North America* **52**, 707–730, v.

[89] Schulze, D., Heiland, M., Thurmann, H. & Adam, G. (2004). Radiation exposure during midfacial imaging using 4- and 16-slice computed tomography, cone beam computed tomography systems and conventional radiography. *Dentomaxillofacial Radiology* **33**, 83–86.

[90] Sharan, A. & Madjar, D. (2006). Correlation between maxillary sinus floor topography and related root position of posterior teeth using panoramic and cross-sectional computed tomography imaging. *Oral Surgery, Oral Medicine, Oral Pathology, Oral Radiology and Endodontics* **102**, 375–381.

[91] Simon, J.H., Enciso, R., Malfaz, J.M. et al. (2006). Differential diagnosis of large periapical lesions using cone-beam computed tomography measurements and biopsy. *Journal of Endodontics* **32**, 833–837.

[92] Stavropoulos, A. & Wenzel, A. (2007). Accuracy of cone beam dental CT, intraoral digital and conventional film radiography for the detection of periapical lesions. An ex vivo study in pig jaws. *Clinical Oral Investigations* **11**, 101–106.

[93] Suomalainen, A., Kiljunen, T., Kaser, Y., Peltola, J. & Kortesniemi, M. (2009). Dosimetry and image quality of four dental cone beam computed tomography scanners compared with multislice computed tomography scanners. *Dentomaxillofacial Radiology* **38**, 367–378.

[94] Suomalainen, A., Vehmas, T., Kortesniemi, M., Robinson, S. & Peltola, J. (2008). Accuracy of linear measurements using

dental cone beam and conventional multislice computed tomography. *Dentomaxillofacical Radiology* **37**, 10–17.

[95] Tagaya, A., Matsuda, Y., Nakajima, K., Seki, K. & Okano, T. (2009). Assessment of the blood supply to the lingual surface of the mandible for reduction of bleeding during implant surgery. *Clinical Oral Implants Research* **20**, 351–355.

[96] Thanyakarn, C., Hansen, K., Rohlin, M. & Akesson, L. (1992). Measurements of tooth length in panoramic radiographs. 1. The use of indicators. *Dentomaxillofacial Radiology* **21**, 26–30.

[97] Tsuchida, R., Araki, K. & Okano, T. (2007). Evaluation of a limited cone-beam volumetric imaging system: Comparison with film radiography in detecting incipient proximal caries. *Oral Surgery, Oral Medicine, Oral Pathology, Oral Radiology and Endodontics* **104**, 412–416.

[98] Uchida, Y., Noguchi, N., Goto, M. et al. (2009). Measurement of anterior loop length for the mandibular canal and diameter of the mandibular incisive canal to avoid nerve damage when installing endosseous implants in the interforaminal region: a second attempt introducing cone beam computed tomography. *Journal of Oral Maxillofacial Surgery* **67**, 744–750.

[99] Valente, F., Schiroli, G. & Sbrenna, A. (2009). Accuracy of computer-aided oral implant surgery: a clinical and radiographic study. *International Journal of Oral & Maxillofacial Implants* **24**, 234–242.

[100] van Daatselaar, A.N., Tyndall, D.A., Verheij, H. & van der Stelt, P.F. (2004). Minimum number of basis projections for caries detection with local CT. *Dentomaxillofacial Radiology* **33**, 355–360.

[101] Vandenberghe, B., Jacobs, R. & Yang, J. (2008). Detection of periodontal bone loss using digital intraoral and cone beam computed tomography images: An *in vitro* assessment of bony and/or infrabony defects. *Dentomaxillofacial Radiology* **37**, 252–260.

[102] Vandewalle, G., Liang, X., Jacobs, R. & Lambrichts, I. (2006). Macroanatomic and radiologic characteristics of the superior genial spinal foramen and its bony canal. *International Journal of Oral Maxillofacial Implants* **21**, 581–586.

[103] Vazquez, L., Saulacic, N., Belser, U. & Bernard J.P. (2008). Efficacy of panoramic radiographs in the preoperative planning of posterior mandibular implants: a prospective clinical study of 1527 consecutively treated patients. *Clinical Oral Implants Research* **19**, 81–85.

[104] Velvart, P., Hecker, H. & Tillinger, G. (2001). Detection of the apical lesion and the mandibular canal in conventional radiography and computed tomography. *Oral Surgery, Oral Medicine, Oral Pathology, Oral Radiology and Endodontics* **92**, 682–688.

[105] Watanabe, H., Honda, E., Tetsumura, A. & Kurabayashi, T. (2011). A comparative study for spatial resolution and subjective image characteristics of a multi-slice CT and a cone-beam ct for dental use. *European Journal of Radiology* **77**, 397–402.

[106] White, S.C. (2008). Cone-beam imaging in dentistry. *Health Physics* **95**, 628–637.

[107] White, S.C. & Pharoah, M.J. (2009). Principles of radiographic interpretation. In: *Oral Radiology: Principles and Interpretation*. St Louis: Mosby Elsevier, pp. 256–259.

[108] Widmann, G., Zangerl, A., Keiler, M. et al. (2010). Flapless implant surgery in the edentulous jaw based on three fixed intraoral reference points and image-guided surgical templates: accuracy in human cadavers. *Clinical Oral Implants Research* **21**, 835–841.

[109] Williams, C.B., Joyce, A.P. & Roberts, S. (2006). A comparison between in vivo radiographic working length determination and measurement after extraction. *Journal of Endodontics* **32**, 624–647.

[110] Ylikontiola, L., Moberg, K., Huumonen, S., Soikkonen, K. & Oikarinen, K. (2002). Comparison of three radiographic methods used to locate the mandibular canal in the buccolingual direction before bilateral sagittal split osteotomy. *Oral Surgery, Oral Medicine, Oral Pathology, Oral Radiology and Endodontics* **93**, 736–742.

第31章

种植治疗患者的个体风险评估
Patient-Specific Risk Assessment for Implant Therapy

Giovanni E. Salvi[1], Niklaus P. Lang[1,2]

[1]Department of Periodontology, School of Dental Medicine, University of Berne, Berne, Switzerland
[2]Center of Dental Medicine, University of Zurich, Zurich, Switzerland

前言

对患者而言，成功的种植体应能满足美观需求、舒适、价格低廉并且可行使功能。而临床医生经常就边缘骨水平、探诊深度和黏膜炎症来评价种植体成功与否。尽管这两种标准并不矛盾，但它们强调的重点不同。治疗前的沟通中，临床医生应该基于以患者为中心的预后进行讨论，让患者了解种植体植入后的可能预后。

应该为患者提供一个最终的综合性治疗计划，包括所有建议的牙科治疗和可选的治疗方案。也应让患者知晓所涉及临床操作的顺序、风险、费用，以及治疗预计的全部时间。临床医生和患者间的这一讨论，对于降低治疗过程中的总体风险至关重要。患者知道将要做什么，以及为什么要做，就会更倾向于配合治疗。

全身因素

与患者相关的风险因素评估包括收集全身病史和口腔病史，以及对患者进行种植治疗需要的完整检查。

全面的病史应该包括既往和现在的用药情况，包括正在使用或过度服用的任何药物。由患者填写标准病史表格并签名，是收集基本信息的有效方法。其后应进行面谈，以便更加详细地分析患者是否存在种植治疗的风险因素。如果面谈后，关于患者健康问题还有一些不确定情况，则应请其内科医生会诊，获取书面的会诊意见。

全身健康状况

骨质疏松症

骨质疏松症是以骨量降低和骨组织的微结构退化为特征的一组复杂的全身性骨骼疾病。骨质疏松的骨骼比较脆弱，骨折的发生率增加。原发性骨质疏松症是常见情况，只有当不存在其他导致骨质疏松症的疾病时，才可诊断为原发性骨质疏松症。而继发性骨质疏松症则指与诱发骨质疏松症的环境因素有关的，或由其导致的骨质疏松症。这些环境因素可能包括饮食（如饥饿、钙质缺乏）、先天因素（如低磷酸酯酶症、成骨不全症）、药物（如酗酒、糖皮质激素）、内分泌失调（如Cushing综合征）和某些全身疾病（如糖尿病、类风湿关节炎）。骨密度测定法可用来评估骨质疏松症，这种方法可以确定患者的骨量和骨密度（BMD）。BMD代表每平方厘米骨切片中的骨矿物量（g/cm^2）。

科学研究表明，尚无可信的证据表明骨质疏松症是种植牙的禁忌证（Otomo-Corgel 2012）。植入骨质疏松症患者体内的种植体能够成功地实现骨结合并保留数年（von Wowern & Gotfredsen 2001）。然而，继发性骨质疏松症患者常伴有增加种植失败风险的疾病或状况（如控制不佳的糖尿病、服用皮质类固醇药物）。所以，对于特定患者的风险评估，骨质疏松症的存在提示可能存在与骨质疏松相关的疾病，而这些疾病可以增加种植失败的风险。

糖尿病

尽管与非糖尿病患者群相比，糖尿病患者群中种植失败的风险有轻微增加的趋势，但对于代谢控制良好的患者，并没有增加很多风险（Shernoff et al. 1994；Kapur et al. 1998；Balshi & Wolfinger 1999；Fiorellini et al. 2000；Morris et al. 2000；Olson et al. 2000）。

代谢控制不佳的糖尿病患者经常会导致创口愈合困难，并且感染易感性增加，这与免疫功能异常导致的多种问题有关。然而，尚缺乏有效的临床证据证明血糖控制与种植体失败之间的关系（Oates et al. 2013）。糖尿病患者的风险评估中，明确血糖的代谢控制水平很重要。通过检测血液中的糖化血红蛋白（HbA1c），可判断过去90天中的血糖控制水平。这个测试检测被葡萄糖结合的血红蛋白的百分数。健康人的正常值或代谢控制良好的糖尿病患者的HbA1c值为< 6.5%，空腹血糖<6.1mmol/L（110mg/dL）。糖尿病患者HbA1c>8%为控制不佳，此时若植入种植体，发生创口愈合不良和感染的风险增加。

免疫抑制

获得性免疫缺陷综合征（AIDS）感染初期，不建议行牙种植手术，因为患者会发生危及生命的口腔感染。随着高效抗逆转录病毒（highly active antiretroviral therapy，HAART）疗法的出现，大多数人免疫缺陷病毒阳性患者在药物控制下可存活多年，不发生严重的机会性感染。目前尚无关于HIV阳性个体种植体植入失败风险的对照研究。然而，数个病例报告提示，种植体植入HIV阳性患者与种植失败的风险升高无关（Rajnay & Hochstetter 1998；Baron et al. 2004；Shetty & Achong 2005；Achong et al. 2006）。辅助T细胞（CD4）计数低（如<200/μL）似乎不能导致口内创口感染的易感性增加或牙种植体的失败率升高（Achong et al. 2006）。尽管需要更多的研究，但如果患者的HIV疾病得到控制，植入种植牙似乎是安全的。

颌骨放射治疗史

作为恶性肿瘤治疗的一部分，接受过头颈部放射治疗（即吸收剂量≥60Gy）的患者发生放射性骨坏死（osteoradionecrosis，ORN）的风险增加。癌症治疗的这一并发症，大部分是由拔牙或其他口腔手术过程引发的，如植入种植体。有报道称放射治疗史的患者的种植失败率高达40%（Granström 1993；Beumer et al. 1995；Lindquist et al. 1988；Granström et al. 1999）。人们曾经认为，ORN是由于放射治疗的组织损伤效应，导致血管紊乱和骨细胞缺氧引起的（Teng & Futran 2005）。基于这一假设，人们建议，对有ORN风险的患者进行口腔手术时，应联合高压氧（hyperbaric oxygen，HBO）疗法。实际上，Granström等（1999）报道，使用HBO疗法提高了种植存活率。然而，HBO治疗对于控制ORN的效果受到质疑，这在一定程度上是基于一个安慰剂对照的随机临床实验（Annane et al. 2004）以及其他一些研究显示HBO干预并无优势（Maier et al. 2000；Gal et al. 2003）而得出的。而且，Coulthard等（2008）的系统性综述提示，没有高质量的证据表明HBO治疗能够提高放射治疗史患者的种植成功率。

现在人们认为ONR的发病机制更加复杂，不仅仅是一个已放疗的组织血液供应不足导致的缺氧相关现象。现有证据支持如下观点：ONR是一个纤维萎缩过程（Teng & Futran 2005）。从种植体植入的风险评估方面看，有颌骨放射治疗史的患者应视为种植失败的高风险患者，HBO疗法可能并不能降低这一风险。

血液和淋巴网状组织疾病

多种血液和淋巴网状组织疾病可导致牙周炎和其他感染的易感性增加（Kinane 1999），其中包括粒细胞缺乏症、获得性中性粒细胞减少症、周期性中性粒细胞减少症、白细胞黏附缺陷症和再生障碍性贫血（如Fanconi综合征）。由于患有这些疾病的患者常常早年失牙，多需要植入种植体进行广泛性的义齿修复。种植术前的风险评估中要重点考虑的是，植入的种植体周围感染的易感性增加。对这些疾病患者进行种植手术的成功率，尚无严格的对照研究报道。但当患者疾病控制良好或处于缓解期时，可以进行种植手术，并且常规支持治疗必须作为整体治疗计划必不可少的部分。

用药史

双膦酸盐类药物

双膦酸盐类药物是一类用于治疗骨质疏松和降低某些恶性肿瘤（如多发性骨髓瘤、转移性乳腺癌）骨溶解效应的常用药物（Woo et al. 2006）。双膦酸盐药物是破骨细胞活动的潜在抑制剂，也能通过抑制血管内皮生长因子（vascular endothelial growth factor，VEGF）的产生，发挥抗血管生成的效应。这些药物与羟磷灰石有高亲和力，能够很快地结合于骨骼的所有部

分，并有很长的半衰期（数十年）。这类药物的相对药效取决于其剂型。与使用双膦酸盐类药物有关的并发症之一是颌骨坏死［即双膦酸盐药物相关性颌骨坏死（bishopsphonate-related osteonecrosis of the jaws，BRONJ）］的风险升高（Ruggiero et al. 2004；Marx et al. 2005；Braun & Iacono 2006）。大部分BRONJ都发生于接受过高效胺基双膦酸盐类药物（如唑来膦酸、帕米膦酸钠）血管内给药治疗，用于降低多发性骨髓瘤或骨转移的恶性肿瘤（如乳腺癌）的溶骨效应的癌症患者。对于口服双膦酸盐类药物治疗骨质疏松患者，种植治疗时主要考虑的是种植体植入后可能发生的BRONJ。已有研究报道，口服双膦酸盐类药物与种植失败（Starck & Epker 1995）和BRONJ（Ruggiero et al. 2004；Marx et al. 2005；Kwon et al. 2014）有关。由于双膦酸盐类紧密结合于羟磷灰石，且半衰期长，因此患者服用双膦酸盐类药物的持续时间对判断风险水平很重要。由于双膦酸盐类药物随着时间慢慢在骨中积累，因此口服此类药物1年的骨质疏松患者发生BRONJ或种植失败的风险要低于已经服药多年的患者。应该谨记，长期口服双膦酸盐类药物治疗骨质疏松的患者，其骨重建过程受到抑制。总之，用药持续时间、给药途径（即口服或静脉给药）、双膦酸盐类药物的种类和剂量在BRONJ的发展中发挥重要作用（Bornstein et al. 2009；Madrid & Sanz 2009a；Otomo-Corgel 2012）。

抗凝药

患有凝血障碍或服用高剂量抗凝药者，种植术后发生出血倾向的风险升高。一些凝血障碍患者的种植失败风险可能升高（van Steenberghe et al. 2003），而其他一些长期服用抗凝药的患者却能够安全地接受种植治疗（Weischer et al. 2005）。对于持续口服抗凝药（如香豆素衍生物）以降低血栓栓塞事件发生风险的患者，当需要植入种植体以获得最佳的修复治疗时，要针对每位患者进行个性化评估。其中的大多数患者进行常规的种植牙手术时，可以继续安全地服用华

法林或其他抗凝药物（Madrid & Sanz 2009b）。这些患者种植术后的局部出血通常可以通过常规止血方法得到很好地控制。种植体植入后发生危及生命的出血或局部措施无法控制的出血的风险非常低，并不需要停止口服抗凝药（Beirne 2005）。另外，种植术前停用抗凝药，将导致发生血栓栓塞事件的可能性增加，这一风险必须加以考虑（Madrid & Sanz 2009b）。

抗凝药（如华法林）的治疗效果由国际标准化比率（international normalized ratio，INR）测量，为患者的凝血酶原时间（PT）除以本实验室的平均正常PT（即PTR）。然后通过所用的试剂将PTR校正为与其他研究有可比性的标准INR值。较高的INR值反映较高水平的抗凝作用，同时出血风险升高（Herman et al. 1997）。尽管没有充足的证据做出任何循证结论，但有研究表明，当INR值在2.0~2.4范围内时，植入单颗种植体是安全的（Herman et al. 1997）。

癌症化疗

口腔癌患者常常需要种植治疗，因为修复颌骨缺损的赝复体需要借助种植体固位。由于癌症化疗的抗有丝分裂药物可能影响创口愈合并部分抑制免疫系统的某些功能，因此了解这类药物是否影响种植牙的骨结合和成功十分重要。在一项回顾性研究中，笔者比较了16位未经化疗的口腔癌患者和20位接受了手术后辅助化疗（顺铂/卡铂和5-氟尿嘧啶）的患者的种植成功率（Kovács 2001）。研究发现，这类药物对植入下颌的种植体的存留和成功没有任何不利影响。但是，也有研究显示，某些接受过细胞毒性抗癌药物治疗的癌症患者，种植牙周围存在感染（Karr et al. 1992）。因此，重要的是要认识到这一点，许多抗癌药物能抑制或杀死最佳的先天免疫和获得性免疫中所必需的细胞。正在接受癌症化疗的患者需要彻底的牙周治疗和支持治疗，以减少生物并发症的发生。

免疫抑制剂

理论上，任何干扰创口愈合或抑制先天免疫和获得性免疫组分的药物（如糖皮质激素）都能增加种植失败的风险。这类药物是有效的抗炎药物，广泛应用于控制多种疾病状况，如肝移植术后（Gu & Yu 2011）。它们通过阻断修复过程中所需的关键性炎症反应，阻碍创口愈合。另外，也可能通过对淋巴细胞的免疫抑制效应，导致术后感染率升高。总之，对于长时间、大剂量服用免疫抑制剂的患者，这类药物的不良影响最大。

年龄

对于成人患者，通常不将年龄视为导致种植体脱落的重要危险因素。实际上，大多数关于种植体存活率的纵向研究都包含一些75岁以上的受试者（Dao et al. 1993；Hutton et al. 1995；Nevins & Langer 1995；Davarpanah et al. 2002；Becktor et al. 2004；Fugazzotto et al. 2004；Karoussis et al. 2004；Fransson et al. 2005；Herrmann et al. 2005；Quirynen et al. 2005；Mundt et al. 2006；Wagenberg & Froum 2006）。这样的研究通常不将年龄上限设为排除标准。多个研究也表明，患者的年龄和种植失败之间无显著统计学关系（Dao et al. 1993；Hutton et al. 1995；Bryant & Zarb 1998；Fransson et al. 2005；Herrmann et al. 2005；Mundt et al. 2006；Wagenberg & Froum 2006）。当然不能排除这些研究中可能存在一些选择偏倚，年长患者可能因为医疗原因已经排除了。另一方面，这些研究中纳入的较年长患者可能不典型，可能这些年长者健康状况都较好，足以满足种植手术的需要。

一个回顾性研究中，同一术者历经21年在1140位患者口内成功植入了4480颗种植体，据报道，年龄增长与种植失败紧密相关（Moy et al. 2005）。这些数据的单因素分析显示，60~79岁组患者（n=499）种植失败的风险显著高于40岁以下的患者（n=181）（相对危险度2.24；$P=0.05$）。但是，对整个研究人群的数据的多因素分析显示，年龄不是种植失败的显著预测因素

（Moy et al. 2005）。

发育状况

在年龄范围的下限，对处于成长期的儿童和青少年进行种植牙手术的潜在问题是可能干扰颌骨的生长（Op Heij et al. 2003）。骨结合种植体在生长的颌骨中，就像骨粘连的牙，不能萌出，并且周围的牙槽骨尚未发育完全。种植牙对于外伤导致牙齿缺失或先天恒牙缺失的年轻患者有很大帮助。然而，由于种植牙对生长中的颌骨存在潜在不利作用，强烈建议在颅面部发育停止或接近完成时，再行种植治疗（Thilander et al. 2001）。

未经治疗的牙周炎和口腔卫生习惯

已有研究显示，患者自我维护口腔卫生的水平和种植体周围炎呈剂量依赖性关系（Ferreira et al. 2006）。口腔卫生状况差的部分无牙颌患者发生种植体周围黏膜炎和种植体周围炎的风险显著高于菌斑控制良好的患者（Ferreira et al. 2006）。已有研究显示，停止口腔卫生维护3周与实验性菌斑积累和种植体周围黏膜炎的发展之间有直接的因果关系（Pontoriero et al. 1994；Zitzmann et al. 2001；Salvi et al. 2012）。实验性菌斑积累期之后恢复口腔卫生维护3周（Salvi et al. 2012），尽管恢复了最佳的菌斑控制，但3周的创口愈合并不足以恢复实验之前的种植体周围黏膜健康（Salvi et al. 2012）。另外，已有研究显示，种植体植入前菌斑指数高的局部无牙颌患者，种植体脱落的风险高于菌斑指数较低的患者（van Steenberghe et al. 1993）。

基于这些证据，可以假设，如果不予治疗，种植体周围黏膜炎可能导致种植体周围骨的进一步破坏（即种植体周围炎），并最终导致种植体脱落。

此外，很高比例的种植体周围炎与医源性因素（如粘接剂残留）有关（Wilson 2009），并与患者自我菌斑控制不佳有关（Serino & Ström

2009）。这些结果表明，除了不良口腔卫生习惯，那些存在促进菌斑滞留的因素也与种植体周围炎有关。

综上所述，任何基于患者的个性化风险评估，都应包括评估患者维持高水平的自我菌斑控制能力。

牙周治疗史

与无牙周炎的患者相比，经过牙周治疗的牙周炎易感患者，可能更容易发生并发症和种植体脱落（Hardt et al. 2002；Karoussis et al. 2003；Ong et al. 2008；De Boever et al. 2009；Matarasso et al. 2010；Aglietta et al. 2011）。在侵袭性牙周炎治疗后并行种植修复缺失牙的患者，观察结果更为有趣（De Boever et al. 2009；Swierkot et al. 2012）。这些结果提示，因牙周炎而缺牙的患者，种植体周围感染的易感性更高。

在一项针对牙周治疗效果的长期临床研究中，发现患者的剩余探诊深度（PPD）≥6mm、全口探诊出血（BoP+）位点≥30%和重度吸烟（即≥20支/天）是牙周炎进展和牙齿缺失的危险因素（Matuliene et al. 2008），同时在牙周支持治疗的情况下，平均失牙时间是11年。此外，另两个临床研究的结果显示，完成牙周治疗后，剩余PPD≥5mm和BoP+，是影响牙周炎患者种植体存活和成功率的危险因素（Lee et al. 2012；Pjetursson et al. 2012）。在一个平均随访8.2年的回顾性病例对照研究中，根据患者存在的剩余PPD≥6mm的位点数量进行分级，评估了牙周炎患者牙周状况对种植治疗预后的影响（Lee et al. 2012）。存在一个或多个位点剩余PPD≥6mm的患者，其种植体周围平均PPD和X线片的骨吸收显著高于牙周健康者，以及无剩余PPD的牙周病患者（Lee et al. 2012）。另外，存在一个或多个位点剩余PPD≥6mm的患者，其种植体PPD≥5mm、BoP+以及X线片见骨吸收的也显著多于其他两组患者（Lee et al. 2012）。平均随访7.9年的结果显示，牙周积极治疗结束时，剩余

PPD≥5mm是发生种植体周围炎和种植体脱落的高危因素（Pjetursson et al. 2012）。另外，与牙周状况稳定的患者相比，进行定期SPT而发生牙周再感染的患者发生种植体周围炎和种植体脱落的风险更高（Pjetursson et al. 2012）。

从微生物的角度看，探诊深度相似的天然牙和种植体周围袋中的龈下微生物群的组成是相似的（Papaioannou et al. 1996；Sbordone et al. 1999；Hultin et al. 2000；Agerbaek et al. 2006）。另外，有证据表明，牙周袋可能成为致病菌的储存库（Apse et al. 1989；Quirynen & Listgarten 1990；Mombelli et al. 1995；Papaioannou et al. 1996；Fürst et al. 2007；Salvi et al. 2008），致病菌可能从天然牙传播至种植体（Quirynen et al. 1996；Sumida et al. 2002）。因此，对牙周治疗史的患者进行风险评估时，应该强调其发生种植体周围炎的风险增加，并突出成功的牙周治疗和定期SPT的重要性。

牙周支持治疗依从性

种植体生物学并发症的发病因素与牙周病相似（Heitz-Mayfield & Lang 2010），基于这一事实，可以假设，采用与天然牙SPT相同的原则，可以实现种植牙的长期存活和成功。长期临床研究的结果显示，对SPT的依从性是预防疾病复发（如龋病和牙周炎）和牙齿丧失必不可少的部分（Lindhe & Nyman 1984；Ramfjord 1987；Kaldahl et al. 1996；Rosling et al. 2001；Axelsson et al. 2004）。治疗重度牙周炎并随后定期SPT程序的患者，10年观察期内牙齿脱落的平均发生率为2%~5%（Lindhe & Nyman 1984；Yi et al. 1995；Rosling et al. 2001；König et al. 2002；Karoussis et al. 2004）。另一方面，对SPT缺乏依从性与疾病进展和牙齿脱落率增加有关（Axelsson et al. 2004；Ng et al. 2011；Costa et al. 2012a）。大多数SPT依从性好的患者都很少发生牙周病进展和牙齿脱落（Ng et al. 2011）。然而，有研究报道，依从性差的患者由于牙周炎导致的牙齿脱落

比依从性好的患者增加7倍（Ng et al. 2011）。尽管SPT的益处明显，但仅有一小部分患者能够按照推荐的间隔复诊（Mendoza et al. 1991；Checchi et al. 1994；Demetriou et al. 1995）。

未进行定期SPT程序（包括抗感染的预防措施）的牙周炎患者经常发生种植体周围黏膜炎（Roos-Jansåker et al. 2006）。与对定期SPT程序依从性良好的患者相比，缺乏依从性的有种植牙的部分无牙颌患者，其种植体周围炎和种植体脱落的风险更高（Roccuzzo et al. 2010；Costa et al. 2012b；Roccuzzo et al. 2012）。对原来就存在种植体周围黏膜炎且对SPT缺乏依从性的部分无牙颌患者，经过5年的随访发现其种植体周围炎的发病率更高（Costa et al. 2012b）。这一研究（Costa et al. 2012b）的结果显示，SPT组的种植体周围炎的5年发生率为18.0%，未接受SPT组的5年发生率为43.9%。逻辑回归分析显示，缺乏SPT的患者样本与种植体周围炎的发生显著相关，比值比（OR）为5.92。牙周炎的诊断与种植体周围炎的发生显著相关，总体患者样本的比值比（OR）为9.20，未接受SPT的患者比值比（OR）为11.43（Costa et al. 2012b）。经过10年随访发现，有中到重度牙周炎病史并且SPT依从性不佳的患者，种植体脱落或种植体周围骨吸收≥3mm的发生率显著高于依从性好的患者（Roccuzzo et al. 2010, 2012, 2014）。另一方面，有研究显示，牙周病得到规范治疗并接受定期SPT的患者，其种植体周围骨吸收的发生率低，而种植体的存活率高（Wennström et al. 2004；Rodrigo et al. 2012）。每年进行2~3次SPT的患者，种植体植入后随访5年的结果显示，种植体存活率高达97.3%，最后的4年中，骨水平改变量很低（0.02mm/年），骨吸收≥2mm的种植体的百分比较低（11%）（Wennström et al. 2004）。

一项为期5年的前瞻性队列研究结果显示，对经过牙周治疗并进入SPT的患者植入种植体后，黏膜炎的发生率为20%（Rodrigo et al. 2012）。这项研究中，诊断为黏膜炎或种植体周围炎的所有种植体（只有一例例外）都通过

渐进干预式抗感染方案（cumulative interceptive anti-infective protocol）成功地得到治疗（Lang et al. 1997）。另外，数据显示，与只接受牙周手术而未行牙种植术的患者相比，接受种植牙作为其口腔修复体的牙周炎易感患者对定期SPT依从性更好（Cardaropoli & Gaveglio 2012）。因此，为了获得较高的种植牙长期存活率和成功率，应进行定期SPT，包括抗感染预防措施（Salvi & Zitzmann 2014）。对种植体周围黏膜炎的治疗，应视为预防种植体周围炎发生的措施。

吸烟史

吸烟是牙周炎发生和发展过程中的重要的、可改变的危险因素，这一观点现已得到普遍认可（Johnson & Hill 2004）。吸烟者对牙周炎和种植体周围炎易感性更高的原因很复杂，但通常涉及先天免疫反应和获得性免疫反应的损伤（Kinane & Chestnutt 2000; Johnson & Hill 2004）以及干扰创口愈合（Johnson & Hill 2004; Labriola et al. 2005）。基于几个有关种植体存活率的纵向研究的数据，吸烟已被视为种植体失败的显著危险因素（Bain & Moy 1993; Strietzel et al. 2007）。另外，已有研究显示吸烟与种植体周围骨吸收有关（Lindquist et al. 1997; Galindo-Moreno et al. 2005; Nitzan et al. 2005; Aglietta et al. 2011），也与上颌窦底提升术和上置法植骨术（onlay bone grafts）后的并发症有关（Levin et al. 2004）。吸烟是种植失败的重要危险因素，戒烟方案甚至是种植患者治疗计划的一部分（Bain 1996; Johnson & Hill 2004）。

尽管吸烟并不是种植体植入的绝对禁忌证，但应该告知吸烟者，吸烟可增加种植体脱落和种植体周围炎的风险，OR值在3.6～4.6范围内（Heitz - Mayfield & Huynh-Ba 2009）。

遗传易感性特质

基因多态性是DNA中碱基对的小变异，在一般人群中出现的频率为1%～2%（Kornman & Newman 2000）。基因中这些小变异在生物学上是正常的，不引起疾病。然而，基因多态性可以以微妙的方式影响不同个体对环境刺激的反应。在种植治疗的风险评估中，基因多态性影响患者对微生物刺激的反应及其创伤愈合的效率。

已有研究显示，位于染色体2q13的白介素-1（IL-1）基因簇的多态性，与微生物刺激引起的一种超敏感炎症反应有关。由IL-1A-889（或相应的+4845）和IL-1B +3954的等位基因2组成的IL-1A和IL-1B基因多态性的特定基因型组合，与不吸烟者重度牙周炎的风险升高有关（Kornman et al. 1997）。已有数位研究者尝试判断这一复合IL-1基因型能否作为生物学并发症的危险信号，如边缘骨吸收，甚至种植体脱落（Wilson & Nunn 1999; Rogers et al. 2002; Feloutzis et al. 2003; Gruica et al. 2004; Jansson et al. 2005）。所有这些报告都显示，复合IL-1基因型阳性与边缘骨吸收或其他与种植体有关的问题无关。因此，基于现有的证据，尚不能建议需要种植治疗的患者进行系统的基因筛查（Huynh-Ba et al. 2008; Dereka et al. 2012）。

结论

某些与患者相关的因素可能增加并发症发生风险，最终导致种植体脱落。患者的风险评估就是尝试识别这些因素和指征的过程。种植患者的风险评估是治疗计划的至关重要的准备，如果操作得当，能够使种植相关并发症最小化。许多情况下，早期发现可以避免和限制这些因素和指征，从而增加种植体长期存活和成功的机会。与种植体并发症相关的全身危险因素多是那些可增加患者对感染的易感性或干扰创口愈合的因素。影响种植体周围创口愈合的重要危险因素是长期服用双膦酸盐类药物、颌骨放射治疗史和代谢控制差的糖尿病。附加因素应该包括在患者的综合风险评估中，包括异常功能习惯（如磨牙症）和颌关系（如垂直距离和矢状面距离）。

鉴于未治疗的口腔感染可能导致种植体并发症，高度建议种植体植入前治疗所有牙髓的、

牙周的和其他口腔感染。

参考文献

[1] Achong, R.M, Shetty, K., Arribas, A. & Block, M.S. (2006). Implants in HIV-positive patients: 3 case reports. *Journal of Oral and Maxillofacial Surgery* **64**, 1199–1203.

[2] Agerbaek, M.R., Lang, N.P. & Persson, G.R. (2006). Comparisons of bacterial patterns present at implant and tooth sites in subjects on supportive periodontal therapy. I. Impact of clinical variables, gender and smoking. *Clinical Oral Implants Research* **17**, 18–24.

[3] Aglietta, M., Iorio Siciliano, V., Rasperini, G. *et al.* (2011). A 10-year retrospective analysis of marginal bone level changes around implants in periodontally healthy and periodontally compromised tobacco smokers. *Clinical Oral Implants Research* **22**, 47–53.

[4] Annane, D., Depondt, J., Aubert, P. *et al.* (2004). Hyperbaric oxygen therapy for radionecrosis of the jaw: A randomized, placebo-controlled, double-blind trial from the ORN96 study group. *Journal of Clinical Oncology* **22**, 4893–4900.

[5] Apse, P., Ellen, R.P., Overall, C.M. & Zarb, G.A. (1989). Microbiota and crevicular fluid collagenase activity in the osseointegrated dental implant sulcus: A comparison of sites in edentulous and partially edentulous patients. *Journal of Periodontal Research* **24**, 96–105.

[6] Axelsson, P., Nyström, B. & Lindhe, J. (2004). The long-term effect of a plaque control program on tooth mortality, caries and periodontal disease in adults. Results after 30 years of maintenance. *Journal of Clinical Periodontology* **31**, 749–757.

[7] Bain, C.A. (1996). Smoking and implant failure – Benefits of a smoking cessation protocol. *International Journal of Oral & Maxillofacial Implants* **11**, 756–759.

[8] Bain, C.A. & Moy, P.K. (1993). The association between the failure of dental implants and cigarette smoking. *International Journal of Oral & Maxillofacial Implants* **8**, 609–615.

[9] Balshi, T.J. & Wolfinger, G.J. (1999). Dental implants in the diabetic patient: a retrospective study. *Implant Dentistry* **8**, 355–359.

[10] Baron, M., Gritsch, F, Hansy, A.-M. & Haas, R. (2004). Implants in an HIV-positive patient: A case report. *International Journal of Oral & Maxillofacial Implants* **19**, 425–430.

[11] Becktor, J.P., Isaksson, S. & Sennerby, L. (2004). Survival analysis of endosseous implants in grafted and nongrafted edentulous maxillae. *International Journal of Oral & Maxillofacial Implants* **19**, 107–115.

[12] Beirne, O.R. (2005). Evidence to continue oral anticoagulant therapy for ambulatory oral surgery. *Journal of Oral & Maxillofacial Surgery* **63**, 540–545.

[13] Beumer, J., Roumanas, E. & Nishimura, R. (1995). Advances in osseointegrated implants for dental and facial rehabilitation following major head and neck surgery. *Seminars in Surgical Oncology* **11**, 200–207.

[14] Bornstein, M.M., Cionca, N. & Mombelli, A. (2009) Systemic conditions and treatments as risks for implant therapy. *International Journal of Oral and Maxillofacial Implants* **24 Suppl**, 12–27.

[15] Braun, E. & Iacono, V.J. (2006). Bisphosphonates: case report of nonsurgical periodontal therapy and osteochemonecrosis. *International Journal of Periodontics and Restorative Dentistry* **26**, 315–319.

[16] Bryant, S.R. & Zarb, G.A. (1998). Osseointegration of oral implants in older and younger adults. *International Journal of Oral & Maxillofacial Implants* **13**, 492–499.

[17] Cardaropoli, D. & Gaveglio L. (2012). Supportive periodontal therapy and dental implants: an analysis of patient's compliance. *Clinical Oral Implants Research* **23**, 1385–1388.

[18] Checchi, L., Pelliccioni, G.A., Gatto, M.R.A. & Kelescian, L. (1994). Patient compliance with maintenance therapy in an Italian periodontal practice. *Journal of Clinical Periodontology* **21**, 309–312.

[19] Costa, F.O., Cota, L.O., Lages, E.J. *et al.* (2012a). Periodontal risk assessment model in a sample of regular and irregular compliers under maintenance therapy: a 3-year prospective study. *Journal of Periodontology* **83**, 292–300.

[20] Costa, F.O., Takenaka-Martinez, S., Cota, L.O. *et al.* (2012b). Peri-implant disease in subjects with and without preventive maintenance: a 5-year follow-up. *Journal of Clinical Periodontology* **39**, 173–181.

[21] Coulthard, P., Patel, S., Grusovin, G.M., Worthington, H.V. & Esposito, M. (2008). Hyperbaric oxygen therapy for irradiated patients who require dental implants: a Cochrane review of randomised clinical trials. *European Journal of Oral Implantology* **1**, 105–110.

[22] Dao, T.T.T., Anderson, J.D. & Zarb, G.A. (1993). Is osteoporosis a risk factor for osseointegration of dental implants? *International Journal of Oral & Maxillofacial Implants* **8**, 137–144.

[23] Davarpanah, M., Martinez, H., Etienne, D. *et al.* (2002). A prospective multicenter evaluation of 1,583 3i implants: 1- to 5-year data. *International Journal of Oral & Maxillofacial Implants* **17**, 820–828.

[24] De Boever, A.L., Quirynen, M., Coucke, W. (2009). Clinical and radiographic study of implant treatment outcome in periodontally susceptible and non-susceptible patients: a prospective long-term study. *Clinical Oral Implants Research* **20**, 1341–1350.

[25] Dereka, X., Mardas, N., Chin, S., Petrie, A. & Donos, N. (2012) A systematic review on the association between genetic predisposition and dental implant biological complications. *Clinical Oral Implants Research* **23**, 775–788.

[26] Demetriou, N., Tsami-Pandi, A. & Parashis, A. (1995). Compliance with supportive periodontal treatment in private periodontal practice. A 14 year retrospective study. *Journal of Periodontology* **66**, 145–149.

[27] Feloutzis, A., Lang, N.P., Tonetti, M.S. *et al.* (2003). IL-1 gene polymorphism and smoking as risk factors for peri-implant bone loss in a well-maintained population. *Clinical Oral Implants Research* **14**, 10–17.

[28] Ferreira, S.D., Silva, G.L.M., Costa, J.E., Cortelli, J.R. & Costa, F.O. (2006). Prevalence and risk variables for peri-implant disease in Brazilian subjects. *Journal of Clinical Periodontology* **33**, 929–935.

[29] Fiorellini, J.P., Chen, P.K., Nevins, M. & Nevins, M.L. (2000). A retrospective study of dental implants in diabetic patients. *International Journal of Periodontics and Restorative Dentistry* **20**, 367–373.

[30] Fransson, C., Lekholm, U., Jemt, T. & Berglundh, T. (2005). Prevalence of subjects with progressive bone loss at implants. *Clinical Oral Implants Research* **16**, 440–446.

[31] Fugazzotto, P.A., Vlassis, J. & Butler, B. (2004). ITI implant use in private practice: Clinical results with 5,526 implants followed up to 72 months in function. *International Journal of Oral & Maxillofacial Implants* **19**, 408–412.

[32] Fürst, M.M., Salvi, G.E., Lang, N.P. & Persson, G.R. (2007). Bacterial colonization immediately after installation on oral titanium implants. *Clinical Oral Implants Research* **18**, 501–508.

[33] Gal, T.J., Yueh, B. & Futran, N.D. (2003). Influence of prior hyperbaric oxygen therapy in complications following microvascular reconstruction for advanced osteoradionecrosis.

Archives of Otolaryngology – Head & Neck Surgery **129**, 72–76.

[34] Galindo-Moreno, P., Fauri, M., Ávila-Ortiz, G. *et al.* (2005). Influence of alcohol and tobacco habits on peri-implant marginal bone loss: a prospective study. *Clinical Oral Implants Research* **16**, 579–586.

[35] Granström, G., Tjellström, A., Brånemark, P.-I. & Fornander, J. (1993). Bone-anchored reconstruction of the irradiated head and neck cancer patient. *Otolaryngology – Head & Neck Surgery* **108**, 334–343.

[36] Granström, G., Tjellström, A. & Brånemark, P.-I. (1999). Osseointegrated implants in irradiated bone: A case-controlled study using adjunctive hyperbaric oxygen therapy. *Journal of Oral and Maxillofacial Surgery* **57**, 493–499.

[37] Gruica, B., Wang, H.-Y., Lang, N.P. & Buser, D. (2004). Impact of IL-1 genotype and smoking status on the prognosis of osseointegrated implants. *Clinical Oral Implants Research* **15**, 393–400.

[38] Gu, L. & Yu, Y.C. (2011). Clinical outcome of dental implants placed in liver transplant recipients after 3 years: a case series. *Transplantation Proceedings* **43**, 2678–2682.

[39] Hardt, C.R.E., Gröndahl, K., Lekholm, U. & Wennström, J.L. (2002). Outcome of implant therapy in relation to experienced loss of periodontal bone support. A retrospective 5-year study. *Clinical Oral Implants Research* **13**, 488–494.

[40] Heitz-Mayfield, L.J. & Huynh-Ba, G. (2009). History of treated periodontitis and smoking as risks for implant therapy. *International Journal of Oral & Maxillofacial Implants* **24 Suppl**, 39–68.

[41] Heitz-Mayfield, L.J. & Lang, N.P. (2010). Comparative biology of chronic and aggressive periodontitis vs. peri-implantitis. *Periodontology 2000* **53**, 167–181.

[42] Herman, W.W., Konzelman, J.L. Jr. & Sutley, S.H. (1997). Current perspectives on dental patients receiving coumarin anticoagulant therapy. *Journal of the American Dental Association* **128**, 327–335.

[43] Herrmann, I., Lekholm, U., Holm, S. & Kultje, C. (2005). Evaluation of patient and implant characteristics as potential prognostic factors for oral implant failures. *International Journal of Oral & Maxillofacial Implants* **20**, 220–230.

[44] Hultin, M., Gustafsson, A. & Klinge, B. (2000). Long-term evaluation of osseointegrated dental implants in the treatment of partly edentulous patients. *Journal of Clinical Periodontology* **27**, 128–133.

[45] Hutton, J.F., Heath, M.R., Chai, J.Y. *et al.* (1995). Factors related to success and failure rates at 3-year follow-up in a multicenter study of overdentures supported by Brånemark implants. *International Journal of Oral & Maxillofacial Implants* **10**, 33–42.

[46] Huynh-Ba, G., Lang, N.P., Tonetti, M.S., Zwahlen, M. & Salvi, G.E. (2008). Association of the composite IL-1 genotype with peri-implantitis: a systematic review. *Clinical Oral Implants Research* **19**, 1154–1162.

[47] Jansson, H., Hamberg, K., De Bruyn, H. & Bratthall, G. (2005). Clinical consequences of IL-1 genotype on early implant failures in patients undergoing periodontal maintenance care. *Clinical Implant Dentistry and Related Research* **7**, 51–59.

[48] Johnson, G.K. & Hill, M. (2004). Cigarette smoking and the periodontal patient. *Journal of Periodontology* **75**, 196–209.

[49] Kaldahl, W.B., Kalkwarf, K.L., Patil, K.D., Molvar, M.P. & Dyer, J.K. (1996). Long-term evaluation of periodontal therapy: II. Incidence of sites breaking down. *Journal of Periodontology* **67**, 103–108.

[50] Kapur, K.K., Garrett, N.R., Hamada, M.O. *et al.* (1998). A randomized clinical trial comparing the efficacy of mandibular implant-supported overdentures and conventional dentures in diabetic patients. Part I: Methodology and clinical outcomes. *Journal of Prosthetic Dentistry* **79**, 555–569.

[51] Karoussis, I.K., Salvi, G.E., Heitz-Mayfield, L.J.A. *et al.* (2003). Long-term implant prognosis in patients with and without a history of chronic periodontitis: a 10-year prospective cohort study of the ITI® Dental Implant System. *Clinical Oral Implants Research* **14**, 329–339.

[52] Karoussis, J.K., Müller, S., Salvi, G.E. *et al.* (2004). Association between periodontal and peri-implant conditions: a 10-year prospective study. *Clinical Oral Implants Research* **15**, 1–7.

[53] Karr, R.A., Kramer, D.C. & Toth, B.B. (1992). Dental implants and chemotherapy complications. *Journal of Prosthetic Dentistry* **67**, 683–687.

[54] Kinane, D. (1999). Blood and lymphoreticular disorders. *Periodontology 2000* **21**, 84–93.

[55] Kinane, D.F. & Chestnutt, I.G. (2000). Smoking and periodontal disease. *Critical Reviews in Oral Biology & Medicine* **11**, 356–365.

[56] König, J., Plagmann, H.C., Rühling, A. & Kocher, T. (2002). Tooth loss and pocket probing depths in compliant periodontally treated patients: a retrospective analysis. *Journal of Clinical Periodontology* **29**, 1092–1100.

[57] Kornman, K.S. & Newman, M.G. (2000). Role of genetics in assessment, risk, and management of adult periodontitis. In: Rose, L.F., Genco, R.J., Mealey, B.L. & Cohen, D.W., eds. *Periodontal Medicine*. Hamilton: B.C. Decker, pp. 45–62.

[58] Kornman, K.S., Crane, A., Wang, H.-Y. *et al.* (1997). The interleukin-1 genotype as a severity factor in adult periodontal disease. *Journal of Clinical Periodontology* **24**, 72–77.

[59] Kovács, A.F. (2001). Influence of chemotherapy on endosteal implant survival and success in oral cancer patients. *International Journal of Oral & Maxillofacial Surgery* **30**, 144–147.

[60] Kwon, T.G., Lee, C.O., Park, J.W. *et al.* (2014). Osteonecrosis associated with dental implants in patients undergoing bisphosphonate treatment. *Clinical Oral Implants Research* **25**, 632–640.

[61] Labriola, A., Needleman, I. & Moles, D.R. (2005). Systematic review of the effect of smoking on nonsurgical periodontal therapy. *Periodontology 2000* **37**, 124–137.

[62] Lang, N.P., Mombelli, A., Tonetti, M.S., Brägger, U. & Hämmerle, C.H. (1997). Clinical trials on therapies for peri-implant infections. *Annals of Periodontology* **2**, 343–356.

[63] Lee, C.-Y.J., Mattheos, N., Nixon, K.C. & Ivanovski, S. (2012). Residual periodontal pockets are a risk indicator for peri-implantitis in patients treated for periodontitis. *Clinical Oral Implants Research* **23**, 325–333.

[64] Levin, L., Herzberg, R., Dolev, E. & Schwartz-Arad, D. (2004). Smoking and complications of onlay bone grafts and sinus lift operations. *International Journal of Oral & Maxillofacial Implants* **19**, 369–373.

[65] Lindhe, J. & Nyman, S. (1984). Long-term maintenance of patients treated for advanced periodontal disease. *Journal of Clinical Periodontology* **11**, 504–514.

[66] Lindquist, L.W., Rockler, B. & Carlsson, G.E. (1988). Bone resorption around fixtures in edentulous patients treated with mandibular fixed tissue-integrated prostheses. *Journal of Prosthetic Dentistry* **59**, 59–63.

[67] Lindquist, L.W., Carlsson, G.E. & Jemt, T. (1997). Association between marginal bone loss around osseointegrated mandibular implants and smoking habits: A 10-year follow-up study. *Journal of Dental Research* **76**, 1667–1674.

[68] Madrid, C. & Sanz, M. (2009a). What impact do systemically administered bisphosphonates have on oral implant therapy? A systematic review. *Clinical Oral Implants Research* **20 Suppl 4**, 87–95.

[69] Madrid, C. & Sanz, M. (2009b). What influence do anticoagulants have on oral implant therapy? A systematic review. *Clinical Oral Implants Research* **20 Suppl 4**, 96–106.

[70] Maier, A., Gaggl, A., Klemen, H. *et al.* (2000). Review of severe osteoradionecrosis treated by surgery alone or surgery with postoperative hyperbaric oxygenation. *British Journal of Oral and Maxillofacial Surgery* **38**, 173–176.

[71] Marx, R.E., Sawatari, Y., Fortin, M. & Broumand, V. (2005). Bisphosphonate-induced exposed bone (osteonecrosis/osteopetrosis) of the jaws: Risk factors, recognition, prevention, and treatment. *Journal of Oral and Maxillofacial Surgery* **63**, 1567–1575.

[72] Matarasso, S., Rasperini, G., Iorio Siciliano, V. *et al.* (2010). 10-year retrospective analysis of radiographic bone level changes of implants supporting single-unit crowns in periodontally compromised vs. periodontally healthy patients. *Clinical Oral Implants Research* **21**, 898–903.

[73] Matuliene, G., Pjetursson, B.E., Salvi, G.E. *et al.* (2008). Influence of residual pockets on progression of periodontitis and tooth loss: results after 11 years of maintenance. *Journal of Clinical Periodontology* **35**, 685–695.

[74] Mendoza, A., Newcomb, G. & Nixon, K. (1991). Compliance with supportive periodontal therapy. *Journal of Periodontology* **62**, 731–736.

[75] Mombelli, A., Marxer, M., Gaberthüel, T., Grunder, U. & Lang, N.P. (1995). The microbiota of osseointegrated implants in patients with a history of periodontal disease. *Journal of Clinical Periodontology* **22**, 124–130.

[76] Morris, H.F., Ochi, S. & Winkler, S. (2000). Implant survival in patients with type 2 diabetes: Placement to 36 months. *Annals of Periodontology* **5**, 157–165.

[77] Moy, P.K., Medina, D., Shetty, V. & Aghaloo, T.L. (2005). Dental implant failure rates and associated risk factors. *International Journal of Oral & Maxillofacial Implants* **20**, 569–577.

[78] Mundt, T., Mack, F., Schwahn, C. & Biffar, R. (2006). Private practice results of screw-type tapered implants: Survival and evaluation of risk factors. *International Journal of Oral & Maxillofacial Implants* **21**, 607–614.

[79] Nevins, M. & Langer, B. (1995). The successful use of osseointegrated implants for the treatment of the recalcitrant periodontal patient. *Journal of Periodontology* **66**, 150–157.

[80] Ng, M.C., Ong, M.M., Lim, L.P., Koh, C.G. & Chan, Y.H. (2011). Tooth loss in compliant and non-compliant periodontally treated patients: 7 years after active periodontal therapy. *Journal of Clinical Periodontology* **38**, 499–508.

[81] Nitzan, D., Mamlider, A., Levin, L. & Schwartz-Arad, D. (2005). Impact of smoking on marginal bone loss. *International Journal of Oral & Maxillofacial Implants* **20**, 605–609.

[82] Oates, T.W., Huynh-Ba, G., Vargas, A., Alexander, P. & Feine, J. (2013). A critical review of diabetes, glycemic control, and dental implant therapy. *Clinical Oral Implants Research* **24**, 117–127.

[83] Olson, J.W., Shernoff, A.F., Tarlow, J.L. *et al.* (2000). Dental endosseous implant assessments in a type 2 diabetic population: A prospective study. *International Journal of Oral & Maxillofacial Implants* **15**, 811–818.

[84] Ong, C.T., Ivanovski, S., Needleman, I.G. *et al.* (2008). Systematic review of implant outcomes in treated periodontitis subjects. *Journal of Clinical Periodontology* **35**, 438–462.

[85] Op Heij, D.G., Opdebeeck, H., van Steenberghe, D. & Quirynen, M. (2003). Age as compromising factor for implant insertion. *Periodontology 2000* **33**, 172–184.

[86] Otomo-Corgel J. (2012). Osteoporosis and osteopenia: implications for periodontal and implant therapy. *Periodontology 2000* **59**, 111–139.

[87] Papaioannou, W., Quirynen, M. & van Steenberghe, D. (1996). The influence of periodontitis on the subgingival flora around implants in partially edentulous patients. *Clinical Oral Implants Research* **7**, 405–409.

[88] Pjetursson, B.E., Helbling, C., Weber, H.P. *et al.* (2012). Peri-implantitis susceptibility as it relates to periodontal therapy and supportive care. *Clinical Oral Implants Research* **23**, 888–894.

[89] Pontoriero, R., Tonelli, M.P., Carnevale, G. *et al.* (1994). Experimentally induced peri-implant mucositis. A clinical study in humans. *Clinical Oral Implants Research* **5**, 254–259.

[90] Quirynen, M. & Listgarten, M.A. (1990). The distribution of bacterial morphotypes around natural teeth and titanium implants ad modum Brånemark. *Clinical Oral Implants Research* **1**, 8–12.

[91] Quirynen, M., Papaioannou, W. & van Steenberghe, D. (1996). Intraoral transmission and the colonization of oral hard surfaces. *Journal of Periodontology* **67**, 986–993.

[92] Quirynen, M., Alsaadi, G., Pauwels, M. *et al.* (2005). Microbiological and clinical outcomes and patient satisfaction for two treatment options in the edentulous lower jaw after 10 years of function. *Clinical Oral Implants Research* **16**, 277–287.

[93] Rajnay, Z.W. & Hochstetter, R.L. (1998). Immediate placement of an endosseous root-form implant in an HIV-positive patient: Report of a case. *Journal of Periodontology* **69**, 1167–1171.

[94] Ramfjord, S.P. (1987). Maintenance care for treated periodontitis patients. *Journal of Clinical Periodontology* **14**, 433–437.

[95] Roccuzzo, M., De Angelis, N., Bonino, L. & Aglietta, M. (2010). Ten-year results of a three arms prospective cohort study on implants in periodontally compromised patients. Part 1: implant loss and radiographic bone loss. *Clinical Oral Implants Research* **21**, 490–496.

[96] Roccuzzo, M., Bonino, F., Aglietta, M. & Dalmasso, P. (2012). Ten-year results of a three arms prospective cohort study on implants in periodontally compromised patients. Part 2: clinical results. *Clinical Oral Implants Research* **23**, 389–395.

[97] Roccuzzo, M., Bonino, L., Dalmasso, P. & Aglietta, M. (2014). Long-term results of a three arms prospective cohort study on implants in periodontally compromised patients: 10-year data around sandblasted and acid-etched (SLA) surface. *Clinical Oral Implants Research* **25**, 1105–1112.

[98] Rodrigo, D., Martin, C. & Sanz, M. (2012). Biological complications and peri-implant clinical and radiographic changes at immediately placed dental implants. A prospective 5-year cohort study. *Clinical Oral Implants Research* **23**, 1224–1231.

[99] Rogers, M.A., Figliomeni, L., Baluchova, K. *et al.* (2002). Do interleukin-1 polymorphisms predict the development of periodontitis or the success of dental implants? *Journal of Periodontal Research* **37**, 37–41.

[100] Roos-Jansåker, A.M., Lindahl, C., Renvert, H. & Renvert, S. (2006). Nine- to fourteen-year follow-up of implant treatment. Part I: implant loss and associations to various factors. *Journal of Clinical Periodontology* **33**, 283–289.

[101] Rosling, B., Serino, G., Hellström, M.K., Socransky, S.S. & Lindhe, J. (2001). Longitudinal periodontal tissue alterations during supportive therapy. Findings from subjects with normal and high susceptibility to periodontal disease. *Journal of Clinical Periodontology* **28**, 241–249.

[102] Ruggiero, S.L., Mehrotra, B., Rosenberg, T.J. & Engroff, S.L. (2004). Osteonecrosis of the jaws associated with the use of bisphosphonates: A review of 63 cases. *Journal of Oral & Maxillofacial Surgery* **62**, 527–534.

[103] Salvi, G.E. & Lang, N.P. (2004). Diagnostic parameters for monitoring implant conditions. *International Journal of Oral & Maxillofacial Implants* **19 Suppl**, 116–127.

[104] Salvi, G.E. & Zitzmann, N.U. (2014). The effects of anti-infective preventive measures on the occurrence of biological implant complications and implant loss. A systematic review. *International Journal of Oral & Maxillofacial Implants* **29 Suppl**, 292–307.

[105] Salvi, G.E., Fürst, M.M., Lang, N.P. & Persson, G.R. (2008). One-year bacterial colonization patterns of *Staphylococcus aureus* and other bacteria at implants and adjacent teeth. *Clinical Oral Implants Research* **19**, 242–248.

[106] Salvi, G.E., Aglietta, M., Eick, S. *et al.* (2012). Reversibility of experimental peri-implant mucositis compared with experimental gingivitis in humans. *Clinical Oral Implants Research* **23**, 182–190.

[107] Sbordone, L., Barone, A., Ciaglia, R.N., Ramaglia, L. & Iacono, V.J. (1999). Longitudinal study of dental implants in a periodontally compromised population. *Journal of Periodontology* **70**, 1322–1329.

[108] Serino, G. & Ström, C. (2009). Peri-implantitis in partially edentulous patients: association with inadequate plaque control. *Clinical Oral Implants Research* **20**, 169–74.

[109] Shernoff, A.F., Colwell, J.A. & Bingham, S.F. (1994). Implants for type II diabetic patients: interim report. VA implants in

diabetes study group. *Implant Dentistry* **3**, 183–185.

[110] Shetty, K. & Achong, R. (2005). Dental implants in the HIV-positive patient – Case report and review of the literature. *General Dentistry* **53**, 434–437.

[111] Starck, W.J. & Epker, B.N. (1995). Failure of osseointegrated dental implants after diphosphonate therapy for osteoporosis: A case report. *International Journal of Oral & Maxillofacial Implants* **10**, 74–78.

[112] Strietzel, F.P., Reichart, P.A., Kale, A. *et al.* (2007). Smoking interferes with the prognosis of dental implant treatment: a systematic review and meta-analysis. *Journal of Clinical Periodontology* **34**, 523–544.

[113] Sumida, S., Ishihara, K., Kishi, M. & Okuda, K. (2002). Transmission of periodontal disease-associated bacteria from teeth to osseointegrated implant regions. *International Journal of Oral & Maxillofacial Implants* **17**, 696–702.

[114] Swierkot, K., Lottholz, P., Flores-de-Jacoby, L. & Mengel, R. (2012). Mucositis, peri-implantitis, implant success, and survival of implants in patients with treated generalized aggressive periodontitis: 3- to 16-year results of a prospective long-term cohort study. *Journal of Periodontology* **83**, 1213–1225.

[115] Teng, M.S. & Futran, N.D. (2005). Osteoradionecrosis of the mandible. *Current Opinion in Otolaryngology & Head and Neck Surgery* **13**, 217–221.

[116] Thilander, B., Ödman, J. & Lekholm U. (2001). Orthodontic aspects of the use of oral implants in adolescents: a 10-year follow-up study. *European Journal of Orthodontics* **23**, 715–731.

[117] van Steenberghe, D., Klinge, B., Lindén, U. *et al.* (1993). Periodontal indices around natural and titanium abutments: a longitudinal multicenter study. *Journal of Periodontology* **64**, 538–541.

[118] van Steenberghe, D., Quirynen, M., Molly, L. & Jacobs, R. (2003). Impact of systemic diseases and medication on osseointegration. *Periodontology 2000* **33**, 163–171.

[119] von Wowern, N. & Gotfredsen, K. (2001). Implant-supported overdentures, a prevention of bone loss in edentulous mandibles? A 5-year follow-up study. *Clinical Oral Implants Research* **12**, 19–25.

[120] Wagenberg, B. & Froum, S.J. (2006). A retrospective study of 1,925 consecutively placed immediate implants from 1988 to 2004. *International Journal of Oral & Maxillofacial Implants* **21**, 71–80.

[121] Weischer, T., Kandt, M. & Reidick, T. (2005). Immediate loading of mandibular implants in compromised patients: Preliminary results. *International Journal of Periodontics & Restorative Dentistry* **25**, 501–507.

[122] Wennström, J.L., Ekestubbe, A., Gröndahl, K., Karlsson, S. & Lindhe, J. (2004). Oral rehabilitation with implant-supported fixed partial dentures in periodontitis-susceptible subjects. A 5-year prospective study. *Journal of Clinical Periodontology* **31**, 713–724.

[123] Wilson, T.G. Jr. (2009). The positive relationship between excess cement and peri-implant disease: a prospective clinical endoscopic study. *Journal of Periodontology* **80**, 1388–1392.

[124] Wilson, T.G. Jr. & Nunn, M. (1999). The relationship between the interleukin-1 periodontal genotype and implant loss. Initial data. *Journal of Periodontology* **70**, 724–729.

[125] Woo, S.-B., Hellstein, J.W. & Kalmar, J.R. (2006). Systematic review: Bisphosphonates and osteonecrosis of the jaws. *Annals of Internal Medicine* **144**, 753–761.

[126] Yi, S.W., Ericsson, I., Carlsson, G.E. & Wennström, J.L. (1995). Long-term follow-up of cross-arch fixed partial dentures in patients with advanced periodontal destruction. Evaluation of the supporting tissues. *Acta Odontologica Scandinavica* **53**, 242–248.

[127] Zitzmann, N.U., Berglundh, T., Marinello, C.P. & Lindhe, J. (2001). Experimental peri-implant mucositis in man. *Journal of Clinical Periodontology* **28**, 517–523.

第10部分：治疗计划制订
Treatment Planning Protocols

第32章

牙周病患者的治疗计划

Treatment Planning of Patients with Periodontal Diseases

Giovanni E. Salvi[1], Jan Lindhe[2], Niklaus P. Lang[1,3]

[1] Department of Periodontology, School of Dental Medicine, University of Berne, Berne, Switzerland
[2] Department of Periodontology, Institute of Odontology, The Sahlgrenska Academy at University of Gothenburg, Gothenburg, Sweden
[3] Center of Dental Medicine, University of Zurich, Zurich, Switzerland

前言

　　龋病和牙周病是与牙表面的生物膜相关的机会性感染。细菌特异性和致病性、个体对疾病的易感性（如局部和全身抵抗力）等因素会影响疾病的发生、发展（速度）以及菌斑相关性口腔疾病的临床表现。然而，动物实验和人类的纵向研究结果表明，去除或控制感染生物膜、口腔卫生宣教，在大部分情况下能保持牙齿或者牙周健康。即使不能一直维持健康状态，也必须把治疗后控制疾病的进展作为现代口腔保健的目标。

　　龋病和牙周病患者，其症状根据病理情况包括如牙髓炎、根尖周炎、边缘脓肿、牙齿移位等，其治疗可以分成4个阶段：

1. 全身治疗阶段，包括戒烟。
2. 牙周基础治疗（清洁）阶段，也称对因治疗。
3. 纠正治疗阶段，即通过牙周手术和/或牙髓治疗、种植手术、充填治疗、正畸治疗和/或修复治疗来纠正不良因素，促进牙周健康。
4. 维护阶段（护理），也称牙周支持治疗（supportive periodontal therapy，SPT）。

治疗目标

　　对每位诊断为牙周炎的患者，都必须制订并执行消除机会性感染的治疗策略。这种策略必须明确治疗后临床指标应达到何种水平。这些临床指标包括：

- 减缓或治愈牙龈炎［探诊出血指数（bleeding on probing，BoP）］：须达到全口平均BoP≤25%。
- 降低牙周探诊深度（periodontal probing depth，PPD）：残余牙周袋探诊深度≤5mm。
- 消除多根牙的根分叉暴露：根分叉病变在水平方向不应该超过3mm。

- 无痛。
- 达到个体化美学和功能的要求。

需要强调的是，还必须要处理好牙周炎的可控危险因素。慢性牙周炎的3个主要危险因素是菌斑控制不良，吸烟以及未控制的糖尿病（Kinane et al. 2006）。

全身治疗阶段

此阶段的目标是消除或减少全身因素对治疗结果的影响，同时保护患者和口腔医护人员免受传染病的危害。必要时应与患者的内科医生或专科医生交流，将有助于采取合适的预防措施。必须尽量劝导患者戒烟。其他（详细）内容将会在第35和第36章详述。

基础治疗（清洁）阶段

此阶段是对因治疗阶段。所以，此阶段目的是通过彻底去除口腔软硬沉积物并消除菌斑滞留因素来实现清洁的、无感染的口腔状况。此外，本阶段应致力于激发患者进行最佳的菌斑控制。牙周的基础治疗阶段结束后，应进行再评估并制订其他治疗和支持治疗的计划。

纠正（局部）不利因素阶段（辅助治疗）

该阶段强调了机会性感染的后遗症，其治疗措施包括以下几点：如牙周和种植手术、牙髓治疗、充填和/或修复治疗。只有在正确评估致病因素相关治疗的临床疗效后，才能决定所需的纠正不利因素以及充填和修复治疗的方法。纠正治疗的内容取决于患者在整个治疗过程中的意愿和配合程度。如果患者配合欠佳，基础治疗难以奏效，口腔健康、功能以及美观更不会最终改善。在牙周病治疗中，关于评估不同类型手术方法相对作用的研究结果，可以证明此说法的合理性。而且，大量的临床实验（Lindhe & Nyman 1975；Nyman et al. 1975；Rosling et al. 1976a, b；Nyman et al. 1977；Nyman & Lindhe 1979）已经证实，在菌斑控制良好的基础上行牙龈切除术和翻瓣术能促进牙槽骨和临床附着

水平的恢复，然而在菌斑感染牙列上进行手术可能会导致牙周组织的进一步损伤。

维护阶段（牙周支持治疗）

这一治疗的目的是预防再感染和疾病的复发。每一位患者的回访系统在设计上必须包括以下几个方面：（1）探诊出血加深位点的评估；（2）这些位点的处理；（3）防龋氟化物的应用（参见第60章）。此外，在此阶段，还包括纠正不利因素阶段对修复体的定期检查。由于基牙牙髓活力丧失是常见的并发症，因此需要对其进行牙髓活力测试（Bergenholtz & Nyman 1984；Lang et al. 2004；Lulic et al. 2007）。基于个体的龋病易感性，必须在SPT阶段定期拍摄殆翼片。

牙周病的筛查

寻求口腔治疗的患者通常都经过多种临床和X射线方法筛查了龋损的存在。类似的，通过称作基本牙周检查（basic periodontal examination，BPE），也称牙周筛选记录（periodontal screening record，PSR）的程序来筛查患者是否患有牙周炎的存在也是很有必要的。

基本牙周检查

BPE的目标是筛选牙周新患者，同时完善治疗计划。医生可以通过BPE得分来确诊患者是否具有以下情况：

- 具备基本健康的牙周状况，但仍需要长期的预防性措施。
- 患有牙周炎并且需要牙周治疗。

在BPE中，要评估筛查每颗牙和种植体。为此，推荐使用细而带刻度的牙周探针。每颗牙/种植体至少选择两个位点（如近颊和远颊），用轻力进行牙周探诊（即0.2N）。全牙列分为6个区，一个区域得分最高的位点，即记为该区域的BPE得分。

BPE评分系统

- 0级：PPD≤3mm，BoP（-），无牙石或

充填物悬突（图32-1a）。

- 1级：PPD≤3mm，BoP（＋），无牙石或充填物悬突（图32-1b）。

- 2级：PPD≤3mm，BoP（＋），有龈上和/或龈

下牙石以及/或者充填物悬突（图32-1c）。

- 3级：PPD>3mm但≤5mm，BoP（＋）（图32-1d）。

- 4级：PPD>5mm（图32-1e）。

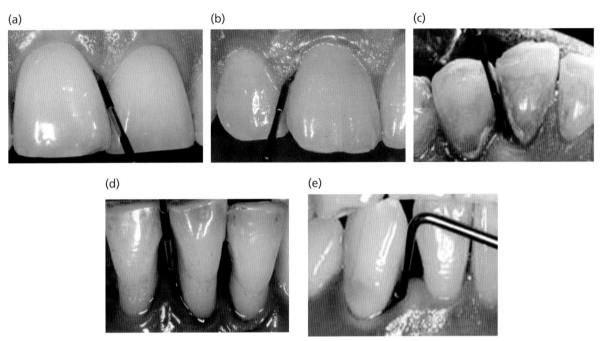

图32-1 基本牙周检查评分的临床图解：（a）0级；（b）1级；（c）2级；（d）3级；（e）4级。

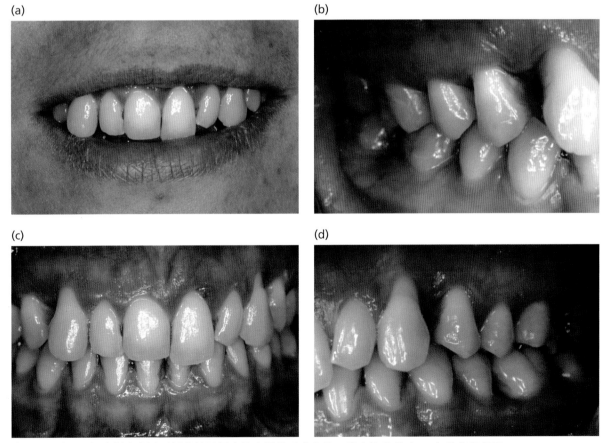

图32-2 （a～d）诊断为广泛型侵袭性牙周炎伴有根分叉病变的27岁女性患者（S.B.）的临床表现。

如果检查者在某一个象限内确定了一个位点的PPD > 5mm，那么这一象限就是4级，此特殊象限也不需要进一步的评估了。各个象限都是0、1级或2级的患者，其牙周状况相对健康。某个象限是3级或4级的患者则需要进行一个更全面的牙周检查（参见第29章）。

经过全面的牙周诊断程序，确定为BPE评分3级和4级的患者，其治疗计划及总体目标，将在下文详述。

诊断

本章所述的治疗计划是基于对患者检查中收集到的临床数据而制定的（参见第29章）。举例来说，一个27岁的女性患者（S.B.），无系统性疾病且不吸烟，检查其牙周状况：记录BoP阳性

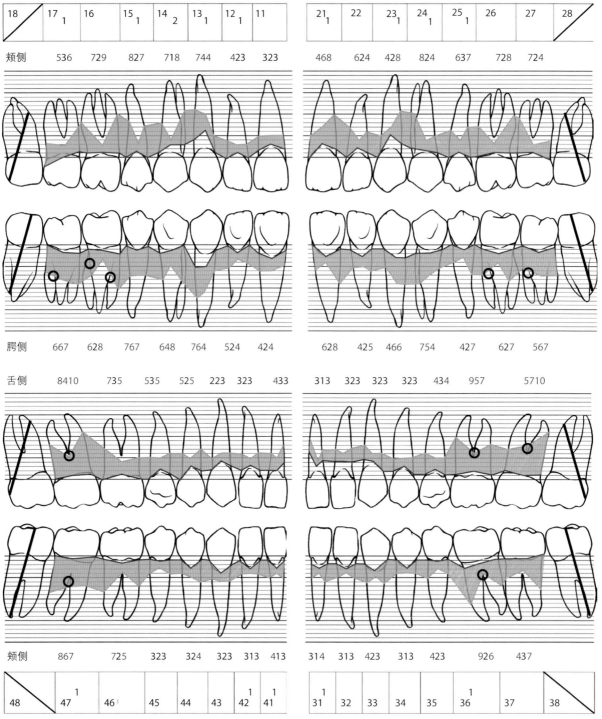

图32-3　图32-2患者的牙周检查表。

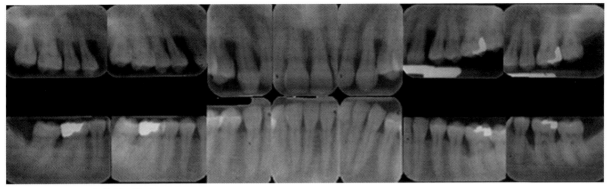

图32-4　图32-2患者的X线片。

	18	17	16	15	14	13	12	11	21	22	23	24	25	26	27	28
牙龈炎																
轻度牙周炎							x	x								
重度牙周炎		x	x	x	x	x			x	x	x	x	x	x	x	
根间牙周炎		x	x											x	x	
根间牙周炎		x	x											x	x	
重度牙周炎		x	x											x	x	
轻度牙周炎				x	x			x	x			x				
牙龈炎						x	x				x		x			
	48	47	46	45	44	43	42	41	31	32	33	34	35	36	37	38

图32-5　图32-2患者的单颗牙诊断。

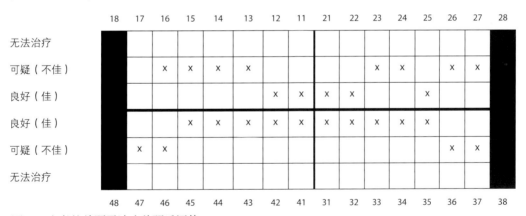

	18	17	16	15	14	13	12	11	21	22	23	24	25	26	27	28
无法治疗																
可疑（不佳）			x	x	x	x					x	x		x	x	
良好（佳）							x	x	x	x			x			
良好（佳）				x	x	x	x	x	x	x	x	x	x			
可疑（不佳）		x	x											x	x	
无法治疗																
	48	47	46	45	44	43	42	41	31	32	33	34	35	36	37	38

图32-6　图32-2患者的单颗牙治疗前预后评估。

位点，测量PPD，并计算出牙周附着水平，评估根分叉病变及牙齿松动度，并且进行X线检查来确定牙槽嵴的高度和形态。

图32-2显示了该患者牙列的临床特征，图32-3和图32-4中分别显示了牙周检查表和X线片。基于这些检查结果，对牙列中的每颗牙齿都做出了诊断（图32-5）以及治疗前预后评估（图32-6）。除了牙周状况的检查外，还要在所有牙齿表面对原发龋和继发龋进行详细评估。同时，还要评估患者的牙髓活力、咬合状况和颞下颌关节功能障碍。

治疗计划

基础治疗计划

假设患者的检查已经完成（参见第29章）并且对所有病理状况做出了诊断，就可以制订基础治疗计划。在患者管理的早期阶段，大多数情况下无法对序列治疗的每一方面给出确切的决策，因为：

1. 基础治疗的疗效是未知的。选择何种类型的辅助治疗应以基础治疗/对因治疗后的再评估为基础。疾病的预后依赖于龈下刮治的结果，但同时也取决于患者是否有能力并且愿意实施良好的（自我）菌斑控制措施，并养成良好的饮食习惯。

2. 患者对其他（牙周和/或修复）治疗的"主观"需求是未知的。当牙医完成了对患者的检查并且制订了有关牙周病、龋病、牙髓病和颞下颌关节功能障碍的治疗计划，检查结果将被呈现给患者（即"病例展示"）。在病例展示环节，了解患者对口腔治疗的主观需求是否与牙医的专业意见相一致非常重要，专业意见主要包括所需治疗的种类和程度。牙医要明白，除了消除疼痛之外，口腔治疗的主要目标还包括满足患者咀嚼功能和美观的需求，这在不同个体之间无疑是不同的。

3. 某些治疗步骤的结果不能被预测。在严重的龋病和牙周病患者中，医生往往无法在初期检查中预测留存的所有牙齿是否都能被治愈，或预测某些治疗的结果。也就是说，必须先治疗关键以及困难的部分，并对其结果进行评估后，再预测和描述决定性治疗的全部结果。

治疗前单颗牙预后判断

基于综合检查的结果，包括牙周炎、龋病、牙齿敏感度的评估，相应的诊断结果以及患者对美学和功能的需要，就能对每颗牙齿（牙根）做出治疗前预后判断。

要解决以下3个主要问题：

1. 哪颗牙齿/牙根预后是"良好（佳）"？
2. 哪颗牙齿/牙根预后是"无法治疗"？
3. 哪颗牙齿/牙根预后是"可疑（不佳）"？

预后良好的牙齿只需要相对简单的治疗，而

且被认为可以安全地行使基牙功能。

被认为"无法治疗"的牙齿应该在基础治疗和对因治疗阶段拔除。通过以下标准来确定此类牙齿：

- 牙周：
  - 反复发作的牙周脓肿。
  - 牙周-牙髓联合病变。
  - 附着丧失至根尖。
- 牙髓：
  - 根下1/2的根管穿孔。
  - 广泛的根尖病损（直径>6mm）。
- 牙齿：
  - 牙根纵裂（细小断裂）。
  - 根中1/3斜折。
  - 累及根管的龋病。
- 功能：
  - 无对颌牙以及有牙周炎/龋病的第三磨牙。

预后"可疑"的牙齿通常需要全面的治疗，而且必须通过各种辅助治疗以期其良好的预后。通过以下标准来确定此类牙齿：

- 牙周：
  - 根分叉病变（Ⅱ度或Ⅲ度）。
  - 角形（即垂直型）骨缺损。
  - "水平型"骨吸收超过根长2/3。
- 牙髓：
  - 不完善的根管治疗。
  - 根尖周病变。
  - 存在较大的桩／螺钉。
- 牙齿：
  - 严重的根面龋。

病例展示

"病例展示"是基础治疗计划的关键部分，必须包括对患者描述不同的治疗目标，以及通过何种治疗方法实现这些目标。在S.B.患者的病例展示中，描述了以下的治疗计划：

- 牙列中的12-22和45-35对牙医来说可能没有较大的治疗难度。然而针对牙列中余留的牙齿，治疗计划必须包含数种其他措施。

对于特定的治疗计划，应该把预期的优势和缺陷向患者解释清楚，并进行讨论。牙医必须根据他/她对可选方案的态度来设计整个治疗计划。

基于治疗前对单颗牙齿的预后判断（图32-6），应告知患者后续治疗计划。

全身治疗阶段

基于患者不吸烟且全身健康的事实，无须体格检查，也不需行戒烟劝导。

基础治疗阶段（对因治疗）

基础治疗包括以下消除和/或控制细菌感染的措施：

1. 鼓励患者，行口腔卫生宣教，并嘱其复查，必要时再行口腔卫生宣教。
2. 局麻下的刮治和根面平整术，并消除菌斑

滞留因素（如果有，还要拔除无法保留的患牙）。
3. 去除龋损组织并充填患牙（16和26）。
4. 46的牙髓治疗。

治疗后再评估

彻底分析口腔感染的消除和控制情况的结果后，基础治疗才告完成。这意味着必须对患者牙周和龋齿的治疗情况进行再评估。如有必要，必须根据再评估的结果（图32-7，图32-8）来决定在决定性阶段（即纠正不利因素阶段）采取何种纠正措施。为了给组织提供愈合的时间，应该在最后一次机械治疗结束后6~8周进行再评估。

纠正阶段的计划（其他牙周治疗）

如果基础治疗阶段结束后6~8周进行的再评估的结果表明牙周病和龋病已经得到控制，或者已经完全达到或者大部分接近治疗目标（见前述），就可以进行其他治疗了。此阶段的主要目

(a)

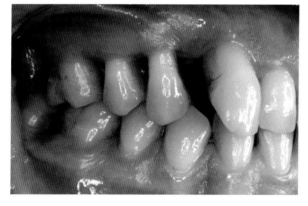

(b)

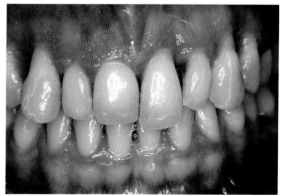

(c)

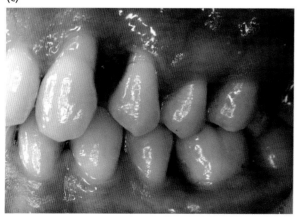

图32-7 （a~c）图32-2患者牙周基础治疗后再评估的临床正侧面观。

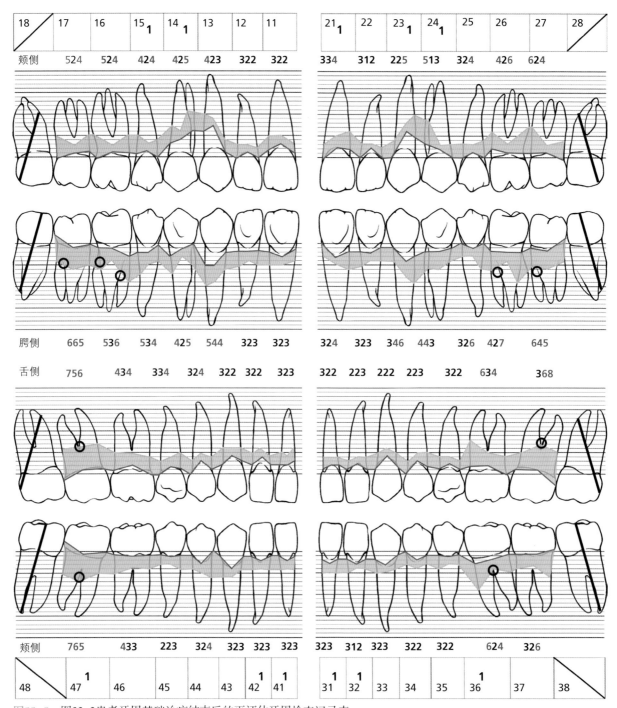

图32-8　图32-2患者牙周基础治疗结束后的再评估牙周检查记录表。

标是纠正由口腔感染（即牙周病和龋病）导致的后遗症。可能需进行以下过程：

- （伴/不伴桩核增强的辅助牙髓治疗）。
- 牙周手术：手术治疗的类型（即翻瓣清创术，再生性或切除性手术）和范围应该基于再评估阶段的PPD测量值、根分叉病变程度，和BoP指数。牙周手术一般只限于牙列中单独使用根面平整器械无法清除炎性病变的区域，以及角形骨缺损或磨牙根分叉病变的区域。

- 种植修复：在基牙缺失的牙列区域，出于美学和功能的原因可以考虑种植治疗。但必须明确种植治疗必须在所有口腔感染都得到控制后，也就是牙周治疗成功的前提下才能开始。
- 最后的充填和修复治疗，包括固定和可摘义齿。

纠正（局部）不利因素阶段（辅助治疗）

基础治疗后，患者S.B.的菌斑指数和牙龈指数变低（即5%～10%），而且没有活动性龋损。因此纠正阶段包括以下内容：

1. 在左右侧上颌象限和下颌磨牙区进行牙周手术（即翻瓣刮治术）（图32-9）。
2. 对36进行引导组织再生术（guided tissue regeneration，GTR）。
3. 牙周手术后的再评估（图32-10，图32-11）。
4. 在上颌前牙区域进行正畸治疗（图32-12）。
5. 出于美观在上颌前牙区域进行充填修复治疗（图32-13）。

纠正治疗后的再评估

在对消除牙周组织破坏后遗并发症的结果进行彻底分析后，纠正阶段的治疗方告结束（图32-14～图32-16）。也就是说必须对患者的牙周

(a)
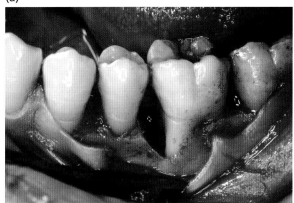

(b)
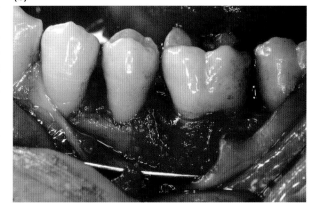

(c)
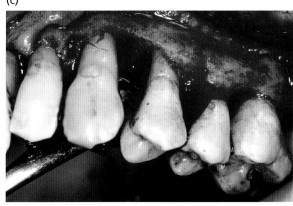

图32-9 （a～c）左侧下颌和上颌象限术中图。根据引导组织再生术的原则，36近中的角形骨缺损采用了可吸收屏障膜。

(a)
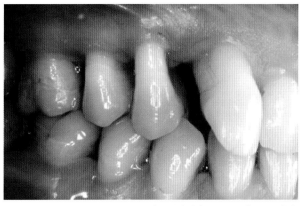

(b)
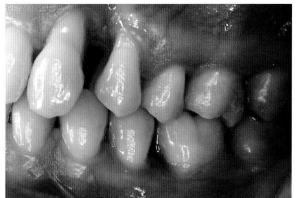

图32-10 （a，b）图32-2患者牙周手术后再评估的口内侧面观。

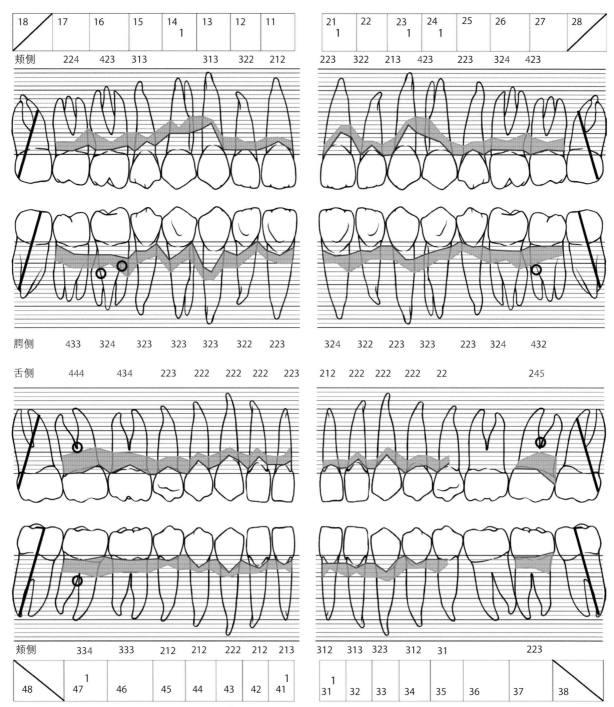

| 18 | 17 | 16 | 15 | 14 1 | 13 | 12 | 11 | | 21 1 | 22 | 23 1 | 24 1 | 25 | 26 | 27 | 28 |

颊侧　224　423　313　　313　322　212　　　223　322　213　423　223　324　423

腭侧　433　324　323　323　323　322　223　　324　322　223　323　223　324　432

舌侧　444　434　223　222　222　222　223　　212　222　222　222　22　　　245

颊侧　334　333　212　212　222　212　213　　312　313　323　312　31　　223

| 48 | 47 1 | 46 | 45 | 44 | 43 | 42 | 41 1 | | 31 1 | 32 | 33 | 34 | 35 | 36 | 37 | 38 |

图32-11　图32-2中的患者牙周手术后再评估阶段的牙周检查表。

和种植体周围的状况进行再评估。再评估的结果构成了剩余牙周组织风险评估的基础。牙周风险评估的结果（periodontal risk assessment，PRA）反过来将决定维护阶段患者的复诊频率。

维护阶段（牙周支持治疗）

对因治疗完成后，患者必须定期复诊，以防止口腔感染的复发（如牙周炎、龋病和种植体

周围炎）。牙周支持治疗（SPT）应该安排在基础治疗后的再评估阶段，而且应独立于其他所需的治疗。复诊时间间隔应基于纠正阶段之后再评估时建立的PRA（参见第60章）。30余年的研究表明，良好的自我菌斑控制，再加上积极牙周治疗后定期复查并行维护治疗，是公认的控制牙龈炎和牙周炎以及减少牙齿松动度的有效方法（Axelsson et al. 2004）。然而，需要强调的是，

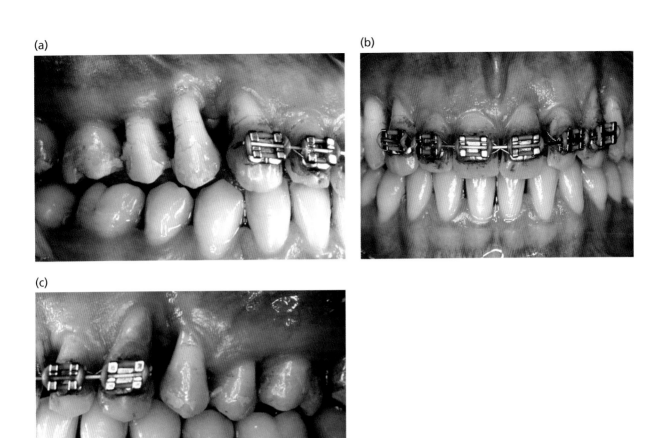

图32-12　（a～c）图32-2患者在上颌前牙正畸治疗阶段的临床正侧面观。

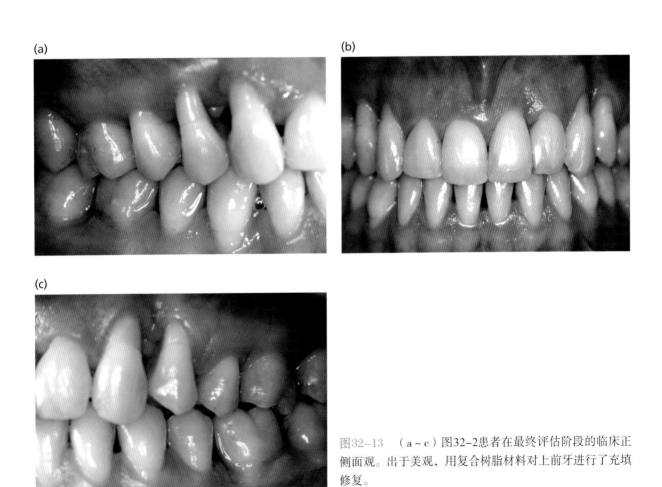

图32-13　（a～c）图32-2患者在最终评估阶段的临床正侧面观。出于美观，用复合树脂材料对上前牙进行了充填修复。

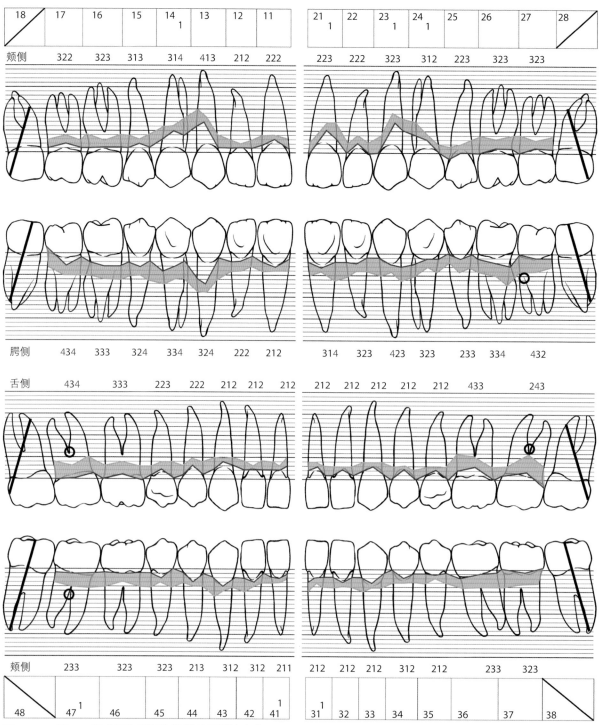

18	17	16	15	14 1	13	12	11

21 1	22	23 1	24 1	25	26	27	28

颊侧　322　323　313　314　413　212　222

223　222　323　312　223　323　323

腭侧　434　333　324　334　324　222　212

314　323　423　323　233　334　432

舌侧　434　333　223　222　212　212　212

212　212　212　212　212　433　243

颊侧　233　323　323　213　312　312　211

212　212　212　312　212　233　323

48	47 1	46	45	44	43	42	41 1

31 1	32	33	34	35	36	37	38

图32-14　图32-2患者最终再评估阶段的牙周检查表。

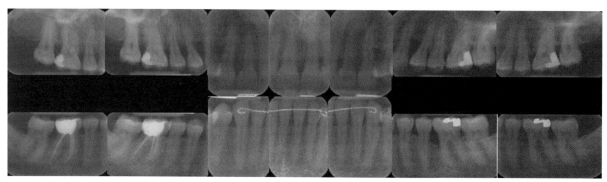

图32-15　图32-2患者最终再评估阶段的X线片。

复查必须与患者的个体化需求相适应。根据积极治疗完成后的PRA结果，一些患者应该每3月复查1次，然而其他患者也许只需要1年检查1次（Lang & Tonetti 2003）。

复查时应完成的内容包括：

1. 及时更新患者的病史和吸烟史。

2. 进行软组织检查以筛查癌症。

3. 记录全口PPD≥5mm且BoP（+）的位点。

4. 对PPD≥5mm且BoP（+）位点再治疗。

5. 抛光牙齿，并使用氟制剂以预防龋齿。

以患者S.B.为例，说明治疗计划的指导原则，其在积极治疗后的第一个6个月内，复诊了2次（即每3个月1次），随后基于个体化PRA的结果每6个月复诊1次。

结束语

通过展示患者S.B.的所有治疗计划和一系列

(a)

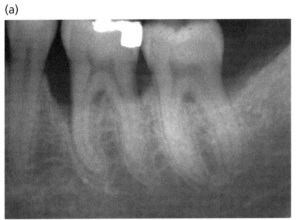

(b)

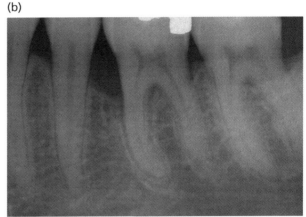

图32-16　（a，b）依据引导组织再生术的原则对图32-2患者的36牙进行再生性牙周治疗前后的X线片。

(a)

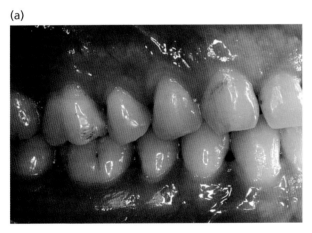

(b)

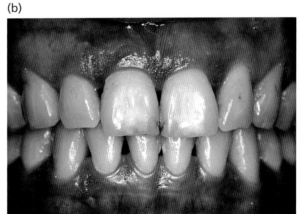

(c)

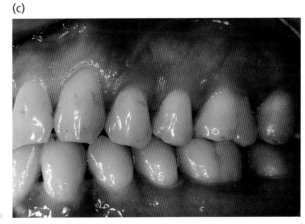

图32-17　（a～c）患者S.K.初期检查阶段的临床正侧面观。

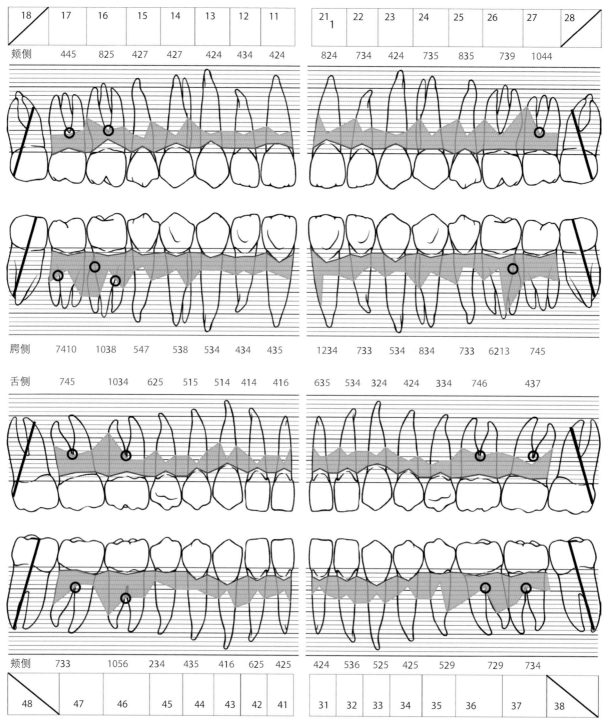

18	17	16	15	14	13	12	11	21₁	22	23	24	25	26	27	28
颊侧	445	825	427	427	424	434	424	824	734	424	735	835	739	1044	

腭侧　7410　1038　547　538　534　434　435　　1234　733　534　834　733　6213　745

舌侧　745　1034　625　515　514　414　416　　635　534　324　424　334　746　437

颊侧	733	1056	234	435	416	625	425	424	536	525	425	529	729	734	
48	47	46	45	44	43	42	41	31	32	33	34	35	36	37	38

图32-18　图32-17中展示患者的牙周检查表。

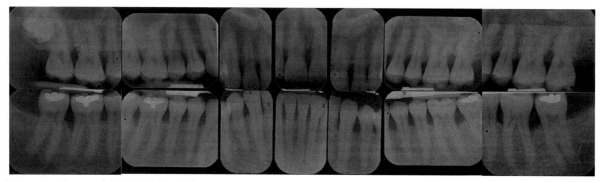

图32-19　图32-17中展示患者的X线片。

	18	17	16	15	14	13	12	11	21	22	23	24	25	26	27	28
无法治疗	x															
可疑（不佳）		x	x	x	x				x	x		x	x	x	x	
良好（佳）						x	x	x			x					
良好（佳）			x	x	x	x	x	x	x	x	x	x	x			
可疑（不佳）		x	x											x	x	
无法治疗																
	48	47	46	45	44	43	42	41	31	32	33	34	35	36	37	38

图32-20　图32-17中展示患者治疗前单颗牙齿预后判断。

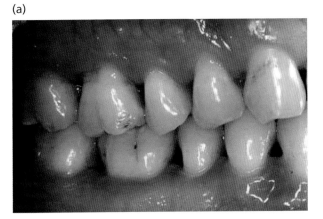

(a)

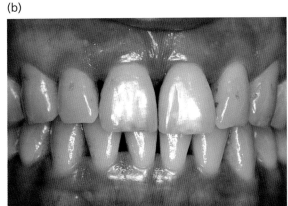

(b)

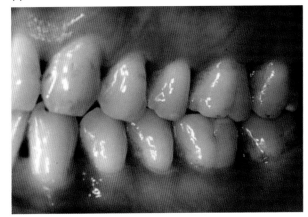

(c)

图32-21　（a～c）图32-17患者基础治疗后再评估阶段的临床正侧面观。

不同的治疗程序来说明以下原则：对于牙周组织出现广泛的严重破坏，但牙齿数量完整的患者，仍应积极保存所有的牙齿。在此类牙列中拔除单颗牙后常常出于"修复原因"还需要拔除其他的牙齿，但如果采用了合适的治疗计划，最终就可能避免此类义齿修复。

不同患者表现出的各种各样的治疗问题显然会导致前述治疗阶段的次序（即全身阶段，基础对因治疗，纠正治疗和维护治疗）差异。只要理解了治疗阶段的基本原则，就可以理解和接受此类变异。

病例报告

通过下面展示患者的具体牙齿问题和所采取治疗的简短描述，来说明此类治疗阶段的基本原理。

患者S.K.（男性，35岁）

基础检查

患者的主诉是21的松动度轻微增加。在图32-17中展示了基础检查阶段的牙周状况（即

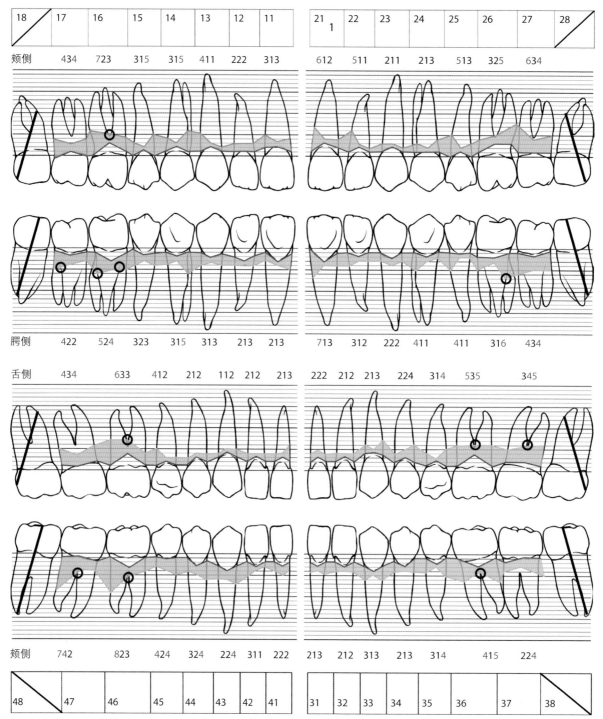

	18	17	16	15	14	13	12	11

颊侧		434	723	315	315	411	222	313

腭侧		422	524	323	315	313	213	213

舌侧		434	633	412	212	112	212	213

颊侧		742	823	424	324	224	311	222

48		47	46	45	44	43	42	41

21 1	22	23	24	25	26	27	28

612	511	211	213	513	325	634	

713	312	222	411	411	316	434	

222	212	213	224	314	535	345	

213	212	313	213	314	415	224	

31	32	33	34	35	36	37	38

图32-22　图32-17患者基础治疗后再评估阶段的牙周检查表。

PPD、根分叉病变、牙松动度和根尖片）。

　　初期检查的最终结果表明牙列中大部分牙齿的支持组织重度破坏（图32-18）和一些角形骨缺损（图32-19）。全口菌斑指数（full-mouth plaque score，FMPS）和全口出血指数（full-mouth bleeding score，FMBS）分别是32%和86%。患者全身健康且有吸烟史。

诊断

　　患者被诊断为广泛型慢性牙周炎并伴根分叉病变。

病因

　　龈上和龈下的细菌沉积物被认为是主要病原

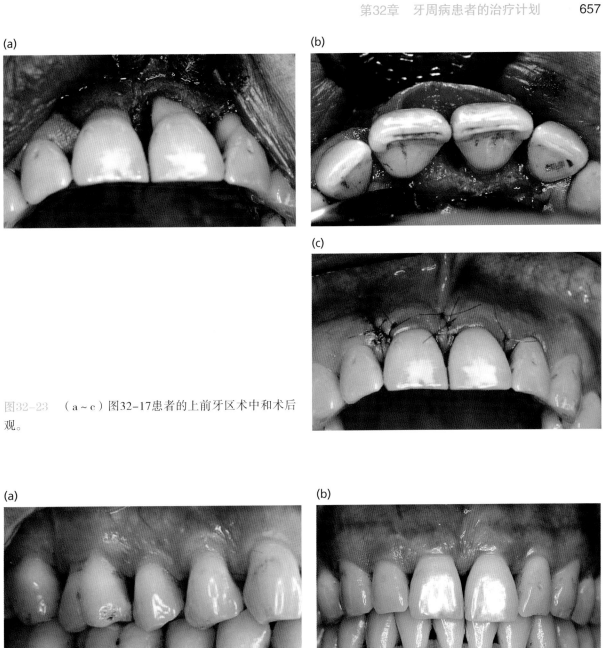

图32-23 （a～c）图32-17患者的上前牙区术中和术后观。

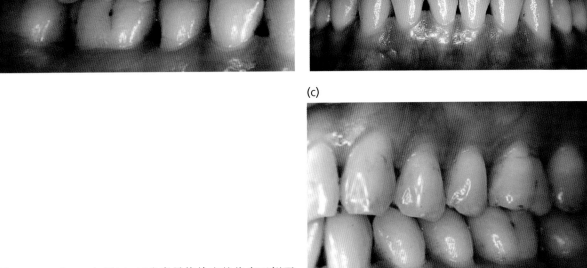

图32-24 （a～c）图32-17患者最终检查的临床正侧面观。

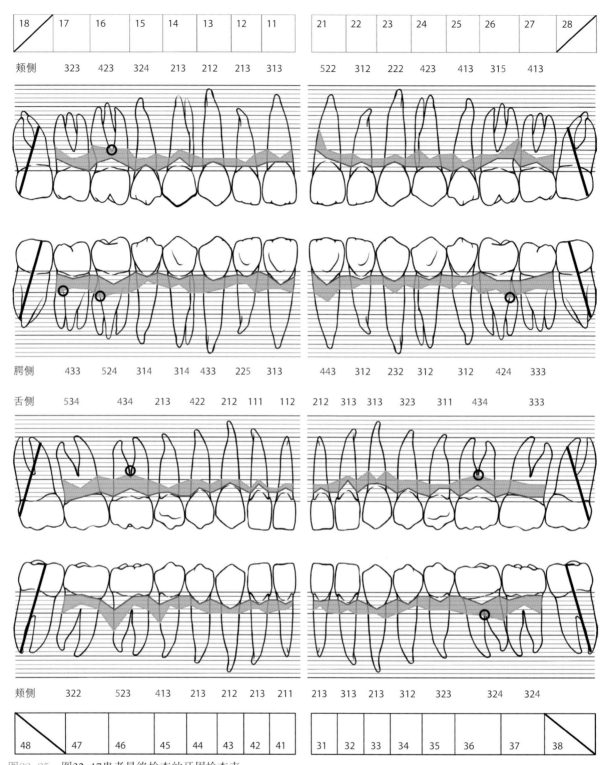

图32-25　图32-17患者最终检查的牙周检查表。

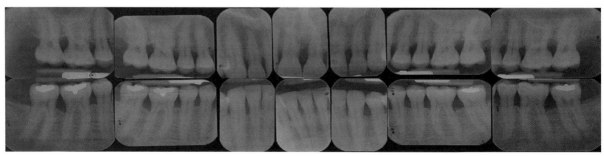

图32-26　图32-17患者最终检查的X线片。

(a)
(b)

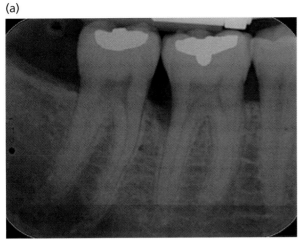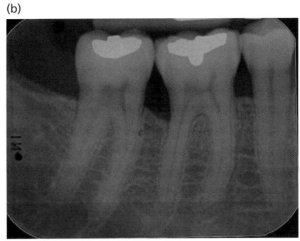

图32-27 （a，b）图32-17患者在46牙远中面角形骨缺损区域进行牙周再生治疗前后的X线片。

学因素。既往吸烟被认为是影响因素。

治疗前单颗牙齿预后判断

28，38和48缺失。18阻生考虑拔除。上颌牙13、12、11和23和下颌牙45-35预后较好。上颌牙17、16、15、14、21、22、24、25、26和27以及下颌牙36、37、46和47预后不确定（图32-20）。

治疗计划

在这位相对年轻患者的治疗计划中，应该期望保留所有牙周破坏的牙齿。治疗后达到长期良好预后的先决条件包括：（1）理想的自我菌斑控制；（2）非手术和手术治疗后牙周组织的恢复；（3）仔细地监测维护治疗。如上所述的，21松动度增加，但是并不影响患者的咀嚼舒适度。

针对这种相对年轻的患者，应通过多方面努力去治疗整个牙列的炎症性牙周疾病，以避免拔除牙齿和随后的修复治疗。

治疗

初步检查之后，向患者详细介绍病情、治疗目标以及达到这些目标的先决条件，包括：口腔生物膜在牙周病病原学中的角色，理想的菌斑控制在确保成功治疗中的重要性。随后再计划旨在保存全部牙齿的治疗方案。按照以下顺序进行治疗。

对因治疗

劝诫患者不要再次吸烟，彻底地激励之后再教导患者采用Bass刷牙法（1954）并使用牙间隙刷。局麻下对全口牙齿进行龈下刮治和根面平整。基础治疗后再评估时的正侧面观和牙周检查表分别如图32-21和图32-22所示。

辅助治疗

根据基础治疗后的再评估结果，决定是否需要其他治疗（图32-22）。全口所有象限都必须进行牙周手术和再生治疗。在第一象限的13-17进行翻瓣术，并拔除18。在上前牙11和21之间，通过改良牙龈乳头保留瓣技术（Cortellini et al. 1995）翻瓣暴露21的角形骨缺损区（图32-23）。在此区域，通过应用牙釉基质衍生物（即釉基质蛋白）以促使21近中面缺损的牙周组织再生。

在第三象限35-37行翻瓣术。在第四象限通过联合简化牙龈乳头保留瓣技术（Cortellini et al. 1999）的翻瓣术暴露46远中面的角形骨缺损区域。在此区域，应用牙釉基质衍生物（即釉基质蛋白）以促进缺损牙周组织的再生。纠正不利因素阶段（图32-24）完成后6周，对牙周状况再评估（图32-25），包括X射线片（图32-26，图32-27），接着是PRA。

牙周支持治疗

基础治疗和纠正治疗完成后，嘱咐患者每3个月复诊并进行维护治疗。复诊期间，对探诊出血和PPD≥5mm的位点进行再治疗。必要的话，重新鼓励和指导患者进行口腔卫生清洁。定期涂氟以预防龋齿发生。

参考文献

[1] Axelsson, P., Nyström, B. & Lindhe, J. (2004). The long-term effect of a plaque control program on tooth mortality, caries and periodontal disease in adults. Results after 30 years of maintenance. *Journal of Clinical Periodontology* **31**, 749–757.

[2] Bass, C.C. (1954). An effective method of personal oral hygiene. Part I. *Journal of Louisiana State Medical Society* **106**, 57–73.

[3] Bergenholtz, G. & Nyman, S. (1984). Endodontic complications following periodontal and prosthetic treatment of patients with advanced periodontal disease. *Journal of Periodontology* **55**, 63–68.

[4] Cortellini, P., Pini-Prato, G.P. & Tonetti, M.S. (1995). The modified papilla preservation technique. A new surgical approach for interproximal regenerative procedures. *Journal of Periodontology* **66**, 261–266.

[5] Cortellini, P., Pini-Prato, G.P. & Tonetti, M.S. (1999). The simplified papilla preservation flap. A novel surgical approach for the management of soft tissues in regenerative procedures. *International Journal of Periodontics and Restorative Dentistry* **19**, 589–599.

[6] Kinane, D.F., Peterson, M. & Stathoupoulou, P.G. (2006). Environmental and other modifying factors of the periodontal diseases. *Periodontology 2000* **40**, 107–119.

[7] Lang, N.P. & Tonetti, M.S. (2003). Periodontal risk assessment (PRA) for patients in supportive periodontal therapy (SPT). *Oral Health and Preventive Dentistry* **1**, 7–16.

[8] Lang, N.P. Pjetursson, B.E., Tan, K. *et al.* (2004). A systematic review of the survival and complication rates of fixed partial dentures (FPDs) after an observation period of at least 5 years. II. Combined tooth-implant supported FPDs. *Clinical Oral Implants Research* **15**, 643–653.

[9] Lindhe, J. & Nyman, S. (1975). The effect of plaque control and surgical pocket elimination on the establishment and maintenance of periodontal health. A longitudinal study of periodontal therapy in cases of advanced disease. *Journal of Clinical Periodontology* **2**, 67–79.

[10] Lulic, M., Brägger, U., Lang, N.P., Zwahlen, M. & Salvi, G.E. (2007). Ante's (1926) law revisited. A systematic review on survival rates and complications of fixed dental prostheses (FDPs) on severely reduced periodontal tissue support. *Clinical Oral Implants Research* **18 Suppl** 3, 63–72.

[11] Nyman, S. & Lindhe, J. (1979). A longitudinal study of combined periodontal and prosthetic treatment of patients with advanced periodontal disease. *Journal of Periodontology* **50**, 163–169.

[12] Nyman, S., Rosling, B. & Lindhe, J. (1975). Effect of professional tooth cleaning on healing after periodontal surgery. *Journal of Clinical Periodontology* **2**, 80–86.

[13] Nyman, S., Lindhe, J. & Rosling, B. (1977). Periodontal surgery in plaque-infected dentitions. *Journal of Clinical Periodontology* **4**, 240–249.

[14] Rosling, B., Nyman, S. & Lindhe, J. (1976a). The effect of systematic plaque control on bone regeneration in infrabony pockets. *Journal of Clinical Periodontology* **3**, 38–53.

[15] Rosling, B., Nyman, S., Lindhe, J. & Jern, B. (1976b). The healing potential of the periodontal tissues following different techniques of periodontal surgery in plaque-free dentitions. A 2-year clinical study. *Journal of Clinical Periodontology* **3**, 233–250.

第33章

牙周病患者的种植治疗计划

Treatment Planning for Implant Therapy in the Periodontally Compromised Patient

Jan L. Wennström[1], Niklaus P. Lang[2,3]

[1]Department of Periodontology, Institute of Odontology, The Sahlgrenska Academy at University of Gothenburg, Gothenburg, Sweden
[2]Department of Periodontology, School of Dental Medicine, University of Berne, Berne, Switzerland
[3]Center of Dental Medicine, University of Zurich, Zurich, Switzerland

使用种植体来替代缺失牙是牙周病患者治疗的一种可行的选择。当然，这种治疗方法的有效性也会影响在保存那些牙周组织不同程度受损的牙齿时所做的相关决策。

牙周病患者种植治疗的预后

全世界有关种植体存活率的数据研究表明：种植体脱落的发生率相当低。然而，现今的问题是，种植体的长期预后是否比牙齿更好。Berglundh等在2002年做了一项系统性调查，包括了16篇关于种植体支持局部固定义齿的研究报告，调查显示：总体上5年的失败率约为5%。少数跟踪随访10年以上案例研究显示：种植体脱落的概率约为10%。然而，应当注意的是，这些研究没有具体讨论牙周病患者种植治疗的预后。基于一项5年的回顾性研究结果，Hardt等在2002年报道显示：在天然牙的牙周支持组织具有进展性破坏的位点植入种植体时，约有8%的种植体脱落；在没有牙周组织损伤的患者中，相对的概率仅为3%（表33-1）。

表33-1 种植体损失的比例与破坏性牙周病的相关性

作者	随访时间（年）	无破坏性牙周病的病史（%）	破坏性牙周病的病史（%）
Hardt等（2002）	5	3.3	8.0
Karoussis等（2003）	10	3.5	9.5
Ruccuzzo等（2010）	10	3.4	10

在牙周病患者中，大多数脱落的种植体被称为后期失败。此外，5年后64%的牙周病患者在种植体周围平均约有>2mm的骨吸收，与其相比，非牙周病患者达到同等骨吸收的比例只有24%。Karoussis等在2003年发现，因为牙周病之外的因素引起牙缺失而接受种植治疗的患者的种植10年失败率为4%，与其相比，在种植体植入前接受牙周治疗的患者，种植的10年失败率为10%。基于一项长达10年的前瞻性纵向研究，

表33-2　晚期牙周病患者经牙周基础治疗和牙周维护治疗后的牙缺失比例

作者	平均随访时间（年）	牙缺失（%）	每10年的牙缺失（%）
Lindhe和Nyman（1984）	14	2.3	1.6
Yi等（1995）	15	8	5
Rosling等（2001）	12	1.9	1.6
König等（2002）	12	3.1	2.6
Karoussis等（2004）	10	5	5
Ng等（2011）	10	3.9	3.9

Roccuzzo等于2010年报道显示：在牙周病患者中种植失败率为10%，相对而言，牙周健康患者的种植失败率为3%。此外，对于那些不能坚持定期牙周维护的牙周病患者，则表现出更高的种植失败率。综合分析上述报道的数据表明：对于牙周病易感个体而言，种植失败的风险增加。

牙周病患者治疗决策中令人关注的问题是种植的失败率是否与牙齿缺失率有差异。为了回答这个问题，我们需要知道接受牙周治疗患者的牙缺失率。对于那些接受规范治疗，并能坚持随后的定期牙周支持治疗的重度牙周病患者的一项研究显示：10年牙缺失率为2%~5%（表33-2）。与上述种植失败率的数据相比，种植治疗的长期预后并不比经过适当牙周治疗的患牙好。此外，越来越多的证据表明，种植治疗后的长期骨吸收与牙周病的易感性呈正相关（Hardt et al. 2001；Matarasso et al. 2010；Roccuzzo et al. 2010），并且牙周病患者的种植治疗可能不如常规种植治疗那样成功。

（制订）治疗计划的策略

全面的临床和影像学检查是牙周病患者制订治疗计划的基础。对于种植治疗，需要做出仔细的风险评估（参见第31章），还应进行辅助的影像学检查（参见第30章）。治疗的目标是获得一个良好的长期预后，以满足患者对于咀嚼舒适性以及美学的需求。在牙周炎易感患者中，种植治疗可作为恢复咀嚼功能和美观的一种方法，但需要对患者的感染控制情况进行仔细评估。在剩余牙列仍有牙周病变的患者中，种植体会迅速被牙周致病菌定植，表明牙周袋可能是种植体上细菌定植的源头（参见第10章）。目前没有证据表明在牙齿被种植体替代时，宿主对于微生物的免疫反应会发生改变；但是应当预见的是：牙周炎易感患者在感染疾病控制不佳的情况下，种植体和牙齿将面临相似的感染诱导的骨吸收风险。

在种植体植入前，治愈牙周病变并达到高标准的感染控制水平是种植治疗成功的决定性因素。治疗完成后，须坚持定期复诊以便进行支持性治疗并监测牙周炎/种植体周围炎相关的临床症状（参见第60章）。坚持进行这样的治疗方案，就能提高牙周病患者种植牙的长期成功率（Wennström et al. 2004；Roccuzzo et al. 2010）。

治疗决策：病例报告

后牙区（牙缺失）

在牙周病患者中，后牙区通常是疾病影响和牙缺失的重灾区。图33-1显示1例53岁男性患者在结束牙周基础治疗、控制感染后的临床和影像学表现。牙周基础治疗后，最初诊断为重度慢性牙周炎的患者表现出了高效的自我感染控制能力，并且牙周病变得以愈合。由于牙周组织破坏严重，不得不拔除余留的上颌尖牙后方的牙齿和一颗残存的下颌磨牙。因此，患者的牙列缺损明显，这不仅是牙齿数量的减少，也包括剩余牙周支持组织的减少。从咀嚼舒适的角度来看，患者需要义齿修复，特别是上颌后牙区。可供选择的治疗方案包括：（1）活动义齿修复；（2）种植体支持的固定义齿修复。考虑到余留牙齿表现出轻微的松动度增加，种植体支持的固定义齿修复似乎更合适。此外，如果条件允许，患者更倾向于选择固定修复。

上颌后牙区的临床和影像学检查表明：可以在尖牙和上颌窦前缘之间的右上第一象限内植入2颗种植体，但上颌窦下方的骨高度不足以放置种植体（图33-1 b，c）。如果将位于15牙位的种植体沿窦腔的前壁并稍向远中倾斜，两颗种植体之间可能可以置入一个桥体，为患者提供一个三单位的固定义齿。在第二象限中，骨量更为充裕，可以植入3颗种植体。因此，通过为患者的上颌后牙区制作两个三单位的种植体支持式固定义齿，建立了前磨牙的咬合关系。患者满意，认为该治疗方案满足了他改善咀嚼功能的要求。患者没有提出改善上颌前牙区美观方面的要求，其原因可能是因为他具有低唇线，并且微笑时只会露出半个牙冠。

图33-1d ~ f显示了修复治疗的结果。为了进一步提高患者咀嚼的舒适度，兼之第二前磨牙近中倾斜，我们在其左下颌骨植入1颗种植体。在修复治疗结束后，患者进入维持治疗阶段，包括每6个月复诊一次，以确保较高的感染控制水平，并采取预防性手段以减少根面龋发生的风险。该患者的10年随访（图33-1g，h）显示种植

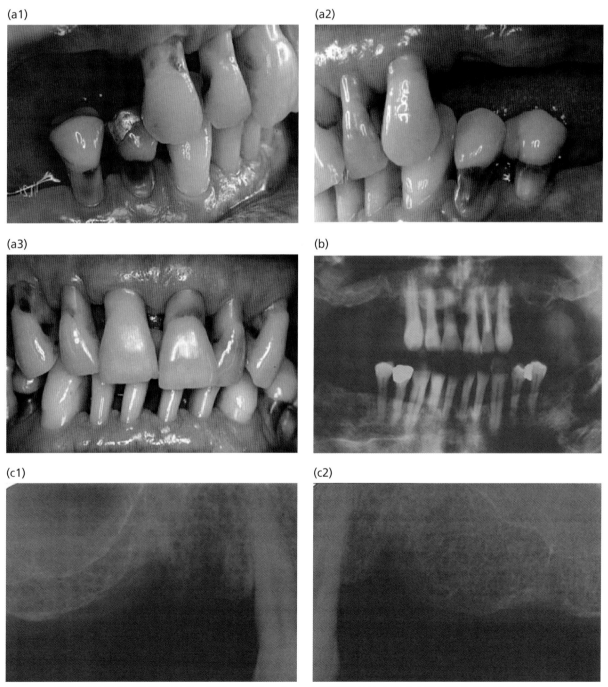

图33-1　牙周病导致牙列缺损的患者，男性，53岁。（a ~ c）牙周基础治疗及炎症控制后临床和影像学表现。

(d)

(e)

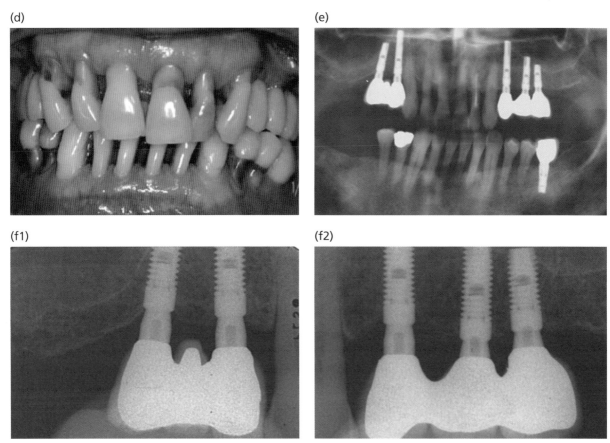

(f1)

(f2)

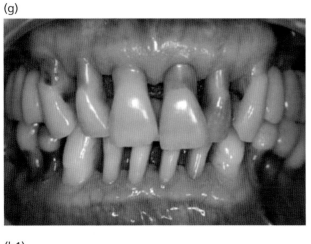

图33-1（续）　（d~f）种植治疗结束后临床和影像学表现。

(g)

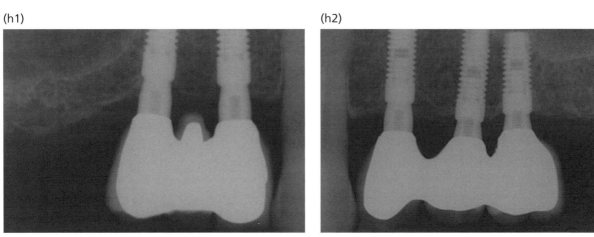

(h1)

(h2)

图33-1（续）　（g，h）种植治疗10年后临床和影像学表现。注意：种植体周围没有支持骨的吸收。

体周围组织健康，并且在种植体周与牙周都没有出现支持组织的丧失。在整个随访期间，患者自我感染控制的能力很强。

总结

这个病例的治疗结果清楚地表明：在建立适当的感染控制和维护的条件下，牙周炎易感患者能够成功地进行种植治疗，并且随着时间推移，种植体周围没有出现骨吸收现象。支持性治疗的复诊包括：对牙周与种植体周围组织进行仔细评估以发现病理特征，并做出相应治疗决策（参见第60章）。

天然牙和种植牙的比较

关于采取种植治疗或针对重度牙周炎进行治疗往往取决于单颗牙齿的具体情况。图33-2展示了一个相关的病例。一名67岁的女性患者在三单位的固定桥的基牙处出现了局部进展性牙周炎。该固定桥使用了15年左右，患者对其没有任何关于美观性或功能性方面的主诉。15近中可探及10mm牙周袋。牙周袋与宽的角形骨缺损有关，并且牙根的位置靠近上颌窦的前壁。如果该牙齿被拔除，可以预见该区域内的牙槽嵴将会发生显著地改变，并且可利用的骨量可能不足以植入种植体以支持新的固定义齿，除非进行上颌窦底提升术以及植骨术。

关于15治疗方案的问题是：是否可以保留15，进行牙周治疗以支持旧有的固定义齿；或该牙是否应该拔除，植入种植体以支持新的固定义齿？考虑到牙齿巨大的功能价值，医生决定进行翻瓣术以评估牙周组织再生的潜力。牙周清创后可见（图33-2c）：骨缺损较宽，具有一个复合的一/二/三壁骨袋的形态。选择应用釉基质蛋白的再生方法（参见第45章）。治疗结果显示患者的牙周临床附着水平增加了6mm，影像学显示骨缺损得以新骨充填。6年的随访资料可见：软组织退缩量较小（图33-2d，e）。

结论

考虑到该案例中的种植治疗方案很有可能需要进行上颌窦底提升术和植骨术，才能够满足患者的美观和咀嚼功能方面的需求；而通过适当的牙周治疗得以保留15，避免了上述手术损伤，对患者有很大的益处。

侵袭性牙周炎

图33-3提供了一个22岁侵袭性牙周炎女性患者的病例。由于重度牙周炎，右上、左下颌骨象限的第一磨牙已经脱落。患者要求对缺失牙进行义齿修复。临床检查还显示：右侧下颌第一磨牙和右侧上颌第二前磨牙存在较深角形骨缺损。采用种植体支持性修复体来替换缺失的16、36似乎是合理的。然而，更为困难的是重度牙周破坏的15、46的相关治疗问题（图33-3c，d）：该治疗方案是否可能成功地治愈15、46的牙周病变，并具有良好的预后？或者还是应该将牙齿拔除，替换为种植体支持式修复体？由于计划在16牙位进行种植治疗，拔除15可认为是一个合理的决策。然而，从美学的角度来看，我们倾向于保留15，因为该牙齿的牙冠是完整的，且在15的近中没有附着丧失和软组织高度的丧失（图33-3b）。

文献早有记载，侵袭性牙周炎是可以治愈的。而且对于类似于15、46的深的角形骨缺损，通过牙周手术结合组织再生治疗的方法，附着水平增加4mm以上的机会显著增加（Giannobile et al. 2003；Murphy & Gunsolley 2003）。因此，本病例中做出的治疗决策是：先建立适当的感染控制，然后在病变的15、46牙周治疗中应用再生手术治疗（引导组织再生术）。

牙周病治疗效果的评估可见牙周袋闭合和新骨形成。单颗种植体支持式修复体随后被植入以替代16、36缺失牙（图33-3e）。有效治疗结束后，患者进入支持维护阶段，每6个月复诊一次。图33-3 f～i显示治疗12年后的结果。再生的15、46的牙周支持组织的高度通过有效治疗后维持了多年，并且在种植体周围我们看到理想的骨

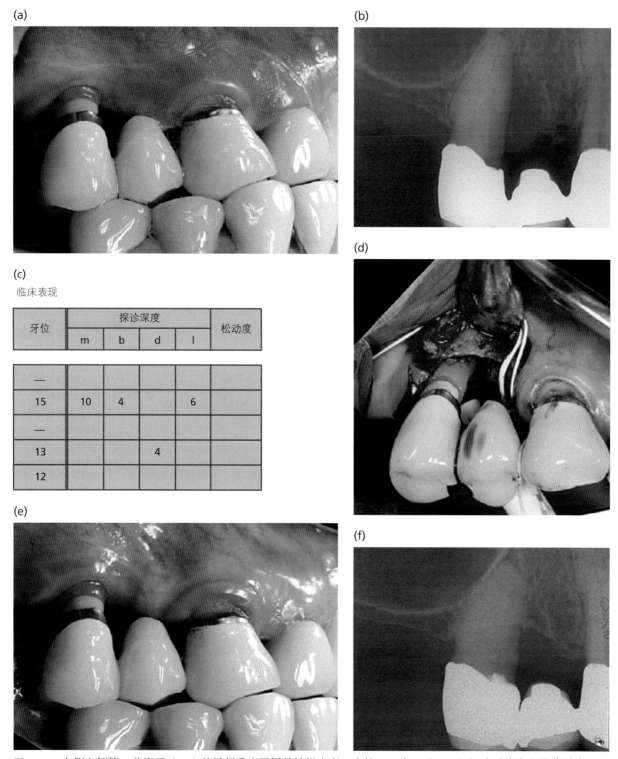

(a)

(b)

(c)

临床表现

牙位	探诊深度				松动度
	m	b	d	l	
—					
15	10	4		6	
—					
13			4		
12					

(d)

(e)

(f)

图33-2 右侧上颌第二前磨牙（15）的局部重度牙周骨缺损患者，女性，67岁。（a~c）初诊时临床和影像学表现；（d）翻瓣，骨缺损形态可分为：一壁/二壁/三壁骨袋的组合；（e，f）积极治疗6年后临床和影像学表现（G. Heden提供）。

高度。在本病例中，长期良好的预后归功于高质量的感染控制和维护期间仔细的监测。

根分叉病变

虽然牙周炎患者的治疗目标是保存牙齿，但当患者要求义齿修复时，这个目标的意义就不大了。如图33-4中所展示的案例。患者右上区域的两颗前磨牙缺失，并且磨牙呈现出严重的牙周破坏和穿通性的根分叉病变（Ⅲ度）。患者要求使用固定修复体来代替缺失的前磨牙。在牙周治

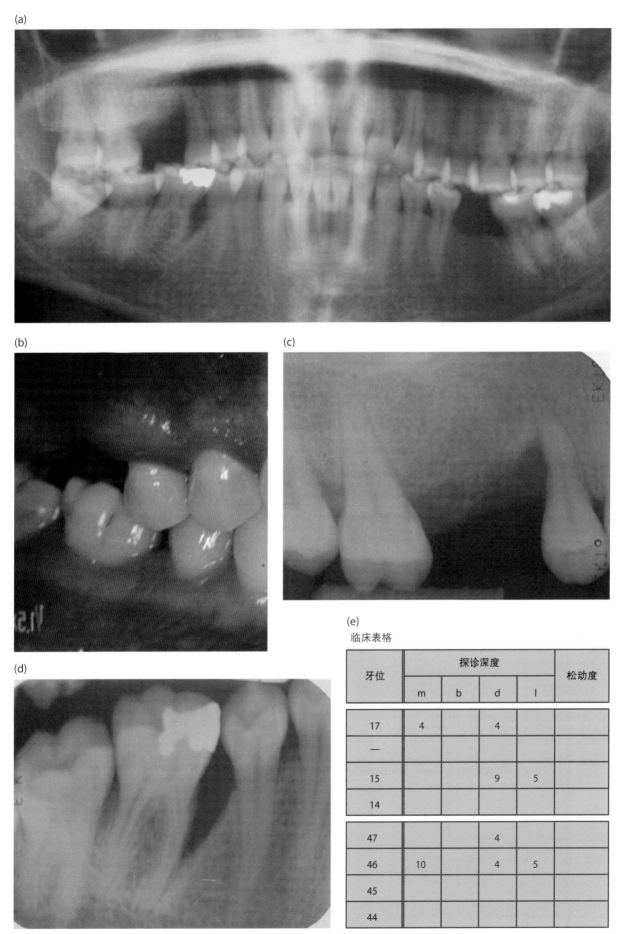

(a)

(b)

(c)

(e)
临床表格

牙位	探诊深度				松动度
	m	b	d	l	
17	4		4		
—					
15			9	5	
14					
47			4		
46	10		4	5	
45					
44					

(d)

图33-3 侵袭性牙周炎病案1例，女性，22岁。（a～e）初诊时临床和影像学表现：15、46的局部进展性牙周缺损。

(f)

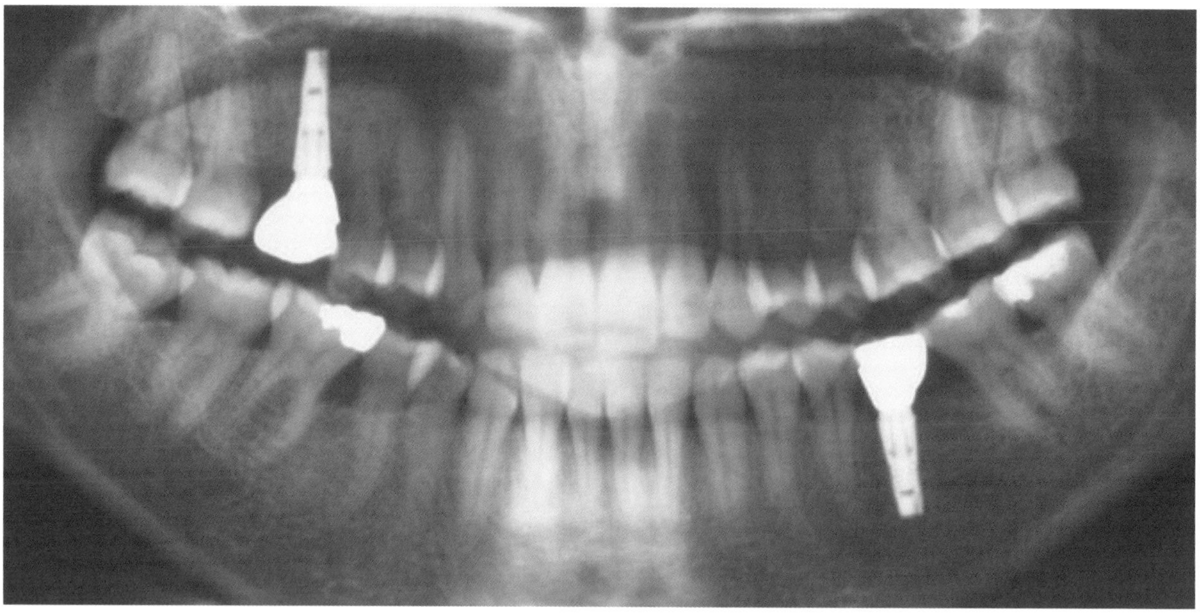

(g)

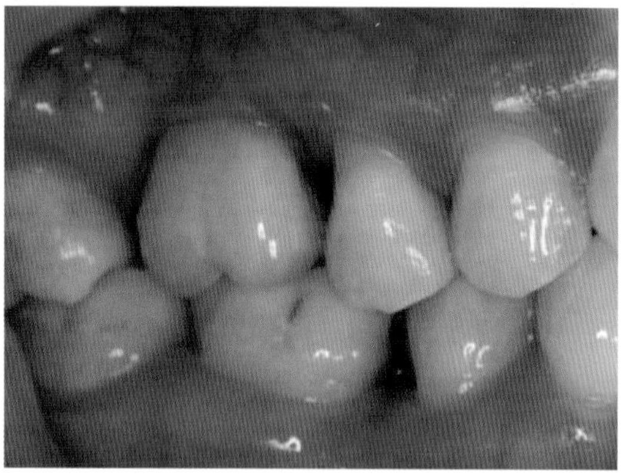

(h)

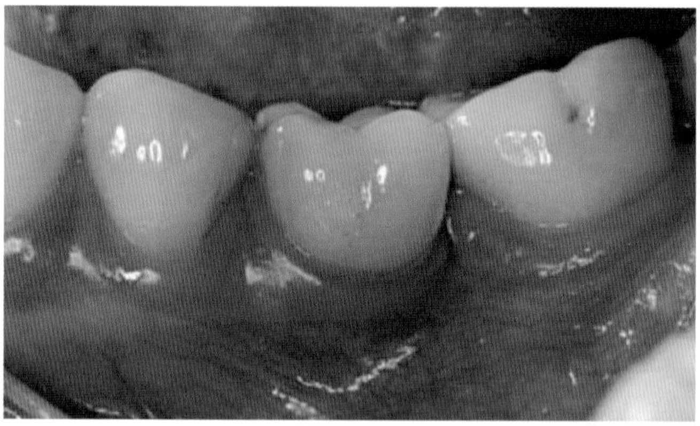

(i)

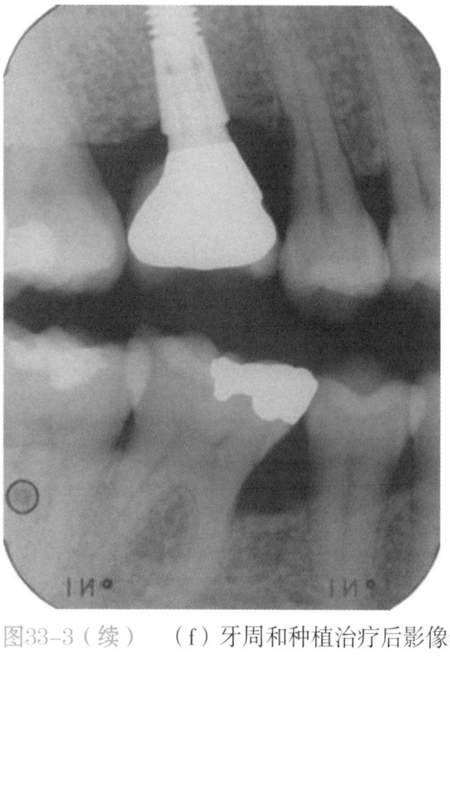

(j)

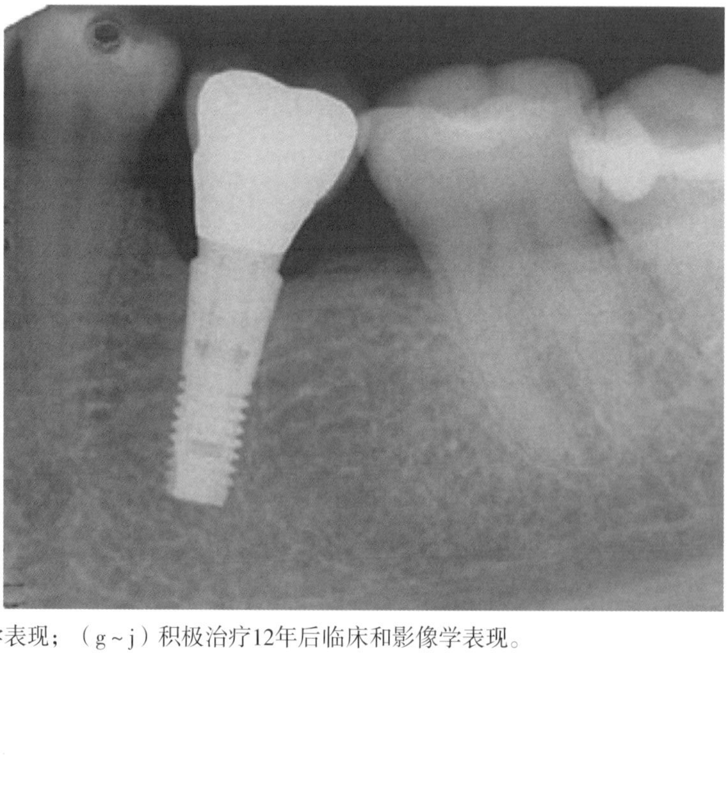

图33-3（续） （f）牙周和种植治疗后影像学表现；（g~j）积极治疗12年后临床和影像学表现。

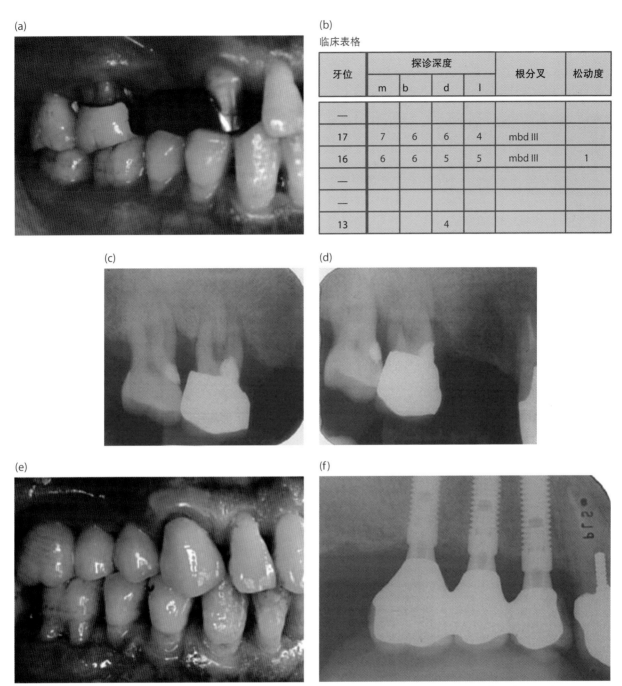

(a)

(b)
临床表格

牙位	探诊深度				根分叉	松动度
	m	b	d	l		
—						
17	7	6	6	4	mbd III	
16	6	6	5	5	mbd III	1
—						
—						
13			4			

(c)

(d)

(e)

(f)

图33-4　右侧上颌余留磨牙的重度牙周破坏的患者，男性，52岁。（a~d）初诊时临床和影像学表现。（e~f）积极治疗2年后临床和影像学表现。

疗结束后，可以采取以下治疗方案：首先行磨牙分根术，在完成其牙髓治疗后，磨牙的腭根可以用作为17-13固定式修复体的远中基牙。然而，经由根分叉探诊可探及根分叉区牙周组织破坏严重，这表明腭侧根的牙周支持能力可能不足以维持一个固定局部义齿（17-13）的功能性稳定。临床检查和影像学检查结果表明：前磨牙-磨牙区牙槽突处有合适的空间可植入种植体。为了满足患者提高功能和美观方面的需求，一种备选的治疗方案是：植入种植体以支持固定义齿。

本病例的治疗方案是拔除两颗磨牙，随后对于余留牙进行适当的牙周治疗，并建立良好的感染控制，然后为患者提供三单位种植体支持式的固定义齿并予13行单冠修复（图33-4e，f）。有效的治疗结束后，患者进入维护治疗阶段，每4个月复诊一次。

美学区域的单颗牙（缺失）问题

图33-5展示了一位45岁的女性患者的病例，该病例的诊断为上颌前牙区广泛性慢性牙周炎。右侧上颌中切牙检查可见严重牙周的破坏，牙周袋探诊深度（PPD）为10~11mm，并且在其远中面和腭面有明显的炎症。该牙齿对刺激敏感。由于邻面的牙周附着水平丧失和软组织的退缩，在整个前牙区域的齿间可见"黑三角"。根据全面检查的结果，认为11牙预后不良，而另外一颗牙的牙周疾病可能可以通过非手术方法和自我感染控制的改进来治疗。患者唇线高，因此治疗后的软组织边缘可能退缩是一个需要考虑的因素，这一点在制订严重病变的右侧上颌中切牙的治疗决策时尤为重要。再生治疗可能能够保留牙齿，但是这样的治疗是否能够达到美观要求呢？该患者患牙的牙周骨缺损在颊舌向上范围较广，且其邻牙邻面的附着水平丧失，这都预示对此患者而言，在手术治疗后，局部有明显的骨高度丧失的风险。另一种治疗方案包括：拔除11，植入1颗种植体。该治疗方案也提供了调整11的牙冠位置的可能性。通过与患者交流，讨论不同的治疗方案及其预后，该患者明显倾向于将矫正牙齿位置作为治疗的一部分。因此，在仔细分析与该牙治疗相关的美学问题后，我们决定拔除牙齿并使用种植体支持式修复体。我们将拔除牙的牙冠和一部分牙根一起作为桥体，以利于拔牙创愈合初期的软组织成形（图33-5f）。

通过评估致病因素相关治疗阶段的治疗效果，包括口腔卫生宣教、菌斑控制的评估和全口牙周袋/牙根的清创，表明在前牙区没有余留进一步加深的牙周袋（图33-5g）。11拔除2个月后的影像学检查（图33-5h）评估表明：邻牙位点的骨高度得以保存，并且拔牙窝内有骨量增加。临床检查结果显示：拔牙部位的软组织边缘只发生了很小的变化。植入单颗种植体，3个月后固定义齿修复完成。

在积极治疗结束后，患者进入每6个月一次的支持性维护治疗阶段。图33-5i~k展示了在1年后随访时的临床和影像学检查的状态。种植牙与对侧中切牙的牙冠处软组织边缘的位置相似。与治疗前的情况（图33-5a）比较，种植修复体处软组织边缘的位置很显然仅发生了很小的变化。软组织边缘发生一些退缩是为了建立健康的组织边缘。

结论：尽管可以通过牙周再生手术治疗保留局部牙周严重破坏的牙齿，但随之带来的软组织退缩可能使得治疗结果在美学上不能令人满意。选择拔牙联合种植治疗来代替牙周治疗时，必须建立在对各种治疗方案是否能满足患者美观需求的仔细评估基础上。

结论

对牙周病患牙行规范的治疗，其预后至少可与种植治疗取得一样的效果。据报道，牙周病易感患者的种植治疗的失败率会增加。在牙周病患者中，适当的感染控制是种植治疗成功的关键因素。定期复诊并进行支持性治疗应当成为牙周病患者种植治疗方案的组成部分。

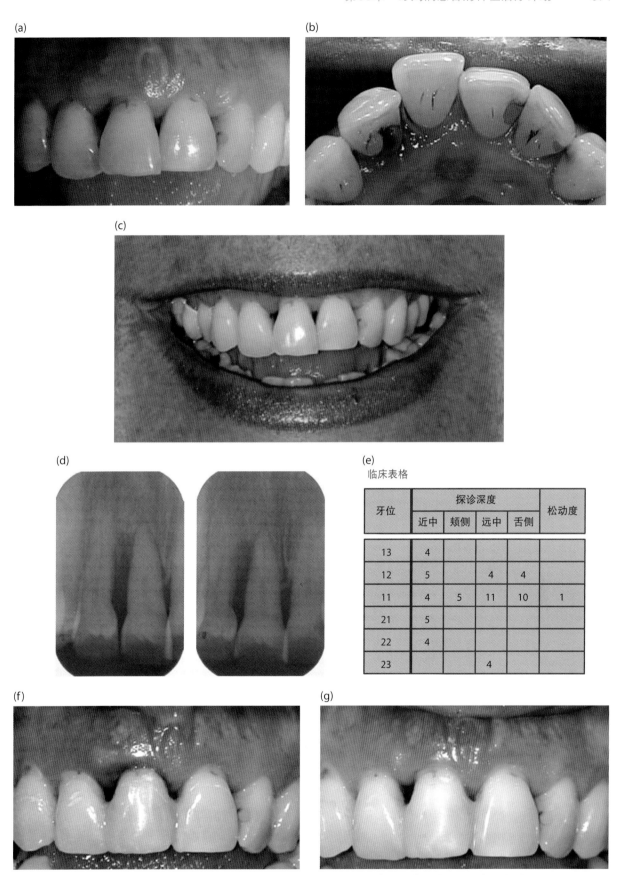

牙位	探诊深度				松动度
	近中	颊侧	远中	舌侧	
13	4				
12	5		4	4	
11	4	5	11	10	1
21	5				
22	4				
23			4		

图33-5 慢性牙周炎患者,女性,45岁。(a~e)初诊时右上前牙的临床和影像学表现:右侧上颌中切牙有严重的牙周破坏,可探及10~11mm牙周袋;(f)11拔除、再植并与邻牙固定,以支持拔牙窝早期愈合中软组织成形;(g、h)牙拔除2个月后进行种植体植入手术时临床和影像学表现。

(h1)

(h2)

(h3)

(i)

(j)

(k)

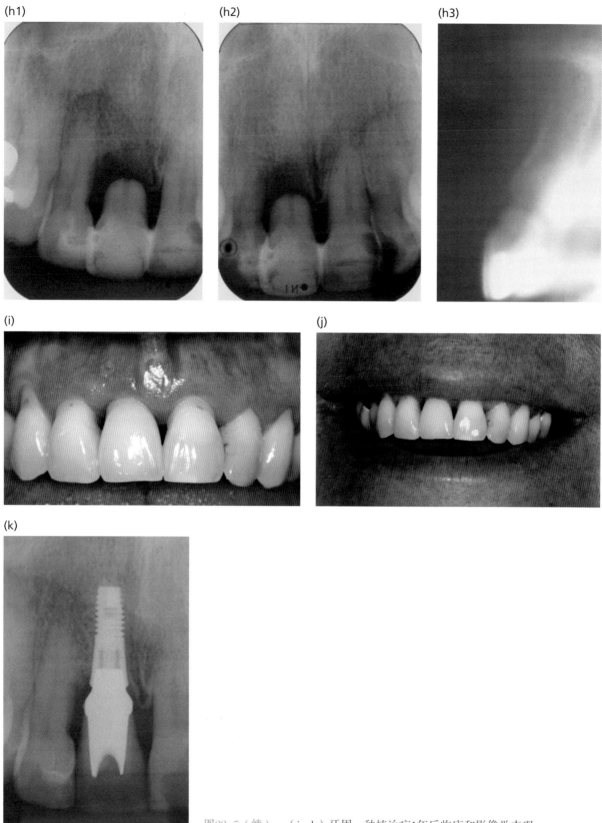

图33-5（续）　（j，k）牙周、种植治疗1年后临床和影像学表现。

参考文献

[1] Berglundh, T., Persson, L. & Klinge, B. (2002). A systematic review of the incidence of biological and technical complications in implant dentistry reported in prospective longitudinal studies of at least 5 years. *Journal of Clinical Periodontology* **29 Suppl 3**, 197–212.

[2] Giannobile, W.V., Al-Shammari, K.F. & Sarment, D.P. (2003). Matrix molecules and growth factors as indicators of periodontal disease activity. *Periodontology 2000* **31**, 125–134.

[3] Hardt, C.R.E., Gröndahl, K., Lekholm, U. & Wennström, J.L. (2002). Outcome of implant therapy in relation to experienced loss of periodontal bone support. A retrospective 5-year study. *Clinical Oral Implants Research* **13**, 488–494.

[4] Karoussis, I.K., Salvi, G.E., Heitz-Mayfield, L.J.A. *et al.* (2003). Long-term implant prognosis in patients with and without a history of chronic periodontitis: a 10-year prospective cohort study of the ITI® Dental Implant System. *Clinical Oral Implants Research* **14**, 329–339.

[5] Karoussis, I.K., Müller, S., Salvi, G.E. *et al.* (2004). Association between periodontal and peri-implant conditions: a 10-year prospective study. *Clinical Oral Implants Research* **15**, 1–7.

[6] König, J., Plagmann, H.C., Ruuhling, A. & Kocher, T. (2002). Tooth loss and pocket probing depths in compliant periodontally treated patients: a retrospective analysis. *Journal of Clinical Periodontology* **29**, 1092–1100.

[7] Lindhe, J. & Nyman, S. (1984). Long-term maintenance of patients treated for advanced periodontal disease. *Journal of Clinical Periodontology* **11**, 504–514.

[8] Matarasso, S., Rasperini, G., Iorio Siciliano, V. *et al.* (2010). A 10-year retrospective analysis of radiographic bone-level changes of implants supporting single-unit crowns in periodontally compromised vs. periodontally healthy patients. *Clinical Oral Implants Research* **21**, 898–903.

[9] Murphy K.G. & Gunsolley, J.C. (2003). Guided tissue regeneration for the treatment of periodontal intrabony and furcation defects. A systematic review. *Annals of Periodontology* **8**, 266–302.

[10] Ng, M.C-H., Ong, M.M-A., Lim, L.P., Koh, C.G. & Chan, Y.H. (2011). Tooth loss in compliant and non-compliant periodontally treated patients: 7 years after active periodontal therapy. *Journal of Clinical Periodontology* **38**, 499–508.

[11] Roccuzzo, M., De Angelis, N., Bonino, L. & Aglietta, M. (2010). Ten-year of three-arm prospective cohort study on implants in periodontally compromised patients – Part I: implant loss and radiographic bone loss. *Clinical Oral Implants Research* **21**, 490–496.

[12] Rosling, B., Serino, G., Hellström, M.K., Socransky, S.S. & Lindhe, J. (2001). Longitudinal periodontal tissue alterations during supportive therapy. Findings from subjects with normal and high susceptibility to periodontal disease. *Journal of Clinical Periodontology* **28**, 241–249.

[13] Wennström, J.L., Ekestubbe, A., Gröndahl, K., Karlsson, S. & Lindhe, J. (2004). Oral rehabilitation with implant-supported fixed partial dentures in periodontitis-susceptible subjects. A 5-year prospective study. *Journal of Clinical Periodontology* **31**, 713–724.

[14] Yi, S.W., Ericsson, I., Carlsson, G.E. & Wennström, J.L. (1995). Long-term follow-up of cross-arch fixed partial dentures in patients with advanced periodontal destruction. Evaluation of the supporting tissues. *Acta Odontologica Scandinavica* **53**, 242–248.

第34章

纠正全身性因素
Systemic Phase of Therapy

Niklaus P. Lang[1,2], Christoph A. Ramseier[1], Hans-Rudolf Baur[3]

[1] Department of Periodontology, School of Dental Medicine, University of Berne, Berne, Switzerland
[2] Center of Dental Medicine, University of Zurich, Zurich, Switzerland
[3] Department of Cardiology, Medical School, University of Berne, Berne, Switzerland

前言

牙周疾病的系统治疗阶段应考虑到全身情况对牙周疾病和牙周治疗的影响。前者在第14章、15章、18章和23章进行描述，而后者在本章中呈现。

牙周疾病的系统性治疗旨在于保护患者免于不可预见的全身系统性反应，预防出现影响患者全身健康的并发症，并且在为患者治疗过程中，保护医务人员，避免可能存在的风险（主要是传染病）。

为了充分制订全身治疗计划，患者在等候区需填写健康问卷调查表（参见第26章），对其家族和社会史、既往史，特别是吸烟史等进行评估。此外，任何口腔内、外与全身系统健康有关的发现均要纳入考虑。

牙周治疗的全身阶段包括：

- 注意预防感染性和传染性疾病对牙科治疗团队和患者健康的影响。
- 防止常规治疗对全身系统潜在的危害。
- 考虑到全身疾病对患者牙周疾病、预后以及系统对治疗的反应等影响因素。
- 控制焦虑和低的疼痛耐受力。
- 风险评估，考虑全身支持治疗。
- 吸烟状况咨询，并实行戒烟计划。

防止感染性疾病对牙科治疗团队和其他患者健康的威胁

原则上，当患者处于一种疾病的活动性传染期，常规牙周治疗应当推迟，直至他/她得到充分的治疗。鉴于患者可能并不知道自己处于疾病期，或者是疾病的临床症状减弱，但是患者仍然是感染性疾病病原体的载体，若要进行常规牙科治疗就需要针对可经过口腔传播的严重疾病采取专门的防护措施。这些可经过口腔传播的疾病包括：传染性肝炎（Levin et al. 1974）、人类免疫缺陷病毒（HIV）感染和性病（Chue 1975）。因此，牙科诊所必须能够处理传染性最强的病原体：肝炎病毒，并且预防这些感染性疾病的传播。作为最基本的防护措施，橡胶手套和口罩是对所有患者进行牙科治疗时是必不可少的。在治疗过程中产生气溶胶时，医生和患者均应当佩戴防护眼镜。

单纯疱疹病毒（Nahmias & Roizman 1973）和肺结核是更具有传染性的感染性疾病。虽然可以接种肝炎疫苗，但牙科治疗团队在面对近期（2~3年）有感染性肝炎病史的患者时，仍需要采取特殊的防护。若病史和口腔检查显示：患者具有显性或隐性的系统疾病，他/她在进行全面的牙周治疗前须先进行体检。

保护患者健康

一些全身情况虽然可能与牙周病的发病机制和预后没有直接关系，但其可能影响治疗计划的实施。由于50% 40岁以上的患者可能具有系统性疾病或者服用可能影响牙周治疗的药物，这些情况使得我们在进一步的治疗之前需要仔细地评估。

当患者患有危及生命的全身系统疾病，如冠状动脉动能不全或者高血压性心脏病等，这就需要咨询其专科医生以制订适合的治疗方案，以及其治疗是否需在医院或门诊部进行，而不是在一个私人诊所进行。如果该牙科诊所被认可为适合治疗此类患者，应安排短期内的预约治疗。治疗需要通过局部麻醉达到完全无痛操作的效果，麻药不含或仅含有微量的血管收缩剂。

并发症的预防

在牙科诊所中最常见的并发症有：

- 感染。
- 出血。
- 心血管意外。
- 过敏反应。
- 特殊的药物：双膦酸盐类药物。

如果采取适合的预防措施，这些并发症可能得到防止。因此，从病史中获得对可能并发症的认识是制订治疗计划和全面病患护理的一个重要的步骤。

感染，尤其是细菌性心内膜炎

心脏病或者心内膜疾病患者易受血源性感染导致心内膜炎的发生。该类患者包括：风湿性心脏病、先天性心脏瓣膜缺损和累及心内膜的胶原性疾病。安放人工瓣膜的患者属于特殊的高危人群。此外，配戴人工心脏起搏器的患者也属于危险人群。

拔牙和龈上洁治术、龈下刮治术和根面平整术被认为是细菌性心内膜炎的主要诱因，可能导致严重的出血和菌血症（Durack 1995）。因此，全国性的学会组织已经发布有关细菌性心内膜炎的抗生素预防指南：美国（Dajani et al. 1997）、英国（Gould et al. 2006; Federation Dentaire Internationale 1987）。普遍认为菌血症仅发生于牙科手术引起出血时，而不发生于不出血的情况下。因此，进行拔牙、根面机械治疗和牙周、种植手术治疗等时需要预防性使用抗生素；但是充填治疗则不需要。这一假说在一项针对儿童的研究中得到了解决，其中对14例各种牙龈手术进行了评估（Roberts et al. 1997）。该假说明确地表明出血和菌血症之间没有相关性。然而，当出血时，从血液中分离提取出的口腔微生物的数目显著性增高，并具有统计学差异。其结论是：与牙科操作治疗相比，菌血症更常发生于日常行为操作。因此，细菌性心内膜炎的诱因更多的是由于这些日积月累的日常暴露，较之如牙齿拔除等手术治疗高几千甚至数百万倍（Roberts 1999）。

抗生素用于预防细菌性心内膜炎主要是基于一些轶事数据或间接证据，因此，引起细菌性心内膜炎的原因更多的可能是这类日积月累的日常暴露，这比牙科操作治疗的可能性大得多（Baltch et al. 1982）。然而，案例研究并没有确定心内膜炎和牙科治疗之间的联系（Guntheroth 1984; Strom et al. 1998）。此外，越来越多的证据

表34-1　英国抗菌药物学会（BSCA）建议对高风险性细菌性心内膜炎的预防

患者	年龄			术前计量的时间
	>10岁	≥5至<10岁	>5岁	
一般	阿莫西林 2g，口服	阿莫西林 1.5g，口服	阿莫西林 750mg，口服	1小时
青霉素过敏	克林霉素 600mg，口服	克林霉素 300mg，口服	克林霉素 150mg，口服	1小时
青霉素过敏且 无法吞咽胶囊	阿奇霉素 500mg，口服	阿奇霉素 300mg，口服	阿奇霉素 200mg，口服	1小时

当一个疗程包括多次复诊时，抗生素治疗原则应为阿莫西林和克林霉素交替使用

术前用0.2%葡萄糖酸氯己定10ml漱口1min

来源：在牛津大学出版社的许可下转载自Gould 等（2006）

表明，与某一单独的操作治疗引起出血相比，刷牙或咀嚼口香糖引起的出血，更易引发菌血症。因此，有关心内膜炎诱因的认识已经从手术治疗相关转化至日积月累或日常的菌血症中（Gould et al. 2006）。

事实上，根据Cochrane 团队（Oliver et al. 2004）的一项系统性回顾所得出的结论：没有明确的证据支持在牙科介入性操作治疗中预防性使用青霉素可以预防细菌性心内膜炎。该综述没有纳入任何临床的随机对照实验、任何临床对照实验或者是任何纵向的研究。从3个病例对照研究（Imperiale & Horowitz 1990; Van der Meer et al. 1992; Lacassin et al. 1995）中发现：仅有1个病例研究（Van der Meer et al. 1992）符合入选标准。本研究纳入了349例明确患有先天性瓣膜心内膜炎的荷兰患者，为期2年。纳入对照组标准：具有心脏疾病，但未被诊断为心内膜炎，并且是5家医院之一的门诊患者。对照组按年龄分组，并且已经进行了180天的牙科治疗。预防性使用抗生素被认为对心内膜炎并没有显著性的预防作用。

然而众所周知，临床医生在预防性使用抗生素时，总是更多的被各种指南和医学上的考虑所束缚，而无法遵循循证医学。在伦理学上，临床医生在决定使用抗生素前需要和患者及其心内科医生一起讨论该患者预防性使用抗生素的优点和缺点（Oliver et al. 2004）。考虑到细菌性心膜炎类型的变化，英国抗菌药物学会的一个专门的

表34-2　英国抗菌药物学会（BSCA）给患者和家长预防感染性心内膜炎的指南（2006年2月）

BSAC的专家组花费很长时间研究牙科治疗是否可能引起感染性心内膜炎（IE），又称为细菌性心内膜炎（BE），是指心脏瓣膜的感染性疾病。

他们对目前可收集到的证据进行了详细的分析，认为：没有证据表明牙科治疗可能增加感染的风险。

因此专家建议除了那些有IE、人工心脏瓣膜和外科导管手术治疗史的患者，其他所有心脏疾病患者，在进行牙科治疗前均应停止使用抗生素。

这样建议的主要原因是目前缺乏证据表明牙科治疗可导致IE，而且抗生素可能导致其他严重并发症，包括过敏性休克（严重过敏）或抗生素耐药性。

BSCA的建议是：患者应该致力于维持高标准的口腔卫生，因为这的确可降低心内膜炎的风险。相关的帮助将由专业口腔人士提供。

来源：在牛津大学出版社的许可下转载自Gould 等（2006）

工作组颁布了新的指南（Gould et al. 2006）（表34-1）。根据该指南，对于那些有细菌性心内膜炎史、人工心脏瓣膜和外科导管手术史的患者，预防性使用抗生素是可取的；而患有其他类型心脏异常的患者在牙科操作治疗前不应该再预防性使用抗生素。美国心脏协会近期发布了类似的指南（Lockhart et al. 2013; Costantinides et al. 2014）。对患者资料的汇总、摘要已由英国抗菌药物学会出版（表34-2）。

出血

牙科医生需要考虑患者抗凝药物的使用或者预防性使用抗凝药物（如水杨酸）的情况。对于

前者，向其内科医生咨询是必不可少的。尤其是在牙周或种植手术操作治疗前，需要与内科医生讨论，暂时性调整患者抗凝药物的使用。这些治疗中，详细的治疗计划和时间安排是必要的。

对于使用水杨酸的患者，尽管仍然建议与患者的内科医生讨论，但对于常规的牙科治疗，包括外科手术治疗，这类药物的使用一般不会产生问题。

对于肝硬化病史的患者或者是酗酒多年但是没有诊断为肝硬化的患者，由于其凝血机制可能已受到影响（Nichols et al. 1974），故其在牙周和/或种植手术治疗中具有潜在的出血的风险，因此此类患者在牙周治疗前建议进行会诊。

当治疗患有任何一类血液病或血友病的患者，应特别警惕出血的发生。对此类患者，须遵守患者的内科医生的会诊意见，建议在小范围内进行分批治疗（每次治疗时仅进行几颗牙的机械操作），即使是在治疗仅包括根面平整时，也建议在治疗区域使用牙周塞治剂。随着系统性的牙周治疗和口腔卫生的改进，即使患者有出血性疾病，但口腔出血这一恼人的症状，通常可以得到控制。

心血管意外

心脏病患者经常使用抗凝剂辅助治疗；因此，有可能出现出血的问题（如前文所述），特别是在药物和凝血机制相互作用时，这类风险加大（如阿司匹林、吲哚美辛、磺胺类和四环素）。这类患者通常还服用其他心血管药物（抗高血压药、抗心律失常药和利尿剂），这可能增加在牙科治疗中低血压的风险。

对于心血管疾病患者，其在牙科治疗中产生的应激反应，可能导致突发性心绞痛或充血性心力衰竭。因此，在这些患者的治疗中应尽一切可能缩短牙科治疗时间、控制焦虑和疼痛。

过敏反应和药物相互作用

在治疗期间使用任何处方药物之前需充分了解患者的过敏史和药物服用史。在牙科诊所中最常引起过敏反应的是局部麻醉药物（奴佛卡因®）、青霉素和消毒剂（如碘）等。若已知何种药物过敏，必须避免该类药物的使用。建议与患者的内科医生讨论，使用替代药物。

超过90%的60岁以上患者，因不同的全身状况而定期服用药物。应特别注意药物之间的相互作用，特别是对老年患者。牙周治疗中的处方药或者是治疗中使用的药物可能干扰患者已经服用药物的有效性，可能产生有害的相互作用。因此，在没有明确新开药物是否会与已服用药物产生相互作用前，医生在开具药方时须慎重。在没有与其内科医生讨论并由其出具书面意见之前，牙科医生不应该更改患者已经使用的药物治疗。

许多患者定期服用镇静剂和抗抑郁药物，这与牙周治疗中可能使用的药物具有潜在的叠加和协同作用。此外，这些药物与酒精的相互作用与放大作用需告知患者。

影响牙周病进程或愈合的系统性疾病或状态

在任何牙周治疗开始之前，应尽可能地减轻系统性疾病如血液性疾病和糖尿病的影响。即使在系统性疾病的活跃阶段，针对病因的治疗也很容易取得显著疗效。对于患者的牙周袋减少和再生手术治疗能达到何种程度，取决于患者系统性疾病的严重程度；反之，不完善的牙周治疗在很大程度上对患者健康也可能造成威胁。

例如，牙周感染的成功控制有利于糖尿病的控制（Grossi et al. 1997；Genco et al. 2005）。因此，牙周病治疗就可能对患者的全身健康产生有益的影响（参见第23章）。对于累及根分叉的重度牙周炎和残留的深牙周袋不能减轻的这一类患者，姑息治疗需谨慎。相反，反复脓肿和已形成脓液的患牙必要时应该拔除以彻底地控制感染。

临床经验表明，血糖控制良好的情况下，糖尿病患者的牙周组织的愈合反应与健康患者的效果一样好。但是对于青少年糖尿病患者，由于其血管发生改变导致其对感染的抵抗力低下，此类患者在牙周手术和种植牙术后建议使用抗生素。血糖控制良好时不建议术前预防性使用抗生素。牙周手术的应激性反应可能加重低血糖反应；因此，此类患者中需采用预防措施以避免低血糖反应的发生。

长时间以治疗剂量使用可的松可能引起相当明显的代谢反应，表现为成纤维细胞活性降低，从而，可导致伤口在愈合过程中易于感染。尽管如此，这些患者可以通过定期的病因治疗得以成功的治愈，伤口没有显著性的延迟愈合。这些患者不建议使用抗生素，除非患者口腔呈严重感染状态并伴有进行性发热。

特殊用药：双膦酸盐类药物对种植治疗的威胁

10余年前，人们发现含氮双膦酸盐可以抑制一种控制破骨细胞功能的酶。这些酶也抑制了诱导骨愈合的细胞的迁移活动。因此，在种植体植入过程中所暴露的颌骨发生骨坏死最有可能的原因就是骨细胞的迁移受抑制。因此，双膦酸盐导致的颌骨骨坏死（BRONJ）即使是在口服双膦酸盐的患者中，其风险也不能被低估。所有牙医都必须警惕，因为在服药后，最早1年就可以发生BRONJ（Sedghizadeh et al. 2009）。根据这些结果，研究者建立一个新的药代动力学模型以评估1年内药物的累积效应。通过这一模型，研究者发现在骨骼中双膦酸盐的累积浓度和其毒性水平有关，此毒性导致患者术后暴露的下颌骨愈合能力较差（Landesberg et al. 2008）。在此模型中，研究者发现其相关的毒性水平并没有像之前所认为的那样，一定会影响破骨细胞，但它影响角质形成细胞、内皮细胞、成纤维细胞、巨噬细胞、成骨细胞、破骨细胞的前体骨髓细胞和T细胞。所有的这些细胞均大量参与手术暴露骨的愈合。因此，最有可能的是含氮双膦酸盐影响了骨创伤愈合，导致BRONJ的发生。不含氮的双膦酸盐并不会引起BRONJ的发生。

体外抑制角质形成细胞迁移的阈值（0.1μmol）

被认为是抑制因手术暴露的骨面愈合的双膦酸盐的中毒剂量。通过每周使用70mg阿仑膦酸钠®，可以估算出不同的骨块发生中毒的阈值剂量。因此个体骨骼的尺寸大小可能是发生BRONJ风险的决定性因素。因为含氮双膦酸盐在骨骼矿物质中所含的总量影响患者的中毒阈值；很明显，骨骼尺寸较小的患者将比骨骼尺寸较大的患者更快达到中毒水平。一旦骨骼中含氮双膦酸盐量超过了中毒阈值，就将激活破骨性吸收，从而释放足够的药物以抑制细胞的生长，而这些细胞又是裸露骨创面愈合所必需的。

对于使用双膦酸盐药物的患者，在种植或其他手术治疗前，最重要的是仔细评估患者的药物治疗史及患者的体型与药物之间的关系。强烈建议向患者内科医生进行咨询。

焦虑和疼痛的控制

出于对牙科治疗的焦虑和恐惧，许多患者虽然有意保持健康的牙列，但并没有定期找牙科医生进行维护。澳大利亚的一项最新研究显示：成年人中7.8%～18.8%患有牙科畏惧症，0.9%～5.4%患有牙科恐惧症（Armfield 2010）。现代牙科已提供各种有效的方法来控制疼痛和焦虑。这即意味着这些患者不用再畏惧牙科治疗了。在询问病史和口腔检查过程中，应考虑到患者的焦虑和疼痛的阈值等相关情况。

在治疗前，可以视情在前晚、当日早晨和治疗/手术前半小时给不安的患者使用地西泮（苯二氮、安定®，2～5mg）。无痛牙科治疗可通过仔细地应用局部麻醉药来实现。

术后镇痛治疗，推荐使用如具有止痛和退热性能的非甾体类抗炎药（NSAID）。扶他林®的活性成分双氯芬酸钾通过与前列腺素酶的相互作用从而抑制前列腺素的合成。在任一牙周手术和种植手术术后，建议按50mg/次的剂量，每天给予扶他林®2次，连续使用3天。另外，根据患者个体的需要和疼痛阈值的不同，可辅助使用另一种止痛药（甲芬那酸：如Ponstan®或

Mephadolor®，每6~8小时使用≤500mg）。

患者和医生及整个诊所工作人员之间有益的互动可有助于缓解焦虑；但是可能需要比普通患者花费更多的时间和照顾。

戒烟劝导

吸烟的危害仅次于不良的口腔卫生习惯，成为了牙周疾病病因和发病机制中最重要的可变危险因素（Ramseier 2005）。因此，对患者吸烟史的仔细评估已经成为综合性牙周治疗中不可或缺的一部分。

临床医生恰当地了解产生烟草依赖性的原因，有助于支持牙周病患者戒烟。烟草依赖者指的是吸烟者在心理上承受对烟草依赖，在身体上承受对尼古丁的成瘾性依赖。因此，为了更好地帮助吸烟者戒烟，所有的戒烟方法都应该包括行为上的支持以解决其心理依赖性，并通过药物治疗其戒烟引发的戒断症状。

目前，占主流地位的戒烟方法是基于专业的循证方法，其由运用5A方法［询问（Ask）、建议（Advise）、评估（Assess）、协助（Assist）和安排（Arrange）］的专业咨询联合药物支持治疗组成。戒烟咨询的成功率通常取决于：（1）在戒烟咨询上所花费的时间；（2）处方药。不同咨询时间1~3分钟、4~30分钟、31~90分钟和>90分钟的成功率分别为14.0%、18.8%、26.5%和28.4%（Fiore et al. 2008）。

实际上，在吸烟患者的每次牙周治疗中，可适当使用烟草干预，允许其吸烟3~5分钟，但必须注意以下策略（Ramseier et al. 2010）：

1. 询问：应充分认识到，全身系统性疾病病史在询问患者吸烟史中所占的重要地位。与患者进行常态化交流，这样在随后口腔护理医生和患者之间就能够进行比较温和的谈话。

2. 评估：当进一步问及患者是否愿意戒烟时，吸烟者常常回答他们日后会戒烟，但目前还不是时候。他们总有一些事情，被看作比戒烟更重要，需要他们先做。即使患者认为他/她已经准备好戒烟，但下一步仍然会存在一些不确定因素。他/她可能会对完成这一目标缺乏信心，并没有足够的戒烟准备。这一类患者往往是对失败、社交习惯改变的畏惧，或者是担忧不必要的体重增加。

3. 协助和参考：如前所述，对于那些想要戒烟的患者，我们能够提供的协助包括行为调整方法联合药物支持。当患者许诺戒烟时，我们可以通过牙科诊所或者其他医疗机构为患者的戒烟计划提供有用的资源。可能时，无论是机构内部（包括经过适当培训的牙科人员）或者是外部（如www.quitline.com）都应提供专业的戒烟咨询服务。

结论

牙周治疗中涉及全身性因素时的目标是评估牙科团队和患者可能需要防护的各个方面。牙科诊所的感染控制起着核心作用。防止发生可能的并发症，如感染，尤其是细菌性心内膜炎、出血、心血管意外和过敏反应，这就需要深入了解患者的病史和仔细进行口腔检查。

目前来说细菌性心内膜炎的预防性用药只针对那些有细菌性心内膜炎病史、人工瓣膜或者是心导管外科手术史的患者；但患有其他心脏异常疾病的患者在牙科治疗之前预防性使用抗生素是没有必要的。对于患有系统性疾病的患者，如糖尿病或心血管疾病，通常会服用一些治疗药物，但这些药物可能与牙周治疗中的药物之间相互作用。因此建议在对患者进行系统性的牙周治疗前有警觉，并咨询患者的内科医生。

须指出牙周治疗可能也有益于患者的全身健康。适当的牙周治疗，可以促进糖尿病患者的血糖控制。

吸烟咨询已成为现代牙周治疗的一部分，因为事实上吸烟已经成为当口腔卫生标准不足时，影响牙周炎的第二位重要的危险因素。

参考文献

[1] Armfield J.M. (2010).The extent and nature of dental fear and phobia in Australia. *Australian Dental Journal* **55**, 368–377.

[2] Baltch, A.L., Schaffer, C., Hammer, M.C. *et al.* (1982). Bacteraemia following dental cleaning in patients with and without penicillin prophylaxis. *American Heart Journal* **104**, 1335–1339.

[3] Chue, P.W.Y. (1975). Gonorrhoea – its natural history, oral manifestations diagnosis, treatment and prevention. *Journal of the American Dental Association* **90**, 1297–1301.

[4] Costantinides, F., Clozza, E., Ottaviani, G. *et al.* (2014). Antibiotic Prophylaxis of Infective Endocarditis in Dentistry: Clinical Approach and Controversies. *Oral Health & Preventive Dentistry* [Epub ahead of print].

[5] Dajani, A.S., Taubert, K.A., Wilson, W. *et al.* (1997). Prevention of bacterial endocarditis. Recommendations by the American Heart Association. *Journal of the American Medical Association* **227**, 1794–1801.

[6] Durack, D.T. (1995). Prevention of infective endocarditis. *New England Journal of Medicine* **332**, 38–44.

[7] Federation Dentaire Internationale. (1987). Guideline for antibiotic prophylaxis of infective endocarditis for dental patients with cardiovascular disease. *International Dental Journal* **37**, 235–236.

[8] Fiore, M.C., Jaén, C.R., Baker, T.B. *et al.* (2008). *Treating Tobacco Use and Dependence: 2008 Update. Clinical Practice Guideline.* Rockville, MD: U.S. Department of Health and Human Services. Public Health Service.

[9] Genco, R.J., Grossi, S.G., Ho, A., Nishimura, F. & Murayama, Y. (2005). A proposed model linking inflammation to obesity, diabetes, and periodontal infections. *Journal of Periodontology* **76 Suppl**, 2075–2084.

[10] Gould, F.K., Elliott, T.S.J., Foweraker, J. *et al.* (2006). Guidelines of the prevention of endocarditis: report of the Working Party of the British Society of Antimicrobial Chemotherapy. *Journal of Antimicrobial Chemotherapy* **57**, 1035–1042.

[11] Grossi, S.G., Skrepcinski, F.B., DeCaro, T. *et al.* (1997). Treatment of periodontal disease in diabetics reduces glycated hemoglobin. *Journal of Periodontology* **68**, 713–719.

[12] Guntheroth, W. (1984). How important are dental procedures as a cause of infective endocarditis? *American Journal of Cardiology* **54**, 797–801.

[13] Imperiale, T.F. & Horowitz, R.I. (1990). Does prophylaxis prevent post dental infective endocarditis? A controlled evaluation of protective efficacy. *American Journal of Medicine* **88**, 131–136.

[14] Lacassin, F., Hoen, B., Leport, C. *et al.* (1995). Procedures associated with infective endocarditis in adults – a case control study. *European Heart Journal* **16**, 1968–1974.

[15] Landesberg, R., Cozin, M., Cremers, S. *et al.* (2008). Inhibition of oral mucosal cell wound healing by bisphosphonates. *Journal of Oral Maxillofacial Surgery* **66**, 839–847.

[16] Levin, M.L., Maddrey, W.C., Wands, J.R. & Mendeloff, A.I. (1974). Hepatitis B transmission by dentists. *Journal of the American Medical Association* **228**, 1139–1140.

[17] Lockhart, P.B., Hanson, N.B., Ristic, H., Menezes, A.R. & Baddour, L. (2013). Acceptance among and impact on dental practitioners and patients of American Heart Association recommendations for antibiotic prophylaxis. *Journal of the American Dental Association* **144**, 1030–1035.

[18] Nahmias, A.J. & Roizman, B. (1973). Infection with herpes simplex viruses 1 and 2. Parts I, II, III. *New England Journal of Medicine* **289**, 667–674, 719–725, 781–789.

[19] Nichols, C., Roller, N.W., Garfunkel, A. & Ship, I.I. (1974). Gingival bleeding: the only sign in a case of fibrinolysis. *Oral Surgery, Oral Medicine, Oral Pathology* **38**, 681–690.

[20] Oliver, R., Roberts G.J. & Hooper, J. (2004). Penicillins for the prophylaxis of bacterial endocarditis in dentistry (Review). *Cochrane Database of Systematic Reviews* Issue 2, CD003813. pub2.

[21] Ramseier, C.A. (2005). Potential impact of subject-based risk factor control on periodontitis. *Journal of Clinical Periodontology* **32 Suppl 6**, 283–290.

[22] Ramseier, C.A., Warnakulasuriya, S., Needleman, I.G. *et al.* (2010). Consensus report: 2nd European workshop on tobacco use prevention and cessation for oral health professionals. *International Dental Journal* **60**, 3–6.

[23] Roberts, G.J. (1999). Dentists are innocent! "Everyday" bacteraemia is the real culprit: a review and assessment of the evidence that dental surgical procedures are a principal cause of bacterial endocarditis in children. *Pediatric Cardiology* **20**, 317–325.

[24] Roberts, G.J., Holzel, H., Sury, M.R.J. *et al.* (1997). Dental bacteraemia in children. *Pediatric Cardiology* **18**, 24–27.

[25] Sedghizadeh, P.P., Stanley, K., Caligiuri, M. *et al.* (2009). Oral bisphosphonate use and the prevalence of osteonecrosis of the jaw: an institutional inquiry. *Journal of the American Dental Association* **140**, 61–66.

[26] Strom, B.L., Abrutyn, E., Berlin, J.A. *et al.* (1998). Dental and cardiac risk factors for infective endocarditis. A population based, case-control study. *Annals of Internal Medicine* **129**, 761–769.

[27] Van der Meer, J.T.M., van Wijk, W., Thompson, J., Valkenburg, H.A. & Michel, M.F. (1992). Efficacy of antibiotic prophylaxis for the prevention of native-valve endocarditis. *Lancet* **339**, 135–139.

第11部分：牙周基础治疗
（感染控制）
Initial Periodontal Therapy (Infection Control)

第35章

动机式晤谈法
Motivational Interviewing

Christoph A. Ramseier[1], Jeanie E. Suvan[2], Delwyn Catley[3]

[1] Department of Periodontology, School of Dental Medicine, University of Berne, Berne, Switzerland
[2] Unit of Periodontology, UCL Eastman Dental Institute, London, UK
[3] Department of Psychology, University of Missouri – Kansas City, Kansas, MO, USA

牙周治疗中患者健康行为的改变

牙周健康需由一系列恰当的行为所保障，如定期的自我菌斑控制、戒烟和2型糖尿病患者的血糖控制。换句话说，口腔卫生维护不当、吸烟以及血糖控制不佳对牙周组织有着致命的影响。牙周疾病的预防和控制应当在人群和个体两个层面开展。为了成功地预防和控制疾病，参与口腔健康保健的牙科社区应该了解不恰当的行为对健康的影响。因此，针对改变个人不恰当行为的一级和二级预防成为了口腔卫生保健提供者的责任。

流行病学调查显示成年人群中牙周病的患病率达50%以上（Albandar et al. 1999；Albandar 2002）。牙周病除了与菌斑控制相关外，也证实了与烟草使用的呈正相关关系（Bergstrom 1989；Haber et al. 1993；Tomar & Asma 2000）。全球大约有1/3的成年人使用各种形式的烟草，并且每年因烟草相关疾病死亡的人数不断增加，这也加重了全球公众健康的负担。同时，饮食因素也与慢性疾病密切相关，包括肥胖、心血管疾病、2型糖尿病、癌症、骨质疏松症和口腔疾病（Petersen 2003）。

越来越多的证据显示，患者个人的行为影响着牙周治疗的成功甚至起决定性作用，而对于缺乏恰当的保健行为的患者，其牙周治疗的效果有限，因此，在Ramseier（2005）的文献综述中，戒烟在慢性牙周炎治疗中仅次于菌斑控制，属于最重要的一步。因此，临床上，合理的牙周健康维护的概念是：（1）必要时评价患者行为；（2）采用有效的行为改变劝诫方法。

挑战

传统的牙周保健包括恰当的口腔卫生方法指导。比如，在实施过程中，医生会指导患者恰当的刷牙方法、建议刷牙的频率和每次刷牙的时间。既往和近年来关于有效的口腔卫生指导的研究都发现，患者坚持恰当的日常口腔健康维护的情况较差（Johansson et al. 1984；Schuz et al. 2006）。通过患者多次就诊，可以改进患者的口腔卫生习惯，这在一定程度上是对一次或反复无效的口腔卫生宣教的有益补充。然而，由于患者难以坚持，经常取消其牙周支持治疗的预约，这就导致其缺乏专业的口腔维护，增加了牙周疾病远期可能复发的风险（Johansson et al. 1984；Schuz et al. 2006）。

然而，许多健康宣教手段似乎并不能达到长期的效果，这使得医患双方都感到沮丧。以下是医生和患者之间的模拟对话，医生试图通过直接建议的方式改变患者行为，这样可能就会导致该谈话没有效果，患者改变的可能性微乎其微：

医生："你经常使用牙线吗？"

患者："是的，但并不是每次该使用的时候都用。"

医生："我强烈建议你每天使用牙线。正如你可能知道的，如果你使用牙线次数不足，可能会产生严重的后果。"

患者："我知道我应该更多地使用牙线，但是……"

医生："这不是你可以选择的，它非常重要！"

患者："我知道，但我没有时间！"

由于临床医生没有告诉患者使用牙线的原因，患者使用牙线存在障碍，谈话陷入僵局，这样患者的行为就几乎不可能改变。在某些病例中，有些患者甚至会因为依从性差遭到责备，进一步的口腔健康教育可能就失去意义。

为了在牙周保健中取得确实的、有效的结果，针对个人和行为可能需要采取不同的沟通策略。根据口腔卫生指导的治疗标准，例如正确使用清洁工具，需要重复性说明。另外，对于戒烟，除了药物治疗外，也可以采用5A方法［询问（Ask），建议（Advise），评估（Assess），协助（Assist），安排（Arrange）］（Fiore 2000）。然而就实际情况而言，为了达到一个目的，采用这么多方法，有时候会使患者觉得很复杂，甚至会感到气馁，这就需要一套合适的方法，不仅能够改善牙周治疗结果，而且能够提高长期牙周维护效果。

因此，为了简单起见，牙周治疗中改变患者健康行为的建议可能更推荐应用某一单一方法，而且对于一级和二级口腔疾病预防中均有效。该方法应：

- 基于最有效的证据。
- 可适用于口腔卫生行为、戒烟以及饮食咨询。
- 适用于牙科治疗团队以成本控制的方式来实现。

与牙周患者的交流

在日常生活中与他人交流时，我们不知不觉使用了多种交流方式。然而在与牙周患者交流过程中，牙科医生应时不时特意调整自己的交流方式以适应患者个性化需求及主诉。Rollonick等在2007年提出了医生与患者交流的3种模式（指导、跟随和引导）：

- 指导模式：包括给予患者专业的建议和支持。该方法在传统上是牙科保健的标准方式。对于医生与患者关系密切者，采取指导模式是合适的。所给出建议应选择好时机、个性化且用一种和患者约定的方式提出。指导模式可以在患者说出"在我每次过来的时候，我做什么能够不再需要清洁？"时再使用。
- 跟随模式：需要医生具有倾听的技巧，当情况需要医生对患者感同身受时，就比较合适采用这种模式（比如患者伤心或沮丧时）。临床医生采用这种模式并不是为了立刻解决患者的问题，而是对患者提供支持和鼓励。例如，当患者说出"我的生活发生如此多的事情，我的牙也会这样吗？"，我们就可以采用跟随技巧。

- 引导模式：医生通过与患者的合作，使其明确目标以及如何实现。这种模式最适宜在与患者讨论健康行为改变时使用，特别是针对纠结是否做出改变的患者。这一模式可以在患者说出"我知道吸烟对我并不好，但这是我生活中唯一的乐趣。"后使用。

当涉及行为改变问题时，许多患者可能要求"指导"，特别是那些已经表明了他们需要进一步建议或支持的患者。另一些患者可能表现出迫切的担忧，因此需要"跟随"模式。对于那些已经知道需要做什么却没有着手开始做的患者，最好使用"引导"（Rollnick et al. 2007）。

总体而言，在与患者交流中，医生应当注意患者对某一方式的反应。如果医生感觉其在与患者的交流中，患者的平稳情绪出现了波动，那么这一种方式可能就不起作用了，应当更换另一种方式。

应当记住的是，在与患者的交流中，医生只有在患者感觉舒适的环境下才可以问诊（如没有仪器或临床医生干扰）。如果没有考虑这点，那么患者可能因为感觉到失去控制，而使交流的成功率下降。

OARS

与牙周患者交流中，应考虑4种基本内容。可以总结为首字母缩略词OARS：开放式问题，肯定患者，反映和总结。

- 使用开放式问题：通过封闭式问题（用是或否回答的问题）来与患者沟通会让患者感觉被动。相反，开放式问题能促进患者的想法、合作和努力。例如"你对你的吸烟有什么感觉？"
- 肯定患者：当详细检查一个人的行为，其出于本能会很自然地表现出消极的态度。

认同患者的能力，欣赏患者的坦率将会减少其抵抗，增加开放的程度，也增加改变的可能性。例如"你说明了你为什么不关心刷牙，我欣赏你的坦率。"

- 对患者交流的反应：反应是最基本的移情表达（明白他人观点的能力）。恰当的反应包括医生对理解患者观点所做的努力。（1）明白患者的潜在意思。（2）简明。（3）作为一种观察或评论讲述出来。（4）表达理解而不是判断。例如"你看起来真的失去戒烟的希望了。"
- 总结：证明感兴趣，概括本次面谈，必要时将主题拉回原定轨道。它包括了对患者在交流过程中表示出的变化的总结。例如"所以，很大一部分程度上你并不愿意现在就改变。你真的很喜欢吸烟，但是你有些担心其他人发现你吸烟时的反应，对吧？"

理解动机式晤谈法

正如所讨论的，医生所提供的健康教育往往在改变患者行为上没有效果。大量的行为研究表明这一问题常源自健康教育方法中的一些错误的推测。尤其当假定行为改变仅由患者的相关知识和理解力所致，而临床医生仅需提供相关信息时。相反，动机式晤谈法（MI）是基于人行为改变的不同假说。该假说认为，现有的知识不足以带来行为变化，而当改变与个人利益观相关时，就能产生持续性的行为改变。换句话说，动机只能从患者内部被激发而不是由执业医生强加于患者。在动机式晤谈法中，假定患者能从自身原因出发而发生改变，医生只是引出或加强这些原因。

动机式晤谈法起源于酒精成瘾的行为领域，随后被扩展用于多种其他行为问题，包括吸烟、饮食和运动（Burke et al. 2004；Hettema et al. 2005）。这种方法在20世纪70年代由William Richard Miller在一项对酒精成瘾的标准治疗方法–对抗性治疗的观察中提出。他注意到过去文献中提出积极的治疗结果是和医患之间的"治疗同盟"关系有着密切的关系。Miller发明了一种以移情作用为中心的治疗方法，该方法将治疗性同盟和移情治疗结合在一起，促使患者从内在的诱因上进行改变（Miller 1983）。随后，Miller遇见了Stephen Rollnick（MI治疗方法的共同奠基人，致力于研究矛盾心理以及患者对改变前后利弊的不安情绪）。Miller和Rollnick开始探索在MI治疗期间如何运用语言，重点在于通过激发患者"改变谈话"以促进其行为的改变。在1991年，Miller和Rollnick出版了第一版《动机式晤谈法：帮助人们改变成瘾行为》，在这本书中，他们详细探讨了该方法。从此以后，MI的研究和应用开始兴起，许多学者认同了该方法在健康行为改变中的适用性（Resnicow et al. 2012）。近年来，发表了大量关于MI在牙科中应用的研究（Ramseier & Suvan 2010）。

MI被定义为"一个以患者为中心的，通过探索和解决矛盾情绪，强化内在动机以促进改变的指导性方法"（Miller & Rollnick 2002）。患者对什么能使他们行为发生改变有着自己看法和观点，以患者为中心的要素就是指将重点放在对这些看法的理解和执行。例如，临床医生邀请患者描述其对戒烟好处和继续吸烟危害的看法，而不是单纯告诉患者戒烟的好处（从医生角度）。尽管MI是以患者的观点为中心，但其仍然是指导性的，医生需深思熟虑以协助达成某一特定的行为结果。例如，医生应在不忽略患者对改变看法的情况下，将重点放在患者改变所能带来的优点和可能性的阐述上，有选择性地加强和鼓励。通过引导患者阐述对于改变的看法，其内心就萌发了改变的想法。这一方法是建立在病患对他们的行为总是矛盾的这一假说上（如：这类患者几乎总是知道改变所带来的利弊）。因此，MI医生试图通过一种能够有助于发现和解决患者潜在的矛盾心理的手段，尝试着强化改变的内在原因。

总体原则

尽管MI方法在患者咨询时提供了关于什么该做什么不该做的充分指导，但Miller和Rollnick强调了，作为一名成功的MI医生，使患者潜在的观点具体化比单纯应用这些技术更加重要。他们制定了4项基本原则用来阐述该方法的潜在观点：

1. 当患者在行为改变出现进退两难的困境时，医生应当表现出对其状况的同情。换句话说，医生应当表现出对于患者期望的认同，提供并表达出对患者感受和顾虑的认可。

2. 患者目前的行为和患者理想中所希望的与其目标价值一致的行为之间将产生矛盾。例如，患者希望自己变得更加强大和有责任心，或者成为一名好的配偶或家长，这类目标需求常常与健康相联系，这就提示着其增强健康的行为需求。

3. 化解阻力。当患者反对改变的时候，有很大可能将会趋向于提供相反的观点。结果，患者耗费了全部精力抗拒改变，这恰恰与期望的相反，患者可能更加抗拒改变。MI医生因此应当避免争论，而使用MI的方法来化解阻力。

4. 支持自我疗效或者支持患者改变的信心。当患者不知道如何去做或能不能做到时，即使受到鼓励，其改变仍然有可能失败。因此MI医生应当表达出对患者改变能力的信心或指出过去的成功之处以及正确方向的步骤，从而努力增强患者的信心。

给予建议

尽管我们强调了以建议导向为主的健康教育和MI的不同，但是应当意识到适时对患者的问题、误解或对知识的缺乏提供信息是十分重要的。MI技巧代码（Moyers et al. 2003）是用来评价医生对MI原则的执行情况，区别在有或没有允许的情况下给出建议，前者与MI原则相一致，后者则是被禁止的。本质上，当患者乐意和有兴趣接受时，给出建议，这与MI原则是一致的。医生在遇见患者时，常常会犯过早给出建议的错误，这就导致患者认为医生在按计划"推进"这一进程。相反，在MI实践过程中，常常会发现在引导患者认知的过程中，患者在关于知识、问题、顾虑和误解等愿意接受更多的信息方面，存在差异。医生能够提供更多易于接受的有意义的信息。Rollnick等在1999年归纳了在MI中给出建议的三步法，这种方法是较为有用的沟通框架：

- 第一步：引发患者听取信息的意愿或兴趣。例如，医生可能对患者说"我有一些关于你感兴趣的消息，你愿意听吗？"
- 第二步：尽可能以中立客观的方式提供信息。例如，医生可能会讲"研究表明……"或者"我的许多患者告诉我……"。这些真实信息以一种支持患者观点的方式呈现出来。
- 第三步：激发患者对信息的反应。随访会使患者将新信息整合，这使得患者产生新的期望，增加改变的动机。或者说，随访能够揭示更多在知识和理解上的隔阂。如果患者"拒绝"信息，那么最好不要对此进行争论。总体上来说，最好能简单地认可患者的期望，可以说"这些信息与你的经历并不相符"或者"这些信息与你的情况似乎没什么关系"，随后再进行更有意义的对话。

日程设定

常常有不止一个健康行为影响着患者的口腔健康。完成一个小小的改变也可以使患者感觉更有自信更有能力完成其他改变（Bandura 1995）。在这种情况下，从患者感觉最舒服的地方开始是十分重要的，鼓励患者从他/她愿意部分开始谈起，而不是选择口腔医生感觉最紧迫的话题。有一个临床工具叫作"日程设定表"可以帮助计划的设定（Rollnick et al. 1999）。

在日程设定表中，有很多圆圈分别代表不同

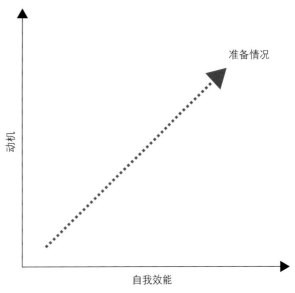

图35-1 改变的准备情况（来源：Rollnick et al. 1999。获得Elsevier许可）

的口腔健康事件，还有一些黑色的圆圈代表患者所插入的因素，然后由患者选择自己最愿意交谈的话题最先进行讨论。

意愿评估

在患者显著改变健康行为前，可能需要与牙科医生进行多次会面。每次会面可能只会取得一小步的改变。懂得如何降低每一次会面的期望值的牙科医生最终会不那么倾向于推动患者。从长远来看，他们能够更加明白在相对较少的时间里可以获得什么成果，同时也会减少有高度矛盾心理的患者的挫败感。

临床医生常不会指望他们的牙周病患者，仅仅是为了获得较好的口腔健康而就准备好进行口腔卫生的改变或戒烟（Miller & Rollnick 2002）。对患者改变意愿的评估包括了解患者的动机和改变的自我效能（Rollnick et al. 1999）。通过对动机和自我效能所提出的两个问题（见下文），临床医生能够对患者在短时间内改变的意愿形成相对全面的了解。

当评价患者的动机和自我效能时，临床医生会寻找其特殊的动机及意义，以将这些与预期的行为改变相联系（图35-1）。正如Koerber（2010）所提出的，可以进行意愿评估，特别是在牙科医生进行短时间干预时。如Rollnick等

（1999）提出的，它包括了动机评价和自我效能评价：

- 动机（重要性）评价（图35-2）：包括三个问题如：
  - "表中从1到10，10表示最重要，1表示一点也不重要，你对刷牙频率的重要性怎么打分？"
  - "为什么你打X分而不是1分？"
  - "为什么你打X分而不是10分？"

  注意到第二个问题揭示了患者的动机，第三个问题揭示了患者的矛盾心理。

- 自我效能（自信心）评价（图35-2）：包括以下问题：
  - "如果你确信规律刷牙是十分重要的，那么你对你能做到这一点从1到10分打几分？1分是指完全没有信心，10分是指完全自信。"
  - "为什么你打X分而不是1分？"
  - "为什么你打X分而不是10分？"

  注意到第二个问题揭示了患者做出改变的决心，第三个问题揭示了遇到的障碍。

动机式晤谈法的循证依据

一般卫生保健中的证据

MI最早是用来治疗成瘾行为，特别是酒精成瘾，大量的经验性研究也集中在这一领域。然而MI在其他领域的应用也有大量的文献以Meta分析的形式发表（Burke et al. 2003，2004；Hettema et al. 2005；Rubak et al. 2005；Lundahl et al. 2010），最近的研究包括了近120个临床实验。总体上来说，基于MI的Meta分析证实了在治疗成瘾性行为（药物、酒精、吸烟和赌博）、健康行为如饮食、锻炼、风险行为、约诊和复诊上，MI的临床干预至少与其他积极的治疗有相同的意义，同时优于不进行干预或使用安慰剂。平均效应值是从小到中（Hettema et al. 2005；Lundahl et al. 2010）。我们发现在基于MI的干预中，虽然医生与患者接触时间更少，但与其他可选择的积极的干预措施相比有着同样的效果，因此在牙科领域，仅仅简要的咨询是可行的。这表明MI在牙科领域可能是一种特别有效的咨询方法（Burke et al. 2004；Lundahl et al. 2010）。Rubak等（2005）报道研究表明简要交谈15分钟的重要性，64%表现出有效。另外，当内科医生进行干预时，有着近80%的有效率，这表明对于并不是

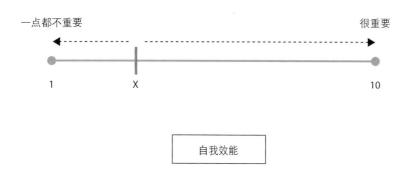

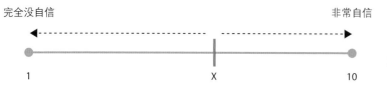

图35-2　动机（重要性）和自我效能（准备情况）量表。

咨询专家的专业人员来说，也能够在短暂交谈时有效地使用MI法。

MI在戒烟领域的研究也具有特殊意义。近来的Meta分析提示MI在戒烟方面具有一定的积极作用（Lai et al. 2010；Lundahl et al. 2010），同时有证据表明使用MI法能够让更多患者戒烟（Wakefield et al. 2004；Borrelli et al. 2005）、减少吸烟水平，增加戒烟的意愿（Butler et al. 1999）。

对于口腔健康来说，另一项相关目标行为是饮食习惯。正如前文所提到的，Meta分析提示MI法能够显著影响饮食习惯的改变：总体的饮食摄入（Mhurchu et al. 1998）、脂肪的摄入（Mhurchu et al. 1998；Bowen et al. 2002）、碳水化合物的消耗（Mhurchu et al. 1998）、卡路里的摄入（Mhurchu et al. 1998）、体重指数（BMI）（Mhurchu et al. 1998）、体重（Woollard et al. 1995）、盐的摄入（Woollard et al. 1995）、酒精的消耗（Woollard et al. 1995）和蔬菜水果的消耗（Resnicow et al. 2001；Richards et al. 2006）。

口腔保健中的证据

在一项关于MI对口腔保健的影响的早期研究中，鼓励240名母亲对其高患龋风险的小孩进行饮食控制和非饮食控制，比较MI和传统教育对龋病预防的效果（Weinstein et al. 2004，2006）。2年后对这些儿童中新的患龋情况检查表明，相比单纯用教育手册和录像来说，若能结合MI会话和一年内6次的电话随访，预防新发龋齿的效果会更好。这一结果与Meta分析发现MI对饮食习惯改变的有效性相一致（Burke et al. 2003；Hettema et al. 2005；Lundahl et al. 2010）。

临床牙周病学通过评价菌斑指数、牙龈炎症和牙龈指数，无论是短期还是长期的研究，均表明其对口腔卫生的积极影响。Almomani等（2009）报道了在一项2个月的实验中口腔卫生的积极影响。Jönsson等（2009b）随访研究了两位牙周病患者2年，对其个体性的口腔卫生行为对牙周指数的影响进行了评估（图35-3）。其也采用了本章介绍的方法进行MI会话，以及运用36

章中提到的个性化口腔卫生指导，观察到在2年的时间内，这些患者都成功地改变了口腔卫生情况和牙龈健康情况。

随后同一作者进行了一项包含113位患者，为期12个月的大型研究，证实了MI能够起到积极的作用（Jönsson et al. 2009a，2010）。在一项最近的研究中，Godard等（2011）证实在接受MI法的患者组中口腔卫生情况改善更明显，同时患者满意度也更高。

结论：有大量证据支持MI是一项有效的改变行为的方法（表35-1）。MI也可以被医务工作者有效使用。在口腔专业中，MI也已经被证明有效，能提供更多的保障。

患者激励流程

将MI用于口腔领域需要考虑如何确保该方法的合作性和共情作用（Ramseier & Suvan 2010）。Suvan等（2010）提出一种特殊的患者激励方案。这一模型使用相互交织的概念，试图捕捉牙科诊疗中相互影响的元素（Suvan et al. 2010）。医患交流和信息的交换融合在临床的诊疗过程中（图35-4）。

第1阶段：建立密切的关系

建立密切关系的目的是为了快速使患者融入，同时创建一个氛围，既适合常规牙科治疗，也适合协商健康行为的改变。这一点的实现更多地取决于花费的时间。一个亲切有礼貌的问候对于建立相互信任和尊重的氛围，是十分重要的。另外，一些基本的事项，如医患双方如何就座，这一点能够使患者感觉他/她正在作为合作伙伴，参与谈话（图35-5），而不是感觉正在咨询专家的意见（图35-6）。这些简单的行为能够给患者感觉到自己和医生是平等的，而不是一方显著占优势。以患者的主诉或就诊原因作为开场白是另一个简单有效的步骤。这样的开场方式就为后续的就诊做好了准备，可以节省宝贵的临床时间。

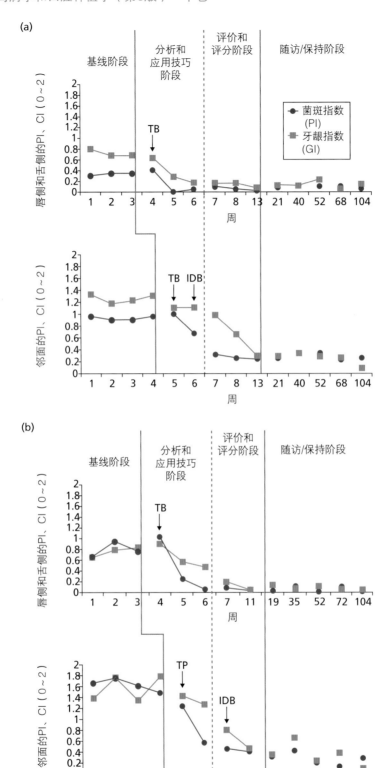

图35-3　（a）女性患者和（b）男性患者。随着改进口腔卫生的个性化治疗项目的实施，在104周的观察期内，两位患者全口和邻面菌斑指数、出血指数均有显著性降低（TB：牙刷；TP：牙签；IDB：牙间刷）（来源：Jönsson et al. 2009b。获得John Wiley & Sons的许可）。

表35-1 评价动机式晤谈法（MI）对口腔卫生的影响的临床研究（通过菌斑指数评估）

研究	设计	n	持续时间（月）	检测方法	主要结果变量	菌斑指数
Almomani 等 (2009)	RCT	27 实验组，29 对照组	2	MI + 教育	全口改良的Quigley-Hein 菌斑指数	实验组基线 3.6，8周 1.9 对照组 Baseline 3.3，8周 2.5
Jönsson 等 (2009b)	个案研究	2	24	MI + 教育	邻面菌斑指数 (Silness 和 Löe)，出血指数 (Löe 和 Silness)	患者 A 基线 1，24个月 0.2 患者 B 基线 1.6，24个月 0.1
Jönsson 等 (2009a)	系列研究	57 实验组，56 对照组	12	MI + 教育	邻面菌斑指数 (Silness 和 Löe)，出血指数 (Löe 和 Silness)	实验组基线 1.01，12个月 0.23 对照组基线 0.99，12个月 0.49
Godard 等 (2011)	RCT	27 实验组，24 对照组	1	仅 MI	菌斑指数 (O'Leary)	实验组基线 35%，1个月 18% 对照组基线 37%，1个月 27%

RCT：随机对照实验

在临床评估之前，先列出患者治疗过程中涉及的各个要点是十分重要的，接下来问患者是否乐意接受这样的治疗流程。征得患者的许可能够更好地使患者融入，同时也是鼓励患者主动参与的重要方式。向患者解释他/她将会听到的有关信息是有帮助的。这些小的举措能够使患者加入到讨论中来，而不会让患者在整个评估过程中都被动消极地单纯躺在牙椅上。

第2阶段：信息交换

交流的第二部分通常发生在评价了患者口腔健康情况后。这种信息交流使临床医生和患者能够了解对方的观点，并创建更准确的临床问题图片和有效的处理方法。这种讨论可以采用许多种形式。

一种提供信息的方法是执业医生采用引导—给予—引导的方法，将重点保持在患者的参与度

上。从患者已知的点出发（引导）能够鼓励患者思考、反应和认可自己的特长。从一开始在经患者允许的情况下，就可为患者提供个性化的信息（给予）。可能最重要的一步是患者接下来对所提供信息引导的感觉。这个问题可以丰富对话的内容，也提供了讨论改变的机会。

从就诊的中间阶段开始，许多临床工作可以开展，包括诊断和治疗。当患者与医生能够自由交流时，讨论改变才最有价值。当患者还不能够平等参与时，不应当进行这类对话，例如当他/她不能讲话或在临床治疗后感觉疼痛不适时。

第3阶段：总结陈词

第3阶段见于就诊结束。包括已经提供的临床治疗的简要回顾和任何有可能发生的副作用与治疗后的不适。另一个同样重要的功能是简要地总结关于行为改变的讨论。这使得临床医生有机

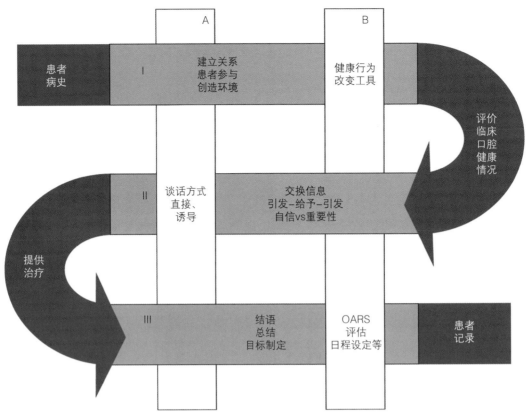

图35-4　牙科就诊时患者激励流程（实施模板）。在就诊开始和结束时分别询问病史与记录，描述从一次就诊到下一次的重要元素。水平线表示了就诊的3个核心线索。3部分（Ⅰ～Ⅲ）直接转换为要点（A和B），代表了就诊过程中的临床评估或治疗。这些部分由3个垂直条带交织在一起，强调了交流互动的方法。垂直条带代表了交流方式和健康行为的改变工具，同时也是在就诊过程中一致性和灵活性的保证（OARS：开放性问题，肯定患者，反应和总结）（来源：Suvan et al. 2010。获得John Wiley和Sons许可）

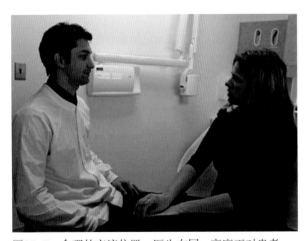

图35-5　合理的交流位置：医生在同一高度正对患者。

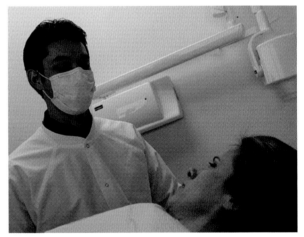

图35-6　不合理的交流位置：医生戴着口罩，面对平躺的患者处于高的位置。

会回顾在第2阶段中双方达成的目标和患者所提出的计划。为了保证讨论是双方合作达成的，临床医生应当询问患者是否对计划有所补充，同时与患者讨论以明确最重要的几点是否已经包括在内。如果患者不是太疲劳，还可以进一步讨论后续的治疗方案。然而这并不是讨论重要事实的最佳时机，因为此时患者关心的是随着就诊结束尽快离开牙椅。

要点 A：沟通方式

正如本章前面部分所述，沟通的方式就像一种媒介形式使得双方能平等融入进来。灵活地运用这3种方式能够很好地开展与患者的交流互动。在这个模型中，沟通方式被认为是一条垂直的纽带，承上启下，贯穿于整个就诊中。这描绘了在就诊中的特定时间，某一方式可能比其他更具有优势。可通过引导方式的运用来促进患者最大化的参与度并且维持临床医生提供重要信息的责任和能力。开放问题等基本沟通技巧可以促进双向交流，起到了引导的作用。但这并不意味着引导是唯一一种在就诊中使用的交流方式。

要点 B：健康行为改变工具

第二个沟通要点就是各种行为改变工具，这有助于和患者在就诊过程中的交流和互动。正如要点A，在就诊或对话中，临床医生能够在特定时间选择他们认为最有益的工具。选择目的是能提供放松的氛围，最好是能够在自然和个性化的氛围中进行交谈。

案例

口腔卫生动机式晤谈 I

下面用一个例子来演示口腔卫生中如何使用MI，这段对话是由一名牙周医生（Dr）和一名慢性牙周炎的患者（P）在牙周治疗开始时进行的。

Dr："你介意我在牙龈治疗中和治疗后谈及改善你口腔卫生的方法吗？"（引发主题/寻求允许）

P："不，我不介意。"

Dr："好的。你能告诉我你平时怎么清理牙齿吗？"（对患者已经做的提出开放性问题）

P："我每天一般刷1~2次牙。"

Dr："所以你刷牙是有规律的？那你用什么清洁牙齿呢？"

P："牙刷和牙膏。"

Dr："很好。那你能告诉我你怎么用牙刷的吗？"

P："我一直以来上下刷所有牙齿的内侧和外侧。"

Dr："你对这样刷牙怎么看？"

P："我感觉这样很好。但是自从我知道我有牙龈疾病时，我怀疑我是不是刷牙不充分？"

Dr："所以你已经努力保持你的牙齿清洁，但是你担心你刷牙不充分（反映性倾听）。要把引起牙龈疾病的菌斑从牙齿和牙龈全部刷掉是很困难的（共情作用）。我有一些关于防止牙龈疾病的建议，你可能会感兴趣。你想听听吗？"（寻求允许）

P："好。"

Dr："慢性牙龈和牙周疾病是由于长期附着在牙齿上的菌斑引起的。必须每天从牙齿表面全部去除菌斑才能防止和控制疾病。（提供信息）你对你每天刷牙能够刷到牙齿全部表面有多大信心？"（评价信心）

P："并不太多，尽管我觉得我已经做得很多了。"

Dr："实际上，研究表明单纯使用牙刷并不能够清理牙齿之间。为了清洁这些区域，需要使用清洁牙齿之间的工具，如牙线、牙签或牙缝刷。你用过这些工具吗？"（提供信息）

P："是的，我尝试使用过牙线。"

Dr："你觉得使用牙线怎么样？"（开放性问题）

P："有些牙缝我没办法清洁，在其他区域牙线会扯断，所以我放弃了使用。"

Dr："对于你没办法好好使用牙线我深表遗憾。（共情作用）

牙线可能在充填物或牙冠边缘扯断，随着大量牙石的堆积，有些间隙可能会被牙石阻塞。

你还用其他方法清洁吗？（问开放式问题）"

P："是的，每逢塞牙时，我使用牙签。"

Dr：　"也就是说除了每天使用牙膏刷牙，你还一直用牙签清洁牙齿，对吗？"（反映性倾听）

P：　"是的。"

Dr：　"好的。在牙龈治疗过程中，将会抛光滑充填体和牙冠粗糙的边缘，并去除牙石，这会让你在牙间使用牙线或牙签变得简单。"（提供信息）

　　　假设有一个10分的评分表，0代表完全不重要，10代表非常重要。那么你认为每天使用牙线或牙签清洁牙齿之间的间隙对于你来说有多重要呢？（使用重要性意愿评价）"

P：　"大概7分。"

Dr：　"那听起来很重要了。为什么对于你来说这么重要呢？"

P：　"我愿意做任何能够保留我牙齿的事情。然而我并不十分确定我是否能坚持做下去。"

Dr：　"所以你有很强的动机，因为你想保护好你的牙齿，但是你很担心长期效果。如果用同样的10分表，你对坚持下去的信心有多少呢？"（使用重要性意愿评价）

P：　"6分。"

Dr：　"听起来信心十足，是什么给你这样的自信？"

P：　"保护我的牙和牙龈已经是我日常生活的一部分，这只是一部分附加的工作。但它确实要花功夫，所以我需要确认这对我的牙龈非常重要才行。"

Dr：　"所以你已经养成的日常生活习惯会对你有所帮助。我可以通过向你展示经过定期治疗后随访时得到的好处，帮助你长时间地保持积极性。这有助于你持续坚持，你怎样认为呢？"（增强自我效能）

P：　"是的，我觉得将从你那里得到很多帮助，这对我治疗的成功也有好的影响。"

Dr：　"太好了！我们总结下讨论的内容。在

充填物和牙冠粗糙的边缘被处理后你打算坚持使用牙刷和牙膏做日常的清洁，同时开始使用清理牙间隙的工具。接下来你的每次随访，我都会给你看你在家清洁所取得的进步，同时也看看我们是不是要用其他方法。这你可以接受吗？"（总结）

P：　"是的，这听起来会起作用。"

口腔卫生动机式晤谈 II

　　在第二段对话中，MI被用在牙周支持治疗（SPT）的过程中，关于口腔卫生的对话。

Dr：　"通过观察你的菌斑指数，我发现与你3个月前那次就诊相比，你的牙齿周围有更多菌斑的堆积。我想你是不是能够告诉我你是怎么清洁牙间隙的？"（引发主题/寻求允许）

P：　"哦……我想我并没有经常清洁牙缝，你知道我没空每天这么做。"

Dr：　"我理解。清洁所有牙间隙挺花时间的，你说得没错。（共情作用）

　　　我能问你一些关于你口腔卫生习惯的问题吗？这样我可以对你的情况有更好地了解。"（寻求允许）

P：　"当然可以。"

Dr：　"那么近来你用什么来清洁牙齿呢？"（对患者已经做的提出开放性问题）

P：　"用电动牙刷和你之前告诉我的牙缝刷。"

Dr：　"你使用频率是多少？"

P：　"我每天使用电动牙刷，有时用牙缝刷。"

Dr：　"所以你有规律地使用牙刷，但是只是偶尔使用牙缝刷，那在什么情况下你会用牙缝刷呢？"

P：　"有时候我对没使用牙缝刷会感到愧疚，有时候我会看到我的牙上的牙石，这就会提醒我使用牙缝刷。"

Dr：　"所以有时你担心自己并没有充分使用

清洁工具，有时候你能看到你自己的牙确实没有充分使用清洁工具。"（对矛盾心理的反应）

P："是的，我觉得我可以做得更好。"

Dr："好吧。我这样问你。用一张0～10的评分表评价你对每天使用牙缝刷重要性的看法，0表示完全不重要，10表示非常重要，你给自己多少分？"（使用重要性意愿评价）

P："我觉得牙缝刷十分重要，我给8分。"

Dr："听起来很积极，是什么让你觉得如此重要？"

P："我不希望牙齿出太多问题，我讨厌补牙，当然我也不希望将来缺牙。"

Dr："所以避免疼痛不适和保持牙列完整对于你来说是重要的。那你对于每天使用牙缝刷有多大信心呢？还是用刚才那张0～10的评分表。"（使用重要性意愿评价）

P："正如我所说的，我知道我应该更经常地使用它们，但是我很难找到时间，有时候甚至会忘记使用。我给自己3分。"

Dr："每天使用对你来说看起来非常困难。出于好奇，看起来你还是有一点信心的。我能问问你为什么给了3分而不是0分或者1分？"

P："我在想如果我能经常使用它，它将变成一种日常习惯。我以前在餐桌上也用牙签，所以只要我看到它们就会使用它们。我在想要不要把我的牙间隙刷放在水槽靠近我牙刷的位置，以此来提醒我在电动牙刷刷完后使用。"

Dr："听起来是很好的计划，你还有其他困难吗？"（增强自我效能）

P："似乎没有了。只要我能有个提醒，那我就能坚持做下去。"

Dr："非常好。我想总结一下，你对每天使用牙缝刷很有动力，同时你认为如果把牙缝刷放在水槽靠近电动牙刷的位置能够帮助你想起来使用它们。"（总结）

P："对的。"

Dr："这听起来你似乎要做些什么？"

P："我今晚就去做。"

戒烟劝导

在这个例子中，MI被用在牙周治疗开始时短暂地干预戒烟。

Dr："根据你的吸烟史，你现在还在吸烟。我能问你一些有关你吸烟的问题吗？"（引发主题/寻求允许）

P："可以。"

Dr："你能告诉我你对吸烟怎么看吗？"（对患者已经知道的提出开放性问题）

P："我觉得我应当戒烟。吸烟对我的身体不好。但是我现在不想戒。"

Dr："所以你现在不想立刻戒烟，但是你对健康还是有顾虑的。"（化解阻力）

P："是的。"

Dr："能告诉我你的顾虑吗？"

P："我可能会得肺癌或是其他一些疾病。"

Dr："所以你担心因为吸烟得癌症。还有其他原因你不喜欢吸烟吗？"

P："如果我停止吸烟，我的衣服上就不会有味道了。"

Dr："所以烟草的味道是你想去除掉的？"

P："是的，但是我吸烟多年，也曾经戒过一次。"

Dr："所以尽管你因为健康问题想成为一名不吸烟者，但有其他原因使你没办法成功戒烟。"（反映矛盾）

P："是的。而且现在我很享受吸烟，我对戒烟没多大动力。"

Dr："听起来尽管你有很多重要原因去戒烟，但是你并没有什么信心，而且你现在也没做好挑战的准备。我在考虑当在你准备好的时候我们再讨论我能否帮助你，如何？"（总结）

P："听起来不错。"

总结

慢性不健康的行为不仅仅影响一个人全身和口腔的健康，也会影响社区。因此，针对改变个人不当行为的一级和二级预防是所有口腔保健人员的责任。MI是一种有效的方法，它能够整合到牙周治疗的计划中，从而促进所有常见的牙周疾病危险行为的改善，例如口腔卫生不足、吸烟、不健康的饮食习惯和酗酒。

参考文献

[1] Albandar, J.M. (2002). Periodontal diseases in North America. *Periodontology 2000* **29**, 31–69.

[2] Albandar, J.M., Brunelle, J.A. & Kingman, A. (1999). Destructive periodontal disease in adults 30 years of age and older in the United States, 1988–1994. *Journal of Periodontology* **70**, 13–29.

[3] Almomani, F., Brown, T., Williams, K. & Catley, D. (2009). Effects of an oral health promotion program in people with mental illness. *Journal of Dental Research* **88**, 648–652.

[4] Bandura, A.E. (1995). *Self-Efficacy in Changing Societies*. New York: Cambridge University Press.

[5] Bergstrom, J. (1989). Cigarette smoking as risk factor in chronic periodontal disease. *Community Dentistry and Oral Epidemiology* **17**, 245–247.

[6] Borrelli, B., Novak, S., Hecht, J. *et al.* (2005). Home health care nurses as a new channel for smoking cessation treatment: outcomes from project CARES (Community-nurse Assisted Research and Education on Smoking). *Preventive Medicine* **41**, 815–821.

[7] Bowen, D., Ehret, C., Pedersen, M. *et al.* (2002). Results of an adjunct dietary intervention program in the Women's Health Initiative. *Journal of the American Diet Association* **102**, 1631–1637.

[8] Burke, B.L., Arkowitz, H. & Menchola, M. (2003). The efficacy of motivational interviewing: a meta-analysis of controlled clinical trials. *Journal of Consulting and Clinical Psychology* **71**, 843–861.

[9] Burke, B.L., Dunn, C.W., Atkins, D.C. & Phelps, J.S. (2004). The emerging evidence base for motivational interviewing: A meta-analytic and qualitative inquiry. *Journal of Cognitive Psychotherapy* **18**, 309–322.

[10] Butler, C.C., Rollnick, S., Cohen, D.. *et al.* (1999). Motivational consulting versus brief advice for smokers in general practice: A randomized trial. *British Journal of General Practice* **49**, 611–616.

[11] Demetriou, N., Tsami-Pandi, A. & Parashis, A. (1995). Compliance with supportive periodontal treatment in private periodontal practice. A 14-year retrospective study. *Journal of Periodontology* **66**, 145–149.

[12] Fiore, M.C. (2000). US public health service clinical practice guideline: treating tobacco use and dependence. *Respiratory Care* **45**, 1200–1262.

[13] Godard, A., Dufour, T. & Jeanne, S. (2011). Application of self-regulation theory and motivational interview for improving oral hygiene: a randomized controlled trial. *Journal of Clinical Periodontology* **38**, 1099–1105.

[14] Haber, J., Wattles, J., Crowley, M. *et al.* (1993). Evidence for cigarette smoking as a major risk factor for periodontitis. *Journal of Periodontology* **64**, 16–23.

[15] Hettema, J., Steele, J. & Miller, W.R. (2005). Motivational interviewing. *Annual Review of Clinical Psychology* **1**, 91–111.

[16] Johansson, L.A., Oster, B. & Hamp, S.E. (1984). Evaluation of cause-related periodontal therapy and compliance with maintenance care recommendations. *Journal of Clinical Periodontology* **11**, 689–699.

[17] Jönsson, B., Ohrn, K., Oscarson, N. & Lindberg, P. (2009a). The effectiveness of an individually tailored oral health educational programme on oral hygiene behaviour in patients with periodontal disease: a blinded randomized-controlled clinical trial (one-year follow-up). *Journal of Clinical Periodontology* **36**, 1025–1034.

[18] Jönsson, B., Ohrn, K., Oscarson, N. & Lindberg, P. (2009b). An individually tailored treatment programme for improved oral hygiene: introduction of a new course of action in health education for patients with periodontitis. *International Journal of Dental Hygiene* **7**, 166–175.

[19] Jönsson, B., Ohrn, K., Lindberg, P. & Oscarson, N. (2010). Evaluation of an individually tailored oral health educational programme on periodontal health. *Journal of Clinical Periodontology* **37**, 912–919.

[20] Koerber, A. (2010). Brief interventions in promoting health behavior change. In: Ramseier, C. & Suvan, J., eds. *Health Bevior Change in the Dental Practice*, Vol. 1. Oxford: Wiley Blackwell, pp. 93–112.

[21] Lai, D.T., Cahill, K., Qin, Y. & Tang, J.L. (2010). Motivational interviewing for smoking cessation. *Cochrane Database of Systematic Reviews* (**1**), CD006936.

[22] Lundahl, B.W., Kunz, C., Brownell, C., Tollefson, D. & Burke, B.L. (2010). A meta-analysis of motivational interviewing: twenty-five years of empirical studies. *Research on Social Work Practice* **20**, 137–160.

[23] Mhurchu, C.N., Margetts, B.M. & Speller, V. (1998). Randomized clinical trial comparing the effectiveness of two dietary interventions for patients with hyperlipidaemia. *Clinical Science* **95**, 479–487.

[24] Miller, W.R. (1983). Motivational interviewing with problem drinkers. *Behavioural Psychotherapy* **11**, 147–172.

[25] Miller, W.R. & Rollnick, S. (2002). *Motivational Interviewing: Preparing People for Change*, 2nd edn. New York: Guillford Press.

[26] Moyers, T.B., Martin, T., Catley, D., Harris, K. & Ahluwalia, J.S. (2003). Assessing the integrity of motivational interviewing interventions: Reliability of the motivational interviewing skills code. *Behavioural Cognitive Psychotherapy* **31**, 177–184.

[27] Petersen, P.E. (2003). The World Oral Health Report 2003: continuous improvement of oral health in the 21st century--the approach of the WHO Global Oral Health Programme. *Community Dentistry and Oral Epidemiology* **31 Suppl 1**, 3–23.

[28] Ramseier, C.A. (2005). Potential impact of subject-based risk factor control on periodontitis. *Journal of Clinical Periodontology* **32 Suppl 6**, 283–290.

[29] Ramseier, C.A. & Suvan, J.E. (2010). *Health Behavior Change in the Dental Practice*. Ames, Iowa: Wiley Blackwell.

[30] Resnicow, K., Jackson, A., Wang, T. *et al.* (2001). A motivational interviewing intervention to increase fruit and vegetable intake through Black churches: results of the Eat for Life trial. *American Journal of Public Health* **91**, 1686–1693.

[31] Resnicow, K., DiIorio, C., Soet, J.E. *et al.* (2002). Motivational interviewing in health promotion: it sounds like something is changing. *Health Psychology* **21**, 444–451.

[32] Richards, A., Kattelmann, K.K. & Ren, C. (2006). Motivating 18- to 24-year-olds to increase their fruit and vegetable consumption. *Journal of the American Diet Association* **106**, 1405–1411.

[33] Rollnick, S., Mason, P. & Butler, C. C. (1999). *Health Behavior Change: A Guide for Practitioners.* Edinburgh: Churchill Livingstone.

[34] Rollnick, S., Miller, W. & Butler, C. (2007). *Motivational Interviewing in Healthcare.* New York: Guilford Press.

[35] Rubak, S., Sandbaek, A., Lauritzen, T. & Christensen, B. (2005). Motivational interviewing: a systematic review and meta-analysis. *British Journal of General Practice* **55**, 305–312.

[36] Schuz, B., Sniehotta, F.F., Wiedemann, A. & Seemann, R. (2006). Adherence to a daily flossing regimen in university students: effects of planning when, where, how and what to do in the face of barriers. *Journal of Clinical Periodontology* **33**, 612–619.

[37] Suvan, J., Fundak, A. & Gobat, N. (2010). Implementation of health behavior change principles in dental practice. In: Ramseier, C. & Suvan, J., eds. *Health Behavior Change in the Dental Practice.* Vol. 1. Oxford: Wiley Blackwell, pp. 113–144.

[38] Tomar, S. L. & Asma, S. (2000). Smoking-attributable periodontitis in the United States: findings from NHANES III. National Health and Nutrition Examination Survey. *Journal of Periodontology* **71**, 743–751.

[39] Wakefield, M., Olver, I., Whitford, H. & Rosenfeld, E. (2004). Motivational interviewing as a smoking cessation intervention for patients with cancer: randomized controlled trial. *Nursing research* **53**, 396–405.

[40] Weinstein, P., Harrison, R. & Benton, T. (2004). Motivating parents to prevent caries in their young children: one-year findings. *Journal of the American Dental Association* **135**, 731–738.

[41] Weinstein, P., Harrison, R. & Benton, T. (2006). Motivating mothers to prevent caries: confirming the beneficial effect of counseling. *Journal of the American Dental Association* **137**, 789–793.

[42] Wilson, T.G., Jr., Glover, M.E., Schoen, J., Baus, C. & Jacobs, T. (1984). Compliance with maintenance therapy in a private periodontal practice. *Journal of Periodontology* **55**, 468–473.

[43] Woollard, J., Beilin, L., Lord, T. *et al.* (1995). A controlled trial of nurse counselling on lifestyle change for hypertensives treated in general practice: preliminary results. *Clinical and Experimental Pharmacology & Physiology* **22**, 466–468.

第36章

机械法控制龈上菌斑
Mechanical Supragingival Plaque Control

Fridus van der Weijden[1], Dagmar Else Slot[1], José J. Echeverría[2], Jan Lindhe[3]

[1] Department of Periodontology, Academic Centre for Dentistry Amsterdam (ACTA), University of Amsterdam and VU University Amsterdam, Amsterdam, The Netherlands

[2] Department of Periodontology, School of Dentistry, University of Barcelona, Barcelona, Spain

[3] Department of Periodontology, Institute of Odontology, The Sahlgrenska Academy at University of Gothenburg, Gothenburg, Sweden

清除龈上菌斑的重要性

刷牙有各种各样的理由：为了感到清新和自信、为了拥有美丽的笑容、为了避免口气和疾病。口腔清洁对口腔健康至关重要，因为口腔清洁可以去除菌斑，防止其在牙齿和牙龈上堆积（Löe et al. 1965）。牙菌斑是一种难以从牙齿表面去除的细菌性生物膜。生物膜包含了一系列定植在牙齿表面和软组织上的复杂的细菌性群体。目前已经发现有400～1000种口腔细菌群落在不同的时间定植于口腔生物膜。在这些细菌性群落中，能够观察到一些特定菌群之间相互联系，部分是具有协同和拮抗关系，部分是因为能够提供定植表面或营养供给能力（参见第10章）。菌斑生物膜产物启动了一系列连锁反应，既启动宿主防御又启动组织破坏（参见第13章）。菌斑可能位于龈上或龈下，也可能附着于或游离于牙齿或组织表面。另外，菌斑的成分在人群间存在个体差异，在同一口腔内不同位点也有差异（Thomas 2004）。有效的菌斑控制是任何牙周疾病预防和控制的基础。事实上，没有患者坚持配合，牙周治疗几乎不可能成功，取得的疗效也不能持久。

龈上菌斑暴露在唾液中，也直接受到口腔内生理性力量作用。天然的自洁机制包括舌的运动，在该过程中舌体可清洁后牙舌侧，有时较小程度上也能清洁颊侧。颊部覆盖了上颌后牙颊面，有助于防止菌斑在表面的堆积。唾液流可少量清洁邻面和窝沟点隙中的碎屑，但在清除菌斑方面效较差。咀嚼时的摩擦对咬合面和切缘外展隙有一定的清洁作用。这些防御机制可以被归类为控制或调节菌斑在表面的堆积。事实上牙齿并不存在自洁作用，必须经常采用积极的方法控制菌斑。因此口腔机构一直鼓励保持适当的口腔卫生和更加有效地使用机械方法进行清洁（Cancro & Fischman 1995；Löe 2000）。

因此，必须采取自我菌斑清除措施来维护日常口腔健康。刷牙是家庭中最常见的积极去除菌斑的方法。有充足的证据表明，只要清洁足够彻底且有适当间隔，刷牙等其他机械方法确实能够有效地控制菌斑。大量的队列研究证实良好的口腔卫生能够确保牙周支持组织稳定（Hujoel et al. 1998；Axelsson et al. 2004）。基于一项对牙齿状况良好的男性群体的牙周炎自然史的纵向研究（Schätzle et al. 2004），Lang等（2009）认为持续的牙龈炎症是牙周附着丧失和牙齿缺失的风险因素。

仍需要证据来支持菌斑和个人口腔卫生在牙周治疗中的积极作用。在一篇综述中，Hujoel等（2005）进行了随机对照实验，系统地研究了关于个人口腔卫生的改善是否与牙周炎发生发展的下降相关，但却并没有找到证据证明个人口腔卫生的改善能够阻止或控制慢性牙周炎的发展。这个发现本身并不奇怪，因为基于常理，医生只给予病患牙周治疗，却不提供口腔卫生指导的医疗行为是缺乏职业道德的。另外，在不同地区不同社会群体中近60年的实验及临床研究证实了去除菌斑有利于对牙齿和牙周健康（Löe 2000）。良好的口腔卫生将减少菌斑的数量从而减轻这些组织的有害负担。

虽然口腔卫生维护有利于疾病的预防，但它们在中度和重度牙周炎的治疗中的效果却不明显（Loos et al. 1988；Lindhe et al. 1989）。在牙周易感人群中，如果口腔卫生控制不佳，一旦形成牙周炎，牙周健康就会恶化，随之发生进一步的附着丧失（Lindhe & Nyman 1984）。

细致地自我菌斑清除可以改变龈下菌斑的数量和组成（Dahlén et al. 1992）。口腔卫生良好表现为非特异性菌斑数量的下降。这种治疗方法是基于任何菌斑数量的下降都有益于毗邻于菌斑的炎症组织这一理论。Socransky（Haffajee et al. 2001）小组认为一种永久性的最理想的龈上菌斑控制方法应该能够影响牙周袋微生物群落，同时降低牙周致病菌的比例。

目前，无论是牙龈炎的一级预防还是牙周炎的一级、二级预防都是以充分去除菌斑为基础。牙龈炎症一级预防的概念是从牙龈炎是牙周炎前驱症状、维持牙龈健康可以防止牙周炎发生这一假设推论而来。因此，预防牙龈炎症的费用占牙周保健支出的一大部分（Baehni & Takeuchi 2003）。牙周疾病的初级预防包括了对牙周疾病及相关风险因素的认识和规律性的自我菌斑去除以及专业的机械法去除菌斑和牙石。最理想的口腔卫生要求患者具备适当的积极性、充足的工具以及专业的口腔卫生指导。

关于口腔种植体最有效的自我口腔卫生保健方法，尚缺乏证据。现阶段的自我维护也是基于对天然牙自我维护的认识。然而，由于种植体周围牙龈的解剖结构与天然牙不同，笔者强烈希望在不久的将来能够有更多设计良好的临床研究来检查种植体周围口腔卫生。

自我菌斑控制

自从文明的开端以来，保持口腔健康就成为了人类的主题。自我保健被世界卫生组织定义为个体通过自身行动或求诊于健康专业人士，所开展的预防、诊断和治疗个人健康问题的所有活动。个人口腔卫生保健是指患者努力去除龈上菌斑。龈上菌斑去除这一过程已与有记载的历史一样古老。最早使用机械方法清洁牙齿可以追溯到5000年前的古埃及，当时人们通过磨树枝的末端制作牙刷。人们常咀嚼棍子的一端直到木头纤维形成刷子，再用这刷子来摩擦牙齿清除食物。这些咀嚼的棍子是米斯瓦克牙膏的祖先，该牙膏目前还在被使用。中国在约公元前1600年发明了第一支牙刷，这种原始的牙刷由天然的猪颈部鬃毛黏附在骨头或竹子上而制成（Carranza & Shklar 2003）。在Hippocrates（公元前460—377）的记载中，他注意到了去除牙表面食物残渣的重要性。1683年知名的荷兰科学家列文虎克观察到对自我菌斑清除是牙周健康的基础之一。他写道"早晨我用盐摩擦牙齿然后用水漱口；在吃饭后，我使用牙签清洁后牙，同时用布从前向后用力摩擦牙齿。与我同时代的人几乎没有我的牙齿干净洁白，我的牙龈也从没有出血。"（Carranza & Shklar 2003）。列文虎克使用早期的显微镜检查了从自己牙齿上刮下的碎屑。他观察到在柔软的基质中有微生物漂浮和旋转。这一数世纪前的发现从今天的标准来看似乎是有些原始，但是对牙菌斑生物膜早期的描述是当代微生物学的基础。

目前多种多样的牙刷是机械性菌斑（牙菌斑生物膜）清除的重要辅助，牙刷的使用也十分广泛。另外，含氟牙膏也是日常家庭口腔护理的必要成分。在过去的50年里，口腔卫生水平有所改善。在工业化国家中，80%~90%的人每天刷牙1~2次（Saxer & Yankel 1997）。使用邻面清洁工具、漱口水和其他口腔护理工具的无确切统计，但是已有的证据表明只有少部分人规律性地使用这些辅助方法（Bakdash 1995）。使用适宜的家用菌斑控制方法的优势在于有可能在一生中均保持有功能的牙齿、减少牙周附着丧失的风险，有利于美学，比如外观和清新的口气，也避免了复杂、不适和昂贵的口腔保健（Claydon 2008）。在西方国家中，口腔健康已经越来越引起了公众的重视。这一点能从公众口腔卫生支出（美国每年大于32亿美元）和行业消费相关广告的支出（美国每年大于2.73亿美元）创纪录的增加看出来（Bakdash 1995）。

刷牙

几个世纪以来，不同文明使用不同的清洁工具（牙刷、牙签、咀嚼海绵、树枝、亚麻条、鸟类羽毛、动物骨头、豪猪刺等）。刷牙是目前应用最广泛的口腔清洁方式。恰当地刷牙没有副作用、使用便捷同时价格低廉。牙刷与牙膏一同使用可以去除牙表面的污垢，同时能使牙膏内的治疗成分发挥作用。根据Lemelson-MIT发明索引（2003），牙刷的排名在美国人日常生活中成为不可或缺的第一位，与牙刷一同参选的还有汽车、个人电脑、手机和微波炉。超过1/3的青少年（34%）和几乎一半的成人选择了牙刷（42%）。单纯刷牙并不能充分地清洁牙邻间隙，因为牙刷只能刷到唇面、舌面和咬合面。Frandsen在1986年提出刷牙的效果取决于以下几点：（1）牙刷的设计；（2）个人使用牙刷的技巧；（3）刷牙频率；（4）刷牙持续时间。同时，牙列是否整齐和个人对刷牙的看法也起到重要作用，总而言之没有一种牙刷能够适合所有人群。口腔专家必须熟悉多种多样牙刷的形状、尺寸、质地和其他的特性，才能为患者选择合适的工具提供建议。从目前市场上多种多样的产品中，只有少部分能够适用于所有患者。口腔健康提供者应当了解不同牙刷（或其他辅工具）的优缺点，这样才能在口腔卫生宣教中给予患者恰当的指导。一个特定的患者使用某一特殊的牙刷很可能比随便使用其他牙刷的效果要好。因此应当提供个性化的口腔保健信息。

主观能动性

口腔健康教育是牙龈炎初级预防的基本组成部分。提高患者的口腔卫生水平需要医生和患者密切合作。在这样合作中，患者应主动寻求有效的自我菌斑去除的方法，同时经常进行检查来保证一定水准的口腔卫生。患者一定要参与到维持组织健康中来，同时对提出的治疗计划感兴趣，积极参与。患者的依从性可以通过其遵循牙科专家保健方法的程度来表示，如果患者不合作，那么不可能取得好的结果。在这样的背景下，我们应该认识到患者对治疗建议的依从性是较差的，特别是那些并发症风险非即刻显现或非致命的慢性疾病，这些患者对口腔卫生建议的服从性也差（Thomas 2004）。

尽管刷牙是很有效的方法，但是只有当患者定期使用时才能体现出效果（Warren & Chater 1996）。患者对治疗的积极态度与牙清洁长期效果成正比。有良好动力的患者，能够听从医生的意见及指导，就能够获得并保持理想的菌斑控制水平。良好的口腔卫生保健是全身健康行为的一部分，这还应当包括日常锻炼、压力控制、饮食和体重控制、戒烟、适度酒精摄入。如果医生能够将口腔健康和全身健康联系起来，患者可能更加愿意采用合适的口腔清洁方法作为他/她生活的一部分。改变患者生活方式是积极性改变最困难的一部分（参见第35章）。使用牙刷和牙线的要领很容易学习。但是将它们整合到患者每天的日常生活中是很困难的。对于那些指导患者口腔卫生方法的医生来说，这种困难可能会使其感到沮丧。

口腔卫生指导

口腔卫生指导不仅包括了知识的传授，也包括了目前的习惯和个人技巧。患者常采用常规的刷牙技术，他们需要足够的支持来建立起适用于个人需求的方法。Ganss等（2009a）评价了未经指导的成人的刷牙习惯，发现当严格定义合适的刷牙习惯时（每次刷牙至少120秒，每天至少两次，使用牙刷力量不超过3N，沿圆弧或垂直方向刷牙），只有25.2%参与者满足所有的条件。

每天两次使用含氟牙膏刷牙已经成了西方社会大部分人的日常清洁的一部分。然而，似乎大部分患者无法在每次的刷牙中取得完全性的菌斑控制。一项系统性综述（Van der Weijden & Hioe 2005）首先评价了机械性菌斑控制的效果，随后细化至手动刷牙在菌斑和牙龈炎症参数上的作用。其结论是在成年牙龈炎患者中，自我机械性菌斑去除并不十分有效且需要进一步改进。基于一项为期6个月或更长时间的研究发现，在仅使用一种口腔卫生指导（如手用牙刷）的基础上，如能再辅以另一专业性指导（如洁治术），这样在成年牙龈炎患者中就能获得了尽管小但是显著而积极的治疗效果。最近的一项为期5年的研究评估了284位患者在每年的口腔检查中均进行口腔卫生指导的效果（Furusawa et al. 2011）。研究结果显示与未经指导的患者相比，经过反复指导的患者，菌斑控制明显改善。Jonsson等在2009年报道了一项个性化口腔健康教育项目，这个项目基于一套完整的认知/行为和口腔健康方法，该项目所获得的长期口腔卫生行为效果比传统方法更加有效，即菌斑和牙龈炎症的减少，特别是在邻接面。

刷牙

手动牙刷（图36-1）

西方国家中清洁牙齿的机械工具的确切起源已经不得而知了。根据一本公元前1600年的中国古籍上记载的最早的牙刷记录，中国被认为是最早使用手持猪鬃毛牙刷的国家。1个世纪之后，贵族风行使用银质牙刷。1698年，荷兰的医生Cornelis van Solingen出版了一本书，在书中他展示了欧洲最早的牙刷（图36-1）。在过去的大约350年中，牙刷材料经历了使用骨、木头或金属手柄的过程，刷毛材料也经历了猪或其他动物鬃毛的变化。

最早大规模生产的牙刷是由英国Clerkenwald的William Addis大约在1780年发明的。他在监狱中产生了猪鬃骨牙刷的灵感。狱中无聊的生活和出于自身的需求，他从晚餐中留下了一块骨头，并且从守卫那里借来了鬃毛。Addis版本的牙刷具有一个骨制手柄，手柄上有洞来用线固定天然猪鬃毛。尽管这一发明在当时是可以接受的，并且在菌斑去除方面无疑是有效的，但是由于鬃毛可以使口腔中的细菌得以聚集和繁殖，因此这个天然的产品是不卫生的。第一个以牙刷被授予

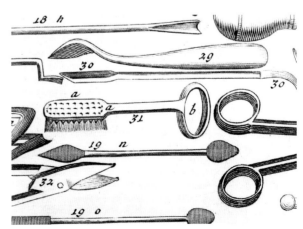

图36-1　来自Covnelis van Solingen的书中的牙刷和舌刮的插画（荷兰，乌特勒支，牙科大学博物馆提供）。

专利的美国人是H.N.Wadsorth（1857年），许多美国公司在1885年之后开始生产牙刷。在20世纪初，由于第一次世界大战时期骨和猪鬃毛的短缺，赛璐珞开始替代了骨制手柄。由于第二次世界大战阻止了中国出口野猪鬃毛，1938年由Du Pont de Nemours引入了尼龙丝。目前几乎所有的牙刷都是由合成材料制成（Wikins 1999）。尼龙丝和塑料手柄更加容易制造，价格也更加低廉。工业上的便利使得刷牙在社会上普及起来。开始发明了一些特殊的设计，包括多刷头能够同时清理牙不同表面。

在刷牙过程中，主要通过牙刷刷毛和牙、软组织表面的直接接触以去除牙菌斑。在欧洲机械菌斑控制研讨会上，理想的手动牙刷被认为应当有以下特点（Egelberg & Claffey 1998）：

- 手柄设计符合使用者的年龄和灵巧程度，这使得牙刷能被简单而高效地使用。
- 刷头大小符合患者个体对大小的要求。
- 采用尾端圆钝的尼龙或者多聚纤维，直径≤0.23mm（0.009英尺）。
- 符合国际标准化组织（ISO）定义的软纤维结构。
- 在特定空间和沿着龈缘线，纤维结构能够增强菌斑清除能力。

其他特点可以包括价格便宜、耐用、防水和容易清洗。

现代牙刷的设计越来越复杂，却也便于使用。为了改善患者的舒适性，刷头形状、刷毛和刷毛在手柄上的放置方式都随时间一直在改变。现代牙刷刷毛结构的设计有利于清除牙列难以到达部位的菌斑，特别是邻面。传统的刷毛平坦的牙刷显著的缺点就是具有"阻挡效应"，紧密排列的刷毛会妨碍刷毛进入邻面。交错排列、波浪状和锥形的刷毛是最新的设计。这一设计是基于大部分人是采用水平刷牙方法这一前提的。多簇刷毛排列方式，有时被设计成多角度排列（Jepsen 1998）。这种多层次的牙刷能够使得长刷毛和短刷毛独立工作，不会受到相邻刷毛的影响。一旦刷毛独立运动时，较长的刷毛就

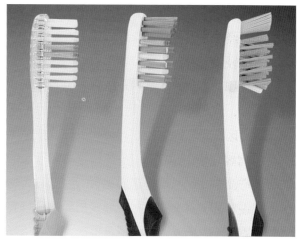

图36-2 平面，多层和带角度的手动牙刷中簇状刷毛的设计。

能够进入邻面的更深处。与平头牙刷相比，多层次或有角度的牙刷设计确实改变了牙刷的特性（图36-2）（Cugini & Warren 2006；Slot et al. 2012）。双头或者三头的牙刷被认为更容易地达到舌侧，特别是在牙表面很难与普通牙刷头接触的磨牙区域。尽管研究表明多头牙刷可能提高舌侧菌斑的控制率（Agerholm 1991；Yankell et al. 1996），但是其使用并不广泛。

与过去直而扁平的手柄不同，现在圆而弯曲的手柄更加常见。现代牙刷手柄的大小能够与其潜在使用者手的大小相适应，同时其更多的重点放在人体工程学设计上（Löe 2002）。许多研究表明了不同手柄设计有着不同菌斑清除效果。在这些研究中，有着长波浪状手柄的牙刷比传统手柄牙刷更能够清除菌斑（Saxer & Yankell 1997）。

显然，没有一种"理想"的牙刷适合于所有人。牙刷的选择往往是个人喜好问题而不是特定某一种具有优势。目前缺乏明确的证据证明患者恰当使用的牙刷就是最好的（Cancro & Fischman 1995；Jepsen 1998）。

为了提高牙刷生产厂家的质量，美国牙科协会（ADA）制定了一系列认可标准：

- 所有牙刷组成成分在口内使用是安全的。
- 刷毛末端没有尖锐的或锯齿状的边缘。
- 手柄材料经测试，在日常生活使用中是坚固耐用的。

- 日常使用中刷毛不会脱落。
- 不经成人监督使用下，牙刷也能够显著减轻轻度牙龈疾病和减少菌斑。
- 牙刷的大小形状应当适合口内，使用舒适，同时能够允许使用者容易刷到口内各个区域。

根据客观指南，所有公司需要提供科学证据证明其产品是安全有效的才能获得ADA的认证，该认证表明其经过科学专家的独立评估（ADA科学事务委员会）。

效率

设计新的产品时牙刷厂商尽量从多方面来考虑，以迎接挑战，即通过改善刷牙效率来提高清除菌斑的效率。已有少数牙刷厂商尝试过评估刷牙效率。对刷牙的热情并不代表高标准的口腔卫生。成年人尽管表面看起来很努力，但是并不像所预期那样能够有效地清除菌斑。在牙科诊所患者通常表现为尽管声称已进行了口腔清洁，但是仍然存在菌斑。De la Rosa等（1979）进行周期28天口腔预防随访，研究了菌斑的聚集和日常刷牙过程中的菌斑清除。平均60%的菌斑在自行刷牙后仍然存留。Morris等（2001）报道了1998年英国成人口腔健康调查，观察到25～34岁的人群中有菌斑聚集的牙大约占30%，65岁及以上人群中该比例为44%。刷牙方式的研究常用于刷牙评估。此研究模型易于显示牙刷的菌斑清除能力，有助于研究中混杂的变量控制，如患者的依从性。

近来，Slot等（2012）开展了一项系统性回顾，来评价单纯使用手动牙刷刷牙的效果。在10806名受试者中，总共有212组刷牙方法，评价了菌斑下降指数总体百分比的加权平均数。由于样本量巨大和不同实验设计观察指标的不均一性，就产生了一些特殊值，这是因为他们通常根据患者日常实践中所采取的日常口腔卫生行为来反映可能的预期结果。基于基线和最终评分，计算前述研究中符合条件的实验组的菌斑下降率。根据这些数据计算的加权平均差与基线相比，菌斑指数分值下降了42%。

该分析一方面在于刷牙效果的估计值似乎取决于用于评估刷牙效果的菌斑指数分值。与Quigley和Hein菌斑指数相比，使用Navy指数导致了其估计值在刷牙前与刷牙后相差很大，分别是30%和53%。

Navy菌斑指数（Elliott et al. 1972）与Quigley和Hein菌斑指数（Quigley和Hein，1962）以及其修正是最常被用来评价刷牙后菌斑清除效率的两种指数。尽管这些指数采用不同方法评价菌斑，两者之间似乎有很强的相关性（Cuigini et al. 2006）（Quigley和Hein菌斑指数强调堆积于牙龈1/3区的菌斑的不同，相较于龈缘它似乎高估了冠的切1/2）。Navy指数则重点关注龈缘区域。两种指数的评分方式都是描述性的，并没有严格的线性比率，旨在严重程度。0分表示没有发现菌斑，大致根据牙面被菌斑覆盖程度的增加，分值成正比上升。由于菌斑是没有颜色的，常在评分前染色使之可视化。从操作角度来说，菌斑是作为一种"可染色的材料"被鉴定出来（Fischman 1986）。由于其缺乏定性特征，这些操作并不能精确地评估牙菌斑生物膜。

刷牙的方法

目前没有哪一种口腔清洁方法对所有人来说的都是正确的。在决定应当推荐哪一种口腔清洁方式时，需考虑牙列的形态特点（牙冠、邻间隙、牙龈类型等）、牙周组织破坏的种类和严重程度以及患者自身手的灵巧程度。值得注意的是，在牙周炎治疗期间，根据牙列形态学情况变化（伸长的牙、扩大的邻间隙、暴露的牙本质），口腔清洁方法可能会有所改变。

理想的刷牙方式是能在不破坏组织的情况下，用最少的时间完全清除菌斑（Hansen & Gjermo 1971）。一直以来不断推荐采用不同的刷牙方法，现在已经放弃使用其中一些方法。基于位置和牙刷的运动可以将其分为以下几类。

水平刷牙法可能是最常用的刷牙方法。未经口腔卫生指导的患者最常使用该方法。尽管牙科专家指导患者使用其他更有效的刷牙方式，但很多患者仍因为水平刷牙法简单而采用。刷毛垂直于牙面，然后采用前后刷牙的动作（Löe 2000）。咬合面、舌侧和腭侧刷牙时需要张口。为了减少颊部组织对刷头施加的压力，刷前庭区时常使用闭口操作。

垂直刷牙法[Leonard（1939）法]与水平刷牙法类似，但是采用垂直方向运动，上下刷牙的方式。

圆弧刷牙法［Fones（1934）法］需要在闭口时采用，牙刷放在颊部内侧，采用快速划圈的运动，轻力从上颌牙龈刷到下颌牙龈。舌侧和腭侧面采用前后刷牙的方式。

摩擦刷牙法包含了水平、垂直和圆弧的刷牙方法联合运用。

龈沟刷牙法［Bass（1948）法］（框36-1）强调直接清洁龈缘下的区域。刷头倾斜向根方放置。刷毛约成45°角沿着牙体长轴龈沟置于中。牙刷前后短颤运动，刷毛和龈沟始终接触。在前牙舌侧面，牙刷应垂直向运动。Bass刷牙法被广泛认为可以有效去除龈上及龈下的菌斑。在一些针对罹患牙周疾病，按治疗计划需要拔除的牙齿的研究中，以切迹标记牙龈缘，评价龈下的清洁情况。研究表明，采用这种刷牙方法，可以清除龈下约1mm的菌斑（Waerhaug 1981a）。

颤动刷牙法［Stillman（1932）法］用于按摩和刺激牙龈，同时清理牙颈部。刷头向根方倾斜，刷毛部分在龈缘，部分在牙表面。在刷毛不离开牙面的情况下，手柄采用轻微旋转的方法。

颤动刷牙法［Charters（1948）法］最早用于增强牙邻接面的清洁效果以及刺激局部牙龈。与Stillman的方法相比，牙刷头部的朝向是相反的。牙刷头部倾斜，刷毛朝着咬合面或切端。采用轻力使刷毛稍弯曲，进入邻面外展隙。在刷毛不离开牙面的情况下，采用颤动（轻微旋转）的方法。该方法对邻间牙龈乳头退缩的患者特别有用，因为在牙周病患者中，刷毛能够容易地进入邻间隙，同样的也适用于正畸患者（图36-3）。

采用转动技术法，刷头朝向根方，刷毛部分置于牙龈缘，部分置于牙表面。刷毛轻轻压向牙

龈。沿着咬合方向，刷头绕着牙龈和牙面划圈。

最后，出现了改良的Bass/Stillman刷牙法，因为Bass/Stillman刷牙法的重点都在牙颈部区域的牙及牙龈组织，在此方法的基础上可以增加改良划圈按摩的办法。牙刷摆放位置与Bass/Stillman法类似。在牙刷前后来回刷后，刷头绕着牙龈和牙齿朝咬合方向运动，这使得一部分刷毛就能够清洁到邻间隙。

在19世纪70年代，研究者比较了许多种刷牙方法。由于实验条件不同，这些研究结果难以比较。目前为止，没有哪种刷牙方法明显比其他方法要好。早在1986年，Frandsen就此宣称"研究者发现口腔卫生清洁的改善不是取决于采用哪一种刷牙方式，而是取决于更好地使用某一种可接受的刷牙方式"。因此，由于没有哪一种刷牙方法明显优于其他方式，就没有必要向每一个新的牙周炎患者介绍特殊的刷牙法。在大部分情况下，对患者刷牙方法较小地改进就足够了。应该始终记住，比起选择特定的刷牙方法，更重要的是患者清洁牙齿的意愿和努力程度。选择上述何种刷牙方法一定要根据患者的需求。例如，由于Bass刷牙法与牙龈退缩相关（O'Leary 1980），因此它就不适合刷牙时力量较大同时为薄龈生物型的患者。

刷牙频率

尽管ADA推荐每天使用含氟牙膏刷牙两次，日间使用牙线或其他牙间隙清洁工具，但对每天刷牙的频率仍然没有达成一致。到目前仍无从知晓刷牙频率以及应当去除多少菌斑才能防止口腔疾病发展。大部分人，包括牙周病患者在内，都不能够通过每天刷牙完全去除牙菌斑。况且把菌斑完全去除干净似乎也是没有必要的。理论上讲，适宜的口腔卫生只需菌斑清除达到一定水平，即在该水平能够防止牙龈炎症、牙周疾病和龋坏就足够。牙龈感染的预防十分重要，因为在软组织感染的条件下，菌斑更加容易聚集（Lang et al. 1973；Ramberg et al. 1994；Rowshani et al. 2004）。

(a)

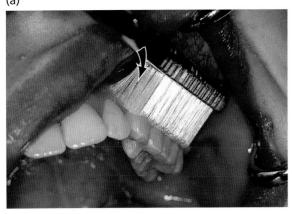

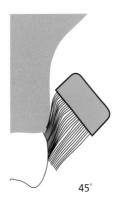

45°

(b)

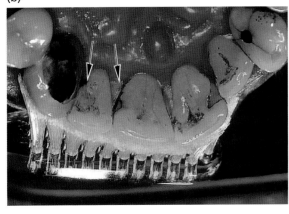

图36-3　（a）Charters刷牙法：牙刷放在左侧上颌。注意刷牙与牙齿颊侧所成角度。（b）上切牙腭侧区域，图解刷毛进入邻间隙（箭头示）。

横断面研究的结果显示患者自述的刷牙频率与龋病和牙周疾病之间的关系是不明确的。一项研究通过问卷调查来评价口腔卫生习惯，结果显示在自诉刷牙行为可接受组（每天至少刷牙一次）和不可接受组，两者牙周健康情况无显著差异（牙龈炎症、探诊深度、附着丧失）（Lang et al. 1994）。然而，相关系数揭示了刷牙频率和口腔卫生及牙龈健康之间存在着尽管微弱却显著的相关性（Addy et al. 1990）。与清洁频率相比，疾病看起来与清洁的质量更加相关（Bjertness 1991）。Kressin等（2003）进行了一项长达26年的关于口腔卫生习惯影响牙齿保存效果的纵向研究。他们观察到与那些无法坚持口腔卫生习惯的人群相比，坚持刷牙者（至少每天一次）可以减少49%缺牙的风险。

如果任由菌斑在龈牙区聚集，那么4天之内就会出现牙龈炎症的亚临床症状（龈沟液）（Egelberg 1964）。要逆转实验性龈炎，清洁牙齿的最小频率应当为每天一次或隔天一次。

Bosman和Powell（1977）在一群学生中诱导了实验性龈炎。对于那些仅每3天或5天清除菌斑的学生，牙龈炎症持续存在。在每天或每两天清除菌斑的组中，牙龈7～10天内可以恢复健康。

根据观察可以发现牙龈炎发生似乎与菌斑的成熟和年龄更加相关，而不是与其数量相关，在一项前瞻性研究中，研究人员探究了阻止牙龈炎发展的最低刷牙频率。在一项为期4～6周的实验中，牙周健康的口腔学生和年轻口腔教员被分为不同清洁频率的实验组。结果显示，那些每天一次甚至每天两次彻底清除菌斑的学生在6周内并无牙龈炎症的临床表现。其牙齿清洁工具包括使用邻间隙清理工具（牙线和木质牙签）以及牙刷（Lang et al. 1973）。但对牙齿有维护意识患者和一般患者的实验中，推断研究结果时需谨慎。

原则上来说，每24小时通过刷牙进行一次仔细的机械性菌斑清除和牙间隙菌斑清除，对于防止牙龈炎和邻面龋是足够的（Axelsson 1994；Kelner et al. 1974）。从实际情况来看，建议患者每天至少刷牙两次，这样不仅仅能去除菌斑，同时也能通过使用含氟化物的牙膏防龋。这一建议也考虑到了口气清新问题。对于大部分患者，推荐同一时间用同一方法执行所有必要步骤（如刷牙和邻间隙清洁）。不幸的是，对于忙碌的人、有生活压力的人，这一工作很难达成（Thomas 2004）。尽管很多人都宣称他们每天刷牙两次，但流行病学调查和临床研究均表明这类口腔清洁方式，并不能有效地控制龈上菌斑形成，也不能防御牙龈炎和更加严重的牙周疾病（Sheiham & Netuveli 2002）。

刷牙的持续时间

患者常认为他们在刷牙上所花的时间比他们实际刷牙的时间要长（Saxer et al. 1998）。一项在英国学生中开展的关于最少刷牙时间的研究显示，在13岁年龄组中，学生花了大约33秒刷牙（Macgregor & Rugg-Gunn 1985）。大约1/3的研究表明平均刷牙时间小于56秒，而2/3研究报道刷牙时间为56~70秒。两个研究报道了平均刷牙时间是±90秒（Ayer et al. 1965；Ganss et al. 2009a）。MacGregor 和 Rugg-Gunn（1979）报道了在大约平均50秒的刷牙时间中，只有10%用于刷舌面。

实际手动刷牙的最佳时间是30~60秒（Van der Weijden et al. 1993；Beals et al. 2000）。对于这些评估应当注意到，计算刷牙时间这一行为本身能够影响刷牙习惯（MacGregor & Rugg-Gunn 1986）。

Van der Weijden等（1993）开展的刷牙研究是由一个牙科专家进行的。该研究比较了分别使用手动牙刷和电动牙刷在5种不同的刷牙时间对菌斑清除效率（30秒，60秒，120秒，180秒和360秒）的影响。结果显示使用电动牙刷2分钟与手动牙刷6分钟效果相当。笔者进一步观察到在2分钟的时候，不论是手动刷牙还是电动牙刷，菌斑清除均可以取得最佳效果。最近，在Slot等（2012）的一项系统回顾中，他们评价了单纯使用手动牙刷与刷牙时间的关系。基于Quigley和

Hein菌斑指数，平均菌斑指数下降在1分钟后为27%，在2分钟后为41%。

文献中所报道的6项研究谈到了在成年患者中，刷牙的持续时间是否与菌斑清除效率相关。其中3项研究评价了电动牙刷（Van der Weijden et al. 1996a；McCracken et al. 2003，2005）。一项研究比较了手动牙刷和电动牙刷（Preber et al. 1991），另外两项研究仅评价了手动牙刷（Hawkins et al. 1986；Gallagher et al. 2009）。这些研究均表明刷牙持续时间与菌斑清除量相关。

综上所述，在大部分人群中，刷牙的持续时间似乎是菌斑清除的重要决定因素。因此，在刷牙指导中应当强调这一点。由于菌斑清除与刷牙时间相关，不管采用何种牙刷，建议刷牙长于2分钟。刷牙时间也似乎是日常刷牙中最容易控制的因素。

刷毛

牙刷的效率特性与刷毛的主要功能特性有关。现代大部分牙刷采用尼龙刷毛。牙刷末端的刷毛能够被切割成钝的或圆的形状（刷毛末端见下文顶端圆润的刷毛）。目前，许多制造商在牙刷头刷毛上有不同长度和直径的设计。刷毛的坚硬程度取决于材料特性，如材料、直径、长度。细刷毛的牙刷更软，大直径刷毛更加坚硬、弯曲度差。相同长度和直径下，相对较直的刷毛，弯的刷毛更加容易弯曲，不是那么硬。同时，由于每一根刷毛都互相起到支撑作用，每一簇刷毛也互相起到支撑作用，每一簇刷毛的密度影响了其硬度。因此，每一簇刷毛的数量也决定了牙刷的硬度。增加硬度会防止在刷牙时刷毛末端向后弯，避免了对牙龈的损伤。然而，刷毛必须足够坚硬，这样在刷牙过程中，足够的压力（剪切力）能够满足菌斑清除的要求。

要注意到刷毛最可能与软硬组织的磨损相关。考虑到牙刷的刷毛就相当于小柱状物。在刷牙过程中，施加一定的垂直向上的力量，力量会顺延传导到口腔黏膜，产生相同的效果。刷牙时作用于每一根刷毛的力量，与刷毛作用于黏膜

的力量相当。如果该力量增加，刷毛对黏膜的力量也相应增加。刷毛可能刺破黏膜，这使得软组织受损的风险增加。柱毛的弹性反映了其行为上的特殊性。当刷牙力量到达极限时当一定的负载超出极限时，刷毛的弹性会突然侧向回弹。当刷毛回弹时，能瞬间弹性地让出缓冲空间（不折断），刷毛作用于口腔黏膜上的压力也瞬间减小。因此比这个回弹限度更大的力量不能通过刷毛尖传导至黏膜上。

直到1967年，大部分人买硬的牙刷（Fanning & Henning 1967）。随着牙石被认为是牙周疾病的启动因子（Mandel 1990），人们在口腔卫生保健中也开始更加倾向于特殊设计的软毛牙刷。随后人们不仅特别关注龈沟区域的菌斑，同时也更加关心刷牙时作用于龈沟内的力量，主要是关心其对牙龈组织的损伤（Niemi et al. 1984），这些因素影响了人们从硬刷毛到软刷毛的选择，软刷毛被广泛推荐用于刷龈沟内，如Bass刷牙法。患者在刷颈部区域时可以不用担心软组织撕裂或不适感。然而也有许多研究表明，相对于使用软刷毛，使用中度或硬的牙刷能够更好地清洁（Robertson & Wade 1972；Versteeg et al. 2008a）。因此，刷毛必须有一定的硬度才能产生足够的摩擦力以去除菌斑。使用太细刷毛的牙刷是没有意义的，这样的刷毛只能够轻轻划过牙齿，结果缺乏力量，也不能够清洁牙表面。然而，在放置牙刷时，为了避免损伤牙龈，刷毛不能太硬：刷毛越硬，牙龈受损的可能性越大（Khocht et al. 1993）。人们也更加倾向中到硬的牙刷，因为他们感觉使用硬的牙刷能够把牙刷得更干净。Versteeg等（2008a）表明当没有使用软毛牙刷的临床指征时，考虑到刷牙效果，专家建议使用中硬度的牙刷。软毛牙刷推荐用于严重牙龈炎症的患者牙周手术后短期使用或在天然牙龈萎缩或敏感牙龈的患者中使用。然而，刷毛的硬度不应当由其自身确定，牙膏和牙刷之间的相互作用也应当考虑在内。握持牙刷在牙表面抛光或摩擦移动的力量影响了硬组织的磨损情况（见下文：刷牙磨损）。

刷毛的圆钝末端

为了减少牙龈磨损，在牙刷制造中出现越来越多末端圆钝的刷毛（图36-5）。动物和临床研究表明（Breitenmoser et al. 1979），与尖锐边缘或锯齿状相比，光滑的刷毛能减少损伤，Danser等（1998）评价了两种末端圆钝的刷毛，观察了其对磨损发生率的影响。然而，圆钝末端设计对菌斑清除并无效。锥形刷毛（图36-4）尖端是旋转椭球体而不是半球状。这使得刷毛末端非常柔软，刷毛稳定性也很好。结果表明有弹性的材料可能会造成更小的伤害，因此弹性的材料在刷毛的运用也更加广泛。锥形刷毛的效率已经在实验室中进行研究，研究发现它们能够进入牙的邻间隙，龈缘下方以及牙缝隙中。临床研究比较圆钝末端和平坦末端牙刷的结果显示两者差异并不明显（Dörfer et al. 2003；Versteeg et al. 2008b）。

磨耗和更换

因为刷毛不能永久保持形态，因此一般认为牙刷应当定期更换。完全磨损的牙刷无法有效清除菌斑。这些结果的出现可能是由于剪切力的丧失，刷毛末端不能完全清除菌斑。确切更换牙刷的具体时间尚不能确定。大体上讲，口腔协会、专家和口腔保健组织倡议3~4个月更换牙刷。尽

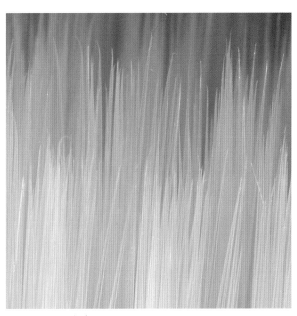

图36-4 锥形刷毛。

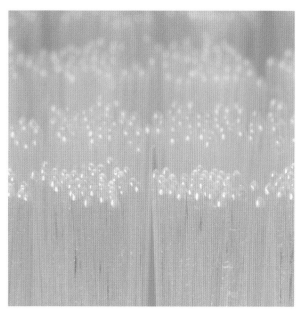

图36-5　圆末端刷毛。

管这个建议看起来有道理，目前仍然缺少临床证据证明这一建议是正确的。患者对此建议似乎并不留心，有证据表明牙刷更换的平均时间是2.5～6个月（Bergström 1973）。平均每个美国人每两年买3支牙刷。

常识告诉我们，磨损的牙刷的刷毛常常会散开或磨耗，这些刷毛失去了弹性，同时似乎也不能像新牙刷一样有效去除菌斑。由于个体刷牙方法和力量的多样性，牙刷的磨耗程度在人与人之间也明显不同。使用不同材料制成的不同牙刷工作寿命也不同。

由于许多患者使用牙刷的时间长于推荐的3个月，因此了解过度的磨耗是否有临床意义就十分重要。目前并没有明确的证据证明牙刷的磨耗与菌斑去除有关。牙刷本身使用的时间似乎与菌斑清除效率没有决定性的关系。在一项研究中，实验性磨耗的牙刷较新牙刷菌斑清除能力下降（Kreifeldt et al. 1980；Warren et al. 2002）。然而人工的磨耗并不能模拟自然磨耗。实验性磨耗不可避免地出现一致性，并不能反映实际使用中多种多样的磨耗。大部分研究中，与使用新牙刷相比，自然磨耗的牙刷刷牙后全口的菌斑指数统计学上并没有显著性地下降（Daly et al. 1996；Sforza et al. 2000；Tan & Daly 2002；Conforti et al. 2003；Van Palenstein Helderman et al. 2006）。在

近年的平行设计研究中，Rosema等（2013）评价了新牙刷和使用过牙刷的菌斑清除效率，发现磨耗率似乎是效率下降的决定性因素。

因此，更换牙刷的建议应当与磨耗程度而不是使用时间相关。在这一方面，作为消费者可以观察到的磨耗是刷毛的弯曲、散开或者失去光泽，而不是尖端逐渐变细。Kreifeldt等（1980）研究发现牙刷磨耗导致刷毛变细，报道认为新牙刷比磨耗的牙刷清除菌斑能力更强。他们也检查了磨耗的牙刷，观察到磨耗后，刷毛游离末端逐渐变细，如：刷毛锥形直径一端为0.28mm，而游离末端为0.020～0.015mm。他们总结，在所有磨耗的因素中，末端变细是影响刷牙效率的最大因素。他们对此做出的解释是末端变细减少了刷毛的直径，刷毛会变软，因此菌斑去除能力下降。基于这一变细的现象，一些市面上能够买到的牙刷在使用一段时间后会变颜色。这种磨耗指示性刷毛旨在提醒患者可以更换牙刷了。

电动牙刷（框36-2）

对于有较强烈的意愿和经过正确指导后，愿意投入必要的时间和努力的个体，使用传统牙刷和辅助手动（牙间）设备等机械手段可有效清除菌斑。然而维持口腔中接近无菌斑的状态并不简单。牙龈炎的高流行率表明牙刷在实际运用中没有其在被观察的研究中那么有效。相比之下，电动牙刷具有潜在的优势，能够加强菌斑清除和激励患者。电动牙刷最早出现在20世纪40年代，最开始的设备有Motodent（圆刷头）和Toothmaster（直刷头）。后者的样品可以在马里兰州的巴尔的摩国家牙科博物馆内找到。第一个成功市场化的电动牙刷在50年前便被投入使用。在1954年，瑞士发明家Dr Philippe Guy E. Woog发明了装有马达的摆动电动牙刷。这款牙刷被Bemann和Woog进一步开发并于1956年在瑞士面世。在1959年于ADA 100周年庆之际，它被以the Broxodent的名字被E.R. Squibb和Sons引进美国。早期的电动牙刷是需要插电的，特点是具有来回摆动的刷毛。1961年，无线、可充电的型号被通用电力投入使

用，即所谓的自动牙刷，这款牙刷很快在竞争渐渐激烈的市场上获得领先。

最初的电动牙刷基本是手动牙刷的机械化版本，上面的刷毛来回移动，模仿人手动的方式。有关早期电动牙刷的研究表明，与手动牙刷相比，尽管二者对牙龈炎有共同的作用，但在菌斑清除方面没有差别。在1966年，在世界牙周病研讨会上，对刷牙的研究报告达成共识："在无定期牙科检查的个体中，在没有高度口腔卫生维护积极性的个体中，或者在那些难以掌握恰当的手刷技术的个体中，使用电动牙刷，其标准的运动可以带来更频繁和更好地牙齿清洁。"

从20世纪80年代开始，电驱动牙刷的技术发生了巨大的进步。各种电动牙刷被研制出独特的运动方式以提高菌斑清除效率，如增加刷毛运动的速率和牙刷振动频率，以及各种各样的刷毛形状和运动方式。较早期的牙刷使用了水平和垂直的混合运动方式以尽量模仿传统的来回运动方式，但是近来的设计中包含了各种各样的运动方式，如以超声频率振动，或有可以旋转及来回运动的刷头，或者排列有以各种方式运动的刷毛。在20世纪80年代，一款名叫Rotadent（Zila，Fort Collins，CO，et al. 1989）的电动牙刷，成功地走出了传统的刷牙模式，取而代之的是模仿口腔预防工具小范围旋转运动的刷头。这种牙刷有3种不同形状的刷头，可以更方便地进入到口腔的各个部位。但消费者发现这种牙刷很难使用。在20世纪80年代，Interplak被投入使用（Conair，Stamford，CT，USA），其拥有独立的一丛丛的刷毛，这些刷毛可以以相反的方向旋转（Van der Weijden et al. 1993）。尽管很有效，但它仍然因为其复杂的传动系统难以与牙膏的摩擦性相匹配而失去了市场。

Braun（Kronberg，德国）对摆动旋转的圆形刷头的研制使得对牙刷的控制变得更简单了。摆动旋转牙刷被设计有来回移动的圆刷头，同时刷头顺时针或逆时针交替地旋转1/3圈。最初的摆动-旋转牙刷，博朗 Oral - B 菌斑去除器（D5）以小而圆的刷头为特征，可以以每分钟2800次摆动的频率做着旋转和摆动运动。进一步改进的博朗 Oral-B 超声菌斑去除器（D9），仍为摆动旋转运动，但摆动频率提高到了每分钟3600次。一项关于D9电动牙刷的临床研究表明其具备相同的安全性和更高的菌斑清除率（Van der Weijden et al. 1996b）。摆动旋转牙刷的新发展是增加了沿刷毛方向的高频振动，这创造了刷牙过程中的三维运动。这项改进加强了对牙齿邻间隙的穿透性和该区域的菌斑清除。研究表明牙刷的三维运动是安全的并且在菌斑清除方面更有效（Danser et al. 1998）。

另一个技术上的进步是超声牙刷的发展，刷毛运动为高频振动，频率约每分钟大于30000次。例如，可充电的Oral-B Sonic Complete®（Oral-B 实验室，博朗，MA，USA）和Philips Sonicare® Elite（Philips口腔卫生保健，斯诺夸尔米，华盛顿，美国）都使用摆动的运动方式，其工作频率为260Hz，但是基于不同技术。采用高频运动刷毛的牙刷可以在口腔内产生湍流。这种流动可以产生平行于表面的流体动力学力量（避免剪应力）。刷毛的振动进一步使得能量转换为声压波的形式。体外实验表明流体动力学效应可以减少非接触式的生物膜。但是，临床上在体内这种更多非接触式生物膜的去除还没有显现出额外有益的效应来（Schmidt et al. 2013）。

电动牙刷不应该代替特殊的牙间隙清洁手段，比如牙线，但是其在总体口腔卫生改进方面是具有优势的。

电动牙刷vs手动牙刷

在某种程度上，电动牙刷的现代设计特点已经克服了使用者在手灵敏度和刷牙技巧上的局限性（图36-6）。这些现代牙刷比标准的手动牙刷可以在更短的时间内清除菌斑。专业人员使用电动牙刷在1分钟内清除的菌斑百分数相当于手动牙刷的6分钟内清除量（Van der Weijden et al. 1993，1996a）。新一代的电动牙刷有更好的菌斑清除能力并且可以控制牙邻面的牙龈炎症（Egelberg & Claffey 1998）。后者的优势在一

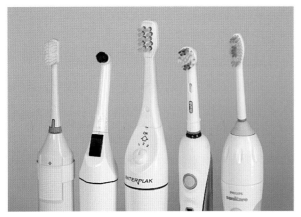

图36-6　电动牙刷发展纵观，从模仿手动牙刷到高频振动的刷头。从左到右：Braun D3®（Braun 提供），Rotadent®（Rotadent 提供），Interplak®（Conair 提供），Braun/Oral - B Triumph®（Braun and Oral-B 提供）和 Sonicare Elite®（Philips 提供）。

项离体牙的实验中得到明确的证据（Rapley & Killoy 1994）。

从两个独立的系统综述中总结出的证据表明摆动旋转牙刷在减少菌斑和减轻牙龈炎方面比手动牙刷更好（Sicilia et al. 2002；Robinson et al. 2005）。和手动牙刷比起来，用这种运动模式的电动牙刷减少了7%的菌斑和17%的牙龈探诊出血（Robinson et al. 2005）。根据Cochrane口腔卫生组的回顾（Robinson et al. 2005）总结，一致认为摆动旋转牙刷在临床上优于手动牙刷，可以更有效地减少菌斑和减轻牙龈炎。任何报道的副作用都是局部的和暂时的。当选择高质量实验时，敏感性分析显示结果稳定，并且没有证据表明存在发表偏倚。

一些临床研究表明超声技术与手动牙刷在去除菌斑和减轻牙龈炎症方面同样有效或甚至更加有效（Johnson & McInnes 1994；Tritten & Armitage 1996；Zimmer et al. 2000；Moritis et al. 2002）。Tritten和Armitage（1996）在一项为期12周的平行研究中对电动牙刷（Sonicare Advance）和传统手动牙刷进行了比较，认为两种牙刷在减轻牙龈炎症方面是同样有效的。

众所周知现代电动牙刷加强了长期依从性。Hellstadius等（1993）在一项涉及具有长期低依

从性的牙周炎患者的研究中，发现把手动牙刷换成电动牙刷后降低了菌斑水平，并且这种降低持续了12~36个月之久。电动牙刷显著地提高了依从性，并且患者表现出一种对新牙刷积极的态度。另一个研究报告了62%的人在购买了36个月后，每天坚持使用他们的电动牙刷（Stålnacke et al. 1995）。一项在德国实施的调查中，大多数牙医表示他们的患者用在刷牙上的时间太短（Warren 1998）。大约一半的牙医表示他们向患者推荐了电动牙刷，并且绝大多数牙医相信换用电动牙刷会改善患者的牙齿和牙龈状况。美国学者进行了一项实践研究，研究中包含了大样本量的患者，这些患者都换用了博朗 Oral-B 超声菌斑去除器（D9），这项研究得出的结论和德国的研究一致（Warren et al. 2000）。

不同电动牙刷的比较

现今的市场充斥了大量的电动牙刷。可以选择从廉价一次性电池驱动的旋转牙刷到复杂可充电的电动牙刷。

在两项研究中，利用相同的实验性牙周炎模型，比较了早期的电动牙刷和Oral-B摆动旋转式牙刷。在两个研究里，摆动旋转式牙刷在提高牙龈健康水平方面都更加有效（Putt et al. 2001；Van der Weijden et al. 2002a）。这些发现也证实了早先的一项6周的交叉研究结果（Isaacs et al. 1998），在这项研究里，使用摆动旋转式牙刷牙龈状况的改进要更加有效，增加了8.6%。Rosema等（2005）比较了音波式电动牙刷和Oral-B专业护理7000，再次发现摆动旋转脉冲式牙刷更加有效。

为了比较电动牙刷对任何其他形式牙刷的优势，在最新的一项由Cochrane口腔卫生组协助完成的综述中，对电动牙刷的有效性和其对口腔健康效果有关的全部证据进行了评估（Deacon et al. 2011）。选择标准是随机化的研究，包含了至少4周无监督的刷牙，参加者没有手动刷牙障碍，并且比较了至少两种电动牙刷，并且牙刷以不同的运动模式运动。在短期内，具有旋转摆动运动

方式的牙刷比来回运动的牙刷能更有效地减少菌斑和减轻牙龈炎。但是，这种差别是微小的而且其临床意义不明确。由于实验中使用其他类型电动牙刷的数量较少，无法得到明确的证据表明一种牙刷优于其他牙刷。但必须强调的是，证据的缺失并不表示没有证据，进一步的实验也许可以证明某种独特设计的优越性。在专业人士向公众给出关于不同电动牙刷表现情况的循证建议之前，还需要进行更多的研究。

安全性

电动牙刷的安全性一直是口腔执业人员所关注的。一种担心是过度和无节制的使用。比如，狂热的电动牙刷使用者会使用过大的力量并且使其牙龈受损，从而加速牙龈退缩。在最近的一项关于摆动旋转牙刷和手动牙刷对硬组织与软组织作用的系统综述中，作者尽可能详细地确立了这种电动牙刷设计的安全性（Van der Weijden et al. 2011）。他们搜索了现有的文献，使用了各种电子数据库，寻找任何比较了旋转摆动牙刷和手动牙刷安全性的研究，包含了除最无效力之外的所有证据。从35篇最合适的原始文献中提取出相关数据，将其根据研究设计分组（以安全为首要结果的随机对照实验，安全为第二结果的实验，使用安全性替代指标的实验，实验室实验）。在这些组别里，原始研究的设计通常是种类繁多的，不可能将这些结果代入同一个统计分析中。尽管如此，原始数据一直没有显示出旋转摆动牙刷的安全性存在问题。但是，大部分实验把安全性作为第二结果。所以，这些证据通常是无对照的而不是定量的。综述作者总结道："这篇系统综述囊括了大量过去20年里发表的文献，都一致认为与手动牙刷相比，摆动旋转牙刷，是安全的，并且在总体上并没有证据显示这些牙刷在临床上对硬组织或软组织造成显著影响。"这些结果与Robinson等（2005）和Deacon等（2011）的观察结果是一致的，其在回顾里报道了轻微的和暂时的副作用。目前，没有关于其他类型的电动牙刷安全性的系统综述。

负离子牙刷

几种类型的牙刷（离子、电子和电活性）已经被投入市场几年了，通过这些牙刷的刷头向牙面发出一股微弱的、无法察觉的电流，可能会干扰牙菌斑附着并且破坏菌斑蛋白和牙面之间的静电附着。因此这种技术能加强牙刷清除菌斑的能力。电子可能是清除了菌斑有机酸来源的氢离子，这导致了菌斑的解体（Hoover et al. 1992）。第一个关于充电牙刷的记录是关于"Scott博士的电动牙刷"，在1886年2月的Harper周刊里可以找到。Scott博士的牙刷据称"电磁流充电，运行没有振动，即时作用于牙齿和牙龈的神经与组织……终止龋坏……恢复牙釉质的天然美白"。

Hotta和Aono（1992）研究了一种负离子手动牙刷，这种牙刷在其手柄内装有压电原件。这种牙刷在刷牙时会随着握把的弯曲产生电压。在这项研究里，安慰剂组与电活性组之间没有观察到剩余牙菌斑量的区别。其他声称对牙菌斑有电化学作用的牙刷，在手柄内装有二氧化钛（TiO_2）的半导体。在有光的情况下，在湿润的半导体上饱和的低能量电子转化为高能量的电子。可以测量到一股大约为10nA的电子流在从半导体向牙齿移动（Weiger 1988）。一些短期的使用了这种牙刷的临床研究表明这类牙刷在减少菌斑和消除牙龈炎方面能获得有益的效果（Hoover et al. 1992；Galgut 1996；Weiger 1998；Deshmukh et al. 2006），同时其他相关研究没有发现这种效果（Pucher et al. 1999；Moreira et al. 2007）。一项为期6个月的研究报告了与控制组比较，离子牙刷能获得较低的菌斑指数和改善牙龈炎，但在接下来的6个月和7个月的研究里没有足够的证据证实这些发现（Van der Weijden et al. 1995，2002b）。

牙间清洁

在文献里，对邻近、邻间、牙间、邻间位点的定义较为模糊。通常使用的指数不适用于评估牙间菌斑（直接位于接触区下），因此限制了牙间菌斑的清除操作。在1998年，欧洲机械菌斑控制学术讨论会提出了以下的定义，邻近区域为非接触区的牙齿间可视空间。这些区域在健康人群牙列中很小，但是在发生牙周附着丧失后会增大。名词interproximal 和interdental可以被交替使用，都指代接触点以下的区域及与其相关的区域。

　　把牙间清洁章节放在一个独立的标题下单独讨论的理由是因为刷牙被认为最能彻底清洁牙齿的平面，这些平面为颊、舌和咬合面，不包括点隙窝沟。牙刷无法同样有效地到达邻近表面，同样也无法到达相邻牙齿之间的邻间区域。所以，牙间菌斑控制措施应该作为刷牙控制菌斑的补充（Lang et al. 1977；Hugoson & Koch 1979）。牙间的牙龈填充了牙齿之间的楔状隙并且其尖端朝向牙齿的邻接点。这是一个"被保护的"的区域，当牙齿位于它们的正常位置时难以进入这个区域。在使用牙刷的人群中，磨牙与前磨牙之间的邻间表面是牙菌斑的主要残留位点。清除这些表面的菌斑仍然是现实的目标，因为在对牙周疾病敏感的人群中，牙龈炎、牙周炎通常在这些牙间区域比牙齿口腔面和颊面更为显著（Löe 1979）。在这些区域龋坏通常也比在口腔和颊侧平滑面发生得更加频繁。防治的基本原则是风险越大，效益也越大。所以，对于牙刷难以达到的牙间隙区域的牙间菌斑清除，对大多数患者来说是极其重要的。

　　许多牙间清洁手段已经在实际中运用，从牙线到近来才引进的电动清洁措施。牙线是运用最广泛的手段。但是，不是所有牙间清洁设备都适用于所有的患者和所有类型的牙列。当向患者推荐一种牙间清洁措施时，需考虑如下因素，如牙龈组织的外形和连续性、邻间外展隙的大小、牙齿位置和排列以及患者的能力与依从性等。最合适的牙间卫生清洁手段必须是个性化的。从无数商用设备中挑选出合适的器械主要取决于牙间楔状隙的大小和形态以及牙邻面形态。在牙龈外形和外展隙正常的个体中，牙线或者牙线带可以作

为首选。在软组织退缩明显的位点，牙线的效果是越来越差的。所以，木签或者牙间刷等替代手段应该作为首选。此外，应该时刻记住所提供的建议应随着治疗的有效性和通过改善口腔卫生所带来的牙间区域形态的变化而改变。

　　一篇关于牙间清洁方法的综述（Warren & Chater 1996）推断所有的传统方法都是有效的，但是每一种方法适用于特定的患者和口腔内特定的条件（表36-1）。此外，为了达到最大效果，给予患者的口腔卫生建议水平应包含足够的信息以使患者能够逐个确认每一个位点，从而选择相应的工具有效地清洁所有的牙间表面（Claydon 2008）。这要从评估现有的产品开始。一个理想的牙间清洁工具应该是便于掌握的，能有效去除菌斑的，并且对软硬组织没有损害的。牙间清洁过程中的牙龈出血可能是创伤的结果，如撕裂伤和牙龈糜烂，也或者是炎症的指征。患者必须意识到出血本身并不意味着牙间清洁是不可取的，更有可能意味着存在有需治疗的炎症（Gillette & Van House 1980）。

牙线和洁牙带（框36-3）

　　在所有用来清除牙间菌斑的方法中，牙线是使用最多的，Levi Spear Parmly，新奥尔良的牙医，被认为是现代牙线的发明者。早在1815年，Parmly就推荐用一段丝线制作的牙线。在1882年，位于马萨诸塞州的Codman和Shurtleft Company of Randolph公司开始大量生产商品化的家用无蜡丝制牙线。在1898年，新不伦瑞克省、新泽西州的Johnson和Johnson公司第一个对牙线

表36-1　针对不同口内条件的牙间清洁方法

口内条件	牙间清洁措施
龈乳头完整；牙间隙窄	牙线或小牙签
中等程度的龈乳头退缩；稍开放的牙间隙	牙线，牙签或小牙间刷
龈乳头完全丧失；敞开的牙间隙	牙间刷
敞开的牙间隙；牙间隙，拔除后缺牙区，根分叉或最后磨牙远中面，根面凹陷或根面沟	单头/末端刷或纱布条

申请了专利。Charles C. Bass博士在二战期间使用尼龙牙线代替了丝线牙线。他也推动牙线成为口腔卫生重要的组成部分。

牙线和洁牙带，后者是一种较宽的牙线，在牙间隙被龈乳头完全充满的地方使用时最有效。使用合理的时候，邻面菌斑清除的有效率升至80%。甚至龈下菌斑也能得以清除，因为牙线可以深入到龈乳头尖部下方2～3.5mm（Waerhaug 1981b）。有几种牙线（上蜡，未上蜡）可以适用。研究表明上蜡的牙线和未上蜡的牙线其使用效果没有区别。未上蜡的牙线通常推荐给牙齿接触区正常的患者，因为其可以轻易地从接触区通过。这是一种可用的最细的牙线，尽管使用的时候它们会分开，但可以比上蜡的牙线覆盖更大面积的牙面。上蜡的牙线适用于邻接紧密的患者。

是否易于使用是影响患者是否每天使用牙线的最重要因素。牙线的使用是一项复杂的技术，许多人难以掌握。不像牙刷，只有少数人学会了如何正确地使用牙线。但是，和其他的技术一样，可以通过教学指导使用牙线，那些被给予正确指导的患者会增加使用牙线的频率（Stewart & Wolfe 1989）。患者会从一步步的指导中受益（框36-3），时常对患者给予再次指导和说明是有必要的。因为许多人认为使用牙线的目的是清除食物残渣，所以必须指导他们使用牙线的目标是清除黏附于牙面上的菌斑。

为了让牙线使用更简单，可以使用一种特殊的牙线把持器。这种把持器可以重复使用并且通常是由耐用、轻巧、易于清洁的塑料制作的。研究发现使用无论是手用牙线还是使用牙线把持器，两者在菌斑清除和减轻牙龈炎方面的作用是相同的。电动牙线设备也已经得到应用，尽管患者更愿意使用带有电动装置的牙线（Gordon et al. 1996），但其与手用牙线比起来，没有发现在清除菌斑和减轻牙龈炎方面存在区别。

使用牙线同样是耗费时间的。当一个患者不愿意使用牙线，就应该向其推荐替代的牙间隙卫生措施，即使这些措施相对来说是低效的。如果患者发现某种手段或设备运用起来更加地让人

满意，那么长期的依从性就是一个可以达到的目标。尽管很清楚合理使用牙线时可以很有效地清除菌斑，但还是没有证据表明邻接完好的成年患者应该常规使用牙线（Burt & Eklund 1999）。

以下是两篇关于牙线使用效果的系统综述。第一篇，由Berchier等（2008）所写，评估了有关成年牙龈炎患者菌斑和临床指数的所有证据，来确定在联合运用牙刷的情况下，牙线的使用效果。所包含的大多数研究均表明使用牙线没有带来好处。关于菌斑和牙龈炎指数的Meta分析也表明组间没有显著性区别。主张牙线作为一种牙间清洁手段在相当程度上取决于常识。但是，关于常识的论据是一种最低层次的科学证据。一篇近期Cochrane的综述涵盖了多种牙线相关产品，这篇文章基于联合证据认为与单独刷牙相比（Sambunjak et al. 2011），有证据表明联合使用牙线时，刷牙可以减轻牙龈炎。所以，目前仅有微弱且不可靠的证据表明刷牙联合使用牙线与菌斑的少量减少有关。

不止一篇综述发现牙线对刷牙没有明显的附加作用。Hujoel等（2006）的一篇文章认为即使是专业地使用，牙线也仅在降低邻间龋坏风险时有作用。指导在校一年级的孩子高质量、专业地使用牙线，降低了40%的龋坏风险。相反，自己使用牙线没有表现出有益的效果。Berchier等（2008）的系统综述认为，牙线对预防龋坏和减少牙龈炎的效果不尽如人意，最可能是菌斑没有被有效清除的结果。

在普通大众手中牙线没有显示出效果，这并没有阻止对它的使用。例如，对于只允许一条牙线穿过的牙间隙情况，牙线就是最好的可用的工具。尽管牙线不推荐作为清洁开放牙间隙的首选，但如果患者不愿意使用其他工具，那么使用牙线仍然属于口腔卫生宣教的一部分。牙科从业人员应该认识到，合理的宣教、对患者足够的鼓励和高水平的使用技巧对于确保使用牙线的努力有效是必要的。科学证据尚不能支持在使用牙线方面给予常规指导。

牙签（框36-4）

尽管牙线是最广泛得到支持的牙间清洁手段，剔牙也许是人类最古老的习惯之一，同时牙签也是最古老的工具之一。牙签可以追溯到洞穴人时代，他们可能使用小木棒来剔除他们牙齿之间的食物。古罗马人使用骨和金属制作的牙签。萨克森女人携带有象牙制作的牙签。原始牙签的进化在更追求物质的社会中走上第二种道路，与剃发刀和刮耳匙一起，其成为个人护理工具盒的一部分（Mandel 1990）。在1872年，Silas Noble 和 J. P. Cooley对第一个牙签制作机器申请了专利。

起初，木签被口腔从业人员宣传为"牙龈按摩器"，被用来按摩牙间区域的有炎症的牙龈组织，从而减轻炎症并促使牙龈组织的角化（Galgut 1991）。

牙签与木签（木制刺激器/清洁器）之间关键的区别在于后者的三角形（楔状）设计。木签不应与牙签相混淆，后者只是简单地用来餐后去除食物残渣（Warren & Chater 1996）。木签被插入牙与牙之间，其三角形设计的基部与牙龈相接触（框36-4）。其尖部应该指向殆方或切方，三角形线角处抵住相接触的牙面。与圆形或者长方形的木签相比，三角形、楔形的木签被发现在清除菌斑方面具有显著优势，因为后者可以更紧密地与牙间区域相适应（Bergenholtz et al. 1980; Mandel 1990）。木签通常由软木制作以防止损伤牙龈。它们渐缩的外形使患者有可能改变木签在牙间的角度，甚至是清洁舌方的牙间表面。与牙线不同，木签可以用在牙根的凹陷表面。一些木签是手持的，其他的被设计安装在一个握把上，以利于进入口腔后部的牙间区域（Axelsson 2004）。木签的木头上带有氟化物晶体，存在于木头的表面和小孔中。在木签被唾液湿润的同时晶体溶解（Axelsson 2004）。

木签具有一些优势，如便于使用，全天都可以使用，不需要特殊的场所或设施比如浴室或镜子。一个国家级的口腔调查表明，清除牙间菌斑时，相比于使用牙线，瑞士人更愿意使用木签：

约46%的成年人偶尔使用木签，12%的成年人每天使用木签。相反的是，只有12%的成年人偶尔使用牙线，每天使用的只有2%。换句话说，成年人使用木签作为口腔卫生手段比使用牙线频繁4～6倍（Axelsson 1994）。木签可以被用作基础预防措施，包括后牙区域，甚至是用手操作困难的患者。为了使用木签，必须存在足够大小的牙间隙，在这种情况下，木签是牙线极佳的替代物。木签无疑可以推荐给有开放牙间隙的患者，作为牙周疾病的二级预防措施。

在使用过程中，软木可能会开叉。一旦开叉的现象变得明显，木签就应该被丢弃。

尽管木签在两接触邻牙的牙间隙表面的中央具有较好的清洁能力，但是其效果在这些表面的舌侧是被削弱的。木签在下颌的较靠后区域有一些难以使用，主要是因为难以进入这一区域，同时也因为木签的断面为三角形，必须以某种特殊的角度进入楔状隙（Bassiouny & Grant 1981）。当使用于健康牙列时，木签会压迫牙龈边缘。长期地使用会导致龈乳头的永久丧失和牙间隙的开放，这可能会显著的影响前牙区的美学。

Hoenderdos等（2008）进行了系统的研究，评估和总结了现有的证据，证明了联合使用三角形木签与牙刷的效果，可减少牙龈炎症时的菌斑和临床炎症症状。数据的异质性妨碍了量化分析，只能进行描述性分析。在7个研究中，使用三角形木签可获得显著的效果，改善了牙龈的健康。在对可见的牙间菌斑进行评分的研究中，与替代手段比起来（仅刷牙、牙线和牙间刷），没有研究表明在牙龈炎患者中使用木签有任何优势。

一系列的对牙周炎患者的组织学研究表明龈乳头区炎症最为严重的部位是与牙间组织中间部位相一致的。临床上很难进入到牙间区域的中间部分，因为其通常是无法直视的（Walsh & Heckman 1985）。在健康牙列中使用时，木签可以压迫牙龈达2～3mm（Morch & Waerhaug 1956），因此能清洁部分龈下区域。因此，木签可以特异性地清除龈下定植的牙间菌斑，这类菌斑不可见也无法用菌斑指数来评估。木签在牙间区域的物理性动作可以对牙间牙龈炎症产生一个清洁、有益的效果。

Hoenderdos等（2008）所写的综述中的研究表明牙龈炎症的变化与出血倾向的变化一样显著，后者是疾病的指征。无数的研究表明龈沟出血是对早期牙龈炎症非常敏感的指标。使用木签之后的出血也被用来提高患者的积极性和对牙龈健康的意识。几个研究证明了牙龈自我评估的临床效果（Walsh et al. 1985）。出血的存在对牙龈健康状况提供即时反馈。口腔健康从业人员也能通过使用代表这种明显临床表现的牙间出血指数来简单地向患者说明牙龈状况。这种监测设备能够鼓励患者把木签作为口腔卫生保健计划的一部分。

牙间隙刷（框36-5）

牙间刷在19世纪60年代作为木签的替代品而得到应用。它们在清除牙邻面的菌斑方面是很有效的（Bergenholtz & Olsson 1984）。牙间刷由软尼龙丝拧入细的不锈钢丝制作成。这种"金属"丝对牙根面敏感的患者来说是不舒适的。对这样的患者，推荐使用包裹着塑料的金属丝。支撑丝可以插入到一个金属/塑料手柄内或与之直接相连。牙间刷被制作成不同的尺寸和形态。最常用的外形是圆柱状或圆锥/渐细状（像圣诞树）。

横截面上的刷毛的长度应该适合牙间隙。牙间刷应适用于从最小到最大的牙间隙（图36-7）。尽管未在科学文献中确认，但人们普遍相信如果选择稍微比牙间隙大一点的牙刷，能获得最高效的清洁。所以，患者对牙间刷的尺寸有各种各样的要求。Schmage等（1999）评估了牙间刷与牙齿位置的关系。大多数前牙间隙狭小恰可以使用牙线。前磨牙和磨牙有更大的牙间隙并且可以让牙间刷通过。牙间刷可以斜着从根尖方向插入牙间隙。因为后牙间隙有更宽的舌侧间隙，圆锥形的牙间清洁器不是首选。从舌侧进入会使得清除菌斑更加有效，但是相关技术难以掌握。使用来回运动的方式清洁。当根面凹陷和根面沟暴露的时候，牙间刷可以作为一个有用的选择。牙间刷也是针对贯通式根分叉暴露最好的清洁设备。

虽然牙间刷有些缺点，如需要有不同型号来适应不同大小的、开放的牙间隙，但和木签一样，牙间刷也便于使用。不恰当使用时，牙间刷会引起牙本质过敏。为了使组织磨损的风险最小化，使用牙间刷时不应使用牙膏，除了一些特殊情况，并且只能短期使用。它们也能被作为氟化物和抗生素的载体，比如氯己定凝胶，使其进入牙间隙以防止龋坏和剩余牙周袋内的细菌再定植。当刷毛松弛和变形的时候应该扔弃牙刷。

牙间刷代表了理想的牙间清洁工具，尤其对于牙周病患者来说。Waerhaug（1976）发现习惯使用牙间刷的群体能够保持龈上的牙间表面的无菌斑状态并且清除部分龈下菌斑。在一个更近期的对中到重度牙周炎患者所进行的研究中，Christou等（1998）证明牙间刷在清除菌斑和减少牙周袋方面比牙线更加有效。患者报告使用牙间刷比牙线要更为简单。这个发现与之前的研究发现相一致（如 Wolffe 1976）。此外，牙间刷的感知效果更好。值得注意的是更少的患者反映在使用牙间刷时存在问题。即使牙间刷的效力不比牙线更好，但相比牙线来说，牙间刷更容易被患者长期定期使用。当需要长期使用牙间清洁设备时，我们主要要考虑患者的接受度。牙间刷被认为比牙线在清除菌斑方面要更加节约时间并且更加有效。

Slot等（2008）系统性地回顾了文献来评估牙龈炎或牙周炎患者使用牙间刷作为牙刷辅助手段的有效性，其用菌斑和牙周炎症的临床指标来作为评估指标。大多数研究表明，使用牙间刷与使用牙线患者，在菌斑指数方面有着显著差别。在牙龈和出血指数方面则没有发现区别。Meta分析发现牙线组与牙间刷组相比，Silness和Löe菌斑指数有着显著差别，结果明显支持牙间刷组。大多数相关研究没有讨论牙间刷的不同尺寸的区别，也没有进一步讨论牙间刷是否可以运用于所有牙间邻面位点。其中两个研究表明与牙线相比，牙间刷在减少牙周袋方面具有显著作用。Jackson等（2006）提出牙周袋的减少可能与肿胀减轻同时发生的退缩有关。但是，牙周袋减少的效果不能通过牙龈炎症水平的减少来解释（Slot et al. 2008）。对于所观察到的效果，Badersten等提出另一种解释，牙间刷导致对龈乳头的机械压迫，随后导致了龈缘的退缩，这种说法看起来更有说服力。这种作用与良好的菌斑控制相协同，导致了牙周袋深度的明显减少。

最近的产品是Soft-pick，由GUM公司引进（Sunstar Europe S.A.，Etoy，瑞士）。其由塑料核心和表面柔软的橡胶刷毛构成，据称可以按摩牙龈和清除食物残渣。它可以作为牙线的替代物并且可以提高患者的依从性。目前为止，只在一个临床研究中有所记录。其在清除菌斑和牙龈出血倾向方面，与牙线相比，使用6周之后没有明显区别，但与牙间隙刷相比，存在显著差别（Yost et al. 2006）。

单头/末端刷（框36-6）

单头刷拥有更小的刷头，刷头上有几簇或单簇刷毛。一簇的直径为3～6mm，可以是扁平的或锥形的。把手是直的或者反角的。有角度的把手可以更加容易进入舌和腭侧面。刷毛直接进入需要清洁的区域，以旋转的方式运动。单头刷被设计为易于进入后磨牙的远中面和倾斜、扭转和移位的牙，同时易于清洁固定局部义齿，桥体，正畸部件或精密附着体的周围和底部，清洁受牙龈退缩影响的牙齿，不规则的龈缘和根分叉病变。针对这种牙刷所做的研究少之又少。一项交叉对照对比研究了单头刷和平头牙刷。结果显示单头刷在清除相对难以到达的位点的菌斑方面是有效的。更多的上颌磨牙颊面和下颌磨牙舌侧牙间的菌斑得到清除（Lee & Moon 2001）。

辅助手段

辅助的口腔卫生措施已经得到发展以加强刷牙对减少牙间菌斑的效果。

冲牙器/口腔冲洗器（框36-7）

冲牙器是由水力工程师John Mattingly和牙科医生Gerald Moyer所发明。在1962年引入口腔治疗并且曾在过去的几十年间得到广泛研究。在1964年之前Mattingly在家里制造了这种设备，并且通过Dr Moyer向患者推荐出售。1964年，一个青睐这种设备的患者出资数千美元帮助这种设备投入市场。几年后，一种名叫Water Pik的设备可以在药店或百货商场里买到。2001年，美国牙周病学会申明："在口腔卫生控制不良的个体中，龈上冲洗，无论是否合用治疗药物，都能比单独使用牙刷更加减轻牙龈炎。这种效果可能是因为龈下细菌被冲走的缘故。"由冲牙器产生的脉冲式的水流动力可以清除牙间隙和菌斑聚集区域里的食物残渣。有报告称脉冲式水流比连续的水流更好。但冲水并不是单独的治疗方法，只可作为机械性清除菌斑的家用口腔保健手段（刷牙和牙线）的补充或加强（Hugoson 1978；Cutler et al. 2000）（图36-8）。

Husseini等（2008）对已有的文献进行系统性回顾，将冲牙器作为刷牙的辅助手段与仅刷牙或常规口腔卫生措施做对比，评估其对牙周炎症的菌斑和临床指数的影响。数据的不均一性妨

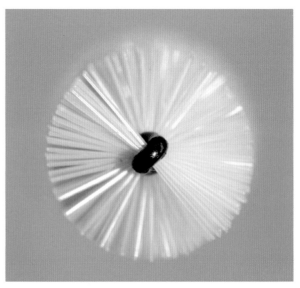

图36-7　牙间刷金属丝核心的直径对于进入牙间隙来说是决定性因素。刷丝的紧密贴合会影响清洁能力。

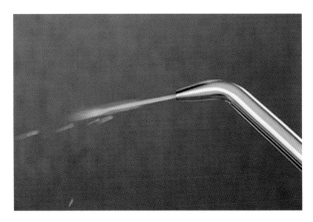

图36-8 冲牙器。水流可以是脉冲式的或者连续的。

碍了量化分析；所以文献采用描述性的方式。在所检索的文献中没有一篇认为单独刷牙和刷牙联合使用口腔冲牙器之间存在显著差别。当观察牙龈炎症的可视指征时，3/4的研究报告使用口腔冲牙器作为常规口腔卫生措施能够带来显著的效果。1/2的研究报告使用口腔冲牙器作为常规口腔卫生措施能够带来探诊深度的减少。笔者认为与常规口腔卫生措施（如没有任何特殊设备的患者自行的口腔卫生措施）相比，有证据表明使用口腔冲牙器作为刷牙的辅助手段时，对改善牙龈的健康状况是有积极意义的。一个近期的为期4周的评估显示，比牙线相比（在短期评估的时间范围之内），当联合手动刷牙时，每天使用口腔冲牙清洁器，能够显著降低牙龈出血指数（Rosema et al. 2011）。

所选的这类系统性综述的相关文献中，没有文献报告了使用口腔冲水器能带来有统计学意义的菌斑减少（Husseini et al. 2008）。菌斑减少被认为是一种口腔卫生设备是否有效的前提。尽管缺少其对菌斑指数的作用，但这些研究却发现显著影响出血指数。为什么冲牙器对菌斑没有明显作用，这些临床变化的潜在机制是什么，这些都暂时无法得知。作者们提出不同的假说以解释这样的结果。一种假说是当牙龈炎患者每天进行龈上冲洗时，降低了关键病原体的数量（及其相关的病原作用），进而减轻了牙龈炎症（Flemmig et al. 1990）。也有可能是脉冲水流改变了龈下环境的特异性宿主和微生物之间的相互作用，从而减轻了炎症，但并不作用于菌斑（Chaves et al. 1994）。口腔冲牙器可能带来的另一种好处，至少其清除了食物堆积和残渣、冲走了黏附较松的菌斑、清除了细菌胞体、干扰了菌斑的成熟并且激活了宿主的免疫反应（Frascella et al. 2000）。其他的解释包括对牙龈的机械刺激或先前报告的一些因素。冲水能减少菌斑厚度，这可能不会轻易地被二维的评分系统检测到。这个事实可能解释了为什么冲牙器在没有影响菌斑的情况下却对牙龈炎症有积极的效果。

冲洗设备可以增加进入龈缘下的水流量（Flemmig et al. 1990）。与漱口相比，患者使用龈上冲洗，能够使溶液对牙周袋有更好的渗透作用（Flemmig et al. 1995）。研究评估了龈上冲洗向龈下传输水溶液的能力，确定了使用标准的龈上冲洗头能够把水或药液带入到龈下3mm或为探诊深度6mm牙周袋的约一半（Larner & Greenstein 1993）。冲洗设备可以使用水或者杀菌药溶液（Lang & Räber 1982）。低于最佳浓度的氯己定（如0.06%）已可使菌斑抑制得到提高并带来抗炎效果（Lang & Räber 1982；Flemmig et al. 1990）。

使用常规喷头的脉冲冲水器其效果可局限在龈下区域和牙周袋内（Wennström et al. 1987）。使用一种特制的喷头（Pik Pocket® 龈下喷头；WaterPik Technologies，Fort Collins，CO，USA），脉冲水流可以渗透进牙周袋内更深的区域（Cobb et al. 1988）。这种钝头的套管也可用来向浅–中等深度牙周袋注射抗生素。

龈上冲洗对牙龈组织施加了一定的力量。有资料报道这种冲洗有导致菌血症的可能。但是综合所有证据，这样的冲洗对健康人群似乎是安全的（Husseini et al. 2008）。

最新的发展（2010）来自Sonicare AirFloss（Philips Oral Healthcare，Snoqualmie，WA，USA），其产品通过喷洒小泡结合小股水流产生牙间清洁作用，宣称通过这种方式，可以裂解菌斑生物膜结构。喷嘴尖被设计成进入牙间隙的导向器。已有两项研究报道在减少菌斑和减轻牙龈炎方面，口腔冲牙器比AirFloss有效得多（Sharma et al. 2012a,b）。显然，我们需要更多的关于这种设备相关的临床研究以确立其临床价值。

舌刮器（框36-8）

从古代开始，就有定期的舌清洁习惯，并且现在非洲、阿拉伯国家、印度和南美的原住民中仍有这一种习惯。许多古老宗教都会强调全口的清洁，包括舌头。印度人日常口腔清洁不仅局限在牙齿，也包括舌头的刮洗，并用槟榔叶、小豆蔻、樟脑或其他草药组成的混合物漱口。

舌背具有乳头结构、沟隙和窝状结构，滋生了数量庞大的微生物。其构成了一个独特的具有巨大表面积的口腔生态位点（Danser et al. 2003）。舌被人们称为细菌和食物残渣堆积与滞留的积蓄区（Outhouse et al. 2006）。舌细菌可以作为口腔其他部位细菌的源头，比如牙齿表面，导致牙菌斑的形成。这些细菌也是唾液中细菌的最主要来源。所以，人们主张刷舌应当和刷牙与牙线一样，作为每日口腔卫生措施的一部分（Christen & Swanson 1978）。在治疗牙周炎过程中，刷舌也被主张作为所谓的"全口消毒"措施的一部分，这样可减少致病菌滞留的可能性（Quirynen et al. 2000）。

市场上可买到种类繁多的舌刮器。一个现代的刮舌设备有一个长条的塑料带组成。双手抓着塑料条带，并且弯曲以便于其边缘被自舌背表面拉下。如果咽反射可以得到控制的话，刷洗也是清洁舌的一个简单的方法。此外，在一篇系统综述中，报道刮洗器比牙刷能更有效地清洁舌头（Outhouse et al. 2006），并且可以减轻咽反射（Van der Sleen et al. 2010）。患者应该被告知，舌背后部的清洁才是最重要的，但在实际中，由于向后延伸会导致咽反射，因此许多患者在清洁舌头时，没有向后延伸足够远。

刮舌是一个清除舌背微生物和食物残渣的简单快捷的方法。如果每天进行刮舌，这个过程会变得更简单。最后，当舌头上的食物残渣没有定期清除时，患者就会觉得"不干净"。在一项由Gross等（1975）进行的研究中实验组被指导把刷舌当作正常口腔卫生措施的辅助手段，对照组没有清洁舌头。实验组与对照组相比，前者较后者舌部覆盖物减少了40%。

一些研究表明，刷舌联合其他口腔卫生措施，是一种有效地减少牙菌斑形成的方法。但Badersten等（1975）的研究却发现在形成新的菌斑方面，为期4天的刷舌与否没有区别。笔者认为大多数重要的菌斑形成有关的细菌可能不是来源于舌头。另一个未发现刷舌对菌斑形成控制作用的原因可能是因为舌后部难以触及以及此部位操作带来的不适。

Yaegaki和Sanada（1992）观察到牙周炎患者比健康个体多出6倍的舌覆盖物。因此，相比健康患者，牙周疾病个体可能出现更加有利于加剧挥发性硫复合物形成的微生物群。过去的几年里，口腔异味成为了科学团体和其患者共同感兴趣的话题。常规机械口腔清洁在控制细菌数量和清除舌覆盖物方面扮演着重要角色。相比无舌覆盖物的个体来说，有舌覆盖物的个体表现出显著更高的异味指数（Quirynen et al. 2004）。Van der Sleen等（2010）在他们的系统综述中证明清洁舌背的机械手段，如刷舌或者刮舌，具有减少舌覆盖物和口腔异味的潜力。这篇系统综述仅仅检测到一个含有慢性口腔异味患者的研究，但没有评估的时间，具有高的偏倚风险。这项研究与其他评估清洁舌头在晨起口臭中作用的研究结论相反。因此，目前缺乏有力的证据证明机械清洁舌头可以减少口臭。我们需要更多的研究来评估机械清洁舌头的作用，尤其是在口臭人群中的作用。

泡沫刷、拭子或牙药巾

牙药巾作为一种因各种原因无法刷牙时的替代菌斑清除手段被投入市场。它们的使用不是为了取代每天的刷牙卫生措施。

指刷，如I-Brush®，被套在刷牙那只手的食指上，利用其灵敏性和敏感性来清洁牙齿。因为手指可以感觉到牙齿和牙龈表面的力反馈，因此可以很好地控制食指施加的压力，并且可以帮助调整刷子定位以更有效地刷洗。在3周的临床实验中（Graveland et al. 2004），没有发现使用I-Brush®副作用。结果显示指刷比常规手动牙刷清除的菌斑要少。特别指出的是，对于邻面菌斑的作用，其与手动牙刷比起来要弱得多。基于这些结果，可以得出结论：与常规手动牙刷相比，指刷没有显示出有益的效果。

泡沫刷看起来像一块一次性海绵装于一根棍子，自从1970年代开始，其就被分发给患者用于口腔清洁。它们被专门用于药物和免疫受限的患者以保持口腔卫生，降低口腔和系统性的感染风险（Pearson & Hutton 2002）。Lefkoff等（1995）研究了这种一次性的泡沫刷对清除菌斑的作用。研究中发现在开始无菌斑的颊和舌面，常规手动牙刷在减缓菌斑堆积上较泡沫刷要有效得多。但是，泡沫刷确实表现出预防菌斑形成的功效，其可以控制牙齿颈部边缘下2mm的菌斑形成。尽管如此，大多数学者都认为，泡沫刷不应该作为常规牙刷的替代物。在Ransier等（1995）的一项研究中，其使泡沫刷中浸满了氯己定溶液。作者发现这种泡沫刷在控制菌斑和牙龈炎方面和常规牙刷的效果一样。所以，如果住院患者不能使用牙刷，可以联合使用氯己定和泡沫刷。

牙膏

牙刷通常和牙膏一起用，用于加强菌斑清除和对牙面治疗性或预防性的用药，其不仅能带来清新口气，而且使刷牙过程更加快乐。牙膏（dentifrice）一词来源于拉丁词dens（牙齿）和fricare（摩擦）。当代，对于牙膏的简单定义就是一种用于牙齿的，与牙刷一起使用的混合物。市场上的牙膏有粉状，膏状和胶状的。在中国和印度公元前500年就开始使用牙膏；现代牙膏出现在19世纪。1824年，一个叫Peabody的牙医第一个把肥皂加入了牙膏。John Harris第一个在

18世纪50年代把白垩加入牙膏。Colgate使用广口瓶生产了第一种量产牙膏。1892年Dr Washington Sheffield，康涅狄格州的一个牙膏生产商第一次将牙膏置入一个可压缩管中生产销售（Dr. Sheffield's牙膏霜）。二战后在合成洗涤剂上取得的进步使得牙膏中的肥皂被替换成乳化剂，如十二烷基硫化钠。随后又在其中添加了氟化物。

传统上，人们认为牙膏中应该含有摩擦剂。人们认为摩擦剂不仅能使菌斑和色素清除更加容易，而且不会造成牙龈退缩和牙齿磨损，也不会改变牙膏中的剩余成分。几十年中，摩擦剂的成分，如碳化钙、铝和磷酸二钙，一直被使用。今天，大多数牙膏都含有硅。尽管更贵了，但硅可以联合氟化物盐，用途非常广泛。事实表明，增加牙膏的摩擦性，可以更有效地清除菌斑（Johannsen et al. 1993）。

关于使用牙膏在清除菌斑中所发挥的用处，也有相互矛盾的报道。de la Rosa等（1979）和Stean and Forward（1980）的研究支持使用牙膏的合理性，因为他们发现与单纯用水刷牙比较，使用牙膏后，抑制了菌斑生长。类似的，Eid and Talic（1990）报道了使用牙膏手动刷牙后菌斑减少了67%，而用水刷牙减少了59%。相反的，在Gallagher等（2009）的研究中，与没有使用牙膏相比，使用1.5g的牙膏刷牙1分钟并没有带来额外的效果。Paraskevas等（2006）也研究了牙膏是否有助于菌斑清除和摩擦添加剂是否有效。他们通过一个交叉研究发现，40位参与者使用了3种不同的含硅基牙膏之后，不同的摩擦性（RDA 80 & 200）对菌斑清除并没有区别。此外明显的，刷牙过程中不使用牙膏时，更多的菌斑（3%）得到了清除。Paraskevas等（2007）的研究发现，相比没有使用牙膏的对照组，使用牙膏的人群清除的菌斑显著减少了6%。此外，Jayakumar等（2010）的研究观察到，使用牙膏与不使用牙膏，两组之间存在一个9%的菌斑清除差别，较高的是无牙膏组。Rosema等（2013）最近的研究结果也得出类似结论，较高的仍是无牙膏组，两组之间有大约2%的差别。尽管这种

菌斑计数减少上的区别没有显著差异，但是值得注意的是，牙膏的使用似乎没有没有增加菌斑的"即刻"清除效果（如：刷牙的即刻效果，而不是刷牙之后的长期效果）。这些结果也被ADA科学部的报道所支持（美国牙医协会 2001），其主张"菌斑清除与摩擦剂的关系极小"。从使用牙膏刷牙过程中菌斑清除的效果上看，其本质是刷毛使用所带来的效果，而不是牙膏摩擦剂（Gallagher et al. 2009）。

另一个与菌斑清除有关的因素是牙膏配方中的清洁剂（或者表面活性剂）。清洁剂是表面活性复合物，其被加入配方中，因为其具有发泡作用。这种发泡作用利于从牙齿上清除附着疏松的菌斑并且保持清洁过程中的舒适感。今天，牙膏中也含有可以增进口腔健康的成分。氟化物几乎出现在所有售卖的牙膏中。牙膏成分的问题在于找到合适的组成成分与牙膏中的活性成分结合。多年来，很多牙膏的配方得到了测试并且得到较好的效果，原因是它们的抗菌斑和/或抗牙龈炎的特性。第37章可见更多信息。

牙膏中的某些成分会造成局部或全身的副作用。牙膏氯己定会加重牙齿着色。在大多数售卖的牙膏中可以找到的焦磷酸盐、调味剂和清洁剂，尤其是十二烷基硫化钠，被证实是某些口腔过敏反应的原因，如阿弗他溃疡、口腔炎、唇炎、灼烧感和口腔黏膜脱落。在这种情况下，口腔从业人员应该做好鉴别诊断并且建议患者停止使用可疑的牙膏。

副作用

刷牙力量

在一项评估未经指导的成人刷牙习惯的研究中，平均刷牙力量是（2.3±0.7N），最大达4.1N（Ganss et al. 2009a）。电动牙刷刷牙力量一直是比手动刷牙要小（小约1.0N）（Van der Weijden et al. 1996c）。McCracken等（2003）通过对电动牙刷力量从0.75N到3.0N变动范围内的观察，发现力量超过1.5N时，菌斑清除的增加就变得可以忽略不计了。在一个反馈研究中，职业人员被要求以1.0、1.5、2.0、2.5、3.0N的力量刷牙，在这段期间里，与刷牙力量对应的效力被确定下来。在力量从1.0N到3.0N的过程中，其效力是逐渐增加的（Van der Weijden et al. 1996c）。Hasegawa等（1992）评估了不同刷牙力量对减少菌斑的影响，力量从100g增加到500g，间隔是100g。该研究结果也证实了早期的研究结果，随着力量的增加，能清除更多的菌斑。此外，他们发现当使用手动刷牙时，300g的力量最有效，对儿童和成人都是如此。超过300g的力量会导致测试患者的疼痛和牙龈出血。在一项手动刷牙的研究中，学者们研究了刷牙效果和刷牙力量之间的关联，发现两者之间并没有表现出线性关系（Van der Weijden et al. 1998a）。使用手动牙刷的情况下，效力与力量之间存在着正相关关系（直到4.0N）。力量越大，菌斑清除效果越好。但是，当力量大于4.0N时，效果会下降。实际上两者是负相关关系。关于这种负相关假说的原因被认为是因为刷毛的变形。超过4.0N时，因为刷毛弯曲，不再是刷毛的尖端在起作用，而是刷毛的边，这说明力量不是唯一的决定因素。其他因素，如刷牙的动作、刷头的尺寸、刷牙时间和手上的技巧，可能更加重要。

过大的刷牙力量已经被认识到是导致刷牙创伤（牙龈磨损）的因素之一。针对刷牙力量过大的患者，手动和电动牙刷制造商已设计可以限制力量大小，进而降低软硬组织损伤概率的牙刷。但是，在刷牙力量和牙龈磨损之间，并不存在线性关系。最近的一项体外研究发现在严重腐蚀的条件下，总的矿物流失或者矿化牙本质空间上的损失（使用轮廓测量法测量）与刷牙的力量大小无关，没有在刷牙后显著增加。尽管过大的刷牙力量会有影响，脱矿的有机牙本质基质对机械冲击有着惊人的抵抗力（Ganss et al. 2009b）。

Mierau和Spindler（1989）在超过9个周期的时间内，对28位受试者的刷牙模式进行了量化评估。所观察到的个体之间的最小差异是刷牙力量。不同个体间的刷牙力量从1.0N到7.4N不等。

对于刷牙力量小于2N的个体，笔者没有观察到任何（可见的）来自刷牙的损伤。如果刷牙力量大于2N，协同因素如刷牙时间、刷牙方式和刷牙频率显示出与急性刷牙损伤有关。Burgett和Ash（1974）提出刷牙潜在的有害作用与力量作用于某一点有关，就是压强。应该认识到手动牙刷的头部比电动牙刷的刷头要大。由于力量是作用于整个刷头之上的，所以手动牙刷的压强小于电动牙刷，但Van der Weijden等（1996c）没有观察到手动牙刷（11.32 g/mm^2）和电动牙刷（11.29 g/mm^2）在压强上的区别，证明手动牙刷和电动牙刷的压强是类似的。

刷牙（对牙齿的）磨损

随着各种各样的机械产品被用来控制龈上菌斑，这些口腔卫生措施可能会带来一些不良后果（Echeverría 1998）。把牙齿上的沉积物清除的简单动作需要牙刷与牙膏联合物有一定水平的磨耗性。刷毛必须有足够的硬度以产生摩擦从而去除堆积的菌斑。这种坚硬度必须与潜在的对口腔软硬组织的损害作用相平衡。对牙齿的损耗由磨耗（牙与牙之间的接触损耗）、酸蚀（酸介导的表面软化）和磨损（使用牙膏刷牙带来的损耗）共同组成。刷牙磨损受刷毛的硬度影响（Wiegand et al. 2008）。

长久以来一直为人们所知的是刷牙会带来一些对牙龈和牙齿的副作用（Kitchin 1941）。对硬组织的损伤会导致牙齿表面的颈部磨损（图36-9）。这些损害与牙刷的硬度、刷牙方式和刷牙频率有关。牙颈部磨损的病因是多因素的，但在大多数情况下，它们是过大的刷牙力量和过长/过多的刷牙的结果。这两种情况都可能与个性特征有关（强迫刷牙患者）。牙齿损耗也与牙刷的特点有关，尤其是刷毛的磨光和硬度有关（Fishman 1997）。有人提出硬组织损伤主要由牙膏中的摩擦剂导致（Axelsson et al. 1997; Meyers et al. 2000）。抛光剂和摩擦剂随着牙刷在牙齿表面保持和移动的能力，尤其影响硬组织的磨损量。在一个最近的研究中，当水作为基质

时，牙刷种类造成的影响可以忽略，但是当牙膏被加入时：磨损的程度依牙刷的不同有超过10倍的差别。相比硬毛牙刷，软毛牙刷可能导致近似的或者更多的磨损（Tellefsen et al. 2011）。

在许多情况下，牙齿磨损与牙龈退缩有关。然而牙龈退缩是多因素的，还与其他不同的病因/风险因素有关联，如牙周炎症、吸烟、牙龈生物型或者反复的牙周刮治，不恰当的使用牙刷可能是最主要的原因（Björn et al. 1981）。临床经验支持这样的观点，不恰当的使用牙刷会对牙龈组织造成浅表损害。与口腔卫生较差的患者比起来，口腔卫生较好的患者被发现发生更多的牙龈退缩和牙齿磨损。然而，目前只有极少的文献报道与刷牙相关的牙龈损害的研究。因此，口腔卫生措施导致牙龈损伤的程度是不清楚的。

由刷牙导致的牙龈磨损通常是不可逆的、局部的、浅表的损害。但牙龈磨损不太可能是由单一因素导致的。一种已被提及与牙龈磨损有关的因素是刷牙的力量。在文献中，其他因素已被提及，如刷牙方式（如巴氏刷牙法）、摩擦性牙刷的使用、刷牙时长、手动或电动刷牙、牙刷握把、刷头形状、刷毛硬度、圆头的刷毛和刷牙频率（Vander Weijden & Danser 2000）。

与软毛的牙刷相比，刷毛较硬的牙刷能更好地清除菌斑，但是会造成更多的软组织损害。Zimmer等（2011）调查研究了同样类型但是具有不同刷毛硬度的手动牙刷的有效性和其潜在的损害性。他们基于观察提出，对于口腔卫生较差的个体，应该考虑硬毛牙刷。如果患者已经有软组织损害，应该推荐软毛牙刷。如果患者不能够被分类，中等硬度的牙刷则是一个解决之道（Versteeg et al. 2008a）。边缘锋利和不可接受的圆头刷毛会对牙体组织带来更大的威胁。Breitenmoser等（1979）评估了作用于牙龈表面的刷毛末端形态产生的影响。与手动牙刷的圆形末端相比，呈截断样刷毛末端的刷毛造成明显更严重的牙龈损害，在几项进一步研究中发现，锋利边缘的刷毛会导致软组织的损伤。上皮损害的深度受牙刷刷毛末端的圆润程度影响（Plagmann

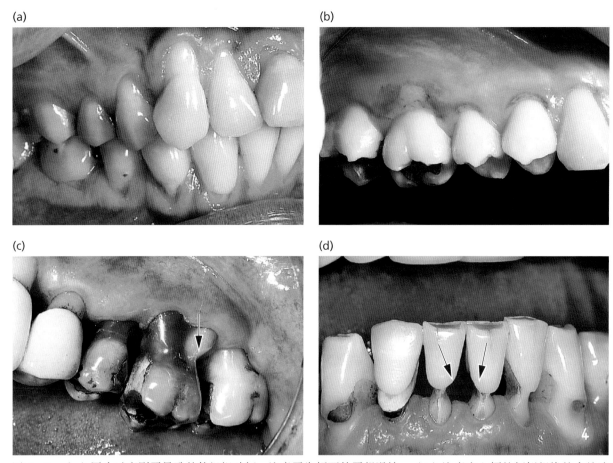

图36-9 （a）因为过度刷牙导致的软组织破坏。注意牙齿颊面的牙龈退缩。（b）注意右上颌的颊侧龈缘的多处溃疡。（c，d）过度使用牙间刷造成的硬组织损害（箭头示）。

et al. 1978）。非圆头的刷毛对软组织的摩擦性是圆头的2倍左右（Alexander et al. 1977）。

大多数惯用右手的人的刷牙方法是从左侧前牙的颊面开始。因此最严重牙龈退缩和磨损都在左侧的颊面（MacGregor & Rugg-Gunn 1979）。

然而，关于牙膏在软组织损伤中所扮演的角色尚有小小的争议。而这个事实稍微有点令人吃惊，因为牙膏主要的作用就是摩擦牙体硬组织。牙膏中的清洁剂，在黏膜表面被激活后，会加强清除保护性的唾液糖蛋白层并且对黏膜上皮细胞产生细胞毒性作用（Addy & Hunter 2003）。研究者发现在使用或者不使用牙膏两者之间所发生的牙龈磨损率在统计学上没有显著差异（Versteeg et al. 2005；Rosema et al. 2013）。这项发现与Alexander等（1977）的发现是一致的，他们以不同的时间间隔运用机械方法刷洗仓鼠的颊囊组织。结果显示，用于刷洗组织的牙膏/抛光剂没有增加刷子的磨损作用（使用刷洗过程中被清除的蛋白作为组织磨损的指数）。Meyers等（2000）使用扫描电镜（SEM）针对3种市场售卖的牙膏对牙齿和牙龈表面的作用进行观察并量化分析。结果显示牙膏并没有对牙齿或者软组织造成损伤。

机械法菌斑控制中指导与激励的重要性

所有预防措施的基本原则是疾病发展的风险最大时，治疗效果也是最大的。因此口腔卫生需求相关性指导的目的是为了加强存在风险的牙齿和表面的机械菌斑清除。建立需求相关性牙齿清洁习惯的先决条件是患者被较好地激励、告知和指导（Axelsson 2004）。机械菌斑控制需要个体的积极参与；因此合理的家庭口腔卫生习惯的建立在很大程度上是一个包括和依赖行为变化的过程。当使用习惯改变时，口腔职业人员应该让患者充分认识到他/她的口腔卫生状况和口腔卫生维护过程在防止龋坏与牙周疾病中的重要性。应该告知患者会导致疾病的因果关系且应该鼓励其对他/她的口腔健康负责。牙科治疗小组有无数的机会向患者展示由炎症和其他致病因素导致的软组织变化。就像运动训练一样，建立一对一的最常见的医患关系。

许多患者花费了太少的时间来刷牙，或者随意性很强。应再次强调彻底地菌斑清除的重要性。对患者的刷牙指导包括教育其何时、何处和方法。一个被推荐的刷牙方法应该考虑牙刷和牙膏的特性以及患者与刷牙频率、时长、模式、力量和方法有关的行为习惯。通常在家里养成刷牙的习惯后能够定期获得来自口腔专业人员的更加正式的指导。此外，这种指导应该包含对特殊刷牙法、刷牙要领的掌握、刷牙的步骤和次数、难以刷到的区域以及对咬合面及舌背的补充刷洗的描述。不恰当的刷牙所带来的可能有害效果和特殊情况的变化也可以描述（WIlkins 1999）。对个体的刷牙技能来说，第二重要的就是牙刷的设计或一种专门的刷牙方法（Frandsen 1986）。应该推荐一种既最简单、费时最少又能有效的清除菌斑和保持口腔卫生的刷牙方法。如果患者习惯于一种特别的口腔卫生维护方法，临床医生不应单纯企图改变它，而是应该对此评估并且改变技术以使效果最大化。对于患者在控制菌斑上所投入的努力，尽管有必要给予如实的反馈，但奖励其积极的表现和抛弃不实际的期待也很重要，这样患者就不会对每次的随访都感到恐惧。

口腔卫生宣教应包含有以下组成部分，如自我评估、自我检测、自我监测和自我指导。为了达到这些目的，需要使用一些设备和化学试剂使菌斑更加易于被患者看见。如通过显示剂来使得龈缘和牙间隙的菌斑可见，这样对此感兴趣的患者可以被告知和鼓励。显示剂是一种化学复合物，如四碘荧光素、品红和含有荧光素的染料，其可使菌斑着色并使其在使用普通光或紫外光时对患者完全可视。四碘荧光素作为激励患者和评估口腔卫生措施效果的手段，已经被使用了很多年，它已经获得了食品药品监督管理局（Food and Drug Administration，FDA）的认可（Arnim 1963）（图36-10）。当在刷牙之前即刻使用时，可以确认自从上次刷牙以来菌斑形成的量，这样患者就可以立刻获得他/她既往清洁措施的反馈。这一过程在菌斑控制的早期阶段是有效的。之后，应该在刷牙之后使用显示剂，这可以使患者确认需要额外清洁的区域。显示剂可以是液态或片剂。液体形式的优势在于操作者可以确保所有的面都被覆盖到。红色显示液在口中保持一段时间后会暂时着色唇和牙龈。这可能造成一些患者的美学问题，但是可以用凡士林来防止。双相试剂（含有甲基蓝和四碘荧光素）也可被使用，其可以区别堆积的菌斑是较早的，还是最近的。

在患者的嘴里染色菌斑通常不足以促进其建立良好的口腔卫生习惯。其他因素可能会影响个体改变或确立其行为。这些因素可能或多或少会超出口腔职业人员的控制（如社会和个人因素、环境和以往的牙科经历），亦或可能会在职业人员的控制范围之内（如治疗条件和对患者的指导和教育）。所有这些因素应该在制订个性化的口腔卫生计划时考虑到。

各种各样不同的方法可以被用来提供建议和指导。针对个人或群体的各种不同口腔卫生指导程序，许多临床研究已经评估了其临床效果。这些研究评估了只在一次治疗内给予指导与多次治疗时的逐步指导的效果是否类似，即使用小册子或录像带是否优于自我指导手册和牙医给予的指导。在Renton-Harper等（1999）的研究中，其评估了一个关于摆动旋转电动牙刷的指导视频。与仅仅得到手册指导的患者相比，遵照这个指导视频的个体在菌斑清除方面，显著受益。对这些显示剂指数和相差显示的使用给患者带来的不同类型和数量的反馈也已进行了调查研究。这些研究通常报告了相似的菌斑和牙龈炎指数的改善，而忽略了指导模式。但是，应谨慎解读这样的结果，因为参与这些研究的个体是以一个固定的时

(a)

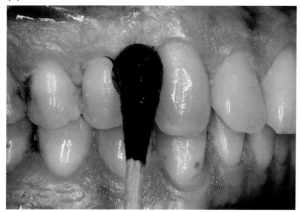

(b)

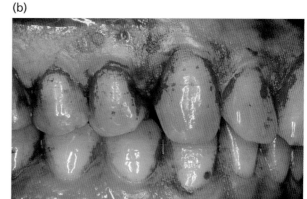

(c)

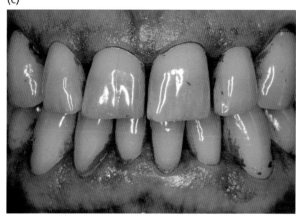

图36-10　（a）显示剂通常被用于确认菌斑。（b）注意到染色后牙齿颊侧面的残留菌斑。（c）自我牙齿清洁后，残存的菌斑可以在患者使用显示剂漱口后被确认。

间间隔被检测的，所以，难以区分这样的结果到底是重复检测产生的还是指导产生的（Renvert & Glavind 1998）。

　　如果将口腔卫生状况及宣教与专业的牙齿清洁结合起来，菌斑和牙龈炎症水平降低的效果可以维持6个月。一篇以为期至少6个月的研究为基础的系统研究认为，尽管一些方法很不起眼，仅仅是描述如何机械地刷牙的简单的口腔卫生指导，联合简单的专业的"口腔预防"，但是在减轻牙龈炎确有明显积极的作用（Van der Weijden & Hioe 2005）。

　　Rylander和Lindhe（1997）建议口腔卫生宣教应该在一系列的随访中被提供，应考虑到给予患者即刻反馈的可能性，同时加强患者的家庭口腔维护活动。以下的方案是基于在Lindhe和Nyman（1975）、Rosling等（1976）和Lindhe等（1982）所进行的临床实验中被使用的方法，在这些实验中，菌斑控制在防治和阻止牙周炎发展中的作用被明确证实。

第1阶段

1. 对牙齿涂布菌斑显示液，在口镜的帮助下，向患者展示所有有菌斑的位点（图36-10b）。应该使用菌斑控制记录册记录菌斑指数（图36-11）。

2. 让患者使用其常用方法清洁牙齿。使用口镜向患者展示刷牙的结果，并再一次确认所有菌斑位点（图36-10c）。

3. 不改变方法的情况下，让患者清洁表面的菌斑。

根据第二次刷牙后的剩余菌斑情况，牙科医生应该改进方法或者介绍一种替代的刷牙方法。为了不在第1阶段向患者灌输过多的信息，辅助牙间清洁设备的运用可以在第2阶段运用或者改进。

第2阶段

1. 第1阶段后的几天内，再次使用菌斑显示液。确认口内的菌斑堆积情况，并将结果记录在菌斑控制记录册上并且与患者讨论。

2. 随后患者根据第1阶段得到的指导清洁其牙齿，直到所有的染色得以清除。在许多情况下刷牙指导需要得到加强。同时也应给予患者积极的认可。

如果有必要，可以现在介绍牙间清洁手段或者加以改进。

第3和后续阶段

1周或2周后，重复第2阶段的步骤。但是，应该评估患者自我菌斑控制的效果并且在每次复诊时向患者展示。重复的指导、监督和评估的目的是为了必要的行为改变。

长期口腔卫生指导的结果取决于行为上的改变。患者可能因为许多理由没能依从指导，包括不愿意进行口腔自我维护、理解能力较低、缺少积极性、对口腔健康的不重视和因为生活压力或者较低的社会经济地位带来的不正确的口腔卫生价值观。尽管相比传统的技术指导，行为上的改变会更有优势，但是在这方面还缺乏研究来明确健康信念和依从性之间的关系。

结论

- 患者自我维护的最终目的是预防、停止和控制牙周疾病和龋坏。患者清除所有区域菌斑，包括牙间区域的能力是最重要的组成部分。
- 口腔卫生指导应该针对患者的个人需求和其他因素来量身打造。
- 患者应该参与到指导过程。
- 个体化的维护程序应该依从基本的口腔卫生指导。

致谢

框36-1～框36-8中展现的程序的图片获得了Paro Praktijk Utrecht的授权。

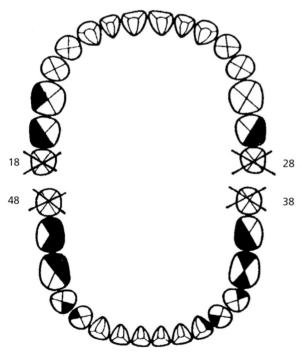

图36-11 展示了上下颌的牙齿和牙面的图表。有牙菌斑的牙齿的分布（阴影区域）得到确认。这种情况下，菌斑指数是17%。

框36-1　手动刷牙说明

除了使用合适的牙刷至少刷2分钟外，最重要的是按照一个指定的程序刷牙。这种方法防止了错过一些特定的区域。不能用牙刷刷到的区域使得菌斑得以继续生长。尽量选择中等硬度或软毛的小头牙刷。

说明

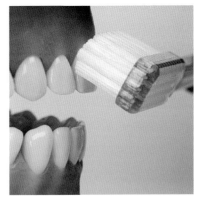

- 稳稳地握住牙刷，把刷毛以一定角度放在牙龈的边缘（45°）。小心确保刷毛与龈缘的一小部分接触。

- 把牙刷抵住磨牙或口腔后部的牙齿，小范围地来回刷动。从后部刷到前部，并且与上一步刷的部分相重叠。不要同时刷超过两颗牙齿。始终从后部开始并慢慢地刷到前部。

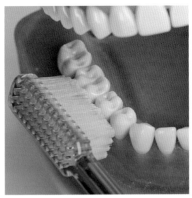

- 清洁牙齿的外表面时始终水平地握住牙刷。刷上下前牙齿内侧时使牙刷垂直会更加轻松。

- 防止过大的力量和过快的动作并且注意保持对龈缘的接触。同样的，避免过大力量的刷牙以防止损伤牙龈。

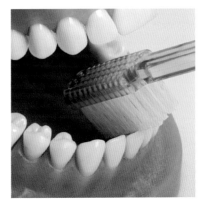

　　当刷牙时，保持同样的刷牙程序。例如，刷左下颌内侧（15秒）然后右下颌内侧（15秒）。然后刷左下颌侧外面（15秒）和右下颌侧外面（15秒）。在上颌重复同样的过程。最终，小幅度地刷咬合面。刷毛弯曲或开叉时换牙刷。

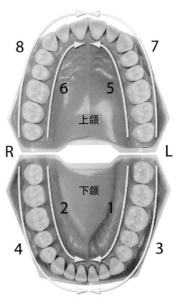

框36-2 电动牙刷说明

使用电动牙刷时按顺序刷牙是同样重要的。电动牙刷是否比手动牙刷优越的问题已经被问过很多次了。两种牙刷都可以获得高水平的口腔卫生。但是研究显示电动牙刷更加有效，并且许多人报告其使用更加容易。

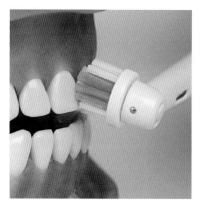

说明

- 紧握握把放置牙刷。把牙刷抓在手掌中以便于刷头上的牙刷和牙龈形成某种角度（约70°）。尝试使长刷毛穿入牙间，注意使刷毛接触牙龈。
- 回到牙刷，把刷头放在口腔中最后一颗牙齿（检查角度）并且使刷头慢慢地从后向前在牙齿上移动（超过约2秒）。
- 尝试顺着牙齿和牙龈的外形刷牙。把牙刷放在下一颗牙齿上，并且重复这一过程。
- 让电动牙刷完成刷牙过程。没有必要用力按压或做刷牙的动作。
- 使用计时器！许多牙刷会提供在使用了30秒后的一些信号（牙刷会停止一会）。这是移动到口腔中新的部分的时间点。

记住使用完后彻底清洁牙刷和刷头。

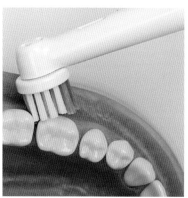

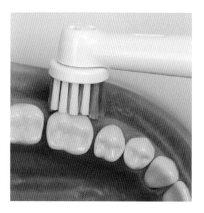

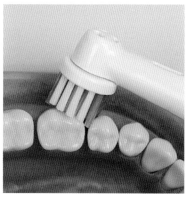

框36–3　牙线使用说明

除了正确、更频繁和更长时间地刷牙外，使用牙线已经成为了口腔卫生维护的一部分。可以买到不同厚度和类型的牙线，加蜡或不加蜡。如果在前后牙之间存在足够的间隙，那么应该使用较厚的条带而不是薄的牙线。

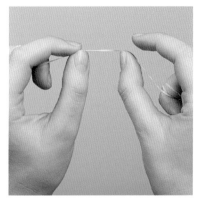

说明

- 取一段约40cm长的牙线，把末端松弛地绕在中指上。使得两根中指间的长度为10cm。然后用拇指和食指把牙线绷紧使得约3cm长留在拇指之间。作为替代，或将牙线绕成圈形或环形。
- 运用锯的动作，使得绷紧的牙线通过前后牙的接触区。在牙齿紧密接触使其之间的空间受限的部位，这一动作会十分困难。避免让牙线快速划过牙间隙因为这一"猛烈的"动作会损伤牙龈。

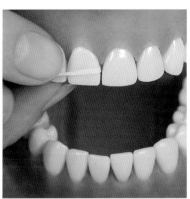

- 把牙线拉成U形环绕牙齿，紧紧地压住牙齿的侧面，小心地让牙线进入龈缘以下，并且来回拉动。
- 来回拉动把牙线向上拉到接触点，然后在邻近牙龈组织间隙的另一颗牙上重复这一过程。

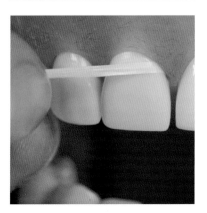

- 来回拉动地去除牙间隙的牙线，在口内其他间隙重复这一过程。
- 为了对每一个独立的间隙都使用一段干净的牙线，解开中指上的一段牙线，同时将其在另一个中指上缠绕。

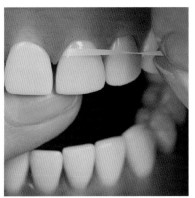

不用担心一开始的牙龈轻微出血。出血会在多次使用牙线后停止。不要放弃！

框36-4 木签的使用说明

大多数成年人在切牙或磨牙之间有足够的间隙来使用木签。这些签子的厚度不同，它们用木头制作，有三角形的断面，与牙间隙的形状类似。木签只能被使用一次并且在有些空闲时是理想的工具，如坐在交通工具里时。

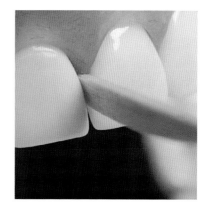

说明

- 用拇指和食指紧紧抓住木签长度的约一半。可能的话，用另一个指头抵住脸颊。吮吸其头部以使其尖部湿润，这使得其更加柔软和有韧性。
- 把平的一边抵住牙龈（而不是锋利的边）。在上颌平端朝上，在下颌平端朝下。

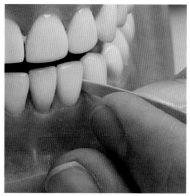

- 把木签从间隙的外侧插入间隙直到其变成楔形。然后，轻轻拉出，并再一次插入，使用轻柔地来回拉动的方式垂直于牙齿的外表面。较小的压力同时可以施加在牙龈上。重复这个动作几次，改变木签的角度使其接触该空间内相邻牙的表面。
- 当在前磨牙和磨牙之间使用时，稍微闭上嘴以减小脸颊的张力，使得动作更加容易。

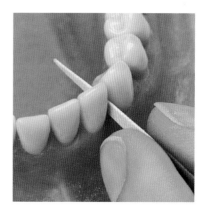

使用这种方法，全口的牙间隙可以得到清洁。如果木签的尖端刺伤牙龈表面，稍微改变它的角度——在上颌尖朝下，在下颌尖朝上。

初次使用牙龈出血，不用担心，在一段时间内重复使用木签之后出血会消失。不要放弃！

可以买到不同尺寸的牙间刷，从小（1.9mm）到非常大（14mm）。选择正确的刷毛直径非常重要。牙间隙的大小决定了刷毛的直径。牙医可以精确地确认需要哪种尺寸来展示正确的使用方法。太小的牙刷不能完全清洁牙间隙，而过大的会损伤牙龈。牙间刷的固定丝必须是细的，刷毛要尽可能的优质和长。有着这样的尺寸，牙间刷会轻柔地充满整个牙间隙。牙间隙大小不一，所以有必要在口内使用不同尺寸的牙间刷以获得最大程度的清洁。为了有效地清除菌斑，牙间刷在牙间来回移动时应该有稍小的阻力。

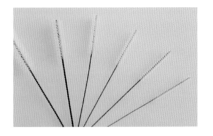

说明

- 使用牙间刷时不能使用牙膏。
- 用拇指和食指握住牙间刷刷毛后面的位置。其他手指抵住脸颊以获得必要的支持。从牙间隙的外侧把牙间刷小心地推入牙间隙，注意把持牙刷以一定的角度置于牙齿。
- 可以稍微弯曲牙间刷以提高进入后牙间隙的能力。
- 避免使牙间刷的中央（圆形金属部件）摩擦牙齿。
- 使用牙间刷全部的刷毛部分在牙间隙中来回滑动。这种动作会清除菌斑。
- 可以使用不同的插入角度以增加牙间刷与牙齿的接触区域。
- 不要用力在牙间隙里推动牙间刷。应该使用轻微的力量作用于牙龈，这样可以使刷毛轻轻穿入到龈缘以下。
- 稍微地闭嘴可以更容易地使用牙刷，因为这样颊部的张力就会减小。轻轻地弯曲牙刷使之易于进入牙间隙可能是有帮助的。
- 清洁所有合适牙间刷的牙间隙。使用后彻底地冲洗牙间刷并使其干燥。联合使用牙间刷和木签是个好主意。

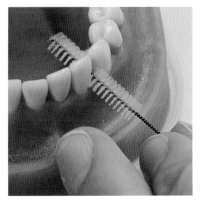

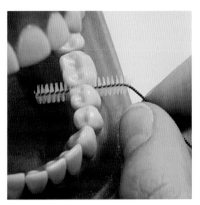

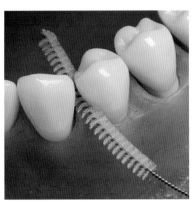

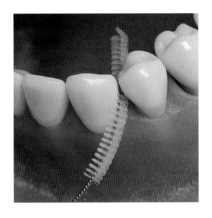

　　一开始牙龈出血不用担心。出血不意味着存在损伤而是炎症，其由隐蔽的、陈旧的菌斑造成。这种反应在第一周是相当正常的。使用牙间刷会很快治愈炎症，出血也会停止。随着炎症减轻，牙间隙会稍微变大，这时你可能需要更大的牙间刷。咨询你的牙医。

框36-6　单头/末端刷的使用说明

单头刷是一个小头，单簇刷毛附着在末端的短毛刷。末端刷是许多簇刷毛以相似的方式附着的小毛刷。这些毛刷适合清洁其他口腔卫生措施无法到达的牙齿区域，如孤立牙，牙弓上最后一个牙齿或磨牙的背面，正畸矫治器的弓丝和托槽，牙根分开的根分叉的开口处。

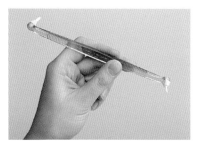

说明

- 单头刷的抓握方式为执笔式。这种方法可以避免对牙龈的压力过大。
- 单头刷的放置需与牙龈成一角度（近似45°）——此角度可使牙刷刚好达到牙龈缘下方。
- 执笔式小幅度旋转运动。
- 将单头刷刷毛沿着牙龈边缘旋转。应将单头刷慢慢沿着牙齿表面覆盖所有牙齿。

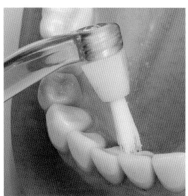

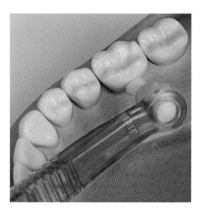

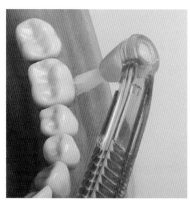

框36-7　口腔冲牙器的使用说明

市面上有多种品牌的冲牙器，在使用该产品前，建议仔细阅读产品说明，以确保了解冲牙器的工作原理。

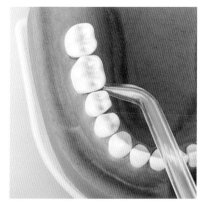

说明

- 在盛水箱注入温水，将电源插头插入插座。盛水箱内注入一杯水。如果冲牙器有可拆卸的喷雾嘴，选择合适的喷雾嘴稳固地安装在冲牙器的手柄上。因为它是在压力下工作，喷雾嘴应扣响到位，否则会射向其他地方。
- 使用前检测冲牙器。
- 用鼻子平稳呼吸。身体倾向水槽，闭小嘴巴防止水花飞溅，同时使水可以从口腔流到水槽里。
- 将喷雾嘴放在牙龈上方，与牙龈缘成90°，按下按钮使水流动。
- 不要试图从镜子中观察自己，不然会造成混乱。
- 沿着牙龈缘从后面的牙齿（也就是磨牙）开始，慢慢进入牙齿之间，继续缓慢向前冲洗直至所有区域和牙间隙都被清洁。
- 每次按照相同的顺序使用洁牙器，以防止遗漏牙齿。
- 在难到达的区域，你需要调节喷雾嘴的合适角度，如清洁正畸托槽或根面沟。
- 吐出口中过多的水。
- 用完冲牙器后清空盛水器中所有的水。干燥盛水器避免细菌滋生。在清洁前确保洁牙器的电源已拔除。

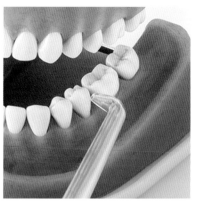

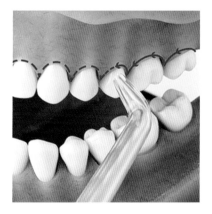

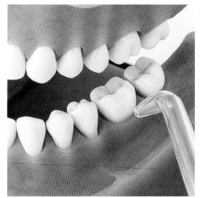

冲洗是一项依赖于操作者口腔感觉的技术。首先，它需要耗费较长的时间以形成习惯，使冲牙器的运用更加舒适。其次，根据压力水平，你可能需要重新在盛水器中加满水。可根据牙科医生意见，在冲牙器中添加抗生素，可将漱口水或其他抗生素添加到盛水器中。

框36-8　舌刮器的使用说明

舌刮器是日常口腔卫生维护的有效辅助器械。在舌背的沟纹中可发现许多细菌，这些细菌可以引起口臭。刷舌或刮舌可以显著改善或彻底防治口臭。舌刮器的问题是会引起咽反射，尤其在第一次使用时。刷舌比刮舌更易出现咽反射。有些人发现在晚上使用时较少发生咽反射。

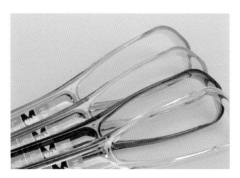

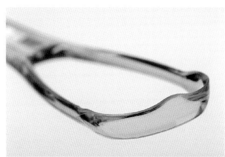

说明

- 舌刮器有多种类型：最有效的类型是环状的。
- 尽可能将舌头伸出口腔。
- 用鼻腔缓慢呼吸。
- 将舌刮器尽可能地向舌背后放，轻轻施压将舌放平。
- 确保舌刮器与舌头完全接触。
- 缓慢向前拉动舌刮器。
- 清洁舌中间部分时，先将清洁器一侧抬起成一定角度使用。
- 用舌刮器的光滑面朝向舌背侧。
- 反复刮舌多次。
- 多次漱口。

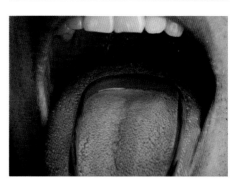

每次使用完舌刮器后记得将其彻底清洗。

参考文献

[1] Addy, M. & Hunter, M.L. (2003). Can toothbrushing damage your health? Effects on oral and dental tissues *International Dental Journal* **53 Suppl 3**, 177–186.

[2] Addy, M., Dummer, P.M.H., Hunter, M.L., Kingdon, A. & Shaw, W.C. (1990). The effect of toothbrushing frequency, toothbrushing hand, sex and social class on the incidence of plaque, gingivitis and pocketing in adolescents: a longitudinal cohort study. *Community Dental Health* **7**, 237– 247.

[3] Agerholm, D.M. (1991). A clinical trial to evaluate plaque removal with a double-headed toothbrush. *British Dental Journal* **170**, 411–413.

[4] Alexander, J.F., Saffir, A.J. & Gold, W. (1977). The measurement of the effect of toothbrushes on soft tissue abrasion. *Journal of Dental Research* **56**, 722–727.

[5] American Dental Association. (2001). Division of science toothpaste formulation. *Journal American Dental Association* **132**, 1146–1147.

[6] Arnim, S.S. (1963). The use of disclosing agents for measuring the tooth cleanliness. *Journal of Periodontology* **34**, 227–245.

[7] Axelsson, P. (1994). Mechanical plaque control In: Lang, N.P. & Karring, T., eds. *Proceedings of the 1st European Workshop on Periodontology.* London: Quintessence, pp. 219–243.

[8] Axelsson, P. (2004). *Preventive Materials, Methods and Programs,* Vol 4. London: Quintessence, pp. 37–102.

[9] Axelsson, P., Kocher, T. & Vivien, N. (1997). Adverse effects of toothpastes on teeth, gingiva and bucal mucosa. In: Lang, N.P., Karring, T. & Lindhe, J. eds *Proceedings of the 2nd European Workshop on Periodontology. Chemicals in Periodontics.* London: Quintessence, pp. 259–261.

[10] Axelsson, P., Nyström, B. & Lindhe, J. (2004). The long-term effect of a plaque control program on tooth mortality, caries and periodontal disease in adults. Results after 30 years of maintenance. *Journal of Clinical Periodontology* **31**, 749–757

[11] Ayer, W.A., Habgood, T.E., Deulofeu, V. & Juliani, H.R. (1965). A survey of the oral hygiene practices of dental students. *New York State Dental Journal* **31**, 106–112.

[12] Badersten, A., Egelberg, J., Jonsson, G. & Kroneng, M. (1975). Effect of tongue brushing on formation of dental plaque. *Journal of Periodontology* **46**, 625–627.

[13] Baehni, P.C. & Takeuchi, Y. (2003). Anti-plaque agents in the prevention of biofilm-associated oral diseases. *Oral Diseases* **1**, 23–29.

[14] Bakdash, B. (1995). Current patterns of oral hygiene product use and practices. *Periodontology 2000* **8**, 11–14.

[15] Bass, C.C. (1948). The optimum characteristics of toothbrushes for personal oral hygiene. *Dental Items of Interest* **70**, 696.

[16] Bassiouny, M.A. & Grant, A.A. (1981). Oral hygiene for the partially edentulous. *Journal of Periodontology* **52**, 214–218.

[17] Beals, D., Ngo, T., Feng, Y. *et al.* (2000). Development and laboratory evaluation of a new toothbrush with a novel brush head design. *American Journal of Dentistry* **13**, 5A–13A.

[18] Berchier, C.E., Slot, D.E., Haps, S. & Van der Weijden, G.A. (2008). The efficacy of dental floss in addition to a toothbrush on plaque and parameters of gingival inflammation: a systematic review. *International Journal of Dental Hygiene* **6**, 265–279.

[19] Bergenholtz, A. & Olsson, A. (1984). Efficacy of plaque-removal using interdental brushes and waxed dental floss. *Scandinavian Journal of Dental Research* **92**, 198–203.

[20] Bergenholtz, A., Bjorne, A., Glantz, P.O. & Vikstrom, B. (1980). Plaque removal by various triangular toothpicks. *Journal of Clinical Periodontology* **7**, 121–128.

[21] Bergström, J. (1973). Wear and hygiene status of toothbrushes in relation to some social background factors. *Swedish Dental Journal* **66**, 383–391.

[22] Bjertness, E. (1991). The importance of oral hygiene on variation in dental caries in adults. *Acta Odontologica Scandinavica* **49**, 97–102.

[23] Björn, A.L., Andersson, U. & Olsson, A. (1981). Gingival recession in 15-year-old pupils. *Swedish Dental Journal* **5**, 141–146.

[24] Bosman, C.W. & Powell, R.N. (1977). The reversal of localized experimental gingivitis. A comparison between mechanical toothbrushing procedures and a 0.2% chlorhexidine mouthrinse. *Journal of Clinical Periodontology* **4**, 161–172.

[25] Boyd, R.L., Renfrow, A., Price, A., Robertson, P.B. & Murray, P. (1989). Effect on periodontal status of rotary electric toothbrushes vs. manual toothbrushes during periodontal maintenance: I. Clinical results. *Journal of Periodontology* **60**, 390–395.

[26] Braun, R.E. & Ciancio, S.G. (1992). Subgingival delivery by an oral irrigation device. *Journal of Periodontology* **63**, 469–472.

[27] Breitenmoser, J., Mormann, W. & Muhlemann, H.R. (1979). Damaging effects of toothbrush bristle end form on gingiva. *Journal of Periodontology* **50**, 212–216.

[28] Burgett, F.G. & Ash, M.M. (1974). Comparative study of the pressure of brushing with three types of toothbrushes. *Journal of Periodontology* **45**, 410–413.

[29] Burt, B.A. & Eklund, S.A. (1999). Prevention of periodontal diseases. In: Burt, B.A. & Eklund, S.A., eds. *Dentistry, Dental Practice and the Community.* Philadelphia: W.B. Saunders Company, pp. 358–370.

[30] Cancro, L.P. & Fischman, S.L. (1995). The expected effect on oral health of dental plaque control through mechanical removal. *Periodontology 2000* **8**, 60–74.

[31] Carranza, F. & Shklar, G. (2003). Ancient India and China. In: *History of Periodontology.* London: Quintessence, pp. 9–13.

[32] Charters, W.J. (1948). Home care of the mouth. I. Proper home care of the mouth. *Journal of Periodontology* **19**, 136.

[33] Chaves, E.S., Komman, K.S., Manwell, M.A. *et al.* (1994). Mechanism of irrigation effects on gingivitis. *Journal of Periodontology* **65**, 1016–1021.

[34] Christen, A.G. & Swanson, B.Z. Jr. (1978). Oral hygiene: a history of tongue scraping and brushing. *Journal of the American Dental Association* **96**, 215–219.

[35] Christou, V., Timmerman, M.F., van der Velden, U. & Van der Weijden, G.A. (1998). Comparison of different approaches of interdental oral hygiene: interdental brushes versus dental floss. *Journal of Periodontology* **69**, 759–764.

[36] Claydon, N.C. (2008). Current concepts in toothbrushing and interdental cleaning. *Periodontology 2000* **48**, 10–22.

[37] Conforti, N.J., Cordero, R.E., Liebman, J. *et al.* (2003). An investigation into the effect of three months' clinical wear on toothbrush efficacy: results from two independent studies. *Journal of Clinical Dentistry* **14**, 29–33.

[38] Cobb, C.M., Rodgers, R.L. & Killoy, W.J. (1988). Ultrastructural examination of human periodontal pockets following the use of an oral irrigation device *in vivo. Journal of Periodontology* **59**, 155–163.

[39] Cugini, M. & Warren, P.R. (2006). The Oral-B CrossAction manual toothbrush: a 5-year literature review. *Journal of the Canadian Dental Association* **72**, 323.

[40] Cugini, M., Thompson, M., & Warren, P.R. (2006). Correlations between two plaque indices in assessment of toothbrush effectiveness. *Journal of Contemporary Dental Practice* **7**, 1–9.

[41] Cutler, C.W., Stanford, T.W., Abraham, C. *et al.* (2000). Clinical benefits of oral irrigation for periodontitis are related to reduction of pro-inflammatory cytokine levels and plaque. *Journal of Clinical Periodontology* **27**, 134–143.

[42] Dahlén, G., Lindhe, J., Sato, K., Hanamura, H. & Okamoto, H. (1992). The effect of supragingival plaque control on the subgingival microbiota in subjects with periodontal disease. *Journal of Clinical Periodontology* **19**, 802–809.

[43] Daly, C.G., Chapple C.C. & Cameron, A.C. (1996). Effect of toothbrush wear on plaque control. *Journal of Clinical Periodontology* **23**, 45–49.

[44] Danser, M.M., Timmerman, M.F., IJzerman, Y. *et al.* (1998). A

comparison of electric toothbrushes in their potential to cause gingival abrasion of oral soft tissues. *American Journal of Dentistry* **11**, S35–S39.

[45] Danser, M.M., Mantilla Gómez, S. & Van der Weijden, G.A. (2003). Tongue coating and tongue brushing: a literature review. *International Journal of Dental Hygiene* **1**, 151–158.

[46] Deacon, S.A., Glenny, A.M., Deery, C. *et al.* (2010). Different powered toothbrushes for plaque control and gingival health. *Cochrane Database of Systematic Reviews* **8**, CD004971.

[47] Deshmukh, J., Vandana, K.L., Chandrashekar, K.T. & Savitha, B. (2006). Clinical evaluation of an ionic tooth brush on oral hygiene status, gingival status, and microbial parameter. *Indian Journal Dental Research* **17**, 74–77.

[48] De la Rosa, M., Zacarias Guerra, J., Johnston, D.A. & Radike, A.W. (1979). Plaque growth and removal with daily toothbrushing. *Journal of Periodontology* **50**, 660–664.

[49] Echeverría, J.J. (1998). Managing the use of oral hygiene aids to prevent damage: Effects and sequelae of the incorrect use of mechanical plaque removal devices. In: Lang, N.P., Attström, R. & Löe, H., eds. *Proceedings of the European Workshop on Mechanical Plaque Control.* London: Quintessence, pp. 268–278.

[50] Egelberg, J. (1964). Gingival exudates measurements for evaluation of inflammatory changes of the gingivae. *Odontologisk Revy* **15**, 381–398.

[51] Egelberg, J. & Claffey, N. (1998). Role of mechanical dental plaque removal in prevention and therapy of caries and periodontal diseases. Consensus Report of Group B. In: Lang, N.P., Attström, R. & Löe, H., eds. *Proceedings of the European Workshop on Mechanical Plaque Control.* London: Quintessence, pp. 169–172.

[52] Eid, A. &, Talic, Y.F. (1991). A clinical trial on the effectiveness of professional toothbrushing using dentifrice and water. *Odonto-Stomatologie Tropicale* **14**, 9–12.

[53] Elliott, J.R., Bowers, G.M., Clemmer, B.A. & Rovelstad, G.H. (1972). III Evaluation of an oral physiotherapy center in the reduction of bacterial plaque and periodontal disease. *Journal of Periodontology* **43**, 221–224.

[54] Fanning, E.A. & Henning, F.R. (1967). Toothbrush design and its relation to oral health. *Australian Dental Journal* **12**, 464–467.

[55] Fischman, S.L. (1986). Current status of indices of plaque. *Journal of Periodontology* **13**, 371–374, 379–380.

[56] Fishman, S.L. (1997). The history of oral hygiene products: How far have we come in 6000 years? *Periodontology 2000* **15**, 7–14.

[57] Flemmig, T.F., Newman, M.G., Doherty, F.M. *et al.* (1990). Supragingival irrigation with 0.06% chlorhexidine in naturally occurring gingivitis. I. 6-month clinical observations. *Journal of Periodontology* **61**, 112–117.

[58] Flemmig, T.F., Epp, B., Funkenhauser, Z. *et al.* (1995). Adjunctive supragingival irrigation with acetylsalicylic acid in periodontal supportive therapy. *Journal of Clinical Periodontology* **22**, 427–433.

[59] Fones, A.C., ed. (1934). *Mouth Hygiene,* 4th edn. Philadelphia: Lea & Febiger, pp. 299–306.

[60] Frandsen, A. (1986). Mechanical oral hygiene practices. In: Löe, H. & Kleinman, D.V., eds. *Dental Plaque Control Measures and Oral Hygiene Practices.* Oxford, Washington DC: IRL Press, pp. 93–116.

[61] Frascella, J.A., Fernández, P., Gilbert, R.D. & Cugini, M. (2000). A randomized, clinical evaluation of the safety and efficacy of a novel oral irrigator. *American Journal of Dentistry* **13**, 55–58.

[62] Furusawa, M., Takahashi, J., Isoyama, M. *et al.* (2011) Effectiveness of dental checkups incorporating tooth brushing instruction. *Bulletin of the Tokyo Dental College* **52**, 129–133.

[63] Galgut, P.N. (1991). The need for interdental cleaning. *Dental Health (London)* **30**, 8–11.

[64] Galgut, P.N. (1996). Efficacy of a new electronic toothbrush in removing bacterial dental plaque in young adults. *General Dentistry* **44**, 441–445.

[65] Gallagher, A., Sowinski, J., Bowman, J. *et al.* (2009). The effect of brushing time and dentifrice on dental plaque removal *in vivo*.

Journal of Dental Hygiene **83**, 111–116.

[66] Ganss, C., Schlueter, N., Preiss, S. & Klimek, J. (2009a). Tooth brushing habits in uninstructed adults--frequency, technique, duration and force. *Clinical Oral Investigation* **13**, 203–208.

[67] Ganss, C., Hardt, M., Blazek, D., Klimek, J. & Schlueter N. (2009b). Effects of toothbrushing force on the mineral content and demineralized organic matrix of eroded dentine. *European Journal of Oral Sciences* **117**, 255–260.

[68] Gillette, W.B. & Van House, R.L. (1980). III effects of improper oral hygiene procedure. *Journal of the American Dental Association* **101**, 476–80.

[69] Gordon, J.M., Frascella, J.A. & Reardon, R.C. (1996). A clinical study of the safety and efficacy of a novel electric interdental cleaning device. *Journal of Clinical Dentistry* **7**, 70–73.

[70] Graveland, M.P., Rosema, N.A., Timmerman, M.F. & Van der Weijden, G.A. (2004). The plaque-removing efficacy of a finger brush (I-Brush®). *Journal of Clinical Periodontology* **31**, 1084–1087.

[71] Gross, A., Barnes, G.P. & Lyon, T.C. (1975). Effects of tongue brushing on tongue coating and dental plaque scores. *Journal of Dental Research* **54**, 1236.

[72] Haffajee, A.D., Smith, C., Torresyap, G. *et al.* (2001). Efficacy of manual and powered toothbrushes (II). Effect on microbiological parameters. *Journal of Clinical Periodontology* **28**, 947–54.

[73] Hansen, F. & Gjermo, P. (1971). The plaque-removal effect of four toothbrushing methods. *Scandinavian Journal of Dental Research* **79**, 502–506.

[74] Hasegawa, K., Machida, Y., Matsuzaki, K. & Ichinohe, S. (1992). The most effective toothbrushing force. *Pediatric Dental Journal* **2**, 139–143.

[75] Hawkins, B.F., Kohout, F.J., Lainson, P.A. & Heckert, A. (1986). Duration of toothbrushing for effective plaque control. *Quintessence International* **17**, 361–365.

[76] Hellstadius, K., Asman, B. & Gustafsson, A. (1993). Improved maintenance of plaque control by electrical toothbrushing in periodontitis patients with low compliance. *Journal of Clinical Periodontology* **20**, 235–237.

[77] Hoenderdos, N.L., Slot, D.E., Paraskevas, S. & Van der Weijden GA. (2008). The efficacy of woodsticks on plaque and gingival inflammation: a systematic review. *International Journal Dental Hygiene* **6**, 280–289.

[78] Hoover, J.N., Singer, D.L., Pahwa, P. & Komiyama, K. (1992). Clinical evaluation of a light energy conversion toothbrush. *Journal of Clinical Periodontology* **19**, 434–436.

[79] Hotta, M. & Aono, M. (1992). A clinical study on the control of dental plaque using an electronic toothbrush with piezo-electric element. *Clinical Preventive Dentistry* **14**, 16–18.

[80] Hugoson, A. (1978). Effect of the Water-Pik® device on plaque accumulation and development of gingivitis. *Journal of Clinical Periodontology* **5**, 95–104.

[81] Hugoson, A. & Koch, G. (1979). Oral health in 1000 individuals aged 3–70 years in the Community of Jönköping, Sweden. *Swedish Dental Journal* **3**, 69–87.

[82] Hujoel, P.P., Löe, H., Ånerud, Å., Boysen, H. & Leroux, B.G. (1998). Forty-five-year tooth survival probabilities among men in Oslo, Norway. *Journal of Dental Research* **77**, 2020–2027.

[83] Hujoel, P.P., Cunha-Cruz, J., Loesche, W.J.& Robertson, P.B. (2005). Personal oral hygiene and chronic periodontitis: a systematic review. *Periodontology 2000* **37**, 29–34.

[84] Hujoel, P.P., Cunha-Cruz, J., Banting, D.W. & Loesche, W.J. (2006). Dental flossing and interproximal caries: a systematic review. *Journal of Dental Research* **85**, 298–305.

[85] Husseini, A., Slot, D.E. & Van der Weijden, G.A. (2008). The efficacy of oral irrigation in addition to a toothbrush on plaque and the clinical parameters of periodontal inflammation: a systematic review. *International Journal Dental Hygiene* **6**, 304–314.

[86] Isaacs, R.L., Beiswanger, B.B., Rosenfield, S.T. *et al.* (1998). A crossover clinical investigation of the safety and efficacy of a new oscillating/rotating electric toothbrush and a high frequency electric toothbrush. *American Journal of Dentistry* **11**, 7–12.

[87] Jackson, M.A., Kellett, M., Worthington, H.V. & Clerehugh, V. (2006). Comparison of interdental cleaning methods: a randomized controlled trial. *Journal of Periodontology* **77**, 1421–1429.

[88] Jayakumar, A., Padmini, H., Haritha, A. & Reddy, K.P. (2010). Role of dentifrice in plaque removal: a clinical trial. Indian. *Journal of Dental Research* **21**, 213–217.

[89] Jepsen, S. (1998). The role of manual toothbrushes in effective plaque control: advantages and limitations. In: Lang, N.P., Attström, R. & Löe, H., eds. *Proceedings of the European Workshop on Mechanical Plaque Control.* London: Quintessence, pp. 121–137.

[90] Johannsen, G., Redmalm, G., & Ryden, H. (1993). Cleaning effect of toothbrushing with three different toothpastes and water. *Swedish Dental Journal* **17**, 111–116.

[91] Johnson, B.D. & McInnes, C. (1994). Clinical evaluation of the efficacy and safety of a new sonic toothbrush. *Journal of Periodontology* **65**, 692–697.

[92] Jönsson, B., Ohrn, K., Oscarson, N. & Lindberg, P. (2009). The effectiveness of an individually tailored oral health educational programme on oral hygiene behavior in patients with periodontal disease: a blinded randomized-controlled clinical trial (one-year follow-up). *Journal of Clinical Periodontology* **36**, 1025–1034.

[93] Kelner, R.M., Wohl, B.R., Deasy, M.J. & Formicola, A.J. (1974). Ginigival inflammation as related to frequency of plaque removal. *Journal of Periodontology* **45**, 303–307.

[94] Khocht, A., Simon, G., Person, P. & Denepitiya, J.L. (1993). Gingival recession in relation to history of hard toothbrush use. *Journal of Periodontology* **64**, 900–905.

[95] Kitchin, P. (1941). The prevalence of tooth root exposure and the relation of the extent of such exposure to the degree of abrasion in different age classes. *Journal of Dental Research* **20**, 565–581.

[96] Kreifeldt, J., Hill, P.H. & Calisti, L.J. (1980). A systematic study of the plaque-removal efficiency of worn toothbrushes. *Journal of Dental Research* **59**, 2047–2055.

[97] Kressin, N.R., Boehmer, U., Nunn, M.E. & Spiro, A., 3rd. (2003). Increased preventive practices lead to greater tooth retention. *Journal of Dental Research* **82**, 223–227.

[98] Lang, N.P. & Räber, K. (1982). Use of oral irrigators as vehicle for the application of antimicrobial agents in chemical plaque control. *Journal of Clinical Periodontology* **8**, 177–188.

[99] Lang, N.P., Cumming, B.R. & Löe, H. (1973). Toothbrushing frequency as it relates to plaque development and gingival health. *Journal of Periodontology* **44**, 396–405.

[100] Lang, N.P., Cummings, B.R. & Löe, H.A. (1977). Oral hygiene and gingival health in Danish dental students and faculty. *Community Dentistry and Oral Epidemiology* **5**, 237–242.

[101] Lang, W.P., Farghaly, M.M. & Ronis, D.L. (1994). The relation of preventive dental behaviors to periodontal health status. *Journal of Clinical Periodontology* **21**, 194–198.

[102] Lang, N.P., Schätzle, M.A. & Löe, H. (2009). Gingivitis as a risk factor in periodontal disease. *Journal of Clinical Periodontology* **36** Suppl 10, 3–8.

[103] Larner, J.R. & Greenstein, G. (1993). Effect of calculus and irrigation tip design on depth of subgingival irrigation. *International Journal of Periodontics and Restorative Dentistry* **13**, 288–297.

[104] Lee, D.W. & Moon, I.S. (2001). The plaque-removing efficacy of a single-tufted brush on the lingual and buccal surfaces of the molars. *Journal of Periodontal Implant Sciences* **41**, 131–134.

[105] Lefkoff, M.H., Beck, F.M. & Horton, J.E. (1995). The effectiveness of a disposable tooth cleansing device on plaque. *Journal of Periodontology* **66**, 218–221.

[106] Lemelson-MIT Invention Index (2003). Available at: http://web.mit.edu/newsoffice/2003/lemelson.html [accessed 18 November 2014].

[107] Leonard, H.J. (1939). Conservative treatment of periodontoclasia. *Journal of the American Dental Association* **26**, 1308.

[108] Lindhe, J. & Nyman, S. (1975). The effect of plaque control and surgical pocket elimination on the establishment and maintenance of periodontal health. A longitudinal study of

periodontal therapy in cases of advanced disease. *Journal of Clinical Periodontology* **2**, 67–69.

[109] Lindhe, J. & Nyman, S. (1984). Long-term maintenance of patients treated for advanced periodontal disease. *Journal of Clinical Periodontology* **11**, 504–514.

[110] Lindhe, J., Westfeld, E., Nyman, S., Socransky, S.S., Heijl, L. & Bratthall, G. (1982). Healing following surgical/non-surgical treatment of periodontal disease. A clinical study. *Journal of Clinical Periodontology* **9**, 115–128.

[111] Lindhe, J., Okamoto H., Yoneyama, T., Haffajee, A. & Socransky, S.S. (1989). Longitudinal changes in periodontal disease in untreated subjects. *Journal of Clinical Periodontology* **16**, 662–670.

[112] Löe, H. (1979). Mechanical and chemical control of dental plaque. *Journal of Clinical Periodontology* **6**, 32–36.

[113] Löe, H. (2000). Oral hygiene in the prevention of caries and periodontal disease. *International Dental Journal* **50**, 129–139.

[114] Löe, H. (2002). Half a century of plaque removal. What's next? Millennium Lecture EuroPerio 2000. London: The Parthenon Publishing Group.

[115] Löe, H., Theilade, E. & Jensen, S.B. (1965). Experimental gingivitis in man. *Journal of Periodontology* **36**, 177–187.

[116] Loos, B., Claffey, N. & Crigger, M. (1988). Effects of oral hygiene measures on clinical and microbiological parameters of periodontal disease. *Journal of Clinical Periodontology* **15**, 211–216.

[117] MacGregor, I. & Rugg-Gunn, A. (1979). A survey of toothbrushing sequence in children and young adults. *Journal of Periodontal Research* **14**, 225–230.

[118] MacGregor, I.D. & Rugg-Gunn, A.J. (1985). Toothbrushing duration in 60 uninstructed young adults. *Community Dentistry and Oral Epidemiology* **13**, 121–122.

[119] MacGregor, I.D. & Rugg-Gunn, A.J. (1986). Effect of filming on tooth-brushing performance in uninstructed adults in north-east England. *Community Dentistry and Oral Epidemiology* **14**, 320–322.

[120] Mandel, I.D. (1990). Why pick on teeth? *Journal of the American Dental Association* **121**, 129–132.

[121] McCracken, G.I., Janssen, J., Swan, M. *et al.* (2003). Effect of brushing force and time on plaque removal using a powered toothbrush. *Journal of Clinical Periodontology* **30**, 409–413.

[122] McCracken, G.I., Steen, N., Preshaw P.M. *et al.* (2005). The crossover design to evaluate the efficacy of plaque removal in tooth-brushing studies. *Journal of Clinical Periodontology* **32**, 1157–1162.

[123] Meyers, I.A., McQueen, M.J., Harbrow, D. & Seymour, G.J. (2000). The surface effect of dentifrices. *Australian Dental Journal* **45**, 118–124.

[124] Mierau, H.D. & Spindler, T. (1984). Beitrag zur Ätiologie der Gingivarezessionen. *Deutsche Zahnartzliche Zeitschrift* **39**, 634–639.

[125] Morch, T. & Waerhaug, J. (1956). Quantitative evaluation of the effect of toothbrushing and toothpicking. *Journal of Periodontology* **27**, 183–190.

[126] Moreira, C.H., Luz, P.B., Villarinho, E.A. *et al.* (2007). A clinical trial testing the efficacy of an ionic toothbrush for reducing plaque and gingivitis. *Journal of Clinical Dentistry* **18**, 123–125.

[127] Moritis, K., Delaurenti, M., Johnson, M.R., Berg, J. & Boghosian, A.A. (2002). Comparison of the Sonicare Elite and a manual toothbrush in the evaluation of plaque reduction. *American Journal of Dentistry* **15**, 23B–25B.

[128] Morris, A.J., Steele, J. & White, D.A. (2001). The oral cleanliness and periodontal health of UK adults in 1998. *British Dental Journal* **191**, 186–192.

[129] Niemi, M.L., Sandholm, L. & Ainamo, J. (1984). Frequency of gingival lesions after standardized brushing related to stiffness of toothbrush and abrasiveness of dentifrice. *Journal of Clinical Periodontology* **11**, 254–261.

[130] Outhouse, T.L., Al-Alawi, R., Fedorowicz, Z. & Keenan, J.V. (2006). Tongue scraping for treating halitosis. *Cochrane Database of Systematic Reviews* **1**, CD005519.

[131] O'Leary, T.J. (1980). Plaque control. In: Shanley, D., ed. *Efficacy*

of Treatment Procedures in Periodontology. Chicago: Quintessence, pp. 41–52.

[132] Paraskevas, S., Timmerman, M.F., van der Velden, U. & van der Weijden, G.A. (2006) Additional effect of dentifrices on the instant efficacy of toothbrushing. *Journal of Periodontology* **77**, 1522–1527.

[133] Paraskevas, S., Rosema, N.A., Versteeg, P. *et al.* (2007). The additional effect of a dentifrice on the instant efficacy of toothbrushing: a crossover study. *Journal of Periodontology* **78**, 1011–1016.

[134] Pearson, L.S. & Hutton, J.L. (2002). A controlled trial to compare the ability of foam swabs and toothbrushes to remove dental plaque. *Journal of Advanced Nursing* **39**, 480–489.

[135] Plagmann, H.C., Goldkamp, B., Lange, D.E. & Morgenroth, K. (1978). The mechanical effect of various types of tooth brushes on the alveolar mucosa and the gingiva (scanning electron microscopic studies). *Deutsche Zahnärztliche Zeitschrift* **33**, 14–20.

[136] Preber, H., Ylipää, V., Bergstrom, J. & Ryden, H. (1991). A comparative study of plaque removing efficiency using rotary electric and manual toothbrushes. *Swedish Dental Journal* **15**, 229–234.

[137] Pucher, J.J., Lamendola-Sitenga, K., Ferguson, D. & Van Swoll, R. (1999). The effectiveness of an ionic toothbrush in the removal of dental plaque and reduction on gingivitis in orthodontic patients. *Journal Western Society Periodontology Periodontal Abstracts* **47**, 101–107.

[138] Putt, M.S., Milleman, J.L., Davidson, K.R., Kleber, C.J. & Cugini, M.A. (2001). A split-mouth comparison of a three-dimensional-action electric toothbrush and a high-frequency electric toothbrush for reducing plaque and gingivitis. *Journal of International Academic Periodontology* **3**, 95–103.

[139] Quigley, G.A. & Hein, J.W. (1962). Comparative cleansing efficacy of manual and power brushing. *Journal American Dental Association* **65**, 26–29.

[140] Quirynen, M., Mongardini, C., De Soete, M. *et al.* (2000). The role of chlorhexidine in the one-stage full-mouth disinfection treatment of patients with advanced adult periodontitis. *Journal of Clinical Periodontology* **27**, 578–589.

[141] Quirynen, M., Avontroodt, P., Soers, C. *et al.* (2004). Impact of tongue cleansers on microbial load and taste. *Journal of Clinical Periodontology* **31**, 506–510.

[142] Ramberg, P., Lindhe, J., Dahlen, G. & Volpe, A.R. (1994). The influence of gingival inflammation on de novo plaque formation. *Journal of Clinical Periodontology* **21**, 51–56.

[143] Ransier, A., Epstein, J.B., Lunn, R. & Spinelli, J. (1995). A combined analysis of a toothbrush, foam brush, and a chlorhexidine-soaked foam brush in maintaining oral hygiene. *Cancer Nursing* **18**, 393–396.

[144] Rapley, J.W. & Killoy, W.J. (1994). Subgingival and interproximal plaque removal using a counter-rotational electric toothbrush and a manual toothbrush. *Quintessence International* **25**, 39–42.

[145] Renton-Harper, P., Addy, M., Warren, P. & Newcombe, R.G. (1999). Comparison of video and written instructions for plaque removal by an oscillating/rotating/reciprocating electric toothbrush. *Journal of Clinical Periodontology* **26**, 752–756.

[146] Renvert, S. & Glavind, L. (1998). Individualized instruction and compliance in oral hygiene practices: recommendations and means of delivery. In: Lang, N.P., Attström, R. & Löe, H., eds. *Proceedings of the European Workshop on Mechanical Plaque Control.* London: Quintessence, pp. 300–309.

[147] Robertson, N.A.E. & Wade, A.B. (1972). Effect of filament diameter and density in toothbrushes. *Journal of Periodontal Research* **7**, 346–350.

[148] Robinson, P.G., Deacon, S.A., Deery, C. *et al.* (2005). Manual versus powered toothbrushing for oral health. *Cochrane Database of Systematic Reviews* **1**, CD002281.

[149] Rosema, N.A.M., Timmerman, M.F., Piscaer, M. *et al.* (2005). An oscillating/pulsating electric toothbrush versus a high frequency electric toothbrush in the treatment of gingivitis. *Journal of Dentistry* **33 Suppl 1**, 29–36.

[150] Rosema, N.A., Hennequin-Hoenderdos, N.L., Berchier, C.E.

[151] Rosema, N.A.M., Hennequin-Hoenderdos, N.L., Versteeg, P.A. *et al.* (2013). Plaque removing efficacy of new and used manual toothbrushes. A professional brushing study. *International Journal of Dental Hygiene* **11**, 237–243.

et al. (2011). The effect of different interdental cleaning devices on gingival bleeding. *Journal International Academy of Periodontology* **13**, 2–10.

[152] Rosling, B., Nyman, S. & Lindhe, J. (1976). The effect of systematic plaque control on bone regeneration in infrabony pockets. *Journal of Clinical Periodontology* **3**, 38–53.

[153] Rowshani, B., Timmerman, M.F. & van der Velden, U. (2004). Plaque development in relation to the periodontal condition and bacterial load of the saliva. *Journal of Clinical Periodontology* **31**, 214–218.

[154] Rylander, H. & Lindhe, J. (1997). Cause-related periodontal therapy. In: Lindhe, J., Karring, T. & Lang, N.P., eds. *Clinical Periodontology and Implant Dentistry.* Copenhagen: Munksgaard, pp. 438–447.

[155] Sambunjak, D., Nickerson, J.W., Poklepovic, T. *et al.* (2011). Flossing for the management of periodontal diseases and dental caries in adults. *Cochrane Database of Systematic Reviews* **7**, CD008829.

[156] Saxer, U.P. & Yankell, S.L. (1997). Impact of improved toothbrushes on dental diseases I. *Quintessence International* **28**, 513–525.

[157] Saxer, U.P., Barbakow, J. & Yankell, S.L. (1998). New studies on estimated and actual toothbrushing times and dentifrice use. *Journal of Clinical Dentistry* **9**, 49–51.

[158] Schätzle, M., Löe, H., Lang, N.P. *et al.* (2004). The clinical course of chronic periodontitis. *Journal of Clinical Periodontology* **31**, 1122–1127.

[159] Schmage, P., Platzer, U. & Nergiz, I. (1999) Comparison between manual and mechanical methods of interproximal hygiene. *Quintessence International* **30**, 535–539.

[160] Schmidt, J.C., Zaugg, C., Weiger, R. & Walter, C. (2013). Brushing without brushing?-a review of the efficacy of powered toothbrushes in noncontact biofilm removal. *Clinical Oral Investigation* **17**, 687–709.

[161] Sforza, N.M., Rimondini, L., di Menna, F. & Camorali, C. (2000). Plaque removal by worn toothbrush. *Journal of Clinical Periodontology* **27**, 212–216.

[162] Sharma, N.C., Lyle, D.M., Qaqish, J.G. & Schuller, R. (2012a). Comparison of two power interdental cleaning devices on plaque removal. *Journal Clinical Dentistry* **23**, 17–21.

[163] Sharma, N.C., Lyle, D.M., Qaqish, J.G. & Schuller, R. (2012b). Comparison of two power interdental cleaning devices on the reduction of gingivitis. *Journal Clinical Dentistry* **23**, 22–26.

[164] Sheiham, A. & Netuveli, G.S. (2002). Periodontal diseases in Europe. *Periodontology 2000* **29**, 104–121.

[165] Sicilia, A., Arregui, I., Gallego, M., Cabezas, B. & Cuesta, S. (2002). A systematic review of powered v.s. manual toothbrushes in periodontal cause-related therapy. *Journal of Clinical Periodontology* **29**, 39–54.

[166] Slot, D.E., Dörfer, C.E. & Van der Weijden, G.A. (2008). The efficacy of interdental brushes on plaque and parameters of periodontal inflammation: a systematic review. *International Journal Dental Hygiene* **6**, 253–264.

[167] Slot, D.E., Wiggelinkhuizen, L., Rosema, N.A. & Van der Weijden, G.A. (2012). The efficacy of manual toothbrushes following a brushing exercise: a systematic review. *International Journal Dental Hygiene* **10**, 187–197.

[168] Stålnacke, K., Söderfeldt, B. & Sjödin, B. (1995). Compliance in the use of electric toothbrushes. *Acta Odontologica Scandinavica* **53**, 17–19.

[169] Stean, H. & Forward, G.C. (1980). Measurement of plaque growth following toothbrushing. *Community Dentistry and Oral Epidemiology* **8**, 420–423.

[170] Stewart, J.E. & Wolfe, G.R. (1989). The retention of newly-acquired brushing and flossing skills. *Journal of Clinical Periodontology* **16**, 331–332.

[171] Stillman, P.R. (1932). A philosophy of treatment of periodontal

disease. *Dental Digest* **38**, 315–322.

[172] Tan, E. & Daly, C. (2002). Comparison of new and 3-month-old toothbrushes in plaque removal. *Journal of Clinical Periodontology* **29**, 645–650.

[173] Tellefsen, G., Liljeborg, A,, Johannsen, A, & Johannsen, G. (2011). The role of the toothbrush in the abrasion process. *International Journal Dental Hygiene* **9**, 284–290.

[174] Thomas, M.V. (2004). Oral physiotherapy. In: Rose, L.F., Mealey, B.L., Genco, R.J. & Cohen, W., eds. *Periodontics, Medicine, Surgery and Implants*. St Louis: Mosby, pp. 214–236.

[175] Tritten, C.B. & Armitage, G.C. (1996). Comparison of a sonic and a manual toothbrush for efficacy in supragingival plaque removal and reduction of gingivitis. *Journal of Clinical Periodontology* **23**, 641–648.

[176] Van der Sleen, M.I., Slot, D.E., Van Trijffel, E., Winkel, E.G. & Van der Weijden, G.A. (2010). Effectiveness of mechanical tongue cleaning on breath odour and tongue coating: a systematic review. *International Journal Dental Hygiene* **8**, 258–268.

[177] Van der Weijden, G.A. & Danser, M.M. (2000). Toothbrushes: benefits versus effects on hard and soft tissues. In: Addy, M., Emberry, G., Edgar, W.M. & Orchardson, R., eds. *Tooth Wear and Sensitivity.* London: Martin Dunitz Ltd., pp. 217–248.

[178] Van der Weijden, G.A. & Hioe, K.P.A. (2005). Systematic review of the effectiveness of self-performed mechanical plaque removal in adults with gingivitis using a manual toothbrush. *Journal of Clinical Periodontology* **32**, 214–228.

[179] Van der Weijden, G.A., Timmerman, M.F., Nijboer, A., Lie, M.A. & van der Velden, U. (1993). A comparative study of electric toothbrushes for the effectiveness of plaque removal in relation to toothbrushing duration. *Journal of Clinical Periodontology* **20**, 476–481.

[180] Van der Weijden, G.A., Timmerman, M.F., Reijerse, E., Mantel, M.S. & van der Velden, U. (1995). The effectiveness of an electronic toothbrush in the removal of established plaque and treatment of gingivitis. *Journal of Clinical Periodontology* **22**, 179–182.

[181] Van der Weijden, G.A., Timmerman, M.F., Snoek, C.M., Reijerse, E. & van der Velden, U. (1996a). Toothbrushing duration and plaque removal efficacy of electric toothbrushes. *American Journal of Dentistry* **9**, 31–36.

[182] Van der Weijden, G.A., Timmerman, M.F., Reijerse, E., Snoek, C.M. & van der Velden, U. (1996b). Comparison of an oscillating/rotating electric toothbrush and a 'sonic' toothbrush in plaque removing ability. A professional toothbrushing and supervised brushing study. *Journal of Clinical Periodontology* **23**, 407–411.

[183] Van der Weijden, G.A., Timmerman, M.F., Reijerse, E., Snoek, C.M. & van der Velden, U. (1996c). Toothbrushing force in relation to plaque removal. *Journal of Clinical Periodontology* **23**, 724–729.

[184] Van der Weijden, G.A., Timmerman, M.F., Danser, M.M. & van der Velden, U. (1998a). Relationship between the plaque removal efficacy of a manual toothbrush and brushing force. *Journal of Clinical Periodontology* **25**, 413–416.

[185] Van der Weijden, G.A., Timmerman M.F., Piscaer, M., IJzerman, Y. & van der Velden, U. (2002a). A clinical comparison of three powered toothbrushes. *Journal of Clinical Periodontology* **29**, 1042–1047.

[186] Van der Weijden, G.A., Timmerman, M.F., Piscaer, M. *et al.* (2002b) Effectiveness of an electrically active brush in the removal of overnight plaque and treatment of gingivitis. *Journal of Clinical Periodontology* **29**, 699–704.

[187] Van der Weijden, F.A., Campbell, S.L., Dörfer, C.E., González-Cabezas, C. & Slot, D.E. (2011). Safety of oscillating-rotating powered brushes compared to manual toothbrushes: a systematic review. *Journal of Periodontology* **82**, 5–24.

[188] Van Palenstein Helderman, W.H., Kyaing, M.M., Aung, M.T. *et al.* (2006). Plaque removal by young children using old and new toothbrushes. *Journal of Dental Research* **85**, 1138–1142.

[189] Versteeg, P.A., Timmerman M.F., Piscaer. M., van der Velden, U. & Van der Weijden, G.A. (2005). Brushing with and without dentifrice on gingival abrasion. *Journal of Clinical Periodontology* **32**, 158–162.

[190] Versteeg, P.A., Rosema, N.A., Timmerman, M.F., Van der Velden, U. & Van der Weijden, G.A. (2008a). Evaluation of two soft manual toothbrushes with different filament designs in relation to gingival abrasion and plaque removing efficacy. *International Journal Dental Hygiene* **6**, 166–173.

[191] Versteeg, P.A., Piscaer, M., Rosema, N.A. *et al.* (2008b). Tapered toothbrush filaments in relation to gingival abrasion, removal of plaque and treatment of gingivitis. *International Journal Dental Hygiene* **6**, 174–182.

[192] Waerhaug, J. (1976). The interdental brush and its place in operative and crown and bridge dentistry. *Journal of Oral Rehabilitation* **3**, 107–113.

[193] Waerhaug, J. (1981a). Effect of toothbrushing on subgingival plaque formation. *Journal of Periodontology* **52**, 30–34.

[194] Waerhaug, J. (1981b). Healing of the dento-epithelial junction following the use of dental floss. *Journal of Clinical Periodontology* **8**, 144–150.

[195] Walsh, M.M. & Heckman, B.L. (1985) Interproximal subgingival cleaning by dental floss and the toothpick. *Dental Hygiene (Chicago)* **59**, 464–467.

[196] Walsh, M.M,, Heckman, B.H. & Moreau-Diettinger, R. (1985). Use of gingival bleeding for reinforcement of oral home care behavior. *Community Dentistry and Oral Epidemiology* **13**, 133–135.

[197] Warren, P.R. (1998). Electric toothbrush use – Attitudes and experience among dental practitioners in Germany. *American Journal of Dentistry* **11**, S3–S6.

[198] Warren, P.R. & Chater, B.V. (1996). An overview of established interdental cleaning methods. *Journal of Clinical Dentistry* **7 Special No 3**, 65–69.

[199] Warren, P.R., Ray, T.S., Cugini, M. & Chater, B.V. (2000). A practice-based study of a power toothbrush: assessment of effectiveness and acceptance. *Journal of the American Dental Association* **13**, 389–394.

[200] Warren, P.R., Jacobs, D., Low, M.A., Chater, B.V. & King, D.W. (2002). A clinical investigation into the effect of toothbrush wear on efficacy. *Journal of Clinical Dentistry* **13**, 119–124.

[201] Weiger, R. (1988). Die "Denta-Solar"-klinische untersuchung einer neuen zahnbürste mit intergriertem halbleiter aus TiO_2. *Oralprophylaxe* **10**, 79–83.

[202] Wennström, J.L., Heijl, L., Dahlen, G. & Grondahl, K. (1987). Periodic subgingival antimicrobial irrigation of periodontal pockets (I). Clinical observations. *Journal of Clinical Periodontology* **14**, 541–550.

[203] Wiegand, A., Schwerzmann, M., Sener, B. *et al.* (2008). Impact of toothpaste slurry abrasivity and toothbrush filament stiffness on abrasion of eroded enamel - an *in vitro* study. *Acta Odontologica Scandinavica* **66**, 231–235.

[204] Wilkins, E.M. (1999). Oral Infection control: toothbrushes and toothbrushing In: *Clinical Practice of the Dental Hygienist*. Philadelphia: Lippincott Williams & Wilkins, pp. 350–369.

[205] Wolffe, G.N. (1976). An evaluation of proximal surface cleansing agents. *Journal of Clinical Periodontology* **3**, 148–156.

[206] Yaegaki, K. & Sanada, K. (1991). Volatile sulfur compounds in mouth air from clinically health subjects and patients with periodontal disease. *Journal of Periodontal Research* **27**, 2333–2238.

[207] Yankell, S.L., Emling, R.C. & Pérez, B. (1996). A six-month clinical evaluation of the Dentrust toothbrush. *Journal of Clinical Dentistry* **7**, 106–109.

[208] Yost, K.G., Mallatt, M.E. & Liebman, J. (2006). Interproximal gingivitis and plaque reduction by four interdental products. *Journal of Clinical Dentistry* **17**, 79–83.

[209] Zimmer, S., Fosca, M. & Roulet, J.F. (2000). Clinical study of the effectiveness of two sonic toothbrushes. *Journal of Clinical Dentistry* **11**, 24–27.

[210] Zimmer, S., Öztürk, M., Barthel, C.R., Bizhang, M. & Jordan, R.A. (2011). Cleaning efficacy and soft tissue trauma after use of manual toothbrushes with different bristle stiffness. *Journal of Periodontology* **82**, 267–271.

第37章

化学法控制口腔和牙菌斑生物膜
Chemical Oral and Dental Biofilm Control

David Herrera, Jorge Serrano

ETEP (Etiology and Therapy of Periodontal Diseases) Research Group, Faculty of Odontology,
University of Complutense, Madrid, Spain

龈上菌斑控制的基本原理

　　口腔生物膜的细菌可引起人类最流行的口腔疾病：龋齿和牙周病。因此，控制菌斑生物膜是预防这些疾病的必要条件。

　　可将牙周病的预防水平分为3级（Baehni & Takeuchi 2003）：

- 一级预防：通过在病原菌和宿主间建立屏障来保护患者免受致病菌的伤害。保护人类口腔健康，避免疾病进展。
- 二级预防：控制致病菌接触宿主后疾病的进展；恢复健康；不损伤宿主组织。
- 三级预防：控制疾病的发展；尽力恢复宿主组织健康，但可能伴随不同程度的功能损害。

牙周病的一级预防是通过机械法和/或化学法控制牙菌斑从而控制龈炎的进展（Baehni & Takeuchi 2003）。牙周炎一级预防的目标旨在防止健康牙龈（无牙龈炎）发展为牙周炎。大多数人群的目标应达到控制牙菌斑水平，从多方面来防止牙龈炎。

- 刷牙必须作为日常个人卫生习惯的一部分。
- 应该考虑到行为因素。
- 清洁方法应该被大众接受。
- 推荐的清洁方法在日常生活中应该很容易执行。
- 卫生措施应该是简单易行的。
- 清洁措施的质量控制方法应该是程序的一部分，以保证其质量。

一旦通过适当的牙周治疗从病因学水平阻断疾病的发展，牙周疾病的二、三级预防就可以通过包括个人生物膜控制和定期的专业菌斑控制再评估等牙周支持治疗来实现（Baehni & Takeuchi 2003）。

口腔清洁用品

因此，在牙周病的一级，二级和三级预防中龈上菌斑的控制至关重要。为了控制口腔生物膜，市面上已开发和销售出不同的口腔卫生用品。口腔卫生用品是指为患者设计的，有利于口腔健康和美容的 "机械方法和化学方法"（Addy & Moran 1997）。

因此，口腔卫生用品包括机械方法和化学方法。

机械法控制菌斑

通过手动牙刷，各种各样的牙间隙清洁器械以及电动牙刷等可以以物理方式破坏和消除口腔生物膜（van der Weijden & Slot 2011）。

手动刷牙是应用最广泛的菌斑控制方法（Saxer & Yankell 1997；Hugoson et al. 1998），已证明它能有效控制生物膜和预防牙

龈炎（Hancock 1996；van der Weijden & Hioe 2005）。目前也已证明电动牙刷也是有效的（van der Weijden et al. 1998）。

牙间隙清洁用品也可有效减少牙菌斑和牙龈指数（Kinane 1998）。然而，它们的使用受到了一些因素的限制，如使用过程中缺乏适当的指导，使用时困难，使用时间有限，并且对其存在的潜在不利影响的认识。在可利用的工具中，牙线是最广泛应用的，而牙间隙刷是最容易被接受的。

菌斑控制的机械方法已在第36章详述。

局限性

研究证明机械法可有效控制牙菌斑和牙龈炎，但不同研究（Rugg-Gunn & MacGregor 1978；Lavstedt et al. 1982；Addy et al. 1986；Albandar & Buischi 1995；Hugoson & Jordan 2004）和系统性回顾（van der Weijden & Hioe 2005）已显示单独的器械控制不足以阻止大多数患者牙周病的发生和复发。这可以用以下不同的原因来解释：

- 使用时间有限：正常人平常刷牙时间不超过37秒（Beals et al. 2000）。
- 每天使用牙间隙刷的人群小于10%（Ronis et al. 1994），只有2%～10%的人群每天使用牙线（Lang et al. 1995；Stewart et al. 1997；MacGregor et al. 1998）。
- 甚至接受口腔卫生指导的患者，随时间的推移都会恢复到菌斑基线水平（Stewart et al. 1997）。在大多数机械性菌斑控制的研究中，会发生霍桑效应，这可能就是在研究结束时患者仍不能维持其口腔卫生的原因（Johansen et al. 1975；Emilson & Fornell 1976；Löe et al. 1976；Lindhe et al. 1993；Yates et al. 1993；Claydon et al. 1996；Rosling et al. 1997b）。
- 由于缺乏足够的清洁（舌背、颊黏膜表面）或位置很难抵达（扁桃体），也缺乏对除了牙菌斑外其他口腔生物膜的控制（Quirynen et al. 1995；Greenstein 2002，2004）。

此外，在一些情况下无法获得足够的机械

性菌斑控制，包括口腔或牙周手术后，患者颌间固定后，在急性黏膜或牙龈感染后疼痛不能以机械法控制口腔卫生，精神或身体残疾的患者等（Storhaug 1977；Nash & Addy 1979；Shaw et al. 1984；Zambon et al. 1989；Hartnett & Shiloah 1991；Laspisa et al. 1994；Eley 1999）。

化学法控制菌斑

化学法控制菌斑对不能通过机械法适当控制

(a)

(b)

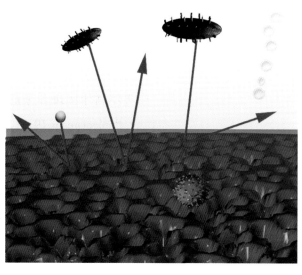 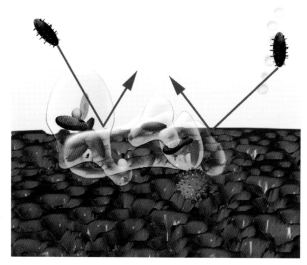

(c)

(d)

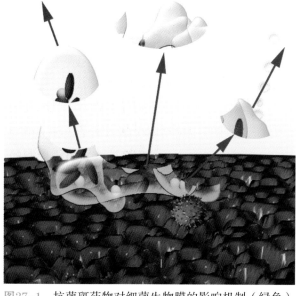 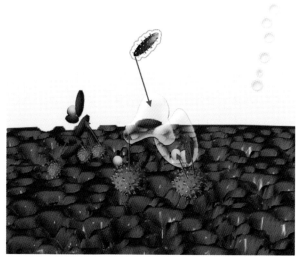

图37-1 抗菌斑药物对细菌生物膜的影响机制（绿色）。（a）预防牙齿表面的细菌黏附：活性剂在牙齿表面形成一个薄膜（蓝膜），干扰细菌黏附（红色箭头），从而避免细菌的定植。（b）杀菌或抑菌影响，避免细菌增殖和共聚：干扰细菌分裂（破坏细菌的细胞在图中用红色标出）从而干扰生物膜的形成。此外，由于非有利的细菌生长环境条件，阻碍了新物种细菌（红色箭头）的共聚从而阻止生物膜的成熟。（c）从牙齿表面破坏生物膜："化学冲刷"。化学药品通过破坏牙表面和生物膜表面之间的化学连接与破坏生物膜结构，分离和/或清除牙齿表面的生物膜（红色箭头）。（d）通过不同的机制改变生物膜致病性或增强宿主免疫系统：增强宿主防御系统可使宿主能更有效地控制生物膜（短的红色箭头），通过释放不同产物，如细菌素或通过竞争营养物质影响某些特定的细菌生物膜的发展和成熟（长的红色箭头）。

龈上生物膜的患者是必需的。化学药物的应用应作为机械控制的辅助。后者可以减少生物膜的数量，破坏生物膜结构，有利于化学药物更有效地发挥作用（FDI Commission 2002b）。联合应用要优于单独应用，因为多数化学药物只能对抗大部分生物膜表面的细菌。尽管已有研究证明一些药物具有渗透性，如氯己定（CHX）（Netuschil et al. 1995）和香精油（Pan et al. 1999，2000；Fine et al. 2001）。

化学药品（尤其是抗菌剂）在控制菌斑和牙龈炎水平中的作用已被广泛评估，并且已有不同的系统回顾对其中一些药品的效能进行了观察（Hioe & van der Weijden 2005；Gunsolley 2006；Paraskevas & van der Weijden 2006；Addy et al. 2007；Stoeken et al. 2007；Gunsolley 2010；Sahrmann et al. 2010；Afennich et al. 2011；Hossainian et al. 2011）。

作用机制

化学法控制菌斑是通过多种作用机制来实现（图37-1），包括通过影响数量（减少微生物的数量）和/或性质（改变生物膜的活性）来实现（FDI Commission 2002b）：

- 阻止细菌的黏附。
- 抑制细菌的生长和共聚。
- 清除已形成的生物膜。
- 改变生物膜的致病性。

化学制剂的分类

化学性菌斑控制的化学制剂可根据它们的影响进行分类（Lang & Newman 1997）：

- 抗菌剂：体外抗菌剂或杀菌剂。
- 菌斑减少或抑制剂：能够影响菌斑数量和性质但不能减少牙龈炎和/或龋病的发生。
- 抗菌斑药物：能充分影响菌斑，对控制牙龈炎和/或龋齿是有利的。
- 抗牙龈炎药物：包括抗炎症药物，能够减少牙龈炎症而不一定影响牙菌斑。

这些定义在欧洲被广泛接受，但在北美"抗菌斑药物"通常指能够显著降低菌斑水平的化学制剂，同时"抗牙龈炎药物"指能够显著减轻牙龈炎症水平的化学制剂。

理想特征

关于理想的控制菌斑的化学药物的特点已有不同的学者进行了总结（Loesche 1976；van der Ouderaa 1991；Baker 1993；Fischman 1994）：

- 特异性。化学性菌斑控制的化学制剂和成分应具备广泛的活性作用范围，包括抗菌，抗病毒和抗酵母菌的作用。更特异性的药物，如抗生素，不得用于牙周疾病的预防，它们仅用于高风险的菌血症患者中，和只在一些特殊牙周治疗的条件下使用（Herrera et al. 2008）。
- 有效性。化学药物的抗菌能力，需在体外和体内研究中证明能有效抑制牙龈炎和牙周炎微生物。虽然可能只在高剂量有杀菌效果，但在低剂量也应该具有抗菌能力（FDI Commission 2002b）。
- 亲和力。化学制剂的影响并不只取决于在体外的抗菌活性。在体内其他因素会影响其活性，其中亲和力可能是最相关的因素。亲和力被定义为体内抗菌作用的持续时间（FDI Commission 2002b）和作为评估在一个特定的媒介中，药物和基质之间相互接触时间的手段。这个时间可能比预想的简单机械沉积的时间长（van Abbé 1974）（图37-2）。根据它们的亲和力，化学制剂已经分为3代（Kornman 1986a）：
  - 第一代药物：在其有限作用时间内亲和力非常有限，例如酚醛衍生品、植物提取物、氟化物、季铵化合物和氧化剂。
  - 第二代药物：具备良好的亲和力，氯己定就是最好的例子。
  - 第三代药物：包括干扰或防止细菌或生物膜附着的药物。

由于防腐剂的使用目的是防止生物膜的形成，因此它们作用的持续时间越长，活性就越

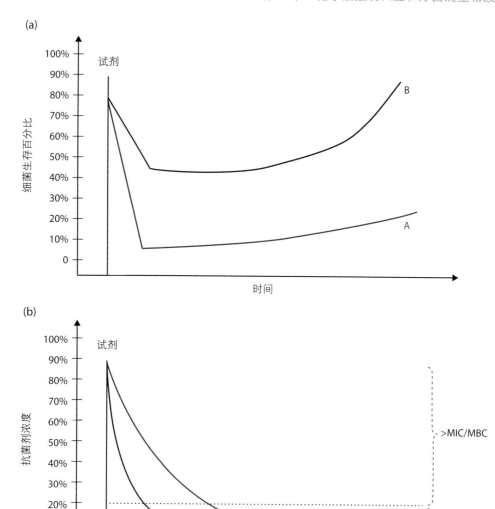

图37-2　亲和力。（a，b）两个不同试剂的亲和力（用已定义方法测量化学试剂和基质之间的接触时间）：随着时间的推移，化学试剂的浓度降低，细菌浓度增加。A试剂比B试剂具有更好的亲和力。（a）细菌生存比例与试剂接触时间的关系。（b）抗菌剂的浓度与接触时间的关系（MIC：最低抑菌浓度；MBC：最低杀菌浓度）。

高。举例来说，氯己定是亲和力最高的药物，这与其最强抗菌斑作用相关。

- 安全性。在人体使用之前一定已在动物模型中证明是安全的。由于药物预防的长期性以及期望其能长期使用，因此副作用必须最少。

- 稳定性。化学制剂必须在室温较长时间稳定保存。当混合不同的原料时应该注意，避免分子之间的相互影响。

化学性生物膜控制药物的活性评估

为了评估化学药物的菌斑抑制和抗菌斑活性，学者建议做连续地评估，最后关于药物家庭使用的随机临床实验至少持续6个月（Addy & Moran 1997）。

体外研究

细菌测试评估抗菌活性是通过测量对不同种类的细菌的最低抑菌浓度（MIC）和最低杀菌浓度（MBC）完成的。抗菌活性和抗菌谱提供的信息是有限的，首先因为会受体内许多其他因素的影响，其次由于在体外实验中，细菌通常作为浮游细胞进行检测，而在口腔内其为附着生物膜细胞。然而，抗菌测试对化学药品的首次筛选或对评价新药剂配方的影响仍是有效的。

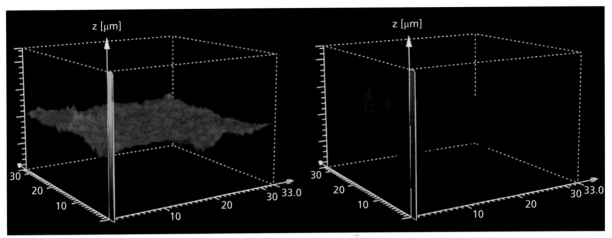

图37-3　用共聚焦显微镜三维评估生物膜中的细胞活力。绿色显示细胞有活性，且当细胞的细胞质膜受损时为红色。这个工具可以评估杀菌剂对生物膜的渗透能力及其杀菌活性。

关于药物的体外摄取研究是评估化学试剂在不同表面的吸附能力，如羟磷灰石、釉质、牙本质。

可以用不同的化学方法评估化学试剂生物利用度和活性，如分光光度法或通过间接方法（如染色）。

生物膜模型能够在体外模拟化学药物对固着生物膜细菌细胞的实验，这可以更好地模拟真实的生活环境（Xu et al. 2000；Shapiro et al. 2002；Socransky & Haffajee 2002）。然而，除了提出几个不同的体外生物膜模型外，目前并没有标准化的测试和可接受的模型（Sanchez et al. 2011）。除了抗菌活性外，其他相关信息如化学制剂对生物膜的渗透性，也可以通过这些模型获得。CHX和香精油都已被证实有能力穿透生物膜并发挥杀菌作用（Arweiler et al. 2001；Shapiro et al. 2002；Arweiler et al. 2003；Ouhayoun 2003；Corbin et al. 2011；Guggenheim & Meier 2011；Otten et al. 2011）（图37-3）。

体内研究

药物持久性研究通过测量口腔唾液或在牙菌斑中化学药物水平来评估其在单次使用后的保留时间。这些研究没有提供药物活性的相关信息（Rolla et al. 1971；Bonesvoll et al. 1974a, b；Gjermo et al. 1974，1975；Bonesvoll 1978）。

通过活体生物膜研究模型评价不同的药物成分对牙釉质、牙本质和其他用于患者口腔的材料（不同的义齿修复材料）的作用效果，并回收以评价不同材料表面生物膜组成（交叉实验设计）（Pan et al. 2000；Sreenivasan et al. 2004）。

体内抗菌实验设计为交叉研究（安慰剂和阳性对照组），测量单独使用药物（漱口水、牙膏或水性凝胶）之前和之后（几个小时和在不同时间）唾液中细菌的数量。本研究设计自从第一次用于氯己定（Schiett et al. 1970）评估后已广泛应用，可以提供抗菌活性和活性持续时间。

菌斑再生模型也设计为交叉研究（安慰剂组和阳性对照组），在经过一段时间的专业预防措施后（通常3~4天）评估菌斑再生情况，此研究只运用于测试口腔卫生清洁后的形成状况（未行机械法控制口腔卫生）。由此获得关于化学药物抑制菌斑能力的信息（Harrap 1974；Addy et al. 1983；Moran et al. 1992；Arweiler et al. 2002；Pizzo et al. 2008）。

实验性牙龈炎模型与菌斑再生模型有相同的设计，但评价牙龈炎指数时检测时间更长（通常是12~28天）（Löe 1965；Löe & Schiøtt 1970）。不允许有机械性菌斑控制。由于研究时间较长也可以设计为平行研究。

家用类临床实验

通常认为药物的菌斑抑制作用和抗菌斑活性需要长期（至少6个月），并且能够在家中进行的随机临床实验来验证，还要能够显示安全性和尽可能少的副作用。在这些研究中，所检测的制剂是辅助机械菌斑控制的手段。为了使他们的结论更有效，此类实验的特点如下（Council of Dental Therapeutics 1986）：

- 双盲（患者和检测者）。
- 控制（阳性或阴性的控制）。由于霍桑效应的存在，因此将制剂的效果与基线值比较是无效的（由于受试者意识到这项研究的存在，这会使他们改善口腔卫生习惯），同样在这些研究的初始阶段，专业预防方法的比较也是无意义的（Overholser 1988）。
- 至少持续6个月时间。这一时间段有许多优点：6个月是典型的两个连续的牙周治疗支持随访间隔的时间；它允许对长期不良事件（包括微生物学的影响）进行足够的评估；而且可能部分弥补霍桑效应，因为这种效应会随研究进展慢慢消失（Overholser 1988）。
- 微生物学的评价来评估机会致病菌或耐药菌株过度生长的情况。
- 对微生物取样、菌斑的评估和牙龈指数的检测应在基线水平，最后阶段和时间中点（例如3个月）进行。

除此之外，影响这些研究质量的其他因素也应该考虑，如选择一个代表性的人群，不同因素在研究组别间的同质性（年龄、吸烟、性别、普遍性、口腔和牙周健康等）。临床实验必须清晰，具有可比性，在内部和外部都有效（Koch & Paquette 1997）。

基于至少两个长达6个月的独立调查研究，有效地证明了实验组和阴性对照组在菌斑与牙龈炎方面的显著差异，不同的产品因菌斑抑制作用和/或抗菌斑活性被美国牙科协会（ADA）和食品药品监督管理局（FDA）批准生产。

随后，我们回顾了那些支持使用最普通药物的科学依据，特别关注那些为期6个月并且在家中进行的临床实验和利用Meta分析进行的系统回顾。

活性剂

抗生素

青霉素、四环素、灭滴灵、万古霉素、卡那霉素和螺旋霉素。

- 特征。当全身运用抗生素时，由于血清水平稳定（包括牙龈沟液），抗生素能发挥更大的效果；而局部应用时，由于作用时间有限影响较小。
- 评估。已经证明不同组的抗生素对口腔生物膜产生影响。
- 局限性。由于抗生素有较低的风险收益比，包括不良反应和增加细菌的耐药性，故不推荐对抗牙菌斑使用（Genco 1981；Kornman 1986b；Slots & Rams 1990；Herrera et al. 2000；van Winkelhoff et al. 2000）。
- 用途和销售。不应该被用于化学菌斑控制。

酶

破坏生物膜

葡聚糖酶、变聚糖酶、蛋白酶、脂酶。

- 特征。很低的亲和力和较多的副作用（Addy 1986）。
- 评估。由于其副作用，故在体内使用是有限的。其他酶和酶复合物也进行评价，但目前只有在体外数据是可用的（Johansen et al. 1997；Donlan & Costerton 2002）。
- 局限性。常见的副作用（Hull 1980；Addy 1986）。
- 用途、销售批号。

增强宿主防御力

葡萄糖氧化酶和淀粉转葡糖苷酶。

- 特征。作用机制是依赖唾液乳酸过氧化酶系统将硫氰酸催化为亚硫氰酸的过程。

- 评估。体内研究结果发现其对牙龈炎的影响是存在矛盾的，目前并没有长期的研究实验（Addy 1986；Moran et al. 1989；Kirstila et al. 1994；Hatti et al. 2007）。

- 局限性。缺乏科学证据。

- 有效性，市场化。瑞典马尔默的Opus Health Care AB公司生产的Zendium漱口水中含有淀粉葡糖苷酶、葡糖苷酶、乳过氧化物酶、氟化钠、木糖醇、锌，不含酒精；同样其牙膏中也含有类似成分。另一种已经商业化的牙膏是比利时那慕尔的Bio-X Healthcare公司生产的百奥素，这种牙膏中含有乳铁蛋白、溶解酶素和乳过氧化物酶。

临床评估已证明0.1%和0.2%地莫匹醇漱口水（Collaert et al. 1992；Moran et al. 1992；Abbott et al. 1994；Claydon et al. 1996；Zee et al. 1997），可作为有效的抗菌斑剂。

2005年FDA批准的0.2%地莫匹醇的漱口水用于治疗牙龈炎（Imrey et al. 1994）。

- 局限性。相关的副作用是牙齿染色、黏膜（如舌）暂时感觉麻木和烧灼感。

- 用途、市场化。地莫匹醇被辛克莱制药公司（法国巴黎）在一些国家销售，名为地莫匹醇，漱口水（含有1.5%酒精）其浓度为0.2%，0.11%氟化钠的牙膏中其含量也为0.2%。

氨醇

地莫匹醇（图37-4）和辛哌醇。

- 特征。氨醇的作用机制尚未完全清楚，但它们不是抗生素，它们的作用是通过抑制生物膜基质或破坏生物膜基质形成来完成的。地莫匹醇还能抑制变形链球菌葡聚糖的合成（Rundegren et al. 1992；Elworthy et al. 1995），降低由细菌产生的酸的合成（Simonsson et al. 1991）。

- 评估。在系统回顾中（Addy et al. 2007），

清洁剂

最重要和常用的清洁剂或表面活性剂（表面活性化合物）是月桂醇硫酸酯钠盐（SLS）。

- 特征。研究表明SLS对菌斑有5～7小时亲和力。清洁剂的发泡性能可能有助于消除菌斑，但目前没有足够的证据来支持这种说法。

- 评估。SLS抗菌作用和对菌斑的抑制作用有限（Addy et al. 1983；Moran et al. 1988）。

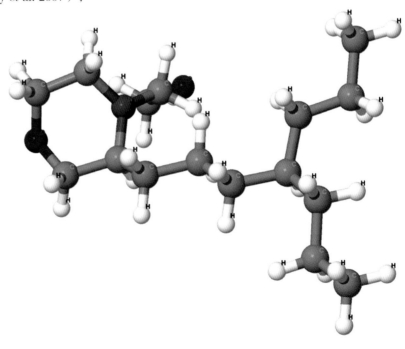

图37-4　地莫匹醇的化学结构（见于Jmol：3D化学结构的开放资源Java客户端。http://www.jmol.org/）。

- 局限性。SLS与口腔超敏反应有关，包括唇炎、口腔炎、口腔溃疡、烧灼感和脱皮（Herlofson & Barkvoll 1996；Chahine et al. 1997；Plonait & Reichart 1999）。
- 用途、市场化。SLS存在于许多牙膏和漱口水配方中，但尚未作为一个单独的活性剂产品使用。

供氧剂

高硼酸钠，过氧碳酸和过氧化氢。

- 特征。该类药物通过释放氧气起到抗菌作用。
- 评估。研究显示过硼酸盐和过氧碳酸具有一些抗菌和菌斑抑制活性（Moran et al. 1995）。一个纳入了10篇文献的系统评价（Hossainian et al. 2011）评估了过氧化氢的抑菌作用，这10篇文献均进行了6个月的随访，其中3篇的偏倚风险很低。其在短期内未观察到明显效果，但6个月研究证明其能明显改善牙龈指数（Hasturk et al. 2004）。
- 局限性。过硼酸盐和过氧碳酸没有长期研究的数据，且只有一篇已经发表的关于研究过氧化氢的文章。在低浓度（<1.5%）的过氧化氢，不良事件并不常见，但在较高的浓度时，常有疼痛和口腔溃疡发生（Rees & Orth 1986）。
- 有效性、市场化。过硼酸盐（Bocasan®，Amosan®）和过氧碳酸（Kavosan®）曾在宝洁公司（辛辛那提，俄亥俄州，美国）销售量很好，但目前这些产品只在少数几个国家有售。过氧化氢在北美有公司销售，如Rembrant®（Dent-Mat有限公司，圣玛利亚，加利福尼亚，美国）。

金属盐类

乳酸锌、柠檬酸锌、硫酸锌、氯化锌。

- 特征。在低浓度，没有不良反应的报告。
- 评估。单独使用时，它们对菌斑的影响有限，但如果结合其他活性剂，能显著改善亲和力和活性。
- 局限性。目前暂时不明确。
- 用途、市场化。通常联合氯己定，氯化十六烷吡啶（CPC），三氯生，海克替啶等。药物联合应用可用于菌斑控制（氯己定乳酸锌，柠檬酸锌三氯生），但一些组合也被用于评估口臭控制（乳酸锌氯己定和乳酸锌氯化十六烷吡啶），牙石控制（氯化锌精油）或溃疡愈合（硫酸锌三氯生）。

氟化亚锡

自1940年以来氟化亚锡已经广泛应用于牙膏、漱口水、凝胶中。迄今已经测试了几种配方，但最常见的评估是对以下两种配方：氟化亚锡与氟化胺相结合（见下文），以及不同配方的0.454%氟化亚锡牙膏（在最近的配方中是结合六偏磷酸钠（SHMP）]。

- 特征。氟化物与锡结合（SnF_2）；由于其在水溶液中稳定性有限难以用于口腔卫生清洁（Miller et al. 1969）。故不常用于漱口水中。
- 评估。一些为期6个月的研究评估了其凝胶或牙膏产品，最常见的（5次调查）研究是针对0.454%氟化亚锡（Beiswanger et al. 1995；Perlich et al. 1995；Mankodi et al. 1997；McClanahan et al. 1997；Williams et al. 1997），但也有对氟化亚锡加六偏磷酸钠（Mankodi et al. 2005a；Mallatt et al. 2007；Boneta e et al. 2010）和一些老的配方（Boyd & Chun 1994；Wolff et al. 1989）的研究。关于其漱口水产品的研究则更少得多（Leverett et al. 1984，1986）。在一篇系统回顾中，0.454%氟化亚锡配方能显著地改善牙龈炎（加权平均差（WMD）0.441；$P<0.001$，有显著的异质性$P=0.010$）。在另一项系统评价中基线没有显著差异，这项系统评价的Meta分析

因为数据在最后的随访阶段才合并，其有效性受到限制。另外，最终的结果结合了不同的氟化亚锡配方，包括氟化铵结合物。最终观察的牙龈指数（WMD-0.15）、改良后的牙龈指数（WMD-0.21）和菌斑指数（WMD-0.31）的结果显示显著的差异性，总体表现出显著的不均一性，虽然基线时没有差异。

- 局限性。主要限制因素是牙齿染色（Brecx et al. 1993；Paraskevas & van der Weijden 2006）。
- 用途、销售。最近销售的配方是佳洁士 Pro-Health（宝洁公司，辛辛那提，俄亥俄州，美国），用0.454%氟化亚锡和六偏磷酸钠、乳酸锌和十二烷基硫酸钠组成；已通过美国牙医学会认证。早期含有0.454%稳定的氟化亚锡的配方是作为佳洁士牙龈护理和佳洁士牙龈加强护理产品销售的（宝洁）。

氟化亚锡与氟化胺

氟化胺是在1950年代由苏黎世大学开发的。

- 特征。氟化亚锡和氟化胺对细菌都有杀菌活性，并且如果它们结合，杀菌活性增加。氟化胺通过抗糖分解作用发挥其抗菌作用。氟化亚锡/胺似乎在牙膏中发挥更大的活性，活性可以维持达8小时（Weiland et al. 2008）。
- 评估。6个月研究评估了氟化亚锡/胺作为牙膏（Sgan-Cohen et al. 1996；Shapira et al. 1999）、漱口水（Zimmermann et al. 1993）或两者共同使用（Mengel et al. 1996；Paraskevas et al. 2005），结果显示单独作为牙膏使用无显著的效果，但漱口水可以明显地减少菌斑和牙龈炎。据报道如果联合使用这两种产品，对菌斑没有明显地影响（Mengel et al. 1996），但对牙龈炎则不同（Paraskevas et al. 2005）。
- 局限性。牙齿染色是最常见的不利影响

（Paraskevas et al. 2005）。
- 用途、销售。牙膏和漱口水是由Meridol公司销售的（伽马氨基丁酸国际公司，特维尔，瑞士）。

其他氟化物

氟化钠或者单氟磷酸钠。

- 特征。已证明能有效降低龋齿发病率（Petersson 1993）。
- 评估。未证明氟离子有菌斑抑制或抗菌斑的功能。
- 局限性。不能单独进行评价。
- 用途、市场化。目前在大多数牙膏中使用。

纯天然药物

血根碱提取物和其他草药成分（甘菊、紫锥菊、鼠尾草、没药、豆科灌木，薄荷油）。

- 特征。血根碱是一种从美洲血根草分离得到的生物碱。
- 评估。血根碱提取物在体外生物膜模型中杀菌能力较低（Shapiro et al. 2002），而临床评估却得到相反的结果（Moran 1988；Scherer et al. 1998；Quirynen et al. 1990）。在20世纪80—90年代早期的6项为期都为6个月的家庭使用实验中，将血根碱提取物与氯化锌混合物作为牙膏（Lobene et al. 1986；Mauriello & Bader 1988）、漱口水（Grossman et al. 1989）或联合使用（Hannah et al. 1989；Harper et al. 1990；Kopczyk et al. 1991）的情况进行了评估。结果显示其联合运用可以显著减少牙菌斑和牙龈炎。
- 局限性。血根碱的使用与口腔黏膜白斑病有关（Mascarenhas et al. 2002）。
- 用途、市场化：Viadent（高露洁，皮斯卡塔韦，新泽西，美国），含有血根碱的提取物，已不再使用。Paradontax（葛兰素史克，米德尔塞克斯，英国）包含其他草药成分。

香精油

漱口水中含有桉油精（0.092%）、薄荷醇（0.042%）、水杨酸甲酯（0.060%）、麝香草酚（0.064%）和酒精（在原始配方中的含量26.9%）（图37-5）。

- 特征。已知香精油具有多种作用机制，如破坏细胞壁，抑制细菌酶和革兰阳性菌脂多糖（LPS）产生的内毒素（Fine et al. 1985），和基于抗氧化活性发挥抗炎作用（Firatli et al. 1994；Sekino & Ramberg 2005）。
- 评估。含有精油的漱口水在生物膜体外模型中，显示了抗菌活性（Fine et al. 2001；Shapiro et al. 2002），并且在不同的为期6

个月的家庭应用效果的口腔卫生研究中发现其具有菌斑抑制和抗菌斑作用（Lamster 1983；Gordon et al. 1985；Beiswanger et al. 1997；DePaola et al. 1989；Grossman et al. 1989；Overholser et al. 1990；Charles et al. 2001；Sharma et al. 2002；Bauroth et al. 2003；Charles et al. 2004；Sharma et al. 2004）。一项至少进行了6个月调查，收纳了11篇文献的系统评价（Stoeken et al. 2007），在Meta分析中发现菌斑（WMD −0.83；$P < 0.00001$）和牙龈指数（WMD −0.32，$P < 0.00001$）都有显著的统计学差异和不均一性。

- 局限性。副作用包括烧灼感和牙齿染色。关于包含酒精的漱口水（包括李斯德林®）与口腔癌的相关性存在有一些争论（Blot

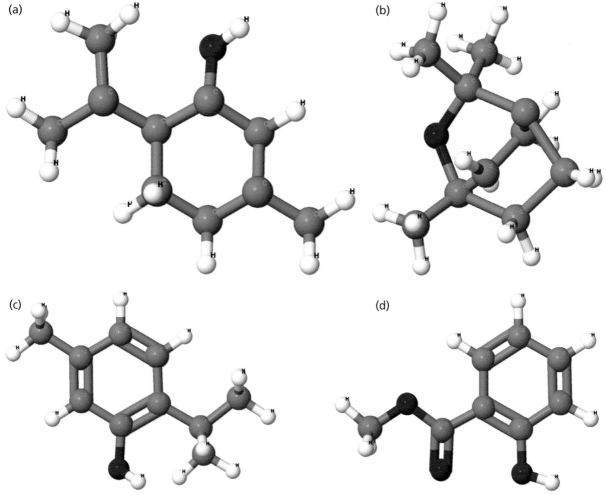

图37-5 香精油的化学结构。（a）薄荷醇。（b）桉油精。（c）麝香草酚。（d）水杨酸甲酯（见于Jmol：3D化学结构的开放资源Java客户端。http://www.jmol.org/）。

et al. 1983）。然而，重要的评估文献不支持两者存在关联（Ciancio 1993；Claffey 2003）。

- 用途、市场化。市场存在配方不同的李斯德林漱口水，其中包含没有酒精漱口水（强生医疗产品，斯基尔曼，新泽西，美国）。

三氯生

三氯生[5-氯-2-（2，4-二苯氧基）苯酚]是一种非离子烯醇二酚的广谱抗生素（Ciancio 2000）（图37-6）。

- 特征。在漱口水和牙膏中使用。在漱口水中，三氯生的浓度为0.2%，杀菌活性有限（Shapiro et al. 2002；Arweiler et al. 2003），其亲和力大约5小时（Jenkins et al. 1991a）。作为牙膏成分使用时，可在刷牙后8小时于牙菌斑中检测到其组分（Gilbert & Williams1987）。为了提高亲和力和/或抗菌活性，三氯生通常与聚乙烯基甲醚马来酸高聚合物、柠檬酸锌或焦磷酸联合使用。三氯生也可能通过影响抑制环氧酶和脂氧合酶途径减少前列腺素和白三烯的合成诱发抗炎效应（Barkvoll & Rolla 1994；Gaffar et al. 1995；Kjaerheim et al. 1996）。

- 评估。为期6个月，针对家庭使用的口腔卫生研究对三个不同的三氯生牙膏配方（三氯生与高聚合物，三氯生与柠檬酸锌，三氯生焦磷酸盐）和漱口水（三氯生与高聚合物）进行了评估。

  ◦ 20世纪90年代就对含有三氯生和柠檬酸锌的牙膏进行了广泛评估（Svatun et al. 1989；Stephen et al. 1990；Svatun et al. 1990，1993a，b；Palomo et al. 1994；Renvert & Birkhed 1995），然而报道的研究结果互相矛盾。通过一项有限元分析（使用了实验的终末值而不是差值）得出可靠性有限的结果，显示其对菌斑（WMD −0.07；$P<0.00001$）有

显著的作用，对出血（WMD−10.81%；$P<0.00001$）的作用更显著（Hioe & van der Weijden 2005）。相反地，另一项系统评价因为考虑到基线与最终观察结果的差异（Gunsolley 2006），所以没有观察到显著的差异。

- 一种含有三氯生和共聚合物的牙膏也在一系列为期6个月的研究中被广泛评估（Garcia-Godoy et al. 1990；Cubells et al. 1991；Deasy et al. 1991；Bolden et al. 1992；Denepitiya et al. 1992；Mankodi et al. 1992；Lindhe et al. 1993；Svatun et al. 1993a；Palomo et al. 1994；Kanchanakamol et al. 1995；Triratana et al. 1995；Hu et al. 1997；McClanahan et al. 1997；Charles et al. 2001；Allen et al. 2002；Winston et al. 2002）。在一项有限元分析中（使用了最终观察结果），该牙膏对Turesky修正的菌斑指数（WMD−0.48；$P<0.0001$）和Talbott修正的牙龈指数（WMD−0.24；

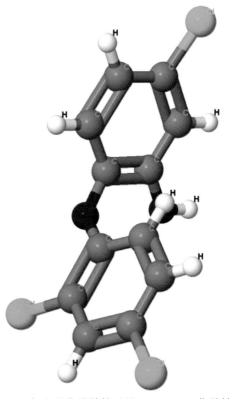

图37-6　三氯生的化学结构（见于Jmol：3D化学结构的开放资源Java客户端。http://www.jmol.org/）。

P<0.0001）都有明显的效果，两项指标都有明显的异质性。在另一项评价基线和最终数据变化的Meta分析中，观察到了对菌斑的显著作用（WMD 0.823），18个研究中14个研究的牙龈指数（WMD 0.858）都存在显著差异，两个指标都有显著的异质性（Gunsolley 2006）。

○ 关于含有焦磷酸三氯生牙膏的评估更少一些（Palomo et al. 1994；Renvert & Birkhed 1995；Grossman et al. 2002；Winston et al. 2002）；结果显示显著的异质性并且不同研究的结果是矛盾的（Gunsolley 2006）。

○ 20世纪90年代关于三氯生共聚合物的漱口水的4项为期6个月的研究证明其在改善菌斑和牙龈指数中有明显的统计学差异（Worthington et al. 1993；Ayad et al. 1995；Triratana et al. 1995；Schaeken et al. 1996）。含有三氯生共聚合物的漱口水配方也可以作为去渍剂被检测，一篇关于两项6个月的Meta分析研究发现其WMD为0.269（*P*<0.0001）（Angelillo et al. 2002）。

• 局限性。没有明确的副作用。但一项体外研究发现水中存在三氯生和自由氯离子时，它们的结合有导致致癌物氯仿生成的风险（Rule et al. 2005）。并且，研究提出了食物生产链中出现三氯生而引起的环境问题。

• 用途，市场化。（0.30%）三氯生共聚合物和（0.24%）氟化钠在市场上是以全效牙膏销售的（高露洁有限公司）。尽管市面上Plax这个名字包含了不同的产品，包括含苯甲酸钠的配方，但含三氯生共聚物的漱口水称为 Plax。

双胍类

氯己定二葡糖酸盐、己联双辛胍二盐酸盐、盐酸奥替尼啶。

• 特征。由两个氯代苯酚环和两个双胍组成的对称分子与中间由一个十六亚甲基连接（图37-7）。

• 评估。该类是良好的抗菌剂。以氯己定为标准，其他双胍类药物显示类似的或稍低的抗菌活性（Shapiro et al. 2002）。

• 局限性。所有双胍类相似，但有关氯己定的研究更多。

• 用途、市场化。市场上有许多氯己定配方。

氯己定

氯己定是评估最广泛和最有效对抗口腔生物膜的制剂。对其活性的首次研究距今已超过50年（Schroeder 1969）。

氯己定的漱口水浓度通常为0.1%～0.2%（Löe et al. 1976；Segreto et al. 1986；Grossman et al. 1989；Flemmig et al. 1990；Lang et al. 1998）。这个浓度达到氯己定每次应用的理想剂量18～20mg。实验观察到其临床活性剂量为每日3次，一次5～6mg，增加此剂量不增加其作用（但增加不良反应）（Cancro et al. 1974）。在0.2%的配方中含氯己定20mg剂量，用10mL漱口持续30秒；在0.12%的配方的漱口水中，需用15mL漱口持续60秒。

最近，较低浓度的氯己定（如0.05%）已上市，旨在减少其副作用。由此产生的剂量约为每次应用5mg，这个剂量是临床活性的下限；因此，氯己定的生物利用度（取决于配方和其他成分）是至关重要的，并可建议与其他活性剂结合使用（三氯生、氯化十六烷吡啶、锌盐）（Joyston-Bechal & Hernaman 1993；Marsh & Bradshaw 1995；Claydon et al. 2001；Shapiro et al. 2002）。

• 特征。氯己定可以对抗革兰阳性及革兰阴性细菌、酵母菌和病毒，包括人类免疫缺陷病毒（HIV）和乙型肝炎病毒（Wade & Addy 1989）。

○ 抗微生物效果。这取决于浓度。在低

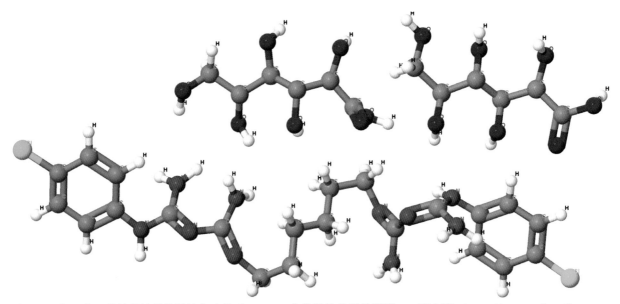

图37-7　氯己定二葡糖酸盐的化学结构（见于Jmol：3D化学结构的开放资源Java 客户端。http：//www.jmol.org/）。

浓度时，氯己定对细胞膜的渗透性增加，导致抑菌效果（Hugo & Longworth 1964，1965）。在较高的浓度时，它引起细胞质中的蛋白质析出和细胞死亡，从而有杀菌作用（Hugo & Longworth 1966；Fine 1988）。氯己定还可以穿透生物膜，在生物膜内发挥作用，改变生物膜形成或产生杀菌作用（Arweiler et al. 2001；Shapiro et al. 2002）。

○ 菌斑抑制作用。除了其抗菌效果，氯己定分子可以黏附到牙齿表面，干扰细菌黏附（Rolla & Melsen 1975；Wolff 1985；Fine 1988；Jenkins et al. 1988，1989）。氯己定也与唾液糖蛋白相互作用，从而导致减少唾液薄膜的形成。此外，有人提出氯己定会影响参与葡聚糖产生（葡聚糖转化酶C）的细菌酶的活动（Vacca-Smith & Bowen 1996）。

○ 亲和力。氯己定分子可与口腔组织可逆性黏合，缓慢释放（Bonesvoll et al. 1974a，b），持续发挥抗菌（12小时）作用（Schiøtt et al. 1970）。

• 评估：对氯己定牙膏和漱口水为期6个月的研究。

○ 牙膏。众所周知，由于其容易失活，制作含氯己定配方的牙膏是十分困难

的。然而，1% 氯己定牙膏（Yates et al. 1993）和0.4%与锌结合的氯己定牙膏（Sanz et al. 1994）都表现出显著抗菌斑作用，1%的氯己定牙膏对牙龈炎症也有作用。

○ 漱口水。一些为期6个月实验研究对不同浓度0.12%和0.2%的氯己定漱口水进行了评估（Sanz et al. 1994；Grossman et al. 1986，1989；Flemmig et al. 1990；Overholser et al. 1990；Hase et al. 1998；Lang et al. 1998，Charles et al. 2004；Stookey 2004），除了一个实验外，其他每个独立研究都显示其有利于菌斑控制和改善牙龈指数且有统计学意义。在系统性回顾0.12%配方的文献（6个研究，一个未发表）中，菌斑指数的加权均数差为1.040（$P<0.001$），牙龈指数为0.563（$P<0.001$，有显著的异质性，$P=0.013$）（Gunsolley 2006）。

系统性回顾了8篇论文（除了一篇文章为3个月的研究结果，其他研究时间为3 ~ 14天），比较了0.12%和0.2%的配方（Berchier et al. 2010）。根据7篇文章所进行的Meta分析显示两个配方之间Quigley和Hein（1962）菌斑指数存在巨大的差异（加权均数差为0.10；$P=0.008$），但这种差异并不认为是临床相关的，并且7篇文

章中没有一个研究显示存在显著差异。Meta分析3篇论文发现牙龈炎时两者不存在差异。

已有文献将氯己定和香精油漱口水进行比较。一项收纳了19篇文献的系统评价（van Leeuwen et al. 2011），对随访在4周以上的文献进行了Meta分析。最后发现两者在菌斑控制上存在显著差异（氯己定组更高）（4个研究，加权均数差为0.19；*P*=0.0009），但对牙龈炎症两者则无显著差异（3个研究，加权均数差为0.03；*P*=0.58）。在氯己定组发现更多的染色病例（加权均数差为0.42；*P*<0.000001）。但必须注意的是，Meta检测分析评估的是最后访问值，而非基线和最终访问之间的变化。而且不同浓度和配方的氯己定被合并，以及不同的随访时间也被合并。另一个Meta分析只包括时间跨度为6个月的研究（Gunsolley 2006），其合并了4个研究的数据（Segreto & Collins 1993；Grossman et al. 1989；Overholser et al. 1990；Charles et al. 2004）。研究报道两者对控制菌斑有显著差异（*P*=0.02），0.12%氯己定效果更好，两项独立的研究均表现出显著差异性。牙龈指数方面，一个研究报告显示存在显著差异，合并数据后结果倾向存在显著差异（*P*=0.068）。作者强调，香精油漱口水对这两个参数上的治疗效果是氯己定漱口水的60%。

- 局限性。对氯己定的安全性已有广泛的研究。发现其只有在长时间加热的情况下可能诱导产生4-氯苯胺，已证明该物质致癌

和致突变。尽管产生4-氯苯胺的风险低，但氯己定应以深色瓶包装销售，在室温下保存，避免阳光直接照射。长期使用无有害微生物学的变化，包括机会致病菌的生长（Schiøtt et al. 1970，1976a，b）。

报告的不良事件包括：

- 过敏反应（Beaudouin et al. 2004）。
- 如果将药品放置在中耳，发生感觉神经性耳聋（Aursnes 1982）。
- 味觉改变（Marinone & Savoldi 2000；Breslin & Tharp 2001），特别影响咸味和苦味；这些改变都是可逆的，停药后很快消失。
- 单侧或者双侧腮腺肿大（Fløtra et al. 1971；van der Weijden et al. 2010）。
- 黏膜糜烂（Almqvist & Luthman 1988）。
- 愈合过程改变。体外研究表明氯己定抑制培养的成纤维细胞增殖。然而，体内研究，牙周手术后用氯己定漱口，组织愈合过程并没有受干扰；实际上，我们看到了更好的炎症控制水平（Sanz et al. 1989）。
- 增加牙石形成（Yates et al. 1993）。
- 牙齿、黏膜、舌背或修复体染色（Fløtra et al. 1971）。牙齿和舌头染色是最常见的副作用（图37-8），目前有不同的机制来解释氯己定使用后的相关染色（Watts & Addy 2001）：

(a)

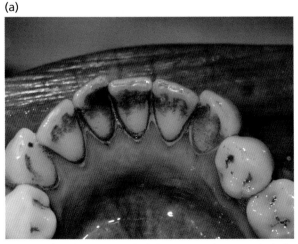

(b)

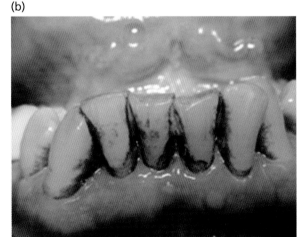

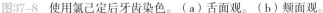

图37-8 使用氯己定后牙齿染色。（a）舌面观。（b）颊面观。

—氯己定分子降解为对氨基氯苯。

—通过美拉德反应的催化作用。

—蛋白质变性形成的金属硫化物。

—析出饮食染色阴离子。

染色程度似乎与染色食物摄入的频率有关，如咖啡、茶、酒和烟草，及市场所用氯己定的浓度。此外，还发现染色和抗菌效果有关（Addy et al. 1989；Claydon et al. 2001）。

近年来，已有不同的方法来降低氯己定染色，包括使用一个抗变色系统（ADS）。虽然有学者根据短期的研究认为其有等效抗菌功效（Cortellini et al. 2008；Solís et al. 2011），但其他的调查表明ADS减少了氯己定的功效（Arweiler et al. 2006；Guggenheim & Meier 2011）。

• 用途、市场化。在欧洲最常见的配方是含0.2%氯己定的含酒精漱口水，并且第一次证明其有杀菌活性也是在研究0.2%的氯己定实验（Löe et al. 1976）。然而，获得了美国牙医学会许可的含氯己定药物是Peridex®（Zila制药、菲尼克斯，亚利桑那州，美国），它的浓度为 0.12%氯己定。但是，研究显示漱口水中仅仅含氯己定是无法保证其临床活性的（Harper et al. 1995；Herrera et al. 2003）。因此，需要研究模型和/或临床实验来确认新配方的临床活性类似于其他参考产品。此外，由于对漱口水中氯己定和酒精的副作用的关注，导致出现了不含酒精和较低的氯己定浓度和/或结合其他活性剂的新配方。

季胺类化合物

苯扎氯铵和氯化十六烷吡啶（CPC）（图37-9）。

• 特征。一价阳离子剂迅速吸附到口腔表面（Bonesvoll & Gjermo 1978）。由于其能快速吸收，活性易丧失，不易保留或中和（Bonesvoll & Gjermo 1978），其亲和力

为3～5小时（Roberts & Addy 1981）。其作用的机制依赖于氯化十六烷吡啶的亲水部分与细菌细胞膜分子相互作用，这可导致细胞成分的丧失，细胞的新陈代谢破坏，抑制细胞生长，最后导致细胞死亡（Merianos 1991；Smith et al. 1991）。然而，氯化十六烷吡啶有活性的亲水部分的正电荷可能被其配方中其他物质灭活，这对其生物利用度来说至关重要。

• 评估：3篇为期6个月的相关研究已发表，包括一个0.05%的配方（Allen et al. 1998）和两个0.07%的配方（Mankodi et al. 2005b；Stookey et al. 2005）。加上4个未发表的研究，尽管这些研究有高度异质性并且评估不同配方（Gunsolley 2006），但Meta分析显示氯化十六烷吡啶有利于显著改善菌斑指数（7个研究中，两篇发表；$P<0.001$）和牙龈炎指数（5个研究中，两篇发表；$P=0.003$）。在另一个系统回顾中，Meta分析3个为期6个月的研究显示

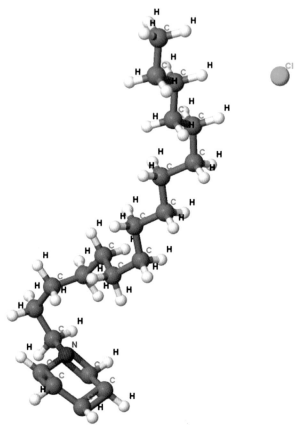

图37-9　氯化十六烷吡啶的化学结构（见于Jmol：3D化学结构的开放资源Java 客户端。http://www.jmol.org/）。

在最后的回访中Quigley和Hein菌斑指数加权均数差为0.42（P<0.00001；异质性P=0.06）（Haps et al. 2008）。

- 局限性。自1940年氯化十六烷吡啶销售以来，已证明其安全配方的浓度为0.045%～0.1%（Nelson & Lyster 1946；Margarone et al. 1984；Lin et al. 1991；Segreto 2004；Stookey 2004；Federal Register 2004，未发表研究C.1 and C.2）。其副作用较氯己定少，也包括牙齿和舌头染色、短暂的牙龈炎和某些个体的口腔溃疡（Lobene et al. 1979）。此外，上述实验中没有观察到口腔微生物群发生明显变化或机会致病菌过度生长的现象（Ciancio et al. 1975）。

- 用途、市场化。市面销售0.05%的氯化十六烷吡啶（Cepacol Combe公司，白原市，纽约，美国），0.045%氯化十六烷吡啶（Scope，宝洁公司）和0.07%氯化十六烷吡啶（宝洁公司；Vitis Xtra Forte公司，Dentaid公司……）。

海克替啶

海克替啶是嘧啶衍生物。

- 特征：研究显示其对革兰阳性和革兰阴性细菌与真菌（白色念珠菌）有作用（Menghini & Sapelli 1980；Jones et al. 1997）。然而，其在口腔中存留时间有限，抗菌活性持续时间不会超过90分钟（McCoy et al. 2000）。

- 评估。体外研究结果显示即使是在生物膜模型中（Shapiro et al. 2002）海克替啶也具有杀菌活性，但变异性较大。在系统回顾中（Afennich et al. 2011），通过对6个随机对照实验的研究，其中最长随访时间为6周，结果显示其存在异质性，而体内结果并未显示海克替啶类产品有菌斑抑制或抗菌斑活性。

- 局限性。牙齿染色、黏膜侵蚀和腮腺肿胀，但发生率较低（Addy & Moran 1984；Yusof 1990；van der Weijden et al. 2010）。

- 用途、销售。许多不同品牌名称的海克替啶通常配方浓度为0.1%（包括Bactidol，Hexalen，Hexoral，Hextril，Oraldene，Oraldine和Oraseptic）。

聚维酮碘

碘是公认的抗菌剂，它可以与聚维酮结合。

- 特征。已证明1%聚维酮碘亲和力只有1小时。

- 评估。有限的亲和力导致菌斑抑制作用非常有限（Addy et al. 1977；Addy & Wrigth 1978）。5%的聚维酮碘和1.5%的过氧化氢混合物联合运用于冲洗和龈下灌洗，其抑菌作用已被短期的（Maruniak et al. 1992）和长达6个月的研究（Clark et al. 1989）证明可以明显减少牙龈炎的发生（Greenstein 1999）。聚维酮碘也被用于治疗坏死性牙龈炎（Addy & Llewelyn 1978）和作为刮治和根面平整的辅助用药，并且已证明聚维酮碘可以显著减少牙周袋深度但只对小部分的患者效果明显（Sahrmann et al. 2010）。

- 局限性。没有相关的副作用，但它可能会影响甲状腺功能。

- 用途、市场化。碘伏（10%聚维酮碘；仍在使用），Perimed（含有1.5%过氧化氢和5%的聚维酮碘；市面上已不再用）。

其他被评估药品

- 酸化亚氯酸钠。研究提出其与氯己定有类似活性（Fernandes-Naglik et al. 2001），但其有可能腐蚀牙釉质（Pontefract et al. 2001）。

- 二氧化氯。经常用于治疗口臭；其菌斑的抑制和抗菌斑作用仍有待评估（Paraskevas et al. 2008；Shinada et al. 2010）。

- Salifluor。5-正辛酰-3'-三氟甲基苯基水杨酰胺在90年代末经检测已被许可使用（Furuichi et al. 1996；Nabi et al. 1996）。

- 聚六亚甲基双胍盐酸盐。2000年代早期已对研究模型中0.04%～0.2%的浓度进行评估，并证明其有抑制菌斑再生的能力（Rosin et al. 2002；Welk et al. 2005）。
- 中药。关于茶树油的草药提取物（互生叶白千层）的研究结果是矛盾的（Arweiler et al. 2000）。同时绿茶提取物也用于口腔冲洗，但只有有限的证据可以评估它们的活性（Venkateswara et al. 2011）。

未来的方法

分子信号

自从认识到信号分子（如酰基高丝氨酸内酯）参与生物膜形成和破坏，未来治疗方法应注意群体感应系统（Donlan & Costerton 2002）。此外，群体感应过程的抑制剂可以降低某些病原体的毒性（Rasch et al. 2007；Harjai et al. 2010）。

抑制转录基因

如果和生物膜形成有关的活化或抑制的基因能够被识别和选择性地靶向定位，那么就能够抑制生物膜的形成（Donlan & Costerton 2002）。

益生菌

益生菌产品（从唾液链球菌，罗伊氏乳杆菌，唾液乳杆菌等细菌物种中提取）可通过竞争或细菌素的释放影响生物膜的组成。一些研究报道益生菌能降低致病菌数量（Mayanagi et al. 2009）并且对菌斑的水平和牙龈炎症有所改善（Krasse et al. 2006；Shimauchi et al. 2008；Harini & Anegundi 2010；Teughels et al. 2011）。

载体

可以通过不同的载体进行化学菌斑控制：包括漱口水、牙膏、凝胶、口香糖、气溶胶、清漆、缓释装置、含片、冲牙器（Addy & Renton-

Harper 1996）。

漱口水

漱口水由不同的成分组成，包括色素、香料、防腐剂（苯甲酸钠）、稳定剂、活性剂。

稳定剂中，最常用的是酒精。由于有研究显示酒精和口咽癌之间存在联系，故对漱口水中包含酒精存在争论。然而，重要的文献并不支持这种说法（Ciancio 1993；Claffey 2003），但是儿童，以前有酗酒史患者和口腔黏膜病患者（例如扁平苔癣、黏膜白斑）不推荐使用含酒精漱口水。关于含酒精漱口水的其他建议：

- 儿童系统性毒性：罕见报道吞咽含酒精漱口水的病例（Eley 1999）。
- 口内不适感：这可能与浓度相关（Bolanowski et al. 1995）。
- 软化复合材料硬度：这种软化效果直接与漱口水的酒精百分比相关（McKinney & Wu 1985；Penugonda et al. 1994）。

大多数化学抑菌试剂都会参与漱口水的组成，因为这个媒介有很多优点：

- 良好的药物动力学：活性药物容易达到的有效剂量。
- 不依赖于患者的刷牙能力。
- 可抵难以到达的区域，通过含漱，漱口水也可以到达扁桃体。
- 易于使用和被患者接受。

牙膏

牙膏代表理想的载体，尤其是从预防的角度看，因为它们是最常使用的口腔卫生措施——刷牙的附属物品。然而，存在许多缺点：

- 配方中含有一些活性剂是十分困难的。
- 药物动力学不易预测。
- 某些临床情况不能使用牙刷，从而限制牙膏的使用：残疾患者，口腔手术后，颌间固定患者。
- 有难以到达区域，如扁桃体或舌背。

牙膏配方不同成分的是：

- 摩擦剂。摩擦剂决定了牙膏的黏稠度并且可以去除牙菌斑和污物。然而，牙膏摩擦性增高并没有增加手动牙刷去除菌斑的能力。由此看来，牙刷的机械作用是菌斑去除（Paraskevas et al. 2006）的主要因素。最常见的摩擦剂是碳酸钙、氧化铝、磷酸氢钙、二氧化硅。
- 洁净剂。使用最广泛的是十二烷基硫酸钠，它提供了一些抗菌作用（Jenkins et al. 1991a，b），但是没有证据支持其在菌斑清除中的有效性。
- 增稠剂，包括硅和树胶，影响牙膏的黏度。
- 甜味剂，如糖精钠。
- 润湿剂。防止牙膏枯竭；甘油和山梨醇是最常用的。
- 调味剂，如薄荷和草莓。
- 染色剂。
- 活性剂，包括氟化物、三氯生、氯己定（牙膏的配方组合有一定难度，因其与洁净剂和调味料中的阴离子相互干扰），氯化十六烷吡啶和其他活性剂（抗牙石剂，增白剂，抗敏感剂）。

凝胶

凝胶中不包括摩擦剂或洁净剂。活性成分在凝胶的配方中比在牙膏中更稳定，但两者其他的缺点是相似的：更加不可预测的药物动力学，在某些临床情况下无法使用，有一些难到达的区域。

市面上存在不同浓度的氯己定凝胶，包括0.1%、0.1%、0.12%、0.1%和1%，刷牙时共同使用或在托盘中应用。用于刷牙时，氯己定数量是无法估计的（Saxén et al. 1976）。虽然残疾患者和医护人员对在托盘中使用氯己定凝胶接受程度不高（Francis et al. 1987a），但研究已报道其可以减少菌斑和炎症水平（Francis et al. 1987b；Pannuti et al. 2003；Slot et al. 2010）。

氯己定凝胶也可用于其他目的，比如预防拔牙后干槽症的发生（Hita-Iglesias et al. 2008；

Minguez-Serra et al. 2009）。它也被建议作为完整口腔消毒方案中的一部分，包括使用1%氯己定凝胶刷舌1分钟和龈下冲洗牙周袋（Bollen et al. 1996，1998）。最近，它已被推荐用于种植体周围炎的治疗（Heitz-Mayfield et al. 2011），但效果有限。

有报道指出含有0.4%氟化亚锡的凝胶也可以减少牙龈炎症和探诊出血（Tinanoff et al. 1989；Boyd & Chun 1994）。

口香糖

氯己定加入口香糖的配方中用于辅助或短期代替机械菌斑控制。已报道咀嚼口香糖可以减少牙菌斑和牙龈炎症的水平（Ainamo & Etemadzadeh 1987；Smith et al. 1996；Simons et al. 2001；Kolahi et al. 2008）。

清漆

氯己定清漆已应用于根面龋的预防（Clavero et al. 2006；Baca et al. 2009），但其循证依据尚不充足（Bader et al. 2001；Zhang et al. 2006）。

含片

氯化十六烷吡啶和氯己定均已用于含片。氯化十六烷吡啶含片可与配方中的其他成分相互作用（Richards et al. 1996）。尽管氯化十六烷吡啶含片作用弱于氯己定漱口水的效果（Vandekerckhove et al. 1995），但临床使用发现其与减少牙菌斑和牙龈炎症的水平相关。已报道氯己定含片能减少牙菌斑和牙龈炎的水平。使用氯己定含片1周后，平均菌斑数降低了62.8%（从2.38到0.89；$P<0.0001$）（Kaufman et al. 1989）。

冲牙器

冲牙器被推荐用于去除牙齿和修复体上的食物残渣。它们有助于改善不使用牙间清洁器械的人群的口腔健康（Frascella et al. 2000）。冲牙器的使用不与改善菌斑水平相关，但它可能影响牙龈炎症（Husseini et al. 2008）。不同的药物可以用于冲牙器，并且已报道氯己定疗效较好（Lang & Räber 1981）。

喷剂

喷剂的优势是可以完全到达应用所需的区域。然而，其用量是不可以预测的。0.2%的氯己定喷剂用于阻止残疾患者生物膜的形成（Francis et al. 1987b；Kalaga et al. 1989b）。它们与漱口水相似，可减少牙齿表面的菌斑水平，但副作用也是一样的（Francis et al. 1987b；Kalaga et al. 1989a）。

缓释装置

氯己定也加入缓释剂型用于治疗目的：药片、凝胶和黄原胶凝胶（见第43章对其作用的综述）。

化学法控制菌斑的临床指导：选择制剂

文献回顾，临床上不同药物（单独或联合使用）存在不同的给药方式和剂型，临床适应证也不尽相同。因此，临床医生在如下几方面面临着挑战：是否有必要使用化学性口腔卫生药物，如果需要用药，使用哪一种剂型、哪一种给药方式及其用药剂量、用药时间如何。本章节中，根据所获得的科学依据给出一些用药原则。然而由于研究论据的局限性，还需要谨慎看待这些原则，每个病例都应考虑个体的特殊性。

根据药物使用的时间和干预的主要目标，临床情况可分为：单独用药、短期用药（干预或治疗）、长期用药（干预或治疗）。

单独用药

单独用药的不同目的。

降低细菌负荷

在不同的口腔干预措施中（比如声波或超声清创），氯己定可以降低空气中的细菌负荷，减少牙科设备交叉感染（Stirrups 1987；Worrall et al. 1987；Logothetis & Martinez-Welles 1995）。单独使用精油冲洗会影响气溶胶细菌负荷（Fine et al. 1993）。

降低细菌风险

不同的研究通过在牙周干预治疗（刮治、拔牙）时使用氯己定含漱（Jokinen 1978；Rahn et al. 1995；Lockhart 1996；Brown et al. 1998；Tomas et al. 2007）或龈下冲洗（MacFarlane et al. 1984），评估了氯己定控制降低细菌风险的效果。也有研究通过含漱（Jokinen 1978）或龈下冲洗（Rahn et al. 1995），对其他药物如精油（Fine et al. 1993；DePaola et al. 1996；Fine et al. 2010）、聚维酮碘降低细菌风险的效果进行了评估。然而评估了这些研究结果之后，一份共识报告指出使用氯己定口腔冲洗不能显著降低牙科操作后细菌水平。此外，美国心脏协会指出，局部使用抗菌剂冲洗在牙周袋内渗透不超过3mm，因此也不能对深部的溃疡组织起作用，而细菌多经此进入循环。基于这些数据，局部使用抗菌剂并不能有效降低与牙科治疗相关菌血症的频率、严重程度和持续时间（Wilson et al. 2007）。

降低手术区域的感染风险

Worrall等将氯己定用于口腔手术术前准备，评估了其降低细菌负荷和术后感染风险的作用（Worrall et al. 1987）。

总结：氯己定单独使用的主要目的是降低口腔的细菌负荷。体内、体外实验证明氯己定配方药物具有良好的杀菌能力。单独使用的不良反应很少出现，即使出现不良反应也很快消失。如果出现耐药性，可考虑使用其他活性药物如西吡氯铵（Pitten & Kramer 2001）、精油（Fine et al. 1993；DePaola et al. 1996；Fine et al. 2010）或聚维酮碘（Jokinen 1978；Rahn et al. 1995）。

短期用药以预防牙菌斑形成

在临床操作中，若患者感觉机械方法控制菌

斑不舒适或术后医嘱要求避免机械刺激术区（如再生手术或膜龈手术），则此法的运用就受到限制。而化学性菌斑控制则可短期实现预防效果。氯己定短期使用不良反应也很小，已成为预防措施（弥补机械性菌斑控制的不足）最常用的药物。

刮治和根面平整或牙周手术后

大量研究证明氯己定（Sanz et al. 1989；Christie et al. 1998；Eley 1999）和精油（Zambon et al. 1989；Laspisa et al. 1994）在口腔中含漱具有抗菌效果。这些抗生素的使用时间应持续到机械性菌斑控制可再次实施时。

预防术后感染

Powell等将氯己定含漱用于牙周术后口腔护理，发现使用氯己定含漱的患者术后感染率（17/900，1.89%）显著低于未使用患者（5/153，3.27%）（Powell et al. 2005）。此外，使用0.2%氯己定凝胶或0.2%氯己定含漱液可降低拔牙术后干槽症的发病率（Tjernberg 1979）。

颌间结扎固定患者

在骨折、正颌手术或者上颌整形手术术后，当无法实施机械性菌斑控制时，使用氯己定可以有效防止菌斑形成。

黏膜或牙龈急性感染患者

此类疾病导致的疼痛影响机械性菌斑控制，氯己定含漱可预防菌斑的形成（Eley 1999）。

短期治疗

部分病例需要抗生素进行短期治疗。氯己定是最常用的治疗药物（目的是控制致病微生物），其短期使用的不良反应很少。即使出现不良反应，也是可逆的。

坏死性牙龈炎的治疗

由于化学药物渗透的局限性，其单独使用对已形成的生物膜的抗菌作用有限。因此，化学药物需和机械性清创结合使用。推荐使用氯己定进行口腔含漱（Hartnett & Shiloah 1991）。其他药物也可用于坏死性牙龈炎，如补氧剂、聚维酮碘（Wade et al. 1966；Addy & Llewelyn 1978）。

念珠菌感染的治疗

氯己定口腔含漱被推荐用于念珠菌感染（Ellepola & Samaranayake 2001；Torres et al. 2007）。然而，单独使用并不能取得满意的效果，当与特异性抗真菌药物（如伊曲康唑）联合使用时可以取得更好的抗菌作用（Simonetti et al. 1988）。但有研究认为氯己定和制霉菌素联合使用会产生溶解性更差的盐，因此两者间可能会产生相互作用（Barkvoll & Attramadal 1989）。使用0.2%氯己定浸泡修复体，可以有效清除念珠菌（Olsen 1975；Uludamar et al. 2011）。而对已氯己定耐药患者，可以选择西吡氯铵含漱（Pitten & Kramer 2001）。

种植体周围黏膜炎的治疗

对于种植体周围黏膜炎，目前已有一些基于单独或联合使用机械性或化学性菌斑控制的治疗方案，其中一些方案已经进行了随机对照实验评估。而氯己定凝胶并不能辅助增加（优于机械性菌斑控制）的治疗效果（Thone-Muhling et al. 2010；Heitz-Mayfield et al. 2011），即使龈沟冲洗也是一样（Porras et al. 2002）。一项研究指出，氯己定冲洗的效果优于口腔含漱（Felo et al. 1997）。家中使用精油含漱（Ciancio et al. 1995）或三氯生/共聚体牙膏刷牙（Ramberg et al. 2009），临床效果也优于对照组。

种植体周围炎的治疗

氯己定辅助治疗种植体周围炎只对临床指标和微生物指标有着有限的作用（Renvert et al. 2008）。

牙周炎的治疗

通过最常见全口抗感染方式，有学者对抗

生素（特别是氯己定含漱）辅助治疗牙周病进行了评估（Quirynen et al. 1995，2000；Greenstein 2002，2004）。清创术后24小时，使用不同方式的氯己定（包括口腔含漱、口内喷雾、龈下冲洗、舌背涂布凝胶）均取得良好的临床效果（Quirynen et al. 2000）。尽管全口抗感染方式可取得适度的临床效益，但文献系统评价并未证实这些结果（Eberhard et al. 2008a，b；Lang et al. 2008）。牙周基础治疗过程中氯己定口腔含漱可控制牙菌斑，辅助改善临床和微生物指标（Faveri et al. 2006；Feres et al. 2009）。

长期用药以预防牙菌斑形成

固定或活动正畸矫治器使用患者

矫治器制约机械性菌斑控制，利于菌斑聚集，加速牙龈炎发展（Ristic et al. 2007；Levin et al. 2008）。此外，许多正畸患者，特别是儿童和青少年，由于正畸弓丝的干扰使用牙线时费时、令人厌烦，而放弃使用牙线（Alexander 1993）。增强正畸患者机械性菌斑清除的方法是辅助运用化学性抗生素，这也是口腔卫生保健方案的一部分（Ainamo 1977）。大量临床研究评估了不同活性成分如氯己定（Brightman et al. 1991；Anderson et al. 1997；Chin et al. 2006；Olympio et al. 2006）、精油（Tufekci et al. 2008）、氟化铵/氟化锡（Ogaard et al. 2006）、血根碱（Hannah et al. 1989）等以口腔含漱、牙膏、凝胶等不同方式使用时的抗菌效率。大部分研究认为这些药物的辅助使用可获得显著的临床效果，尽管这些受益程度可能不具有明确的临床关联性。除此之外，一些制剂的使用会产生不良反应（如氯己定的染色问题）。

残疾患者

氯己定可以帮助生理上或心理上有缺陷的患者增强菌斑控制，提高牙龈健康水平（Storhaug 1977）。针对这些患者，推荐使用0.2%氯己定喷雾（Francis et al. 1987a，b；Kalaga et al. 1989b；Clavero et al. 2003）。

牙龈增生患者

牙龈增生患者的机械性菌斑控制较为困难，氯己定口腔含漱可能有效（O'Neil & Figures 1982；Saravia et al. 1990；Francetti et al. 1991）。

牙周炎患者

化学药物与专业的牙周支持治疗都推荐用于菌斑控制，降低疾病发展的风险。既然这些患者终身接受支持治疗，就需要认真考虑风险/受益比。一些研究评估低剂量氯己定口腔含漱的效果，并报道0.05%氯己定和0.05%西吡氯铵的复方制剂只有很少的不良反应（Soers et al. 2003；Santos et al. 2004；Quirynen et al. 2005；Escribano et al. 2010）。通过2年临床评估证实，含有三氯生和共聚物的牙膏可以显著降低牙周袋探诊深度，减少附着丧失和牙槽骨丧失位点（Rosling et al. 1997a，b；Bruhn et al. 2002）。

口内有种植体的患者

有学者建议使用氯己定、三氯生、氟化亚锡、精油等药物，有助于控制菌斑，降低种植体周围炎的风险（Ciancio et al. 1995；Di Carlo et al. 2008；Sreenivasan et al. 2011）。随机对照实验表明，三氯生/共聚物牙膏较含氟牙膏在改善临床和微生物指标上更具有显著优越性（Sreenivasan et al. 2011）；反之，随访观察种植患者使用0.12%氯己定含漱的5年期结果，显示氯己定含漱对种植体成功率和临床指标无显著影响（Truhlar et al. 2000）。

一般人群

一般人群的主要目的在于菌斑生物膜和宿主应答之间平衡的情况下保持牙周健康。在6个月的临床观察研究中，不同的试剂均表现出抑制菌斑作用包括氯己定（Gunsolley 2006）、精油（Stoeken et al. 2007）、地莫匹醇（Addy et al. 2007）、西吡氯铵（Gunsolley 2006）口腔含漱，或三氯生共聚物牙膏（Hioe & van der

Weijden 2005；Gunsolley 2006）、氟化亚锡牙膏（Gunsolley 2006；Paraskevas & van der Weijden 2006）。

对于一般人群是否需每日使用抗菌剂，此点还存在争议。然而，现有研究的结果表明，与对患者进行口腔卫生宣教提高机械性菌斑控制相比，使用抗菌剂可以得到更好的临床效果。Gunsolley（2006）在一篇系统性文献评价中指出，安慰剂组（15.7 ± 18.7）和牙龈炎组（18.5 ± 15.6）患者菌斑指数降低程度与霍桑效应和口腔卫生宣教有关，并且反映出临床中口腔卫生宣教的效果。辅助使用氯己定或精油口腔含漱可以得到明显的临床效果（氯己定降低菌斑指数40.4% ± 11.5%，牙龈炎28.7% ± 6.5%；精油降低菌斑指数27.0% ± 11.0%，牙龈炎18.2% ± 9.0%）。

长期用药以预防口腔其他疾病

具有口腔感染高风险的患者

对于血液恶病质患者或免疫抑制患者，使用氯己定口腔含漱可以帮助预防口腔或系统并发症，而一旦感染发生后，则无明显效果（Eley 1999）。氯己定凝胶可用于机械通气患者减少呼吸道需氧病原菌（Fourrier et al. 2005）。研究表明氯己定可以防止口腔并发症，如慢性或机会性感染的发病率，包括高危患者念珠菌感染（放化疗患者、骨髓移植患者）（Addy & Moran 1997）。

口腔黏膜炎的预防（与头颈部肿瘤患者放疗或化疗方案相关）

氯己定冲洗推荐用于口腔黏膜炎的预防和治疗措施。大量随机对照研究评估氯己定口腔冲洗在预防口腔黏膜炎的效果，但是结果各异（Ferretti et al. 1990；Spijkervet et al. 1990；Epstein et al. 1992；Foote et al. 1994；Dodd et al. 1996；Pitten et al. 2003；Lanzos et al. 2010，2011）。一项Meta分析（Stokman et al. 2006）纳入了7份研究，结果显示氯己定在放化疗患者口腔黏膜炎预防中无显著效果（OR值0.7；95% CI 0.43–1.12）。

龋坏预防

氯己定被证实可减少高危患者变形链球菌的细菌数量（Ullsfoss et al. 1994；Quirynen et al. 2005）。最佳的用药方式是涂漆，其次是凝胶涂布和口腔冲洗（Emilson & Fornell 1976；Emilson 1994）。有学者报道含有氯己定和氟化钠的牙膏可以降低龋病发病率（Dolles & Gjermo 1980；FDI Commission 2002a），但是其他研究将氯己定制剂作为冲洗液用于龋病预防时得到的临床效果相对较低（Shapiro et al. 2002；Herrera et al. 2003）。精油口腔冲洗可以减少口腔变形链球菌水平（Fine et al. 2000；Agarwal & Nagesh 2011），但是目前还没有研究报道对龋病发病率的影响。含有三氯生和共聚物，或锌盐的牙膏较含氟牙膏具有更优异的抗龋能力（Panagakos et al. 2005），长期研究也显示相似的结果（Mann et al. 2001）。氟化铵和氟化亚锡引起再矿化和抗龋能力，也推荐给龋病高危患者使用（Tinanoff et al. 1980；Paraskevas et al. 2004）。

念珠菌预防

对于全身性疾病患者和口内戴有修复体的患者，也有学者对使用氯己定作为念珠菌防治措施的效果做了研究（Ferretti et al. 1987，1988；Toth et al. 1990；Barasch et al. 2004；Elad et al. 2006）。

复发性阿弗他溃疡的预防

氯己定可降低口腔溃疡的发病率、缩短溃疡持续时间、降低疾病严重度，对于戴有固定正畸矫治器的患者也适用（Shaw et al. 1984）。三氯生制剂也可以降低口腔溃疡的发病率（Skaare et al. 1996）。

治疗口臭和二级预防

对于治疗口臭的药物和成分的评估主要有两个目的：抗菌能力和干扰气味挥发的能力。在所评估的药物中，重点推荐精油（Pitts et al. 1983；

Kozlovsky et al. 1996）、含有三氯生和锌或共聚物的牙膏（van Steenberghe 1997；Sharma et al. 1999；Niles et al. 2003；Hu et al. 2005）、氯己定，特别与锌盐和西吡氯铵结合（Roldán et al. 2003b；Winkel et al. 2003；Roldán et al. 2004）。为了提高临床效果，这些药物应该与完善的口腔卫生保健、舌部清洁、刷牙相结合（Roldán et al. 2003a）（参见第36章）。

总结

龈上菌斑控制的主要目的是保持菌斑生物膜和宿主反应之间的平衡，维持身体健康状态。由于机械性菌斑控制的局限性，化学性菌斑控制被广泛研究和使用。

尽管不同的药物有不同的给药方式，重点提出两种途径：口腔冲洗和牙膏。前者具有良好的药代动力学和易用性特点；后者虽然药代动力学相对较差且更难制作，但其通过刷牙持续能够产生作用。

大部分药物为抗菌剂，但还存在其他的作用机制，其中一部分具有显著效果的药物是非抗菌性的（如地莫匹醇）。直接性被认为是与临床效果关系最为密切的特性之一。

在一项随机临床实验中，针对不同药物和制剂家用6个月进行了评估，其结果经Meta分析整合后，提供了高水平的临床证据。根据以上结果，氯己定口腔含漱控制菌斑的能力最强，各研究间差异性最小（表37-1，表37-2）。含有三氯生和共聚物的牙膏降低牙龈指数能力最强，但是差异较高。

然而，氯己定也有副作用，特别是牙齿染色。因此，需要长期使用氯己定时，风险/收益比需要充分评估。在一些情况下，临床收益可以弥补不良反应（染色），如残疾人和高系统性疾病风险患者。反之，当临床收益不能弥补不良反应时，就应考虑其他临床效果相对较差、不良反应小的药物。

表37-1　家用6个月随机临床实验的Meta分析总结：菌斑水平

活性药物（给药方式）	文献	Meta分析中的研究数量	WMD	P 值	95% CI	异质性	
						P 值/I^2	方法
氯己定（口腔含漱）	Gunsolley（2006）	6	1.040	<0.001	NA	低/<25%[a]	固定效应模型
精油（口腔含漱）	Gunsolley（2006）Stoeken等（2007）	20 7	0.852 0.83	<0.0001 <0.00001	NA 0.53~1.13	阳性/>25%[a] <0.00001/96.1%	NA 随机
西吡氯铵（口腔含漱）	Haps等（2008）	3	0.42	<0.00001	−0.53~−0.31	0.06/58.8%	随机
地莫匹醇（口腔含漱）	Addy等（2007）	8	0.34	<0.00001	0.29~0.39	低/<25%[a]	固定效应模型
三氯生和共聚体（牙膏）	Gunsolley（2006）Hioe和van der Weijden（2005）Davies等（2004）	17 9 11	0.823 0.48 0.48	<0.0001 <0.0001 <0.0001	NA 0.24~0.73 0.32~0.64	高/>75%[a] <0.00001/97.2% <0.00001/95.7%	随机 随机 随机
三氯生和枸橼酸锌（牙膏）	Hioe和van der Weijden（2005）Gunsolley（2006）	6 ?	0.07 NA	<0.00001 NA	0.05~0.10 NA	0.53/0% NA	随机 NA
氟化亚锡（牙膏）	Gunsolley（2006）Paraskevas等（2006）	5 4	0.168 0.31	显著 0.01	NA 0.07~0.54	低/<25%[a] <0.0001/91.7%	NA 随机

[a] 估计

WMD：实验组的安慰剂组加权均数差；NA：未获得；CI：可信区间

表37-2 家用6个月随机对照实验的Meta分析：牙龈炎水平

活性药物（给药方式）	文献	Meta分析中的研究数量	WMD	P值	95% CI	异质性	
						P值/I^2	方法
氯己定（口腔含漱）	Gunsolley（2006）	6	0.563	<0.001	NA	0.013	NA
精油（口腔含漱）	Gunsolley（2006）	8	0.306	0.006	NA	<0.001	NA
	Stoeken等（2007）	8	0.32	<0.00001	0.19~0.46	<0.00001/96.7%	随机
西吡氯铵（口腔含漱）	Haps等（2008）	3[b]	0.15	0.00003	0.07~0.23	0.0001/87%	随机
地莫匹醇（口腔含漱）	Addy等（2007）	8	0.10	<0.00001	0.06~0.14	低/<25%[a]	固定效应模型
三氯生和共聚体（牙膏）	Gunsolley（2006）	16	0.858	<0.001	NA	<0.001	随机
	Hioe和van der Weijden（2005）	8	0.24	<0.0001	0.13~0.35	<0.00001/98.3%	随机
	Davies等（2004）	14	0.26	<0.00001	0.18~0.34	<0.00001/96.5%	NA
三氯生和枸橼酸锌（牙膏）	Hioe和van der Weijden（2005）	4	10.81%[c]	<0.00001	8.93~12.69	0.48/0%	随机
	Gunsolley（2006）	1	NS	NA	NA	NA	NA
氟化亚锡（牙膏）	Gunsolley（2006）	6	0.441	<0.001	NA	0.010	NA
	Paraskevas等（2006）	6	0.15	<0.00001	0.11~0.20	<0.00001/91.1%	随机

[a]估计

[b]随访时间短于6个月

[c]对出血的效果

WMD：实验组的安慰剂组加权均数差；NS：不显著；NA：未获得；CI：可信区间

参考文献

[1] Abbott, D.M., Gunsolley, J.C., Koertge, T.E. & Payne, E.L. (1994). The relative efficacy of 0.1% and 0.2% delmopinol mouthrinses in inhibiting the development of supragingival dental plaque and gingivitis in man. *Journal of Periodontology* **65**, 437–441.

[2] Addy, M. (1986). Chlorhexidine compared with other locally delivered antimicrobials. A short review. *Journal of Clinical Periodontology* **13**, 957–964.

[3] Addy, M. & Llewelyn, J. (1978). Use of chlorhexidine gluconate and povidone iodine mouthwashes in the treatment of acute ulcerative gingivitis. *Journal of Clinical Periodontology* **5**, 272–277.

[4] Addy, M. & Moran, J. (1984). The formation of stain on acrylic surfaces by the interaction of cationic antiseptic mouthwashes and tea. *Journal of Biomedical Materials Research* **18**, 631–641.

[5] Addy, M. & Moran, J.M. (1997). Clinical indications for the use of chemical adjuncts to plaque control: chlorhexidine formulations. *Periodontology 2000* **15**, 52–54

[6] Addy, M. & Renton-Harper, P. (1996). Local and systemic chemotherapy in the management of periodontal disease: an opinion and review of the concept. *Journal of Oral Rehabilitation* **23**, 219–231

[7] Addy, M. & Wrigth, R. (1978). Comparison of the *in vivo* and *in vitro* antibacterial properties of povidone iodine and chlorhexidine gluconate mouthrinses. *Journal of Clinical Periodontology* **5**, 198–205.

[8] Addy, M., Griffiths, C. & Isaac, R. (1977). The effect of povidone iodine on plaque and salivary bacteria. A double-blind cross-over trial. *Journal of Clinical Periodontology* **48**, 730–732

[9] Addy, M., Willis, L. & Moran, J. (1983). Effect of toothpaste rinses compared with chlorhexidine on plaque formation during a 4-day period. *Journal of Clinical Periodontology* **10**, 89–99.

[10] Addy, M., Dummer, P.M., Griffiths, G. *et al.* (1986). Prevalence of plaque, gingivitis, and caries in 11–12 year old children in South Wales. *Community Dentistry and Oral Epidemiology* **14**, 115–118.

[11] Addy, M., Wade, W.G., Jenkins, S. & Goodfield, S. (1989). Comparison of two commercially available chlorhexidine mouthrinses: I. Staining and antimicrobial effects *in vitro*. *Clinical Preventive Dentistry* **11**, 10–14.

[12] Addy, M., Moran, J. & Newcombe, R.G. (2007). Meta-analyses of studies of 0.2% delmopinol mouth rinse as an adjunct to gingival health and plaque control measures. *Journal of Clinical Periodontology* **34**, 58–65.

[13] Afennich, F., Slot, D.E., Hossainian, N. & van der Weijden, G.A. (2011). The effect of hexetidine mouthwash on the prevention of plaque and gingival inflammation: a systematic review. *International Journal of Dental Hygiene* **9**, 182–190.

[14] Agarwal, P. & Nagesh, L. (2011). Comparative evaluation of efficacy of 0.2% Chlorhexidine, Listerine and Tulsi extract mouth rinses on salivary Streptococcus mutans count of high school children-RCT. *Contemporary Clinical Trials* **32**, 802–808.

[15] Ainamo, J. (1977). Control of plaque by chemical agents. *Journal of Clinical Periodontology* **4**, 23–35.

[16] Ainamo, J. & Etemadzadeh, H. (1987). Prevention of plaque growth with chewing gum containing chlorhexidine acetate. *Journal of Clinical Periodontology* **14**, 524–527.

[17] Albandar, J.M. & Buischi, Y. (1995). Lack of effect of oral hygiene training on perioodntal disease progression during 3-years in adolescents. *Journal of Periodontology* **66**, 255–260.

[18] Alexander, S.A. (1993). The effect of fixed and functional appliances on enamel decalcifications in early Class II treatment. *American Journal of Orthodontics and Dentofacial Orthopedics* **103**, 45–47.

[19] Allen, D.R., Davies, R.M., Bradshaw, BJ. *et al.* (1998). Efficacy of a mouthrinse containing 0.05% cetylpyridinium chloride for the control of plaque and gingivitis: a 6-month clinical study in adults. *Compendium of Continuing Education in Dentistry* **19**, 20–26.

[20] Allen, D.R., Battista, G.W., Petrone, D.M. *et al.* (2002). The clinical efficacy of Colgate Total Plus Whitening Toothpaste containing a special grade of silica and Colgate Total Fresh Stripe Toothpaste in the control of plaque and gingivitis: a six-month clinical study. *Journal of Clinical Dentistry* **13**, 59–64.

[21] Almqvist, H. & Luthman, J. (1988). Gingival and mucosal reactions after intensive chlorhexidine gel treatment with or without oral hygiene measures. *Scandinavian Journal of Dental Research* **96**, 557–560.

[22] Anderson, G.B., Bowden, J., Morrison, E.C. & Caffesse, R.G. (1997). Clinical effects of chlorhexidine mouthwashes on patients undergoing orthodontic treatment. *American Journal of Orthodontics and Dentofacial Orthopedics* **111**, 606–612.

[23] Angelillo, I.F., Nobile, C.G. & Pavia, M. (2002). Evaluation of the effectiveness of a pre-brushing rinse in plaque removal: a meta-analysis. *Journal of Clinical Periodontology* **29**, 301–309.

[24] Arweiler, N.B., Donos, N., Netuschil, L., Reich, E. & Sculean, A. (2000). Clinical and antibacterial effect of tea tree oil--a pilot study. *Clinical Oral Investigations* **4**, 70–73.

[25] Arweiler, N.B., Netuschil, L. & Reich, E. (2001). Alcohol-free mouthrinse solutions to reduce supragingival plaque regrowth and vitality. A controlled clinical study. *Journal of Clinical Periodontology* **28**, 168–174.

[26] Arweiler, N.B., Henning, G., Reich, E. & Netuschil, L. (2002). Effect of an amine-fluoride-triclosan mouthrinse on plaque regrowth and biofilm vitality. *Journal of Clinical Periodontology* **29**, 358–363.

[27] Arweiler, N.B., Auschill, TM., Baguley, N., Netuschil, L. & Sculean, A. (2003). Efficacy of an amine fluoride-triclosan mouthrinse as compared to the individual active ingredients. *Journal of Clinical Periodontology* **30**, 192–196.

[28] Arweiler, N.B., Boehnke, N., Sculean, A., Hellwig, E. Auschill, T.M. (2006). Differences in efficacy of two commercial 0.2% chlorhexidine mouthrinse solutions: a 4-day plaque re-growth study. *Journal of Clinical Periodontology* **33**, 334–339.

[29] Aursnes, J. (1982). Ototoxic effect of iodine disinfectants. *Acta Otolaryngologica* **93**, 219–226.

[30] Ayad, F., Berta, R., Petrone, D.M., De Vizio, W. & Volpe, A.R. (1995). Effect on plaque removal and gingivitis of a triclosan-copolymer pre-brush rinse: a six month clinical study in Canada. *Journal of the Canadian Dental Association* **61**, 53–61.

[31] Baca, P., Clavero, J., Baca, A.P. *et al.* (2009). Effect of chlorhexidine-thymol varnish on root caries in a geriatric population: a randomized double-blind clinical trial. *Journal of Dentistry* **37**, 679–685.

[32] Bader, J.D., Shugars, D.A. & Bonito, A.J. (2001). A systematic review of selected caries prevention and management methods. *Community Dentistry and Oral Epidemiology* **29**, 399–411.

[33] Baehni, P.C. & Takeuchi, Y. (2003). Anti-plaque agents in the prevention of biofilm-associated oral diseases. *Oral Diseases* **9 Suppl 1**, 23–29.

[34] Baker, K. (1993). Mouthrinses in the prevention and treatment of periodontal disease. *Current Opinion in Periodontology* 89–96

[35] Barasch, A., Safford, M.M., Dapkute-Marcus, I. & Fine, D.H. (2004). Efficacy of chlorhexidine gluconate rinse for treatment and prevention of oral candidiasis in HIV-infected children: a pilot study. *Oral Surgery, Oral Medicine, Oral Pathology, Oral Radiology and Endodontics* **97**, 204–207

[36] Barkvoll, P. & Attramadal, A. (1989). Effect of nystatin and chlorhexidine digluconate on Candida albicans. *Oral Surgery, Oral Medicine, Oral Pathology* **67**, 279–281.

[37] Barkvoll, P. & Rolla, G. (1994). Triclosan protects the skin against dermatitis caused by sodium lauryl sulphate exposure. *Journal of Clinical Periodontology* **21**, 717–719.

[38] Bauroth, K., Charles, C.H., Mankodi, S.M. *et al.* (2003). The efficacy of an essential oil antiseptic mouthrinse vs. dental floss in controlling interproximal gingivitis: a comparative study. *Journal of the American Dental Association* **134**, 359–365.

[39] Beals, D., Ngo, T., Feng, Y. *et al.* (2000). Development and laboratory evaluation of a new toothbrush with a novel brush head design. *American Journal Dentistry* **13**, 5–14.

[40] Beaudouin, E., Kanny, G., Morisset, M. *et al.* (2004). Immediate hypersensitivity to chlorhexidine: literature review. *Allergy and Immunology (Paris)* **36**, 123–126.

[41] Beiswanger, B.B., Doyle, P., Jackson, R. *et al.* (1995). The clinical effect of dentifrices containing stabilised stannous fluoride on plaque formation and gingivitis- a six-month study with *ad libitum* brushing. *Journal of Clinical Dentistry* **6**, 46–53.

[42] Beiswanger, B.B., McClanahan, S.F., Bartizek, R.D. *et al.* (1997). The comparative efficacy of stabilized stannous fluoride dentifrice, peroxide/baking soda dentifrice and essential oil mouthrinse for the prevention of gingivitis. *Journal of Clinical Dentistry* **8**, 46–53.

[43] Berchier, C.E., Slot, D.E. & van der Weijden, G.A. (2010). The efficacy of 0.12% chlorhexidine mouthrinse compared with 0.2% on plaque accumulation and periodontal parameters: a systematic review. *Journal of Clinical Periodontology* **37**, 829–839.

[44] Blot, W.J., Winn, D.M. & Fraumeni, J.F., Jr. (1983). Oral cancer and mouthwash. *Journal of the National Cancer Institute* **70**, 251–253.

[45] Bolanowski, S.J., Gescheider, G.A. & Sutton, S.V. (1995). Relationship between oral pain and ethanol concentration in mouthrinses. *Journal of Periodontal Research* **30**, 192–197.

[46] Bolden, T.E., Zambon, J.J., Sowinski, J. *et al.* (1992). The clinical effect of a dentifrice containing triclosan and a copolymer in a sodium fluoride/silica base on plaque formation and gingivitis: a six-month clinical study. *Journal of Clinical Dentistry* **3**, 125–131.

[47] Bollen, C.M., Vandekerckhove, B.N., Papaioannou, W., Van, E.J. & Quirynen, M. (1996). Full- versus partial-mouth disinfection in the treatment of periodontal infections. A pilot study: long-term microbiological observations. *Journal of Clinical Periodontology* **23**, 960–970.

[48] Bollen, C.M., Mongardini, C., Papaioannou, W., van Steenberge, D. & Quirynen, M. (1998). The effect of a one-stage full-mouth disinfection on different intra-oral niches. Clinical and microbiological observations. *Journal of Clinical Periodontology* **25**, 56–66.

[49] Bonesvoll, P. (1978). Retention and plaque-inhibiting effect in man of chlorhexidine after multiple mouth rinses and retention and release of chlorhexidine after toothbrushing with a chlorhexidine gel. *Archives of Oral Biology* **23**, 295–300

[50] Bonesvoll, P. & Gjermo, P. (1978). A comparision between chlorhexidine and some quaternary ammonium compounds with regard to retention, salivary concentration and plaque-inhibiting effect in the human mouth after mouth rinses. *Archives of Oral Biology* **23**, 289–294.

[51] Bonesvoll, P., Løkken, P. & Rølla, G. (1974a). Influence of concentration, time, temperature and pH on the retention of chlorhexidine in the human oral cavity after mouth rinses. *Archives of Oral Biology* **19**, 1025–1029.

[52] Bonesvoll, P., Løkken, P., Rølla, G. & Paus, P.N. (1974b). Retention of chlorhexidine in the human oral cavity after mouth rinses. *Archives of Oral Biology* **19**, 209–212.

[53] Boneta, A.E., Aguilar, M.M., Romeu, F.L. *et al.* (2010). Comparative investigation of the efficacy of triclosan/copolymer/sodium fluoride and stannous fluoride/sodium hexametaphosphate/zinc lactate dentifrices for the control of established supragingival plaque and gingivitis in a six-month clinical study. *Journal of Clinical Dentistry* **21**, 117–123.

[54] Boyd, R.L. & Chun, Y.S. (1994). Eighteen-month evaluation of the effects of a 0.4% stannous fluoride gel on gingivitis in orthodontic patients. *American Journal of Orthodontics and Dentofacial Orthopedics* **105**, 35–41.

[55] Brecx, M.C., Macdonald, L.L., Legary, K., Cheang, M. & Forgay, M.G. (1993). Long-term effects of Meridol and chlorhexidine mouthrinses on plaque, gingivitis, staining, and bacterial vitality. *Journal of Dental Research* **72**, 1194–1197.

[56] Breslin, P.A. & Tharp, C.D. (2001). Reduction of saltiness and bitterness after a chlorhexidine rinse. *Chemical Senses* **26**, 105–116.

[57] Brightman, L.J., Terezhalmy, G.T., Greenwell, H., Jacobs, M. & Enlow, D.H. (1991). The effects of a 0.12% chlorhexidine gluconate mouthrinse on orthodontic patients aged 11 through 17 with established gingivitis. *American Journal of Orthodontics and Dentofacial Orthopedics* **100**, 324–329.

[58] Brown, A.R., Papasian, C.J., Shultz, P., Theisen, F.C. & Shultz, R.E. (1998). Bacteremia and intraoral suture removal: can an antimicrobial rinse help? *Journal of the American Dental Association* **129**, 1455–1461

[59] Bruhn, G., Netuschil, L., Richter, S., Brecx, MC. & Hoffmann, T. (2002). Effect of a toothpaste containing triclosan on dental plaque, gingivitis, and bleeding on probing - an investigation in periodontitis patients over 28 weeks. *Clinical Oral Investigations* **6**, 124–127.

[60] Cancro, LP., Paulovich, D.B., Bolton, S. & Picozzi, A. (1974). Dose response of chlorhexidine gluconate in a model in vivo plaque system. *Journal of Dental Research* **53**, abstract 765.

[61] Centre for Clinical Practice at NICE (UK). (2008). *Prophylaxis Against Infective Endocarditis: Antimicrobial Prophylaxis Against Infective Endocarditis in Adults and Children Undergoing Interventional Procedures*. London: National Institute for Health and Clinical Excellence.

[62] Chahine, L., Sempson, N. & Wagoner, C. (1997). The effect of sodium lauryl sulfate on recurrent aphthous ulcers: a clinical study. *Compendium of Continuing Education in Dentistry* **18**, 1238–1240.

[63] Charles, C.H., Sharma, N.C., Galustians, H.J. *et al.* (2001). Comparative efficacy of an antiseptic mouthrinse and an antiplaque/antigingivitis dentifrice. A six-month clinical trial. *Journal of the American Dental Association* **132**, 670–675.

[64] Charles, C.H., Mostler, K.M., Bartels, L.L. & Mankodi, S.M. (2004). Comparative antiplaque and antigingivitis effectiveness of a chlorhexidine and an essential oil mouthrinse: 6-month clinical trial. *Journal of Clinical Periodontology* **31**, 878–884.

[65] Chin, M.Y., Busscher, H.J., Evans, R., Noar, J. & Pratten, J. (2006). Early biofilm formation and the effects of antimicrobial agents on orthodontic bonding materials in a parallel plate flow chamber. *European Journal of Orthodontics* **28**, 1–7.

[66] Christie, P., Claffey, N. & Renvert, S. (1998). The use of 0.2% chlorhexidine in the absence of a structured mechanical regimen of oral hygiene following the non-surgical treatment of periodontitis. *Journal of Clinical Periodontology* **25**, 15–23.

[67] Ciancio, S.G. (1993). Alcohol in mouthrinse: lack of association with cancer. *Biological Therapies in Dentistry* **9**, 1–2.

[68] Ciancio, S.G. (2000). Antiseptics and antibiotics as chemotherapeutic agents for periodontitis management. *Compendium of Continuing Education in Dentistry* **21**, 59–78.

[69] Ciancio, S.G., Mather, M.L. & Bunnell, H.L. (1975). Clinical Evaluation of a Quaternary Ammonium-Containing Mouthrinse. *Journal of Periodontology* **46**, 397–401.

[70] Ciancio, S.G., Lauciello, F., Shibly, O., Vitello, M. & Mather, M.L. (1995). The effect of an antiseptic mouthrinse on implant maintenance: plaque and peri-implant gingival tissues. *Journal of Periodontology* **66**, 962–965.

[71] Claffey, N. (2003). Essential oil mouthwashes: a key component in oral health management. *Journal of Clinical Periodontology* **30**, 22–24

[72] Clark, W.B., Magnusson, I., Walker, C.B. & Marks, R.G. (1989). Efficacy of Perimed antibacterial system on established gingivitis. (I). Clinical results. *Journal of Clinical Periodontology* **16**, 630–635

[73] Clavero, J., Baca, P., Junco, P. & Gonzalez, M.P. (2003). Effects of 0.2% chlorhexidine spray applied once or twice daily on plaque accumulation and gingival inflammation in a geriatric population. *Journal of Clinical Periodontology* **30**, 773–777

[74] Clavero, J., Baca, P., Paloma, G.M. & Valderrama, M.J. (2006). Efficacy of chlorhexidine-thymol varnish (Cervitec) against plaque accumulation and gingival inflammation in a geriatric population. *Gerodontology* **23**, 43–47

[75] Claydon, N., Hunter, L., Moran, J. *et al.* (1996). A 6-month home-usage trial of 0.1% and 0.2% delmopinol mouthwashes (I). Effects on plaque, gingivitis, supragingival calculus and tooth staining. *Journal of Clinical Periodontology* **23**, 220–228.

[76] Claydon, N., Addy, M., Jackson, R., Smith, S. & Newcombe, R.G. (2001). Studies on the effect of polyvinyl pyrrolidone on the activity of chlorhexidine mouthrinses: plaque and stain. *Journal of Clinical Periodontology* **28**, 558–564.

[77] Collaert, B., Attström, R., De Bruyn, H. & Movert, R. (1992). The effect of delmopinol rinsing on dental plaque formation and gingivitis healing. *Journal of Clinical Periodontology* **19**, 274–280.

[78] Corbin, A., Pitts, B., Parker, A. & Stewart, P.S. (2011). Antimicrobial penetration and efficacy in an in vitro oral biofilm model. *Antimicrobial Agents and Chemotherapy* **55**, 3338–3344.

[79] Cortellini, P., Labriola, A., Zambelli, R. *et al.* (2008). Chlorhexidine with an anti discoloration system after periodontal flap surgery: a cross-over, randomized, triple-blind clinical trial. *Journal of Clinical Periodontology* **35**, 614–620.

[80] Council of Dental Therapeutics (1986). Guidelines for acceptance of chemotherapeutic products for the control of supragingival dental plaque and gingivitis. *Journal American Dental Association* **112**, 529–532

[81] Cubells, A.B., Dalmau, L.B., Petrone, M.E., Chaknis, P. & Volpe, A.R. (1991). The effect of A triclosan/copolymer/fluoride dentifrice on plaque formation and gingivitis: a six-month clinical study. *Journal of Clinical Dentistry* **2**, 63–69.

[82] Davies, R.M., Ellwood, R.P. & Davies. G.M. (2004). The effectiveness of a toothpaste containing triclosan and polyvinyl-methyl ether maleic acid copolymer in improving plaque control and gingival health: a systematic review. *Journal of Clinical Periodontology* **3**, 1029–1033.

[83] Deasy, M.J., Singh, S.M., Rustogi, K.N. *et al.* (1991). Effect of a dentifrice containing triclosan and a copolymer on plaque formation and gingivitis. *Clinical Preventive Dentistry* **13**, 12–19

[84] Denepitiya, J.L., Fine, D., Singh, S. *et al.* (1992). Effect upon plaque formation and gingivitis of a triclosan/copolymer/fluoride dentifrice: a 6-month clinical study. *American Journal of Dentistry* **5**, 307–311.

[85] DePaola, L.G., Overholser, C.D., Meiller, T.F., Minah, G.E. & Niehaus, C. (1989). Chemotherapeutic inhibition of supragingival dental plaque and gingivitis development. *Journal of Clinical Periodontology* **16**, 311–315.

[86] DePaola, LG., Minah, GE. & Overholser, CD. (1996). Effect of an antiseptic mouthrinse on salivary microbiota. *American Journal Dentistry* **9**, 93–95.

[87] Di Carlo, F., Quaranta, A., Di, A.L. *et al.* (2008). Influence of amine fluoride/stannous fluoride mouthwashes with and without chlorhexidine on secretion of proinflammatory molecules by peri-implant crevicular fluid cells. *Minerva*

Stomatologica **57**, 215.

[88] Dodd, M.J., Larson, P.J., Dibble, S.L. *et al.* (1996). Randomized clinical trial of chlorhexidine versus placebo for prevention of oral mucositis in patients receiving chemotherapy. *Oncology Nursing Forum* **23**, 921–927.

[89] Dolles, O.K. & Gjermo, P. (1980). Caries increment and gingival status during 2 years' use of chlorhexidine- and fluoride-containing dentifrices. *Scandinavian Journal of Dental Research* **88**, 22–27.

[90] Donlan, R.M. & Costerton, J.W. (2002). Biofilms: Survival mechanisms of clinically relevant microorganisms. *Clinical Microbiology Reviews* **15**, 167–193.

[91] Eberhard, J., Jepsen, S., Jervoe-Storm, P.M., Needleman, I. & Worthington, H.V. (2008a). Full-mouth disinfection for the treatment of adult chronic periodontitis. *Cochrane Database of Systematic Reviews* **1**, CD004622

[92] Eberhard, J., Jervoe-Storm, P.M., Needleman, I., Worthington, H. & Jepsen, S. (2008b) Full-mouth treatment concepts for chronic periodontitis: a systematic review. *Journal of Clinical Periodontology* **35**, 591–604

[93] Elad, S., Wexler, A., Garfunkel, A.A. *et al.* (2006). Oral candidiasis prevention in transplantation patients: a comparative study. *Clinical Transplantation* **20**, 318–324

[94] Eley, B.M. (1999). Antibacterial agents in the control of supragingival plaque--a review. *British Dental Journal* **186**, 286–296.

[95] Ellepola, A.N. & Samaranayake, L.P. (2001). Adjunctive use of chlorhexidine in oral candidoses: a review. *Oral Diseases* **7**, 11–17.

[96] Elworthy, A.J., Edgar, R., Moran, J. *et al.* (1995). A 6-month home-usage trial of 0.1% and 0.2% delmopinol mouthwashes (II). Effects on the plaque microflora. *Journal of Clinical Periodontology* **22**, 527–532.

[97] Emilson, C.G. (1994). Potential efficacy of chlorhexidine against mutans streptococci and human dental caries. *Journal of Dental Research* **73**, 682–691.

[98] Emilson, C.G. & Fornell, J. (1976). Effect of toothbrushing with chlorhexidine gel on salivary microflora, oral hygiene, and caries. *Scandinavian Journal of Dental Research* **84**, 308–319.

[99] Epstein, J.B., Vickars, L., Spinelli, J. & Reece, D. (1992). Efficacy of chlorhexidine and nystatin rinses in prevention of oral complications in leukemia and bone marrow transplantation. *Oral Surgery, Oral Medicine, Oral Pathology* **73**, 682–689.

[100] Escribano, M., Herrera, D., Morante, S. *et al.* (2010). Efficacy of a low-concentration chlorhexidine mouth rinse in non-compliant periodontitis patients attending a supportive periodontal care programme: a randomized clinical trial. *Journal of Clinical Periodontology* **37**, 266–275.

[101] Faveri, M., Gursky, L.C., Feres, M. *et al.* (2006). Scaling and root planing and chlorhexidine mouthrinses in the treatment of chronic periodontitis: a randomized, placebo-controlled clinical trial. *Journal of Clinical Periodontology* **33**, 819–828.

[102] FDI Commission. (2002). Mouthrinses and dental caries. *International Dental Journal* **52**, 337–345.

[103] FDI Commission. (2002). Mouthrinses and periodontal disease. *International Dental Journal* **52**, 346–352. Felo, A., Shibly, O., Ciancio, S.G., Lauciello, F.R. & Ho, A. (1997). Effects of subgingival chlorhexidine irrigation on peri-implant maintenance. *American Journal of Dentistry* **10**, 107–110.

[104] Feres, M., Gursky, L.C., Faveri, M., Tsuzuki, C.O. & Figueiredo, L.C. (2009). Clinical and microbiological benefits of strict supragingival plaque control as part of the active phase of periodontal therapy. *Journal of Clinical Periodontology* **36**, 857–867.

[105] Fernandes-Naglik, L., Downes, J., Shirlaw, P. *et al.* (2001). The clinical and microbiological effects of a novel acidified sodium chlorite mouthrinse on oral bacterial mucosal infections. *Oral Diseases* **7**, 276–280.

[106] Ferretti, G.A., Ash, R.C., Brown, A.T. *et al.* (1987). Chlorhexidine for prophylaxis against oral infections and associated complications in patients receiving bone marrow transplants. *Journal of the American Dental Association* **114**, 461–467.

[107] Ferretti, G.A., Ash, R.C., Brown, A.T. *et al.* (1988). Control of oral mucositis and candidiasis in marrow transplantation: a prospective, double-blind trial of chlorhexidine digluconate oral rinse. *Bone Marrow Transplantation* **3**, 483–493.

[108] Ferretti, G.A., Raybould, T.P., Brown, A.T. *et al.* (1990). Chlorhexidine prophylaxis for chemotherapy- and radiotherapy-induced stomatitis: a randomized double-blind trial. *Oral Surgery, Oral Medicine, Oral Pathology* **69**, 331–338.

[109] Fine, D.H. (1988). Mouthrinses as adjuncts for plaque and gingivitis management. A status report for the American Journal of Dentistry. *American Journal of Dentistry* **1**, 259–263.

[110] Fine, D.H., Letizia, J. & Mandel, I.D. (1985). The effect of rinsing with Listerine antiseptic on the properties of developing plaque. *Journal of Clinical Periodontology* **12**, 660–666.

[111] Fine, D.H., Yip, J., Furgang, D. *et al.*. (1993). Reducing bacteria in dental aerosols: procedural use of an antiseptic mouthrinse. *Journal of the American Dental Association* **124**, 16–18.

[112] Fine, D.H., Furgang, D., Barnett, M.L. *et al.* (2000). Effect of an essential oil-containing antiseptic mouthrinse on plaque and salivary *Streptococcus mutans* levels. *Journal of Clinical Periodontology* **27**, 157–161.

[113] Fine, D.H., Furgang, D. & Barnett, M.L. (2001). Comparative antimicrobial activities of antiseptic mouthrinses against isogenic planktonic and biofilm forms of *Actinobacillus actinomycetemcomitans*. *Journal of Clinical Periodontology* **28**, 697–700.

[114] Fine, D.H., Furgang, D., McKiernan, M. *et al.* (2010). An investigation of the effect of an essential oil mouthrinse on induced bacteraemia: a pilot study. *Journal of Clinical Periodontology* **37**, 840–847.

[115] Firatli, E., Unal, T. & Onan U. (1994). Antioxidative activities of some chemotherapeutics: a possible mechanism of reducing inflammation. *Journal of Clinical Periodontology* **21**, 680–683.

[116] Fischman, S.L. (1994). A clinician's perspective on antimicrobial mouthrinses. *Journal American Dental Association* **125**, 20–22.

[117] Flemmig, T.F., Newman, M.G., Doherty, F.M. *et al.* (1990). Supragingival irrigation with 0.06% chlorhexidine in naturally occurring gingivitis. I. 6 month clinical observations. *Journal of Periodontology* **61**, 112–117.

[118] Fløtra, L., Gjermo, P., Rølla, G. & Wærhaug, J. (1971). Side effects of chlorhexidine mouth washes. *Scandinavian Journal of Dental Research* **79**, 119–125.

[119] Foote, R.L., Loprinzi, C.L., Frank, A.R. *et al.* (1994). Randomized trial of a chlorhexidine mouthwash for alleviation of radiation-induced mucositis. *Journal of Clinical Oncology* **12**, 2630–2633.

[120] Fourrier, F., Dubois, D., Pronnier, P. *et al.* (2005). Effect of gingival and dental plaque antiseptic decontamination on nosocomial infections acquired in the intensive care unit: a double-blind placebo-controlled multicenter study. *Critical Care Medicine* **33**, 1728–1735.

[121] Francetti, L., Maggiore, E., Marchesi, A., Ronchi, G. & Romeo, E. (1991). Oral hygiene in subjects treated with diphenylhydantoin: effects of a professional program. *Prevenzione & Assistenza Dentale* **17**, 40–43.

[122] Francis, J.R., Addy, M. & Hunter, B. (1987a). A comparison of three delivery methods of chlorhexidine in handicapped children. II. Parent and house-parent preferences. *Journal of Periodontology* **58**, 456–459.

[123] Francis, J.R., Hunter, B. & Addy, M. (1987b). A comparison of three delivery methods of chlorhexidine in handicapped children. I. Effects on plaque, gingivitis, and toothstaining. *Journal of Periodontology* **58**, 451–455.

[124] Frascella, J.A., Fernandez, P., Gilbert, R.D. & Cugini, M. (2000). A randomized, clinical evaluation of the safety and efficacy of a novel oral irrigator. *American Journal of Dentistry* **13**, 55–58.

[125] Furuichi, Y., Ramberg, P., Lindhe, J., Nabi, N. & Gaffar, A. (1996). Some effects of mouthrinses containing salifluor on de

novo plaque formation and developing gingivitis. *Journal of Clinical Periodontology* **23**, 795–802.

[126] Gaffar, A., Scherl, D., Afflitto, J. & Coleman, E.J. (1995). The effect of triclosan on mediators of gingival inflammation. *Journal of Clinical Periodontology* **22**, 480–484

[127] Garcia-Godoy, F., Garcia-Godoy, F., DeVizio, W. *et al.* (1990). Effect of a triclosan/copolymer/fluoride dentifrice on plaque formation and gingivitis: a 7-month clinical study. *American Journal Dentistry* **3**, 15–26.

[128] Genco, R.J. (1981). Antibiotics in the treatment of human periodontal diseases. *Journal of Periodontology* **52**, 554–558.

[129] Gilbert, R.J. & Williams, P.E. (1987). The oral retention and antiplaque efficacy of triclosan in human volunteers. *British Journal of Clinical Pharmacology* **23**, 579–583.

[130] Gjermo, P., Bonesvoll, P. & Rølla, G. (1974). Relationship between plaque-inhibiting effect and retention of chlorhexidine in the human oral cavity. *Archives of Oral Biology* **19**, 1031–1034.

[131] Gjermo, P., Bonesvoll, P., Hjeljord, L.G. & Rølla, G. (1975). Influence of variation of pH of chlorhexidine mouth rinses on oral retention and plaque-inhibiting effect. *Caries Research* **9**, 74–82.

[132] Gordon, J.M., Lamster, I.B. & Seiger, M.C. (1985). Efficacy of Listerine antiseptic in inhibiting the development of plaque and gingivitis. *Journal of Clinical Periodontology* **12**, 697–704.

[133] Greenstein, G. (1999) Povidone-iodine's effects and role in the management of periodontal diseases: a review. *Journal of Periodontology* **70**, 1397–1405.

[134] Greenstein, G. (2002). Full-mouth therapy versus individual quadrant root planing: a critical commentary. *Journal of Periodontology* **73**, 797–812.

[135] Greenstein, G. (2004). Efficacy of full-mouth disinfection vs quadrant root planing. *Compendium of Continuing Education in Dentistry* **25**, 380–386, 388

[136] Grossman, E., Rieter, G. & Sturzenberger, O.P. (1986). Six-month study of the effects of a chlorhexidine mouthrinse on gingivitis in adults. *Journal of Periodontal Research* **Suppl**, 33–43.

[137] Grossman, E., Meckel, A.H., Isaacs, R.L. *et al.* (1989). A clinical comparison of antibacterial mouthrinses: effects of chlorhexidine, phenolics, and sanguinarine on dental plaque and gingivitis. *Journal of Periodontology* **60**, 435–440.

[138] Grossman, E., Hou, L., Bollmer, B.W. *et al.* (2002). Triclosan/pyrophosphate dentifrice: dental plaque and gingivitis effects in a 6-month randomized controlled clinical study. *Journal of Clinical Dentistry* **13**, 149–157.

[139] Guggenheim, B. & Meier, A. (2011). *In vitro* effect of chlorhexidine mouth rinses on polyspecies biofilms. *Schweizer Monatsschrift fur Zahnmedizin* **121**, 432–441.

[140] Gunsolley, J.C. (2006). A meta-analysis of six-month studies of antiplaque and antigingivitis agents. *Journal of the American Dental Association* **137**, 1649–1657.

[141] Gunsolley, J.C. (2010). Clinical efficacy of antimicrobial mouthrinses. *Journal of Dentistry* **38 Suppl 1**, S6–10.

[142] Hancock, E.B. (1996). Periodontal diseases: prevention. *Annals of Periodontology* **1**, 223–249.

[143] Hannah, J.J., Johnson, J.D. & Kuftinec, M.M. (1989). Long-term clinical evaluation of toothpaste and oral rinse containing sanguinaria extract in controlling plaque, gingival inflammation, and sulcular bleeding during orthodontic treatment. *American Journal of Orthodontics and Dentofacial Orthopedics* **96**, 199–207.

[144] Haps, S., Slot, D.E., Berchier, C.E. & van der Weijden, G.A. (2008). The effect of cetylpyridinium chloride-containing mouth rinses as adjuncts to toothbrushing on plaque and parameters of gingival inflammation: a systematic review. *International Journal of Dental Hygiene* **6**, 290–303.

[145] Harini, P.M. & Anegundi, R.T. (2010). Efficacy of a probiotic and chlorhexidine mouth rinses: a short-term clinical study. *Journal of the Indian Society of Pedodontics and Preventive Dentistry* **28**, 179–182.

[146] Harjai, K., Kumar, R. & Singh, S. (2010). Garlic blocks quorum sensing and attenuates the virulence of *Pseudomonas aeruginosa*. *FEMS Immunology and Medical Microbiology* **58**, 161–168.

[147] Harper, D.S., Mueller, L.J., Fine, J.B., Gordon, J.M. & Laster, L.L. (1990). Clinical efficacy of a dentifrice and oral rinse containing sanguinaria extract and zinc chloride during 6 months of use. *Journal of Periodontology* **61**, 352–358.

[148] Harper, P.R., Milsom, S., Wade, W. *et al.* (1995). An approach to efficacy screening of mouthrinses: studies on a group of French products (II). Inhibition of salivary bacteria and plaque in vivo. *Journal of Clinical Periodontology* **22**, 723–727.

[149] Harrap, G.J. (1974). Assessment of the effect of dentifrices on the growth of dental plaque. *Journal of Clinical Periodontology* **1**, 166–174.

[150] Hartnett, A.C. & Shiloah, J. (1991). The treatment of acute necrotizing ulcerative gingivitis. *Quintessence International* **22**, 95–100.

[151] Hase, J.C., Attström, R., Edwardsson, S., Kelty, E. & Kisch, J. (1998). 6-month use of 0.2% delmopinol hydrochloride in comparison with 0.2% chlorhexidine digluconate and placebo. (I). Effect on plaque formation and gingivitis. *Journal of Clinical Periodontology* **25**, 746–753.

[152] Hasturk, H., Nunn, ME., Warbington, M. & van Dyke, T.E. (2004). Efficacy of a fluoridated hydrogen peroxide-based mouthrinse for the treatment of gingivitis: a randomized clinical trial. *Journal of Periodontology* **75**, 57–65.

[153] Hatti, S., Ravindra, S., Satpathy, A., Kulkarni, R.D. & Parande, M.V. (2007). Biofilm inhibition and antimicrobial activity of a dentifrice containing salivary substitutes. *International Journal of Dental Hygiene* **5**, 218–224.

[154] Heitz-Mayfield, L.J., Salvi, G.E., Botticelli, D. *et al.* (2011). Anti-infective treatment of peri-implant mucositis: a randomised controlled clinical trial. *Clinical Oral Implants Research* **22**, 237–241

[155] Herlofson, B.B. & Barkvoll, P. (1996). The effect of two toothpaste detergents on the frequency of recurrent aphthous ulcers. *Acta Odontologica Scandinavica* **54**, 150–153.

[156] Herrera, D., van Winkelhoff, A.J., Dellemijn-Kippuw, N., Winkel, E.G. & Sanz, M. (2000). Beta-lactamase producing bacteria in the subgingival microflora of adult patients with periodontitis. A comparison between Spain and The Netherlands. *Journal of Clinical Periodontology* **27**, 520–525.

[157] Herrera, D., Roldán, S., Santacruz, I. *et al.* (2003). Differences in antimicrobial activity of four commercial 0.12% chlorhexidine mouthrinse formulations: An *in vitro* contact test and salivary bacterial counts study. *Journal of Clinical Periodontology* **30**, 307–314.

[158] Herrera, D., Alonso, B., Leon, R., Roldan, S. & Sanz, M. (2008). Antimicrobial therapy in periodontitis: the use of systemic antimicrobials against the subgingival biofilm. *Journal of Clinical Periodontology* **35**, 45–66.

[159] Hioe, K.P. & van der Weijden, G.A. (2005). The effectiveness of self-performed mechanical plaque control with triclosan containing dentifrices. *International Journal of Dental Hygiene* **3**, 192–204.

[160] Hita-Iglesias, P., Torres-Lagares, D., Flores-Ruiz, R., *et al.* (2008). Effectiveness of chlorhexidine gel versus chlorhexidine rinse in reducing alveolar osteitis in mandibular third molar surgery. *Journal of Oral and Maxillofacial Surgery* **66**, 441–445.

[161] Hossainian, N., Slot, D.E., Afennich, F. & van der Weijden, G.A. (2011). The effects of hydrogen peroxide mouthwashes on the prevention of plaque and gingival inflammation: a systematic review. *International Journal of Dental Hygiene* **9**, 171–181.

[162] Hu, D., Zhang, J., Wan, H. *et al.* (1997). Efficacy of a triclosan/copolymer dentifrice in the control of plaque and gingivitis: a six-month study in China. *Hua Xi Kou Qiang Yi Xue Za Zhi* **15**, 333–335.

[163] Hu, D., Zhang, Y.P., Petrone, M. *et al.* (2005). Clinical effectiveness of a triclosan/copolymer/sodium fluoride

dentifrice in controlling oral malodor: a 3-week clinical trial. *Oral Diseases* **11 Suppl 1**, 51–53.

[164] Hugo, W.B. & Longworth, A.R. (1964). Some aspects of the mode of action of chlorhexidine. *Journal of Pharmacy and Pharmacology* **16**, 655–662.

[165] Hugo, WB. & Longworth, AR. (1965) Cytological aspects of the mode of action of chlorhexidine diacetate. *Journal of Pharmacy and Pharmacology* **17**, 28–32.

[166] Hugo, W.B. & Longworth, A.R. (1966). The effect of chlorhexidine on the electrophoretic mobility, cytoplasmic constituents, dehydrogenase activity and cell walls of *Escherichia coli* and *Staphylococcus aureus*. *Journal of Pharmacy and Pharmacology* **18**, 569–578.

[167] Hugoson, A. & Jordan, T. (2004). Frequency distribution of individuals aged 20-70 years according to severity of periodontal disease. *Community Dental Oral Epidemiology* **10**, 187–192.

[168] Hugoson, A., Norderyd, O., Slotte, C. & Thorstensson, H. (1998). Oral hygiene and gingivitis in a Swedish adult population 1973, 1983 and 1993. *Journal of Clinical Periodontology* **25**, 807–812.

[169] Hull, P.S. (1980). Chemical inhibition of plaque. *Journal of Clinical Periodontology* **7**, 431–442.

[170] Husseini, A., Slot, D.E. & van der Weijden, G.A. (2008). The efficacy of oral irrigation in addition to a toothbrush on plaque and the clinical parameters of periodontal inflammation: a systematic review. *International Journal of Dental Hygiene* **6**, 304–314.

[171] Imrey, P.B., Chilton, N.W., Pihlstrom, B.L. *et al.* (1994). Recommended revisions to American Dental Association guidelines for acceptance of chemotherapeutic products for gingivitis control. Report of the Task Force on Design and Analysis in Dental and Oral Research to the Council on Therapeutics of the American Dental Association. *Journal of Periodontal Research* **29**, 299–304.

[172] Jenkins, S., Addy, M. & Wade, W.G. (1988). The mechanism of action of chlorhexidine. A study of plaque growth on enamel inserts *in vivo*. *Journal of Clinical Periodontology* **15**, 415–424.

[173] Jenkins, S., Addy, M. & Newcombe, R.G. (1989). Comparison of two commercially available chlorhexidine mouthrinses: II. Effects on plaque reformation, gingivitis and tooth staining. *Clinical Preventive Dentistry* **11**, 12–16.

[174] Jenkins, S., Addy, M. & Newcombe, RG. (1991a). Triclosan and sodium lauryl suphate mouthrinses. I. Effects on salivary bacterial counts. *Journal of Clinical Periodontology* **18**, 140–144.

[175] Jenkins, S., Addy, M. & Newcome, R. (1991b) Triclosan and sodium lauryl sulphate mouthrinses. (II). Effects of 4-day plaque regrowth. *Journal of Clinical Periodontology* **18**, 145–148.

[176] Johansen, J.R., Gjermo, P. & Eriksen, H.M. (1975). Effect of 2-years' use of chlorhexidine-containing dentifrices on plaque, gingivitis and caries. *Scandinavian Journal of Dental Research* **83**, 288–292.

[177] Johansen, C., Falholt, P. & Gram, L. (1997). Enzymatic removal and disinfection of bacterial biofilms. *Applied and Environmental Microbiology* **63**, 3724–3728.

[178] Jokinen, M.A. (1978). Prevention of postextraction bacteremia by local prophylaxis. *International Journal of Oral Surgery* **7**, 450–452.

[179] Jones, D.S., McGovern, J.G., Woolfson, A.D. & Gorman, S.P. (1997). The effects of hexetidine (Oraldene) on the adherence of Candida albicans to human buccal epithelial cells *in vitro* and *ex vivo* and on *in vitro* morphogenesis. *Pharmaceutical Research* **14**, 1765–1771.

[180] Joyston-Bechal, S. & Hernaman, N. (1993). The effect of a mouthrinse containing chlorhexidine and fluoride on plaque and gingival bleeding. *Journal of Clinical Periodontology* **20**, 49–53.

[181] Kalaga, A., Addy, M. & Hunter, B. (1989a). Comparison of chlorhexidine delivery by mouthwash and spray on plaque accumulation. *Journal of Periodontology* **60**, 127–130.

[182] Kalaga, A., Addy, M. & Hunter, B. (1989b). The use of 0.2% chlorhexidine spray as an adjunct to oral hygiene and gingival health in physically and mentally handicapped adults. *Journal of Periodontology* **60**, 381–385.

[183] Kanchanakamol, U., Umpriwan, R., Jotikasthira, N. *et al.* (1995). Reduction of plaque formation and gingivitis by a dentifrice containing triclosan and copolymer. *Journal of Periodontology* **66**, 109–112.

[184] Kaufman, A.Y., Tal, H., Perlmutter, S. & Shwartz, M.M. (1989). Reduction of dental plaque formation by chlorhexidine dihydrochloride lozenges. *Journal of Periodontal Research* **24**, 59–62

[185] Kinane, D.F. (1998). The role of interdental cleaning in effective plaque control: need for interdental cleaning in primary and secondary prevention. In: Lang, N.P., Attström, R. & Löe, H., eds. *Proceedings of the European Workshop on Mechanical Plaque Control.* London: Quintessence,. pp. 156–168.

[186] Kirstila, V., Lenander-Lumikari, M. & Tenovuo, J. (1994). Effects of a lactoperoxidase-system-containing toothpaste on dental plaque and whole saliva in vivo. *Acta Odontologica Scandinavica* **52**, 346–353.

[187] Kjaerheim, V., Skaare, A. & Barkvoll, P. (1996). Antiplaque, antibacterial and anti-inflammatory properties of triclosan mouthrinse in combination with zinc citrate or polyvinylmethylether maleic acid (PVA-MA) copolymer. *European Journal of Oral Sciences* **104**, 529–534.

[188] Koch, G.G. & Paquette, D.W. (1997). Design principles and statistical considerations in periodontal clinical trials. *Annals of Periodontology* **2**, 42–63.

[189] Kolahi, J., Soolari, A., Ghalayani, P., Varshosaz, J. & Fazilaty, M. (2008). Newly formulated chlorhexidine gluconate chewing gum that gives both anti-plaque effectiveness and an acceptable taste: a double blind, randomized, placebo-controlled trial. *Journal of the International Academy of Periodontology* **10**, 38–44.

[190] Kopczyk, R.A., Abrams, H., Brown, A.T., Matheny, J.L. & Kaplan, A.L. (1991). Clinical and microbiological effects of a sanguinaria-containing mouthrinse and dentifrice with and without fluoride during 6 months of use. *Journal of Periodontology* **62**, 617–622.

[191] Kornman, K.S. (1986a). Antimicrobial agents. In: Löe, H. & Kleinman, D.V., eds. *Dental Plaque Control Measures and Oral Hygiene Practices.* Oxford: IRL Press, pp. 121–142.

[192] Kornman, K.S. (1986b). The role of supragingival plaque control in the prevention and treatment of periodontal diseases. A review of current concepts. *Journal of Periodontal Research* **21**, 5–22.

[193] Kozlovsky, A., Goldberg, S. & Natour, L. (1996). Efficacy of a 2-phase oil-water mouthrinse in controlling oral malodor, gingivitis and plaque. *Journal of Periodontology* **67**, 577–582.

[194] Krasse, P., Carlsson, B., Dahl, C. *et al.* (2006). Decreased gum bleeding and reduced gingivitis by the probiotic *Lactobacillus reuteri. Swedish Dental Journal* **30**, 55–60.

[195] Lamster, I.B. (1983). The effect of Listerine antiseptic (r) on reduction of existing plaque and gingivitis. *Clinical Preventive Dentistry* **5**, 12–16.

[196] Lang, N.P. & Newman, H.N. (1997). Consensus report of sesion II. In: Lang, N.P., Karring, T. & Lindhe, J., eds. *Proceedings of the 2nd European Workshop on Periodontology, Chemicals in Periodontics.* London: Quintessence, pp. 192–195.

[197] Lang, N.P. & Räber, K. (1981). Use of oral irrigators as vehicle for the application of antimicrobial agents in chemical plaque control. *Journal of Clinical Periodontology* **8**, 177–188

[198] Lang, W.P., Ronis, D.L. & Farghaly, M.M. (1995). Preventive behaviors as correlates of periodontal health status. *Journal of Public Health Dentistry* **55**, 10–17.

[199] Lang, N.P., Hase, J.C., Grassi, M. *et al.* (1998). Plaque formation and gingivitis after supervised mouthrinsing with 0.2% delmopinol hydrochloride, 0.2% chlorhexidine digluconate and placebo for 6 months. *Oral Diseases* **4**, 105–113.

[200] Lang, N.P., Tan, W.C., Krähenmann, M.A. & Zwahlen, M. (2008). A systematic review of the effects of full-mouth

debridement with and without antiseptics in patients with chronic periodontitis. *Journal of Clinical Periodontology* **35**, 8–21.

[201] Lanzos, I., Herrera, D., Santos, S. *et al.* (2010). Mucositis in irradiated cancer patients: effects of an antiseptic mouthrinse. *Medicina oral, patología oral y cirugía bucal* **15**, e732–e738

[202] Lanzos, I., Herrera, D., Santos, S. *et al.* (2011). Microbiological effects of an antiseptic mouthrinse in irradiated cancer patients. *Medicina oral, patología oral y cirugía bucal* **16**, e1036–e1042.

[203] Laspisa, S., Singh, S. & Deasy, M. (1994). Efficacy of Listerine as a post-surgical antimicrobial rinse. *American Journal of Dentistry* **7**, 5–8.

[204] Lavstedt, S., Mordeer, T. & Welander, E. (1982). Plaque and gingivitis in a group of Swedish school children with particular reference to tooth brushing habits. *Acta Odontologica Scandinavica* **40**, 307–311.

[205] Leverett, D.H., McHugh, W.D. & Jensen, O.E. (1984). Effect of daily rinsing with stannous fluoride on plaque and gingivitis: final report. *Journal of Dental Research* **63**, 1083–1086.

[206] Leverett, D.H., McHugh, W.D. & Jensen, O.E. (1986). Dental caries and staining after twenty-eight months of rinsing with stannous fluoride or sodium fluoride. *Journal of Dental Research* **65**, 424–427.

[207] Levin, L., Samorodnitzky-Naveh, G.R. & Machtei, E.E. (2008). The association of orthodontic treatment and fixed retainers with gingival health. *Journal of Periodontology* **79**, 2087–2092.

[208] Lin, G., Voss, K.H. & Davidson, T.J. (1991). Acute inhalation toxicity of cetylpyridinium chloride. *Food and Chemical Toxicology* **29**, 851–854

[209] Lindhe, J., Rosling, B., Socransky, S.S. & Volpc, A.R. (1993). The effect of a triclosan-containing dentifrice on established plaque and gingivitis. *Journal of Clinical Periodontology* **20**, 327–334.

[210] Lobene, R.R., Kashket, S. & Soparkar, P. (1979). The effect of cetylpyridinium chloride on human plaque bacteria and gingivitis. *Pharmacology Therapeutics in Dentistry* **4**, 33–47.

[211] Lobene, R.R., Soparkar, P.M. & Newman, M.B. (1986). The effects of a sanguinaria dentifrice on plaque and gingivitis. *Compendium of Continuing Education in Dentistry* **Suppl 7**, S185–S188.

[212] Lockhart, P.B. (1996). An analysis of bacteremias during dental extractions. A double-blind, placebo-controlled study of chlorhexidine. *Archives of Internal Medicine* **156**, 513–520.

[213] Löe, H. (1965). Experimental gingivitis in man. *Journal of Periodontology* **36**, 177–187.

[214] Löe, H. & Schiøtt, C.R. (1970). The effect of mouthrinses and topical application of chlorhexidine on the development of dental plaque and gingivitis in man. *Journal of Periodontal Research* **5**, 79–83.

[215] Löe, H., Schiøtt, C.R., Karring, G. & Karring, T. (1976). Two years oral use of chlorhexidine in man. I. General design and clinical effects. *Journal of Periodontal Research* **11**, 135–144.

[216] Loesche, W.J. (1976). Chemotherapy of dental plaque infections. *Oral Sciences Reviews* **9**, 65–107.

[217] Logothetis, D.D. & Martinez-Welles, J.M. (1995). Reducing bacterial aerosol contamination with a chlorhexidine gluconate pre-rinse. *Journal of the American Dental Association* **126**, 1634–1639.

[218] MacFarlane, T.W., Ferguson, M.M. & Mulgrew, C.J. (1984). Post-extraction bacteraemia: role of antiseptics and antibiotics. *British Dental Journal* **156**, 179–181.

[219] MacGregor, I., Balding, J.W. & Regis, D. (1998). Flossing behaviour in English adolescents. *Journal of Clinical Periodontology* **25**, 291–296.

[220] Mallatt, M., Mankodi, S., Bauroth, K. *et al.* (2007). A controlled 6-month clinical trial to study the effects of a stannous fluoride dentifrice on gingivitis. *Journal of Clinical Periodontology* **34**, 762–767.

[221] Mankodi, S., Walker, C., Conforti, N. *et al.* (1992). Clinical effect of a triclosan-containing dentifrice on plaque and gingivitis: a six-month study. *Clinical Preventive Dentistry* **14**, 4–10.

[222] Mankodi, S., Petrone, D.M., Battista, G. *et al.* (1997). Clinical efficacy of an optimized stannous fluoride dentifrice, Part 2: A 6-month plaque/gingivitis clinical study, northeast USA. *Compendium of Continuing Education in Dentistry* **18 Spec No**, 10–15.

[223] Mankodi, S., Bartizek, R.D., Winston, J.L. *et al.* (2005a). Anti-gingivitis efficacy of a stabilized 0.454% stannous fluoride/sodium hexametaphosphate dentifrice. *Journal of Clinical Periodontology* **32**, 75–80.

[224] Mankodi, S., Bauroth, K., Witt, J.J. *et al.* (2005b). A 6-month clinical trial to study the effects of a cetylpyridinium chloride mouthrinse on gingivitis and plaque. *American Journal of Dentistry* **18 Spec No**, 9A–14A.

[225] Mann, J., Vered, Y., Babayof, I. *et al.* (2001). The comparative anticaries efficacy of a dentifrice containing 0.3% triclosan and 2.0% copolymer in a 0.243% sodium fluoride/silica base and a dentifrice containing 0.243% sodium fluoride/silica base: a two-year coronal caries clinical trial on adults in Israel. *Journal of Clinical Dentistry* **12**, 71–76.

[226] Margarone, J., Thines, TJ., Drinnan, A. & Ciancio, SG. (1984). The effects of alcohol and cetylpyridinium chloride on the buccal mucosa of the hamster. *Journal of Oral and Maxillofacial Surgery* **42**, 111–113.

[227] Marinone, M.G. & Savoldi, E. (2000). Chlorhexidine and taste. Influence of mouthwashes concentration and of rinsing time. *Minerva Stomatologica* **49**, 221–226.

[228] Marsh, P.D. & Bradshaw, D.J. (1995). Dental plaque as biofilm. *Journal of Industrial Microbiology* **15**, 169–175.

[229] Maruniak, J., Clark, W.B., Walker, C.B. *et al.* (1992). The effect of 3 mouthrinses on plaque and gingivitis development. *Journal of Clinical Periodontology* **19**, 19-23.

[230] Mascarenhas, A.K., Allen, C.M. & Moeschberger, M.L. (2002). The association between Viadent use and oral leukoplakia–results of a matched case-control study. *Journal of Public Health Dentistry* **62**, 158–162.

[231] Mauriello, S.M. & Bader, J.D. (1988). Six-month effects of a sanguinarine dentifrice on plaque and gingivitis. *Journal of Periodontology* **59**, 238–243.

[232] Mayanagi, G., Kimura, M., Nakaya, S. *et al.* (2009). Probiotic effects of orally administered Lactobacillus salivarius WB21-containing tablets on periodontopathic bacteria: a double-blinded, placebo-controlled, randomized clinical trial. *Journal of Clinical Periodontology* **36**, 506–513.

[233] McClanahan, S.F., Beiswanger, B.B., Bartizek, R.D. *et al.* (1997). A comparison of stabilized stannous fluoride dentifrice and triclosan/copolymer dentifrice for efficacy in the reduction of gingivitis and gingival bleeding: six-month clinical results. *Journal of Clinical Dentistry* **8**, 39–45.

[234] McCoy, C.P., Jones, D.S., McGovern, J.G., Gorman, S.P. & Woolfson, A.D. (2000). Determination of the salivary retention of hexetidine in-vivo by high-performance liquid chromatography. *Journal of Pharmacy and Pharmacology* **52**, 1355–1359.

[235] McKinney, J.E. & Wu, W. (1985). Chemical softening and wear of dental composites. *Journal of Dental Research* **64**, 1326–1331.

[236] Mengel, R., Wissing, E., Schmitz-Habben, A. & Flores-de-Jacoby, L. (1996). Comparative study of plaque and gingivitis prevention by AmF/SnF2 and NaF. A clinical and microbiological 9-month study. *Journal of Clinical Periodontology* **23**, 372–378.

[237] Menghini, P. & Sapelli, P.L. (1980). [Use of hexetidine as an oral cavity antiseptic]. *Minerva Stomatologica* **29**, 159–162

[238] Merianos, J.J. (1991). Quaternary ammonium antimicrobial compounds. In: Block, S.S., ed. *Disinfection, Sterilization and Preservation.* . Philadelphia: Lea & Febiger Co., pp. 225–255.

[239] Miller, J.T., Shannon, I.L., Kilgore, W.G. & Bookman, J.E. (1969). Use of a water-free stannous fluoride-containing gel in the control of dental hypersensitivity. *Journal of Periodontology* **40**, 490–491.

[240] Minguez-Serra, M.P., Salort-Llorca, C. & Silvestre-Donat, F.J. (2009). Chlorhexidine in the prevention of dry socket: effectiveness of different dosage forms and regimens. *Medicina oral, patología oral y cirugía bucal* **14**, e445–e449.

[241] Moran, J. (1988). A clinical trial to asses the efficacy of sanguinarine mouthrinse (Corsodyl). *Journal of Clinical Periodontology* **15**, 612–616.

[242] Moran, J., Addy, M. & Newcombe, R.G. (1988). The antibacterial effect of toothpastes on the salivary flora. *Journal of Clinical Periodontology* **15**, 193–199.

[243] Moran, J., Addy, M. & Newcombe, R. (1989). Comparison of the effect of toothpastes containing enzymes or antimicrobial compounds with a conventional fluoride toothpaste on the development of plaque and gingivitis. *Journal of Clinical Periodontology* **16**, 295–299.

[244] Moran, J., Addy, M., Wade, W.G. & Maynard, J. (1992). A comparison of delmopinol and chlorhexidine on palque regrowth over a 4-day period and salivary bacterial counts. *Journal of Clinical Periodontology* **19**, 749–753.

[245] Moran, J., Addy, M., Wade, WG. & Milson, S. (1995). The effect of oxidising mouthrinses compared with chlorhexidine on salivary bacterial counts and plaque regrowth. *Journal of Clinical Periodontology* **22**, 750–755.

[246] Nabi, N., Kashuba, B., Lucchesi, S. *et al.* (1996). *In vitro* and *in vivo* studies on salifluor/PVM/MA copolymer/NaF combination as an antiplaque agent. *Journal of Clinical Periodontology* **23**, 1084–1092.

[247] Nash, E.S. & Addy, M. (1979). The use of chlorhexidine gluconate mouthrinses in patients with intermaxillary fixation. *British Journal of Oral Surgery* **17**, 251–255.

[248] Nelson, J.W. & Lyster, S.C. (1946). The toxicity of myristyl-gamma-picolinium chloride. *Journal of the American Pharmaceutical Association (Science Edition)* **35**, 89–94.

[249] Netuschil, L., Weiger, R., Preisler, R. & Brecx, M.C. (1995). Plaque bacteria counts and vitality during chlorhexidine, meridol and listerine mouthrinses. *European Journal of Oral Sciences* **103**, 355–361.

[250] Niles, H.P., Hunter, C.M., Vazquez, J., Williams, M.I. & Cummins, D. (2003). Clinical comparison of Colgate Total Advanced Fresh vs a commercially available fluoride breath-freshening toothpaste in reducing breath odor overnight: a multiple-use study. *Compendium of Continuing Education in Dentistry* **24**, 29–33.

[251] Ogaard, B., Alm, A.A., Larsson, E. & Adolfsson, U. (2006). A prospective, randomized clinical study on the effects of an amine fluoride/stannous fluoride toothpaste/mouthrinse on plaque, gingivitis and initial caries lesion development in orthodontic patients. *European Journal of Orthodontics* **28**, 8–12.

[252] Olsen, I. (1975). Denture stomatitis. The clinical effects of chlorhexidine and amphotericin B. *Acta Odontologica Scandinavica* **33**, 47–52.

[253] Olympio, K.P., Bardal, P.A., de M Bastos J.R. & Buzalaf, M.A. (2006). Effectiveness of a chlorhexidine dentifrice in orthodontic patients: a randomized-controlled trial. *Journal of Clinical Periodontology* **33**, 421–426.

[254] O'Neil, T.C. & Figures, K.H. (1982). The effects of chlorhexidine and mechanical methods of plaque control on the recurrence of gingival hyperplasia in young patients taking phenytoin. *British Dental Journal* **152**, 130–133.

[255] Otten, M.P., Busscher, H.J., van der Mei, H.C., van Hoogmoed, C.G. & Abbas, F. (2011). Acute and substantive action of antimicrobial toothpastes and mouthrinses on oral biofilm *in vitro*. *European Journal of Oral Sciences* **119**, 151–155.

[256] Ouhayoun, J.-P. (2003). Penetrating the plaque biofilm: impact of essential oil mouthwash. *Journal of Clinical Periodontology* **30 Suppl 5**, 10–12.

[257] Overholser, C.D.J. (1988). Longitudinal clinical studies with antimicrobial mouthrinses. *Journal of Clinical Periodontology* **15**, 517–519.

[258] Overholser, C.D., Meiller, T.F., DePaola, L.G., Minah, G.E. & Niehaus, C. (1990). Comparative effects of 2 chemotherapeutic mouthrinses on the development of supragingival dental plaque and gingivitis. *Journal of Clinical Periodontology* **17**, 575–579.

[259] Palomo, F., Wantland, L., Sanchez, A. *et al.* (1994). The effect of three commercially available dentifrices containing triclosan on supragingival plaque formation and gingivitis: a six month clinical study. *International Dental Journal* **44**, 75–81.

[260] Pan, P.H., Finnegan, M.B., Sturdivant, L. & Barnett, M.L. (1999). Comparative antimicrobial activity of an essential oil and an amine fluoride/stannous fluoride mouthrinse in vitro. *Journal of Clinical Periodontology* **26**, 474–476.

[261] Pan, P.H., Barnett, M.L., Coelho, J., Brogdon, C. & Finnegan, M.B. (2000). Determination of the in situ bactericidal activity of an essential oil mouthrinse using a vital stain method. *Journal of Clinical Periodontology* **27**, 256–261.

[262] Panagakos, F.S., Volpe, A.R., Petrone, M.E. *et al.* (2005). Advanced oral antibacterial/anti-inflammatory technology: A comprehensive review of the clinical benefits of a triclosan/copolymer/fluoride dentifrice. *Journal of Clinical Dentistry* **16 Suppl**, S1–19.

[263] Pannuti, C.M., Saraiva, M.C., Ferraro, A. *et al.* (2003). Efficacy of a 0.5% chlorhexidine gel on the control of gingivitis in Brazilian mentally handicapped patients. *Journal of Clinical Periodontology* **30**, 573–576.

[264] Paraskevas, S. & van der Weijden, G.A. (2006). A review of the effects of stannous fluoride on gingivitis. *Journal of Clinical Periodontology* **33**, 1–13.

[265] Paraskevas, S., Danser, MM., Timmerman, MF., van der Velden, U. & Van der Weijden, GA. (2004). Amine fluoride/stannous fluoride and incidence of root caries in periodontal maintenance patients. A 2 year evaluation. *Journal of Clinical Periodontology* **31**, 965–971.

[266] Paraskevas, S., Versteeg, P.A., Timmerman, M.F., Van der Velden, U. & van der Weijden, G.A. (2005). The effect of a dentifrice and mouth rinse combination containing amine fluoride/stannous fluoride on plaque and gingivitis: a 6-month field study. *Journal of Clinical Periodontology* **32**, 757–764.

[267] Paraskevas, S., Timmerman, M.F., Van der Velden, U. & van der Weijden, G.A. (2006). Additional effect of dentifrices on the instant efficacy of toothbrushing. *Journal of Periodontology* **77**, 1522–1527.

[268] Paraskevas, S., Rosema, N.A., Versteeg, P., Van der Velden, U. & van der Weijden, G.A. (2008). Chlorine dioxide and chlorhexidine mouthrinses compared in a 3-day plaque accumulation model. *Journal of Periodontology* **79**, 1395–1400.

[269] Penugonda, B., Settembrini, L., Scherer, W., Hittelman, E. & Strassler, H. (1994). Alcohol-containing mouthwashes: effect on composite hardness. *Journal of Clinical Dentistry* **5**, 60–62.

[270] Perlich, M.A., Bacca, L.A., Bollmer, B.W. & Lanzalaco, A. (1995). The clinical effect of a stabilized stannous fluoride dentifrice on plaque formation, gingivitis and gingival bleeding: a six-month study. *Journal of Clinical Dentistry* **6**, 54–58

[271] Petersson, L.G. (1993). Fluoride mouthrinses and fluoride varnishes. *Caries Research* **27**, 35–42.

[272] Pitten, F.A. & Kramer, A. (2001). Efficacy of cetylpyridinium chloride used as oropharyngeal antiseptic. *Arzneimittel Forschung* **51**, 588–595.

[273] Pitten, F.A., Kiefer, T., Buth, C., Doelken, G. & Kramer, A. (2003). Do cancer patients with chemotherapy-induced leukopenia benefit from an antiseptic chlorhexidine-based oral rinse? A double-blind, block-randomized, controlled study. *Journal of Hospital Infection* **53**, 283–291.

[274] Pitts, G., Brogdon, C., Hu, L. & Masurat, T. (1983). Mechanism of action of an antiseptic, anti-odor mouthwash. *Journal of Dental Research* **62**, 738–742.

[275] Pizzo, G., La, C.M., Licata, M.E., Pizzo, I. & D'Angelo, M. (2008). The effects of an essential oil and an amine fluoride/stannous fluoride mouthrinse on supragingival plaque regrowth.

Journal of Periodontology **79**, 1177–1183.

[276] Plonait, D.R. & Reichart, P.A. (1999). [Epitheliolysis of the mouth mucosa (mucosal peeling) as a side effect of toothpaste]. *Mund-, Kiefer- und Gesichtschirurgie* **3**, 78–81.

[277] Pontefract, H., Hughes, J., Kemp, K. *et al.* (2001). The erosive effects of some mouthrinses on enamel. A study *in situ*. *Journal of Clinical Periodontology* **28**, 319–324.

[278] Powell, C.A., Mealey, B.L., Deas, D.E., McDonnell, H.T. & Moritz, A.J. (2005). Post-surgical infections: prevalence associated with various periodontal surgical procedures. *Journal of Periodontology* **76**, 329–333

[279] Quigley, G. & Hein, J. (1962). Comparative cleansing efficiency of manual and power toothbrushing. *Journal of the American Dental Association* **65**, 26–29.

[280] Quirynen, M., Marechal, M. & van Steenberghe, D. (1990). Comparative antiplaque activity of sanguinarine and chlorhexidine in man. *Journal of Clinical Periodontology* **17**, 223–227.

[281] Quirynen, M., Bollen, C.M., Vandekerckhove, B.N. *et al.* (1995). Full- vs. partial-mouth disinfection in the treatment of periodontal infections: short-term clinical and microbiological observations. *Journal of Dental Research* **74**, 1459–1467.

[282] Quirynen, M., Mongardini, C., De Soete, M. *et al.* (2000). The role of chlorhexidine in the one-stage full-mouth disinfection treatment of patients with advanced adult periodontitis. Long-term clinical and microbiological observations. *Journal of Clinical Periodontology* **27**, 578–589

[283] Quirynen, M., Soers, C., Desnyder, M. *et al.* (2005). A 0.05% cetyl pyridinium chloride/0.05% chlorhexidine mouth rinse during maintenance phase after initial periodontal therapy. *Journal of Clinical Periodontology* **32**, 390–400.

[284] Rahn, R., Schneider, S., Diehl, O., Schafer, V. & Shah, P.M. (1995). Preventing post-treatment bacteremia: comparing topical povidone-iodine and chlorhexidine. *Journal of the American Dental Association* **126**, 1145–1149

[285] Ramberg, P., Lindhe, J., Botticelli, D. & Botticelli, A. (2009). The effect of a triclosan dentifrice on mucositis in subjects with dental implants: a six-month clinical study. *Journal of Clinical Dentistry* **20**, 103–107.

[286] Rasch, M., Kastbjerg, V.G., Bruhn, J.B. *et al.* (2007) Quorum sensing signals are produced by *Aeromonas salmonicida* and *quorum* sensing inhibitors can reduce production of a potential virulence factor. *Diseases of Aquatic Organisms* **78**, 105–113.

[287] Rees, T.D. & Orth, C.F. (1986). Oral ulcerations with use of hydrogen peroxide. *Journal of Periodontology* **57**, 689–692.

[288] Renvert, S. & Birkhed, D. (1995). Comparison between 3 triclosan dentifrices on plaque, gingivitis and salivary microflora. *Journal of Clinical Periodontology* **22**, 63–70

[289] Renvert, S., Roos-Jansaker, A.M. & Claffey, N. (2008). Non-surgical treatment of peri-implant mucositis and peri-implantitis: a literature review. *Journal of Clinical Periodontology* **35**, 305–315.

[290] Roberts, W.R. & Addy, M. (1981). Comparison of the in vivo and in vitro antibacterial properties of antiseptic mouthrinses containing chlorhexidine, alexidine, cetyl pyridinium chloride and hexetidine. Relevance to mode of action. *Journal of Clinical Periodontology* **8**, 295–310.

[291] Richards, R.M., Xing, J.Z. & Mackay, K.M. (1996). Excipient interaction with cetylpyridinium chloride activity in tablet based lozenges. *Pharmaceutical Research* **13**, 1258–1264.

[292] Ristic, M., Vlahovic, S.M., Sasic, M. & Zelic, O. (2007). Clinical and microbiological effects of fixed orthodontic appliances on periodontal tissues in adolescents. *Orthodontics & Craniofacial Research* **10**, 187–195.

[293] Roldán, S., Herrera, D. & Sanz, M. (2003a). Biofilms and the tongue: therapeutical approaches for the control of halitosis. *Clinical Oral Investigations* **7**, 189–197.

[294] Roldán, S., Winkel, E.G., Herrera, D., Sanz, M. & van Winkelhoff, A.J. (2003b) The effects of a new mouthrinse containing chlorhexidine, cetylpyridinium chloride and zinc lactate on the microflora of oral halitosis patients: a dual-centre, double-blind placebo-controlled study. *Journal of Clinical*

Periodontology **30**, 427–434.

[295] Roldán, S., Herrera, D., Santacruz, I. *et al.* (2004). Comparative effects of different chlorhexidine mouth-rinse formulations on volatile sulphur compounds and salivary bacterial counts. *Journal of Clinical Periodontology* **31**, 1128–1134.

[296] Rolla, G. & Melsen, B. (1975). On the mechanism of the plaque inhibition by chlorhexidine. *Journal of Dental Research* **54**, 57–62.

[297] Rolla, G., Loe, H. & Schiøtt, CR. (1971). Retention of chlorhexidine in the human oral cavity. *Archives of Oral Biology* **16**, 1109–1116.

[298] Ronis, D.L., Lang, W.P., Farghaly, M.M. & Ekdahl, S.M. (1994. Preventive oral health behaviors among Detroit-area residents. *Journal of Dental Hygienist* **68**, 123–130.

[299] Rosin, M., Welk, A., Kocher, T. *et al.* (2002). The effect of a polyhexamethylene biguanide mouthrinse compared to an essential oil rinse and a chlorhexidine rinse on bacterial counts and 4-day plaque regrowth. *Journal of Clinical Periodontology* **29**, 392–399.

[300] Rosling, B., Dahlen, G., Volpe, A.R. *et al.* (1997a). Effect of triclosan on the subgingival microbiota of periodontitis-susceptible subjects. *Journal of Clinical Periodontology* **24**, 881–887.

[301] Rosling, B., Wannfors, B., Volpe, A.R. *et al.* (1997b). The use of a triclosan/copolymer dentifrice may retard the progression of periodontitis. *Journal of Clinical Periodontology* **24**, 873–880.

[302] Rugg-Gunn, A.J. & MacGregor, I. (1978). A survey of toothbrushing behavior in children and young adults. *Journal of Periodontal Research* **13**, 382–388.

[303] Rule, K.L., Ebbett, V.R. & Vikesland, P.J. (2005). Formation of chloroform and chlorinated organics by free-chlorine-mediated oxidation of triclosan. *Environmental Science & Technology* **39**, 3176–3185.

[304] Rundegren, J., Simonsson, T., Petersson, L.G. & Hansson, E. (1992). Effect of delmopinol on the cohesion of glucan-containing plaque formed by *Streptococcus mutans* in a flow cell system. *Journal of Dental Research* **71**, 1792–1796.

[305] Sahrmann, P., Puhan, M.A., Attin, T. & Schmidlin, P.R. (2010). Systematic review on the effect of rinsing with povidone-iodine during nonsurgical periodontal therapy. *Journal of Periodontal Research* **45**, 153–164.

[306] Sanchez, M.C., Llama-Palacios, A., Blanc, V. *et al.* (2011). Structure, viability and bacterial kinetics of an *in vitro* biofilm model using six bacteria from the subgingival microbiota. *Journal of Periodontal Research* **46**, 252–260.

[307] Santos, S., Herrera, D., Lopez, E. *et al.* (2004). A randomized clinical trial on the short-term clinical and microbiological effects of the adjunctive use of a 0.05% chlorhexidine mouth rinse for patients in supportive periodontal care. *Journal of Clinical Periodontology* **31**, 45–51.

[308] Sanz, M., Newman, M.G., Anderson, L.. *et al.* (1989). Clinical enhancement of post-periodontal surgical therapy by a 0.12% chlorhexidine gluconate mouthrinse. *Journal of Periodontology* **60**, 570–576.

[309] Sanz, M., Vallcorba, N., Fabregues, S., Muller, I. & Herkstroter, F. (1994). The effect of a dentifrice containing chlorhexidine and zinc on plaque, gingivitis, calculus and tooth staining. *Journal of Clinical Periodontology* **21**, 431–437.

[310] Saravia, M.E., Svirsky, J.A. & Friedman, R. (1990). Chlorhexidine as an oral hygiene adjunct for cyclosporine-induced gingival hyperplasia. *Journal of Dentistry for Children* **57**, 366–370.

[311] Saxén, L., Niemi, M.L. & Ainamo, J. (1976). Intraoral spread of the antimicrobial effect of a chlorhexidine gel. *Scandinavian Journal of Dental Research* **84**, 304–307.

[312] Saxer, U.P. & Yankell, S.L. (1997). Impact of improved tooth-brushes on dental diseases.II. *Quintessence International* **28**, 573–593.

[313] Schaeken, M.J., Van der Hoeven, J.S., Saxton, C.A. & Cummins, D. (1996). The effect of mouthrinses containing zinc and triclosan on plaque accumulation, development of gingivitis and formation

of calculus in a 28-week clinical test. *Journal of Clinical Periodontology* **23**, 465–470.

[314] Scherer, W., Gultz, J., Lee, S.S. & Kaim, J.M. (1998). The ability of an herbal mouthrinse to reduce gingival bleeding. *Journal of Clinical Dentistry* **9**, 97–100.

[315] Schiøtt, C.R., Löe, H., Jensen, S.B. *et al.* (1970). The effect of chlorhexidine mouthrinses on the human oral flora. *Journal of Periodontal Research* **5**, 84–89.

[316] Schiøtt, C.R., Briner, W.W., Kirkland, J.J. & Loe, H. (1976a). Two years oral use of chlorhexidine in man. III. Changes in sensitivity of the salivary flora. *Journal of Periodontal Research* **11**, 153–157

[317] Schiøtt, C.R., Briner, W.W. & Löe, H. (1976b). Two year oral use of chlorhexidine in man. II. The effect on the salivary bacterial flora. *Journal of Periodontal Research* **11**, 145–152

[318] Schroeder, H.E. (1969). Formation and Inhibition of Dental Calculus. Huber, H., ed. Berlin, pp. 145–172..

[319] Segreto, V.A. (2004). A clinical investigation to assess the effects on plaque, gingivitis, and staining potential of an experimental mouthrinse--study 002393. Unpublished study in OTC Vol.210421.

[320] Segreto, V.A., Collins, E.M., Beiswanger, B.B. *et al.* (1986). A comparison of mouthrinses containing two concentrations of chlorhexidine. *Journal of Periodontal Research* **21 Suppl 16**, 23–32.

[321] Sekino, S. & Ramberg, P. (2005). The effect of a mouth rinse containing phenolic compounds on plaque formation and developing gingivitis. *Journal of Clinical Periodontology* **32**, 1083–1088.

[322] Sgan-Cohen, H.D., Gat, E. & Schwartz, Z. (1996). The effectiveness of an amine fluoride/stannous fluoride dentifrice on the gingival health of teenagers: results after six months. *International Dental Journal* **46**, 340–345.

[323] Shapira, L., Shapira, M., Tandlich, M. & Gedalia, I. (1999). Effect of amine fluoride-stannous fluoride containing toothpaste (Meridol) on plaque and gingivitis in adults: a six-month clinical study. *Journal of the International Academy of Periodontology* **1**, 117–120.

[324] Shapiro, S., Giertsen, E. & Guggenheim, B. (2002). An *in vitro* oral biofilm model for comparing the efficacy of antimicrobial mouthrinses. *Caries Research* **36**, 93–100.

[325] Sharma, N.C., Galustians, H.J., Qaquish, J. *et al.* (1999). The clinical effectiveness of a dentifrice containing triclosan and a copolymer for controlling breath odor measured organoleptically twelve hours after toothbrushing. *Journal of Clinical Dentistry* **10**, 131–134

[326] Sharma, N.C., Charles, C.H., Qaqish, J.G. *et al.* (2002). Comparative effectiveness of an essential oil mouthrinse and dental floss in controlling interproximal gingivitis and plaque. *American Journal of Dentistry* **15**, 351–355.

[327] Sharma, N.C., Charles, C.H., Lynch, M.C. *et al.* (2004). Adjunctive benefit of an essential oil-containing mouthrinse in reducing plaque and gingivitis in patients who brush and floss regularly: a six-month study. *Journal of the American Dental Association* **135**, 496–504.

[328] Shaw, W.C., Addy, M., Griffiths, S. & Price, C. (1984). Chlorhexidine and traumatic ulcers in orthodontic patients. *European Journal of Orthodontics* **6**, 137–140.

[329] Sheiham, A. & Netuveli, G.S. (2002). Periodontal diseases in Europe. *Periodontology 2000* **29**, 104–121.

[330] Shimauchi, H., Mayanagi, G., Nakaya, S. *et al.* (2008). Improvement of periodontal condition by probiotics with *Lactobacillus salivarius* WB21: a randomized, double-blind, placebo-controlled study. *Journal of Clinical Periodontology* **35**, 897–905.

[331] Shinada, K., Ueno, M., Konishi, C. *et al.* (2010). Effects of a mouthwash with chlorine dioxide on oral malodor and salivary bacteria: a randomized placebo-controlled 7-day trial. *Trials* **11**, 14.

[332] Simonetti, N., D'Auria, F.D., Strippoli, V. & Lucchetti, G. (1988). Itraconazole: increased activity by chlorhexidine.

Drugs Under Experimental and Clinical Research **14**, 19–23.

[333] Simons, D., Brailsford, S., Kidd, E.A. & Beighton, D. (2001). The effect of chlorhexidine acetate/xylitol chewing gum on the plaque and gingival indices of elderly occupants in residential homes. *Journal of Clinical Periodontology* **28**, 1010–1015.

[334] Simonsson, T., Hvid, E.B., Rundegren, J. & Edwardsson, S. (1991). Effect of delmopinol on *in vitro* dental plaque formation, bacterial production and the number of microorganisms in human saliva. *Oral Microbiology and Immunology* **6**, 305–309.

[335] Skaare, A., Herlofson, BB. & Barkvoll, P. (1996). Mouthrinses containing triclosan reduce the incidence of recurrent aphthous ulcers. *Journal of Clinical Periodontology* **23**, 778–781.

[336] Slot, D.E., Rosema, N.A., Hennequin-Hoenderdos, N.L. *et al.* (2010). The effect of 1% chlorhexidine gel and 0.12% dentifrice gel on plaque accumulation: a 3-day non-brushing model. *International Journal of Dental Hygiene* **8**, 294–300.

[337] Slots, J. & Rams, T.E. (1990). Antibiotics in periodontal Therapy: advantages and disadvantages. *Journal of Clinical Periodontology* **17**, 479–493.

[338] Smith, R.N., Anderson, R.N. & Kolenbrander, P.E. (1991). Inhibition of intergeneric coaggregation among oral bacteria by cetylpyridinium chloride, chlorhexidine digluconate and octenidine dihydrochloride. *Journal of Periodontal Research* **26**, 422–428.

[339] Smith, A.J., Moran, J., Dangler, L.V., Leight, R.S. & Addy, M. (1996). The efficacy of an anti-gingivitis chewing gum. *Journal of Clinical Periodontology* **23**, 19–23.

[340] Socransky, S.S. & Haffajee, A.D. (2002). Dental biofilms: difficult therapeutic targets. *Periodontology 2000* **28**, 12–55.

[341] Soers, C., Dekeyser, C., van Steenberghe, D. & Quirynen, M. (2003). Mouth-rinses after initial therapy of periodontitis. *Journal of Clinical Periodontology* **30**, 17.

[342] Solís, C., Santos, A., Nart, J. & Violant, D. (2011). 0.2% chlorhexidine mouthwash with an antidiscoloration system versus 0.2% chlorhexidine mouthwash: a prospective clinical comparative study. *Journal of Periodontology* **82**, 80–85.

[343] Spijkervet, F.K., van Saene, H.K., van Saene, J.J. *et al.* (1990). Mucositis prevention by selective elimination of oral flora in irradiated head and neck cancer patients. *Journal of Oral Pathology and Medicine* **19**, 486–489.

[344] Sreenivasan, P.K., Mattai, J., Nabi, N., Xu, T. & Gaffar, A. (2004). A simple approach to examine early oral microbial biofilm formation and the effects of treatments. *Oral Microbiology and Immunology* **19**, 297–302.

[345] Sreenivasan, P.K., Vered, Y., Zini, A. *et al.* (2011). A 6-month study of the effects of 0.3% triclosan/copolymer dentifrice on dental implants. *Journal of Clinical Periodontology* **38**, 33–42.

[346] Stephen, K.W., Saxton, C.A., Jones, C.L., Ritchie, J.A. & Morrison, T. (1990). Control of gingivitis and calculus by a dentifrice containing a zinc salt and triclosan. *Journal of Periodontology* **61**, 674–679.

[347] Stewart, J.E., Strack, S. & Graves, P. (1997). Development of oral hygiene self-efficacy and outcome expectancy questionnaires. *Community Dentistry and Oral Epidemiology* **25**, 337–342.

[348] Stirrups, D.R. (1987). Methods of reducing bacterial contamination of the atmosphere arising from use of an air-polisher. *British Dental Journal* **163**, 215–216.

[349] Stoeken, J.E., Paraskevas, S. & van der Weijden, G.A. (2007). The long-term effect of a mouthrinse containing essential oils on dental plaque and gingivitis: a systematic review. *Journal of Periodontology* **78**, 1218–1228.

[350] Stokman, M.A., Spijkervet, F.K., Boezen, H.M. *et al.* (2006). Preventive intervention possibilities in radiotherapy- and chemotherapy-induced oral mucositis: results of meta-analyses. *Journal of Dental Research* **85**, 690–700.

[351] Stookey, G.K. (2004). A clinical study assessing the safety and efficacy of two mouthrinses with differing concentrations of an active ingredient in commercially-available mouthrinses--Study 005293. Unpublished study in OTC Vol.210421.

[352] Stookey, G.K., Beiswanger, B., Mau, M. *et al.* (2005). A 6-month clinical study assessing the safety and efficacy of two

cetylpyridinium chloride mouthrinses. *American Journal of Dentistry* **18 Spec No**, 24A–28A.

[353] Storhaug, K. (1977). Hibitane in oral disease in handicapped patients. *Journal of Clinical Periodontology* **4**, 102–107.

[354] Svatun, B., Saxton, C.A., Rolla, G. & van der Ouderaa, F. (1989). A 1-year study on the maintenance of gingival health by a dentifrice containing a zinc salt and non-anionic antimicrobial agent. *Journal of Clinical Periodontology* **16**, 75–80.

[355] Svatun, B., Saxton, C.A. & Rolla, G. (1990). Six-month study of the effect of a dentifrice containing zinc citrate and triclosan on plaque, gingival health, and calculus formation. *Scandinavian Journal of Dental Research* **98**, 301–304.

[356] Svatun, B., Sadxton, C.A., Huntington, E. & Cummins, D. (1993a). The effects of three silica dentifrices containing Triclosan on supragingival plaque and calculus formation and on gingivitis. *International Dental Journal* **43**, 441–452.

[357] Svatun, B., Saxton, C.A., Huntington, E. & Cummins, D. (1993b). The effects of a silica dentifrice containing Triclosan and zinc citrate on supragingival plaque and calculus formation and the control of gingivitis. *International Dental Journal* **43**, 431–439.

[358] Teughels, W., Loozen, G. & Quirynen, M. (2011). Do probiotics offer opportunities to manipulate the periodontal oral microbiota? *Journal of Clinical Periodontology* **38 Suppl 11**, 159–177.

[359] Thone-Muhling, M., Swierkot, K., Nonnenmacher, C. *et al.* (2010). Comparison of two full-mouth approaches in the treatment of peri-implant mucositis: a pilot study. *Clinical Oral Implants Research* **21**, 504–512.

[360] Tinanoff, N., Hock, J., Camosci, D. & Hellden, L. (1980). Effect of stannous fluoride mouthrinse on dental plaque formation. *Journal of Clinical Periodontology* **7**, 232–241.

[361] Tinanoff, N., Manwell, M.A., Zameck, R.L. & Grasso, J.E. (1989). Clinical and microbiological effects of daily brushing with either NaF or SnF2 gels in subjects with fixed or removable dental prostheses. *Journal of Clinical Periodontology* **16**, 284–290.

[362] Tjernberg, A. (1979). Influence of oral hygiene measures on the development of alveolitis sicca dolorosa after surgical removal of mandibular third molars. *International Journal of Oral Surgery* **8**, 430–434.

[363] Tomas, I., Alvarez, M., Limeres, J. *et al.* (2007). Effect of a chlorhexidine mouthwash on the risk of postextraction bacteremia. *Infection Control and Hospital Epidemiology* **28**, 577–582.

[364] Torres, S.R., Peixoto, C.B., Caldas, D.M. *et al.* (2007). A prospective randomized trial to reduce oral Candida spp. colonization in patients with hyposalivation. *Brazilian oral research* **21**, 182–187

[365] Toth, B.B., Martin, J.W. & Fleming, T.J. (1990). Oral complications associated with cancer therapy. An M. D. Anderson Cancer Center experience. *Journal of Clinical Periodontology* **17**, 508–515.

[366] Triratana, T., Kraivaphan, P., Amornchat, C. *et al.* (1995). Effect of a triclosan-copolymer pre-brush mouthrinse on established plaque formation and gingivitis: a six month clinical study in Thailand. *Journal of Clinical Dentistry* **6**, 142–147.

[367] Truhlar, R.S., Morris, H.F. & Ochi, S. (2000). The efficacy of a counter-rotational powered toothbrush in the maintenance of endosseous dental implants. *Journal American Dental Association* **131**, 101–107

[368] Tufekci, E., Casagrande, Z.A., Lindauer, S.J., Fowler, C.E. & Williams, K.T. (2008). Effectiveness of an essential oil mouthrinse in improving oral health in orthodontic patients. *Angle Orthodontist* **78**, 294–298

[369] Ullsfoss, B.N., Ogaard, B., Arends, J. *et al.* (1994). Effect of a combined chlorhexidine and NaF mouthrinse: an in vivo human caries model study. *Scandinavian Journal of Dental Research* **102**, 109–112

[370] Uludamar, A., Ozyesil, A.G. & Ozkan, Y.K. (2011). Clinical and microbiological efficacy of three different treatment methods in the management of denture stomatitis. *Gerodontology* **28**, 104–110.

[371] Vacca-Smith, A. & Bowen, W.H. (1996). Effects of some antiplaque agents on the activity of glucosyltranferases of *Streptococcus mutans* Adsorbed onto saliva-coated hydroxiapatite and in solution. *Biofilms* **1**, 1360–1365.

[372] van der Ouderaa, F.J. (1991). Anti-plaque agents. Rationale and prospects for prevention of gingivitis and periodontal disease. *Journal of Clinical Periodontology* **18**, 447–454.

[373] van der Weijden, F. & Slot, D.E. (2011). Oral hygiene in the prevention of periodontal diseases: the evidence. *Periodontology 2000* **55**, 104–123

[374] van der Weijden, G.A. & Hioe, K.P. (2005). A systematic review of the effectiveness of self-performed mechanical plaque removal in adults with gingivitis using a manual toothbrush. *Journal of Clinical Periodontology* **32**, 214–228

[375] van der Weijden, G.A., Timmerman, M.F., Danser, M.M. & van der Velden, U. (1998). The role of electric toothbrushes: Advantages and limitations. In: Lang, N.P., Attström, R. & Löe, H., eds. *Proceedings of the European Workshop on Mechanical Plaque Control.* London: Quintessence, pp. 138–155.

[376] van der Weijden, G.A., Ten Heggeler, J.M., Slot, D.E., Rosema, N.A. & Van der Velden, U. (2010). Parotid gland swelling following mouthrinse use. *International Journal of Dental Hygiene* **8**, 276–279.

[377] Vandekerckhove, B.N., van Steenberghe, D., Tricio, J., Rosenberg, D. & Encarnacion, M. (1995) Efficacy on supragingival plaque control of cetylpyridinium chloride in a slow-release dosage form. *Journal of Clinical Periodontology* **22**, 824–829.

[378] van Leeuwen, M.P., Slot, D.E. & van der Weijden, G.A. (2011). Essential oils compared to chlorhexidine with respect to plaque and parameters of gingival inflammation: a systematic review. *Journal of Periodontology* **82**, 174–194.

[379] van Steenberghe, D. (1997). Breath malodor. *Current Opinion in Periodontology* **4**, 137–143.

[380] van Winkelhoff, A.J., Herrera, G.D., Winkel, E.G. *et al.* (2000). Antimicrobial resistance in the subgingival microflora in patients with adult periodontitis. A comparison between The Netherlands and Spain. *Journal of Clinical Periodontology* **27**, 79–86

[381] Venkateswara, B., Sirisha, K. & Chava, V.K. (2011). Green tea extract for periodontal health. *Journal of Indian Society of Periodontology* **15**, 18–22.

[382] van Abbé, N.J. (1974). The substantivity of cosmetic ingredients to the skin, hair and teeth. *Journal of Society of Cosmetic Chemists* **25**, 23-31.

[383] Wade, W.G. & Addy, M. (1989). *In vitro* activity of a chlorhexidine-containing mouthwash against subgingival bacteria. *Journal of Periodontology* **60**, 521–525.

[384] Wade, A.B., Blake, G.C. & Mirza, K.B. (1966). Effectiveness of metronidazole in treating the acute phase of ulcerative gingivitis. *Dental Practitioner and Dental Record* **16**, 440–443.

[385] Watts, A. & Addy, M. (2001). Tooth discolouration and staining: a review of the literature. *British Dental Journal* **190**, 309–316.

[386] Weiland, B., Netuschil, L., Hoffmann, T. & Lorenz, K. (2008). Substantivity of amine fluoride/stannous fluoride following different modes of application: a randomized, investigator-blind, placebo-controlled trial. *Acta Odontologica Scandinavica* **66**, 307–313.

[387] Welk, A., Splieth, C.H., Schmidt-Martens, G. *et al.* (2005). The effect of a polyhexamethylene biguanide mouthrinse compared with a triclosan rinse and a chlorhexidine rinse on bacterial counts and 4-day plaque re-growth. *Journal of Clinical Periodontology* **32**, 499–505.

[388] Williams, C., McBride, S., Bolden, T.E. *et al.* (1997). Clinical efficacy of an optimized stannous fluoride dentifrice, Part 3: A 6-month plaque/gingivitis clinical study, southeast USA. *Compendium of Continuing Education in Dentistry* **18 Spec No**, 16–20.

[389] Wilson, W., Taubert, K.A., Gewitz, M. *et al.* (2007). Prevention of infective endocarditis: guidelines from the American Heart

Association: a guideline from the American Heart Association Rheumatic Fever, Endocarditis and Kawasaki Disease Committee, Council on Cardiovascular Disease in the Young, and the Council on Clinical Cardiology, Council on Cardiovascular Surgery and Anesthesia, and the Quality of Care and Outcomes Research Interdisciplinary Working Group. *Journal of the American Dental Association* **138**, 739–760

[390] Winkel, E.G., Roldán, S., van Winkelhoff, A.J., Herrera, D. & Sanz, M. (2003). Clinical effects of a new mouthrinse containing chlorhexidine, cetylpyridinium chloride and zinc-lactate on oral halitosis. A dual-center, double-blind placebo-controlled study. *Journal of Clinical Periodontology* **30**, 300-306

[391] Winston, J.L., Bartizek, R.D., McClanahan, S.F., Mau, M.S. & Beiswanger, B.B. (2002). A clinical methods study of the effects of triclosan dentifrices on gingivitis over six months. *Journal of Clinical Dentistry* **13**, 240–248.

[392] Wolff, L.F. (1985). Chemotherapeutic agents in the prevention and treatment of periodontal disease. *Northwest Dentistry* **64**, 15–24.

[393] Wolff, L.F., Pihlstrom, B.L., Bakdash, M.B., Aeppli, D.M. & Bandt, C.L. (1989). Effect of toothbrushing with 0.4% stannous fluoride and 0.22% sodium fluoride gel on gingivitis for 18 months. *Journal American Dental Association* **119**, 283–289.

[394] Worrall, S.F., Knibbs, P.J. & Glenwright, H.D. (1987). Methods of reducing bacterial contamination of the atmosphere arising from use of an air-polisher. *British Dental Journal* **163**, 118–119.

[395] Worthington, H.V., Davies, R.M., Blinkhorn, A.S. *et al.* (1993). A six month clinical study of the effect of a pre-brush rinse on plaque removal and gingivitis. *British Dental Journal* **175**, 322–326.

[396] Xu, K.D., McFeters, G.A. & Stewart, P. (2000). Biofilm resistance to antimicrobial agents. *Microbiology* **146**, 547–549.

[397] Yates, R., Jenkins, S., Newcombe, R.G. *et al.* (1993). A 6-month home usage trial of a 1% chlorhexidine toothpaste (1). Effects on plaque, gingivitis, calculus and toothstaining. *Journal of Clinical Periodontology* **20**, 130–138.

[398] Yusof, W.Z. (1990). Oral mucosal ulceration due to hexetidine. *Journal of the New Zealand Society of Periodontology* **70**, 12–13.

[399] Zambon, J.J., Ciancio, S.G. & Mather, M.L. (1989). The effect of an antimicrobial mouthrinse on early healing of gingival flap surgery wounds. *Journal of Periodontology* **60**, 31–34.Zee, K.Y., Rundegren, J. & Attström, R. (1997). Effect of delmopinol hydrochloride mouthrinse on plaque formation and gingivitis in "rapid" and "slow" plaque formers. *Journal of Clinical Periodontology* **24**, 486–491.

[400] Zhang, Q., van Palenstein Helderman, W.H., van't Hof, M.A. & Truin, G.J. (2006). Chlorhexidine varnish for preventing dental caries in children, adolescents and young adults: a systematic review. *European Journal of Oral Sciences* **114**, 449–455

[401] Zimmermann, A., Flores-de-Jacoby, L., Pan, P. & Pan, P. (1993). Gingivitis, plaque accumulation and plaque composition under long-term use of Meridol. *Journal of Clinical Periodontology* **20**, 346–351.

第38章

非手术治疗
Non-surgical Therapy

Jan L. Wennström, Cristiano Tomasi

Department of Periodontology, Institute of Odontology, The Sahlgrenska Academy
at University of Gothenburg, Gothenburg, Sweden

前言

　　非手术治疗包含多种控制牙周组织感染方法。牙周袋和根面治疗（刮治和根面平整），与有效的自我龈上菌斑控制联合运用，通过破坏菌斑生物膜、降低细菌数量、抑制炎症来改变龈下生态环境，从而达到控制感染的目的。非手术治疗应用了许多治疗器械和方法。

　　本章概括了不同的牙周非手术治疗方法以及各自的优缺点和临床效果。治疗方案和器械的选择、非手术治疗临床效果的再评估也在本章中有所阐述。

牙周袋/根面非手术机械处理的目的

　　牙周病与菌斑生物膜和根面牙石有很大的关系。因此，非手术袋内/根面预备的最终目

的是去除根面堆积的细菌和牙石。然而，体外（如 Rateitschak-Pluss et al. 1992；Breininger et al. 2001）和体内（如 Waerhaug 1978；Eaton et al. 1985；Caffesse et al. 1986；Sherman et al. 1990；Wylam et al. 1993）研究发现，即使细致地进行龈下刮治和根面平整（SRP），闭合性袋内/根面刮治也不能完全去除所有坚硬或软质的沉积物。尽管这样，非手术SRP仍是牙周治疗的有效手段，治疗后患者临床症状和体征的显著改善也证明了这一点（Cobb 2002；van der Weijden & Timmerman 2002）。综合考虑这些研究结果，刮治后细菌量可能存在一个阈值，而宿主刚好可以应对阈值以下的感染状态，因此非手术袋内/根面清创的目的就是使所有病原性位点低于这个阈值。除了现存生物膜的数量和质量，宿主相关因素和可变环境因素，如糖尿病、应激、吸烟也可从这一点进行考虑。如果通过牙周探诊不能确定根面是否进行了完善的清创（Sherman et al.

1990），也可通过炎症组织的临床表现（如无探诊出血、探诊阻力增加或"牙周袋关闭"）来评估龈下菌斑和牙石的清除率。尽管这样，从实用性角度来说，临床上存在牙石的位点更易出现进展性的炎性反应（Sherman et al. 1990）。

清创、刮治和根面平整

Kieser（1994）提出，牙周袋/根面治疗应该分为3个独立的阶段：清创、刮治、根面平整，并按顺序依次完成，且应优先于传统的刮治和根面平整结合的手段。笔者认为清创是破坏并去除菌斑生物膜，刮治是去除矿化沉积物（牙石），根面平整是去除感染的牙骨质和牙本质，从而修复牙周病患牙根面的生物相容性。此外还提倡在重复任何治疗，或继续下个阶段治疗前，都需要评估袋内/根面清创的临床治疗效果。尽管每个阶段的治疗目的不同，但某种程度上它们之间不可避免地存在部分重叠。

既然牙周病是由定植在龈下菌斑生物膜的细菌引起的感染性疾病，那么破坏/去除龈下生物膜降低细菌负荷就毋庸置疑。牙石本身并不引起炎症反应，但是牙石的表面为细菌的定植提供了理想的生存环境（Waerhaug 1952）。事实上，已证明，氯己定控制感染后，上皮可附着于龈下牙石（Listgarten & Ellegaard 1973）。因此，去除牙石的基本原理是尽可能去除不规则表面贮存的病原菌。

根面平整的理念最初是基于细菌内毒素渗入牙骨质的概念（Hatfield & Baumhammers 1971；Aleo et al. 1974），因此不仅需要去除菌斑生物膜和牙石还需去除病变牙骨质。然而研究指出内毒素只游离附着于牙根表面，并未渗入牙骨质（Hughes & Smales 1986；Moore et al. 1986；Hughes et al. 1988；Cadosch et al. 2003）。此外，动物和临床研究表明，暴露于牙周袋内的感染根面经治疗后，即彻底的刮治和根面平整，联合翻瓣并使用低研磨作用的糊剂进行抛光，若再给予细致的龈上口腔卫生保健，可得到相似的临床和组织学愈合结果（Nyman et al. 1986，1988）。因此，过多地去除牙体组织并不能保证临床效果，袋内/根面预备应尽可能少地去除牙体组织，应能有效地破坏菌斑生物膜和去除牙石。

牙周袋/根面非手术清创的器械

非手术治疗可能使用多种器械，如手用器械、声波和超声器械，以及激光消融仪。

手用器械

手用器械有很好的手感，但相对于其他方法更加耗时，并需要正确的方法定期磨锐。手用器械包含3个部分：工作端（刃）、颈和柄（图38-1）。刃缘位于柄的长轴上，保持适当的平衡。工作刃由碳素钢、不锈钢或钨钢制成。还有一些由钛、玻璃纤维或碳纤维制成的工作刃，用于去除种植体表面菌斑和牙石。根据工作端的设计，手用器械可分为匙形刮治器、锄形洁治器、镰形洁治器和锉。

匙形刮治器可用于龈上或龈下的清创和洁治（图38-2）。工作端呈匙状，边缘为两个弯曲切割刃端。刮匙通常设计为两端，刮匙刃互为镜

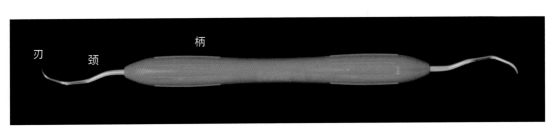

图38-1　刮治器包括柄、颈和刃。

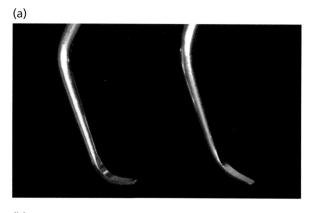

(a)

(b)

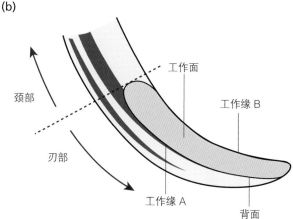

图38-2 （a，b）工作端，圆弧形工作尖、工作面和工作缘设计示意图。

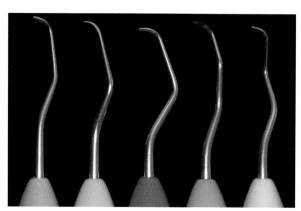

图38-3 选择不同类型颈部形态的刮治器，利于牙列不同区域的清创。

像。不同厂家的器械，颈部的长度和角度、刃部的直径都会有些不同（图38-3）。加长颈部和迷你的刃端设计提高刮匙在深而窄的牙周袋中的龈下工作效率。

镰形洁治器有弯形或直形工作尖，两个刃端，横截面为三角形（图38-4a）。工作刃之间的工作面从侧面看上去为平面，从长轴上看则为曲面。工作面和两个侧面共同向尖端聚合。镰形洁治器主要用于清创/龈上洁治或用于浅的牙周袋。

锄形洁治器只有一个工作缘。工作端与柄成100°角，工作缘倾斜45°（图38-4b）。根据工作缘与器械颈部倾斜的角度，可用于：唇面、舌面、近中面和远中面。锄形洁治器主要用于龈上洁治。牙周锉（图38-4c）可用于牙根表面顽固沉积物去除后的抛光。

匙形刮治器用于龈下清创和刮治

在局部麻醉下能够更好地进行龈下治疗。使用牙周探针探查病灶区域的牙根表面，来评估：（1）探诊深度；（2）根面解剖形态（不规则根面、根面沟、暴露的根分叉等）；（3）钙化沉积物的部位。

手用器械中最适宜龈下刮治的是匙形刮治器。工作面与牙面的角度影响清创效率。理想的角度约为80°（图38-5a）。如图38-5b所示，角度太大，会在根面形成坑凹并引起根面粗糙。如图38-5c所示，角度太小会使刮治的效率降低，或仅仅是对龈下牙石进行抛光。

采用改良执笔式，将器械工作面与牙面平行进入牙周袋，轻轻与牙根表面接触。有一点需特别说明的，在所有根面治疗过程中，都有一根手指固定不动。这说明刮治过程中应当将某一手指——中指或者无名指作为器械刃部运动时的支点（图38-6）。一根手指固定不动的作用是：（1）提供稳定支点；（2）调节工作刃的最佳角度；（3）使用腕力。作为支点的手指应尽可能接近刮治牙位，便于刮治器的使用。

以工作刃较低的一面确定牙周袋底的位置后，调整工作端角度：也就是使刮治器颈部与牙长轴平行（图38-7）。紧握刮治器，在刃缘和根面间缓慢加力，从袋底向冠方移动。在各个方向（交叉、来回）刮治根面的每一处，但如前所述，刮治方向都应从根方向冠方。牙周探针再次探入牙周袋内，评估根面评估是否仍存在牙石。

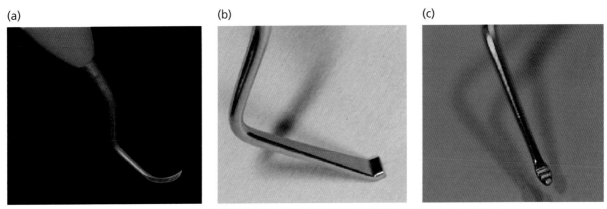

图38-4　工作端（a）镰形洁治器。三角形横截面和两个工作缘。（b）锄形洁治器。（c）牙周锉。

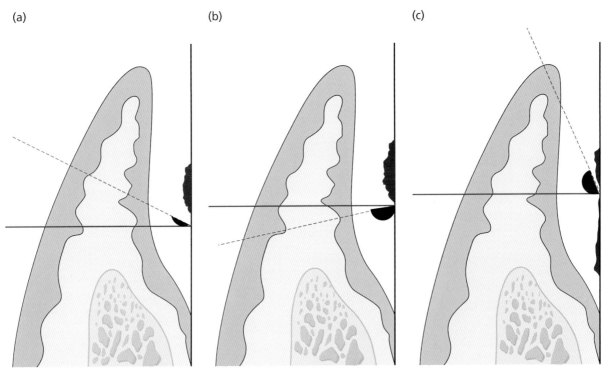

图38-5　刮治器工作刃与牙根面呈现不同角度的临床效果。（a）正确的角度。（b）角度太大，刮除牙石的效率降低，并可能在根面形成凹坑状。（c）角度太小，刮除牙石的效率降低，并抛光牙石。

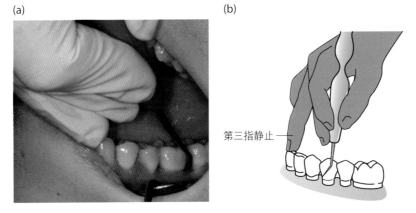

第三指静止

图38-6　（a，b）下颌前磨牙和磨牙区采用改良执笔式和"第三指静止"的临床图片和示意图。

　　定期磨锐工作刃，可保持去除牙石的工作效率。磨锐过程中，需注意保持匙形洁治器的工作面与背面大约70°的夹角（图38-8）。角度过大导致工作刃迟钝。角度过小导致工作刃更易破损。

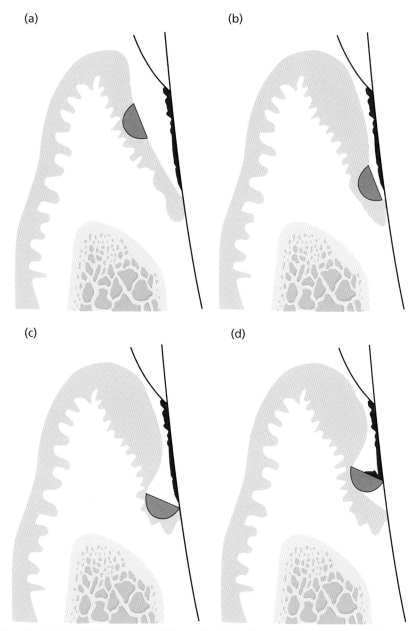

(a)　(b)

(c)　(d)

图38-7 （a）刮治工作面进入牙周袋，注意刮治器一面与牙根面接近0°角以利于进入牙周袋。（b）刮匙工作端的远中刃缘确定牙周袋袋底的位置。（c）转动刮治器工作端至合适的刮治位置。（d）刮治时工作刃沿根面刮除牙石。

声波和超声器械

非手术治疗器械中，声波和超声器械是手用器械的替代选择。声波仪器利用空气压力产生的机械振动，传递至工作尖；振动频率从2000Hz至6000Hz（Gankerseer & Walmsley 1987；Shah et al. 1994）。超声刮治仪将电能转化为机械能，带动工作尖振动；振动频率从18000Hz至45000Hz，振幅为10~100μm。

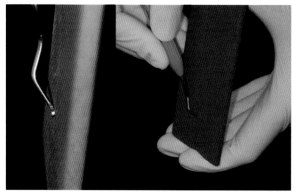

图38-8 刮治器磨锐。磨锐的过程中不能改变工作刃原有的解剖形态。

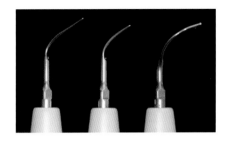
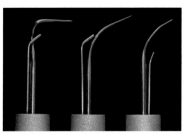

图38-9　不同长度和弯曲度的工作头，压电式（左）和磁致伸缩式（右）。

超声波刮治器有两种模式：磁致伸缩式和压电传感式。压电传感式是通过交流电引起手柄内晶体的尺寸变化，最终转变为工作尖的振动。工作尖的主要振动模式是线性。磁致伸缩式是利用电流在手柄内产生磁场，磁场可使手柄内插件沿长轴伸缩，从而将振动传导至工作尖。振动模式为椭圆形。改进后的声波和超声工作尖，如微小工作尖、小直径工作尖，牙周探针样工作尖，可用于深牙周袋（图38-9）。超声工作尖的磨耗会影响超声器械的效率，因此应定期检查工作尖的磨耗程度（图38-10）。治疗过程中用水作为冷却剂。

另一种超声仪器是Vector牙周治疗仪（Sculean et al. 2004；Guentsch & Preshaw 2008），工作频率为25000Hz。电能通过手柄尖端的偶联器间接转换为工作尖的振动，振动幅度为30～35μm。根据治疗需要可在水中添加不同直径大小的抛光剂，并作为洁刮治中的冷却剂。据报道，Vector牙周治疗仪产生的污染气溶胶的量小于其他声波或超声洁牙仪。

激光消融仪

激光设备产生连续电磁辐射形成激光。激光是一束低发散的辐射光束，除少数外，有确定的波长。Laser是"light amplification by stimulated emission of radiation"首个字母的缩略词。

激光消融技术具有杀菌和消毒作用，极小的机械应力即可去除菌斑生物膜和牙石，在根面不形成玷污层，还可以去除牙周袋上皮衬里和炎性组织（Ishikawa et al. 2009）。然而，对于去除炎性组织，研究显示，与SRP相比，在软组织壁的刮除效果方面并无增加（Lindhe & Nyman

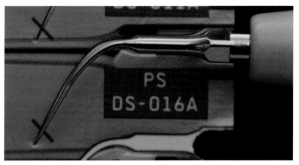

图38-10　控制压电式超声工作尖的磨损。当磨损至红线标记的部位，刮治效率低需弃用。

1985）。

Er:YAG激光能有效去除根面牙石。为了尽可能减少根面受损，一些Er:YAG激光仪配备反馈系统，发现牙石时反馈系统中的二极管激光即激活主激光。Er:YAG激光的能量可被生物组织中水和有机物吸收，提高局部温度，形成蒸汽，从而提高牙石中的内部压力，引起牙石膨胀，从根面分离。在操作上若不注意，激光照射或光亮金属表面反射可能损伤除治疗区域外的部位如患者的眼睛、咽喉或口腔组织。因此，在激光使用过程中需小心，医生和患者都需要佩戴眼镜防止激光的损伤（图38-11）。激光对组织的直接消融可能造成过多损伤，也可能出现热副作用。

其他类型激光如二氧化碳激光、二极管激光、Nd:YAG激光去除牙石的效率较低，因此它们在牙周治疗中，只作为SRP的辅助手段。二氧化碳激光低能量脉冲模式或非聚焦模式可以对感染根面进行处理，具有消毒和杀菌作用。不同波长的二极管激光推荐作为机械性龈下清创的辅助治疗手段，其可用于根面消毒，或者作为光动力疗法降低细菌负荷。在光动力疗法治疗中，将光敏复合物如甲苯胺蓝放入牙周袋内，在激光的作用下产生自由基离子，起杀菌作用（Ishikawa et

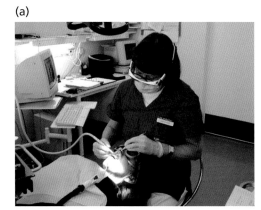

图38-11 （a）激光用于牙周治疗：患者和术者均需佩戴防护眼镜。（b）Er:YAG激光头进入牙周袋后，打开激光。

al. 2009）。二极管激光的另一个重要应用是，采用低水平激光疗法（LLLT）刺激细胞增殖和促进组织愈合（Walsh 1997）。

龈下清创术

牙周基础治疗阶段，传统的非手术治疗，即袋内/根面机械处理，包括了根面平整术，根据牙周病严重程度将牙齿分4个区或6个区多次复诊完成（Badersten et al. 1984）。然而，文献研究也提出其他的治疗方案，替代传统SRP在牙周感染控制中的作用。为了防止未治疗牙周袋引起已治疗区域的再感染，Quirynen等（1995）提倡在24小时内对全口牙列给予袋内/根面器械处理（全口SRP）。他们还认为口内其他位置如舌和扁桃体也是牙周再感染的来源，因此应同时清洁舌头和大量使用CHX（全口抗感染措施）。一些其他治疗方案与传统的非手术治疗方案不同的是，限制治疗次数和之间的间隔时间，治疗操作的时间，可使用或不适用辅助抗生素治疗。

全口机械治疗方案

Quirynen等（1995）首次提出了全口机械治疗的方案，分两次24小时内分别进行SRP。然而，其全口龈下机械治疗的总时间与传统的4个分区刮治的总时间并无显著差异。如已经提到的，这种治疗方案的优势是降低已治疗区域的再感染风险，同时还可能增强由牙周细菌进入局部血管引起的免疫应答。对患者来说，全口治疗方案的作用是最大可能地减少复诊次数，但椅位治疗时间还需得到保证。Apatzidou 和 Kinane（2004）提出SRP改良方案，在一天内分两个时间段完成整个牙列的SRP。另一个改良方案，分4个区在连续4天内完成SRP（Eren et al. 2002）。所有这些方案中，每个象限分区SRP时间均为1小时左右。

非手术治疗中，清创、刮治、根面平整的概念还存在分歧（Kieser 1994），基于此，全口机械治疗的改良方案提议，可使用压电式超声治疗仪行袋内/根面清创，即单次就诊、45～60分钟内行全口治疗以最少化去除根面组织（Wennström et al. 2005；Zanatta et al. 2006；Del Peloso Ribeiro et al. 2008）或无时间限制（Koshy et al. 2005）。因此，这些改良方案的共同特点为，单次完成龈下刮治，机械治疗时间明显少于前面描述的全口操作中SRP所花费的时间。

全口抗感染治疗

口内一些生态微环境，如舌、黏膜、涎腺、扁桃体，是革兰阴性牙周致病菌的存储库（Beikler et al. 2004），这些细菌迁移可快速定植于刚治疗后的牙周袋。因此，如之前提到的，为将全口SRP临床效果最优化，Quirynen等（1995）建议辅助治疗包括舌部清洁和氯己定的广泛抗感染治疗（全口消毒）。每次治疗过程中氯己定制剂的用量用法如下：（1）使用1%氯己定凝胶刷舌背1分钟；（2）0.2%氯己定含漱液每日2次含漱1分钟；（3）0.2%氯己定溶液每日喷涂扁桃体4次；（4）1%氯己定凝胶龈下冲洗3次（8日后重复冲洗）；（5）指导患者使用0.2%氯己定含漱液每日2次，持续2周。后来这些方案进行了改良，建议患者SRP 2个月后使用0.2%氯己定溶液口腔含漱并喷涂扁桃体，每日2次（Mongardini et al. 1999）。

其他的全口治疗方案如辅助抗菌治疗，也可见文献报道，但其严谨性都未达到Quirynen团队提出的全口抗菌方案。比如，Koshy等（2005）使用1%聚维酮碘溶液作为全口超声清创的冷却剂，并指导患者口腔卫生维护、刷净舌头，每日2次0.05%氯己定溶液口腔含漱1个月。

不同方案的牙周袋/根面机械处理的临床效果

已有许多系统性综述阐述了关于机械性非手术治疗临床效果（Tunkel et al. 2002；van der Weijden & Timmerman 2002；Hallmon & Rees 2003；Suvan 2005；Eberhard et al. 2008；Lang et al. 2008）。这些综述得出一些结论，袋内/根面机械治疗结合适当的龈下菌斑控制措施，可以有效降低牙周袋探诊深度（PPDs），提高临床附着水平（CALs）（图38-12，图38-13），手用器械与动力驱动（声波或超声）仪器之间的治疗效率无显著差异。此外，已出版的临床研究数据有限尚不足以判断治疗的不良反应是否与使用的器械型号有关。表38-1显示了基础治疗即传统分期分区SRP治疗后PPD、CAL和牙龈退缩改变的平均值。

在Cochrane综述（Eberhard et al. 2008）中，纳入5篇关于全口机械治疗与分区SRP对比的文献，进行Meta分析，发现两种方案中平均PPD减少量和CAL水平的变化无显著差异。亚组则分析了单根牙和多根牙牙周袋为中度袋深（基线5~6mm）和深度袋深（基线>6mm）时的结果，发现两种治疗方案中牙周袋深度的变化无统计学意义。

Cochrane综述纳入了3篇文献对全口抗感染与分区SRP进行分析（Eberhard et al. 2008），指出中等深度牙周袋的单根牙建议采用全口抗感染方案（平均变化0.53mm；95%CI 0.28~0.77），但在深牙周袋和多根牙时，两种方案均无差异。综合分析单根牙和多根牙CAL水平的变化（2篇文献），发现全口抗感染治疗可以获得更多的牙周附着（平均变化值0.33mm；95%CI 0.04~0.63），但组间分析未见显著差异。Lang等（2008）在1篇系统性综述中采用对应分析法，也提出类似的结论支持全口抗感染措施。然而，目前的系统性评价还没有发现全口抗感染治疗和全口洁刮治在临床效果之间的差异。

尽管这些系统性综述的分析结果显示全口感染治疗显著优于分区SRP方案，但未与全口机械治疗相比较。因此氯己定辅助使用提高临床治疗效果的结果还需进一步研究。

结论：牙周感染控制的3种非手术治疗方案（传统分期分区SRP、全口器械治疗、全口抗感染）可以显著改善牙周健康状态。选择其中一种治疗方案而不是另一种方案，还需考虑除临床治疗效果外的其他因素。

不同方案的牙周袋/根面机械处理对微生物的影响

通过龈下清创结合有效的自我龈下感染控制去除龈下菌斑和牙石，可以减少细菌数量、减轻炎症、降低袋深从而改变牙周袋的微环境。新的牙周袋微环境不再适宜原牙周致病菌的繁殖。龈下清创后，>3mm牙周袋内的总细菌量从91×10^5降低至23×10^5（Teles et al. 2006）。此外龈下清创后数周内，牙龈卟啉单胞菌、伴放线聚集杆菌、中间普氏菌（Shiloah & Patters 1994）以及福赛坦氏菌、齿密螺旋体（Haffajee et al. 1997；Darby et al. 2005）平均数量和定植位点数显著减少；链球菌属（如格式链球菌、轻型链球菌、血链球菌和口腔链球菌），以及放线菌属、啮蚀艾肯氏菌、麻疹孪生球菌在龈下刮治术后的比例显著升高。革兰阳性需氧球菌和杆菌比例的升高与

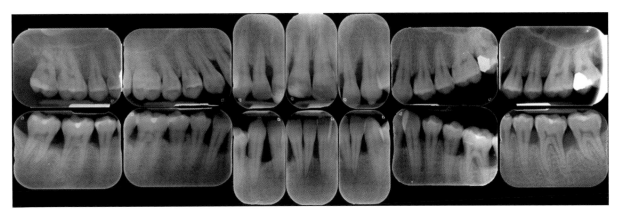

牙位	18	17	16	15	14	13	12	11	21	22	23	24	25	26	27	28
牙周袋探诊深度 · 近中						6	7		6		9	6				
牙周袋探诊深度 · 颊侧											6					
牙周袋探诊深度 · 远中		7							6						9	
牙周袋探诊深度 · 舌侧		4									6				6	
根分叉 · 近中																
根分叉 · 颊侧																
根分叉 · 远中		I													I	
动度																

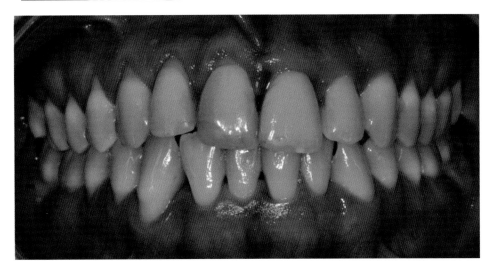

牙位	48	47	46	45	44	43	42	41	31	32	33	34	35	36	37	38
牙周袋探诊深度 · 近中		6	6			9			6					6	9	
牙周袋探诊深度 · 颊侧														6		
牙周袋探诊深度 · 远中		9	9	6		6	6			6			6	10	9	
牙周袋探诊深度 · 舌侧		6	6	6		9							6	6	6	
根分叉 · 颊侧																
根分叉 · 远中		II	I													
动度																

图38-12 一位32岁女性无吸烟史牙周炎患者，牙周治疗前影像学检查结果、口内像和牙周探诊深度评价。

牙周健康状态相关（Cobb 2002）。然而，细菌不会脱离于龈下微环境独立存在，而是作为其一部分。Socransky等（1998）发现一些微生物群总是在一起，因此学者将其分为几种复合体亚群。牙周病症状明显的位点最常见的是红色复合体和橙色复合体。因此，清创术后3～12个月红色复

牙位		18	17	16	15	14	13	12	11	21	22	23	24	25	26	27	28
牙周袋探诊深度	近中 颊侧							6				5					
	远中 舌侧		6													9	
根分叉	近中 颊侧																
	远中		I													I	
	动度																

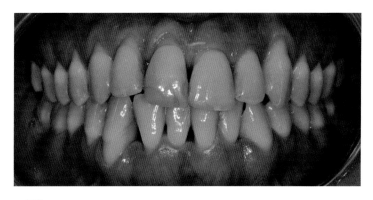

牙位		48	47	46	45	44	43	42	41	31	32	33	34	35	36	37	38
牙周袋探诊深度	近中 颊侧															4	
	远中 舌侧		9												4	9	
	舌侧														4		
根分叉	颊侧 舌侧		I														
	动度																

图38-13　如图38-12中同一位患者基础非手术治疗后6个月临床照片和牙周袋探诊深度评价。

表38-1　研究中观察到的基线探诊深度不同位点单区段龈上洁治和龈下机械治疗后，出血指数、探诊深度、探诊附着水平、牙龈退缩的变化值（mm）

基线探诊深度（mm）	改变值（mm）		
	探诊深度	探诊附着水平	牙龈退缩
≤3	0	−0.5	0.5
4~6	−1~2	0~1	0~1
≥7	−2~3	1~2	1~2

合体和橙色复合体细菌的再定植说明该位点的牙周病损未得到彻底治疗（Haffajee et al. 2006）。需要特别指出的是，在家庭口腔护理不能得到保障的情况下，治疗前就已存在的牙周致病菌将会在数周后重新定植于牙周袋（Magnusson et al. 1984；Loos et al. 1988；Sbordone et al. 1990）。

有研究对比全口机械治疗和分区SRP对牙周微生物的影响（Quirynen et al. 2000），通过相差显微镜检查和细菌培养技术，发现两种方案均能显著降低龈下样本中兼性厌氧菌、专性厌氧菌、产黑色素菌、齿垢螺旋体、杆菌属的总细菌量，但全口机械治疗的临床效果更为显著。还有一些研究采用PCR对比两个方案对牙周微生物的影响，也发现两种方案均能显著降低牙周致病菌的细菌量，但未发现两种方案之间的差异（Apatzidou et al. 2004；Koshy et al. 2005；Jervøe-Storm et al. 2007）。因此，这些研究结果并不能证明全口清创方案能阻止或延缓细菌重新定植于经机械治疗的牙周袋。这些研究中所用细菌检测技术与Quirynen等（2000）使用的不同，除此之外，前者的研究中，患者在龈下机械治疗前口腔卫生控制较好也可解释研究结果之间的差异。值得注意的是，Quirynen等的研究最初设计为"证明原理"的研究，在此研究中为了提高交叉感染概率，在最后一个分区完成SRP之前都不能对SRP区域进行邻间隙清理。

有研究观察在限定时间内（45分钟超声清创）完成全口超声机械治疗后微生物的改变，并采用RT-PCR评价对牙周微生物的影响，结果显示牙周致病菌检出率和细菌量均显著下降。结果与传统分区SRP后相似（Zanatta et al. 2006；Del Peloso Ribeiro et al. 2008）。

还有一些研究对比全口抗感染方案和分区SRP对牙周致病菌的影响，结果证明全口抗感染方案组可移动生物体和螺旋体的数量显著降低。兼性厌氧菌、专性厌氧菌、产黑色素菌的总数量，以及通过相差显微镜检查、细菌培养、DNA-DNA杂交技术发现的红色复合体和橙色复合体的检出率与数量水平也都显著降低（Quirynen et al. 1999, 2000；De Soete 2001）。相反的，Koshy等（2005）采用改良式全口抗感染方案，与分区机械治疗相比，PCR评估结果并未检测出微生物有所改善。

一系统性回顾分析了全口机械治疗、全口抗感染和传统分期分区SRP后微生物结果的差异性（Lang et al. 2008）。基于对7个研究的分析，结论指出，通过现代分子生物学检测方法无法分辨出三者中哪种方案更能显著降低细菌负荷和特异性牙周致病菌。

治疗器械及方案选择的依据

器械的选择

研究表明手动器械、声波器械和超声器械治疗对PPD、BoP和CAL指数的影响无显著差异（Badersten et al. 1981, 1984；Lindhe & Nyman 1985；Kalkwarf et al. 1989；Loos et al. 1987；Copulos et al. 1993；Obeid et al. 2004；Wennström et al. 2005；Christgau et al. 2006）。声波和超声刮治器对根面的磨损小于手用器械（Ritz et al. 1991；Busslinger et al. 2001；Schmidlin et al. 2001；Kawashima et al. 2007）。

相比于手用器械，声波器械和超声器械可以更好地清洁深袋及根分叉区（Kocher et al. 1998；Beuchat et al. 2001）。此外，声波和超声波洁刮治中用于冷却的水还能起到冲洗的作用，在一定程度上可以清除深袋中的牙石和细菌，然而使用抗菌溶液（如氯己定、碘伏、李斯德林漱口水）作为冷却液并不能获得更好的临床效果（Koshy

et al. 2005；Del Peloso Ribeiro et al. 2006；Leonhardt et al. 2006；Del Peloso Ribeiro 2010；Feng et al. 2011；Krück et al. 2012）。然而在治疗中虽然接触敏感性降低，但却产生了有害的气溶胶（Barnes et al. 1998；Harrel et al. 1998；Rivera-Hidalgo et al. 1999；Timmerman et al. 2004），一些患者对仪器振动、洁刮治声音和水雾产生不适感。Vector牙周治疗仪的临床和微生物效果可以媲美手工和传统超声洁刮治；然而在去除大块牙石时，Vector牙周治疗仪效率却更低（Sculean et al. 2004；Christgau et al. 2007；Kahl et al. 2007；Guentsch & Preshaw 2008）。

Er:YAG激光的治疗效果与手用和超声器械类似（Schwarz et al. 2008；Sgolastra et al. 2012）。然而使用Er:YAG激光的治疗并没有较单独使用机械刮治的效果更佳（Schwarz et al. 2003；Lopes et al. 2010；Rotundo et al. 2010）。其他类型的激光用于牙周治疗也均未取得机械清创类似的临床效果，联合使用手动或超声设备，也未呈现出更好的临床结果（Ambrosini et al. 2005；Schwarz et al. 2008；Slot et al. 2009）。光动力二极管激光治疗作为机械清创的辅助手段是否具有临床和微生物附加效果，还存在争论（Christodoulides et al. 2008；Chondros et al. 2009；Lulic et al. 2009）。目前，在牙周/根面机械清创后运用低强度激光疗法（LLLT）能否取得积极的临床效果还没有文献支持（Lai et al. 2009；Makhlouf et al. 2012）。

治疗方案的选择

第六次欧洲牙周病研讨会对抗生素辅助全口清创的临床效果进行了讨论。在Lang等（2008）和Eberhard等（2008）各自系统性评价的基础上，这次研讨会达成共识，对于中度至重度牙周炎患者，全口清创、全口抗感染相对于传统分期分区SRP无显著优势（Sanz & Teughels 2008）。此外，还给出一些临床建议：（1）3种方案均可用于牙周治疗；（2）临床医生应根据患者的需求和倾向、医生的能力和经验、实践逻辑性，以及治疗方案的成本–效益比，选择合适的方案。值得注意的是，良好的口腔卫生行为习惯是任何机械性清创方案不可或缺的。

考虑到成本–效益问题，值得注意的是压电式超声清创，作为单次诊疗行全口牙周袋/根面器械治疗，在限定时间（45～60分钟）内可以获得比每星期分区SRP更好的临床效果（Wennström et al. 2005；Zanatta et al. 2006；Del Peloso Ribeiro et al. 2008）。这提示相对于传统牙周袋/根面非手术器械治疗方案，目前的技术手段通过单次治疗也是可能在更短的时间内充分清除龈下牙石。通过计算单位时间内达到治疗终点（PPD≤4mm）牙周袋的数量，比较各种治疗方案的效率，结果显示全口超声SRP的治疗效果是传统分区SRP的3倍（Wennström et al. 2005）。因此，全口超声清创作为龈下感染控制的首选方案，其实际意义在于减少复诊次数、缩短椅位操作时间。此外，已有研究结果显示，患者对于因全口超声清创SRP和分区方案产生的不适或疼痛感无显著差异。我们需要认识到，机械治疗的质量，而非时间因素，是牙周袋/根面清创的重要保障，机械治疗的目标是将所有牙位的菌斑负荷降至阈值以下，便于宿主控制感染。需要指出的是，这些研究不应该解读成支持在限定时间内完成非手术治疗，仅仅说明许多牙周袋（并非全部）对更小的侵害性操作也具有积极回应，也支持Kieser（1994）提出的概念，即初次牙周袋/根面清创后，在进一步的治疗措施（包括根面平整）之前应先评价临床愈合效果。

基础牙周非手术治疗后再评估

尽管近年来研究已经证明，对于慢性牙周炎患者合理的基础治疗方案是传统分区清创或全口清创结合经认真指导的自我菌斑控制，但我们要意识到这并无法解决所有的病变。因此，建立牙周感染控制流程的一个重要组成部分就是对初始非手术治疗患者的随访工作，并对治疗后仍存在临床病理表现的牙位进行再评估。

牙周组织探诊阻力增大及探诊无出血，是有效去除菌斑/牙石后炎症消除的指标。因此，临床成功治疗的终点可以定义为：（1）牙周袋探诊无出血；（2）"牙周袋闭合"，即牙周探诊深度≤4mm。牙周探诊深度变小是牙龈边缘退缩和软组织边缘牙周炎症消退后探针进入牙周袋能力下降综合的结果（图38-14）。研究数据表明，牙周袋变浅或"牙周袋闭合"作为一种可变的重要临床结果，可有效提示牙周病进展和牙齿缺失的风险较低（Westfelt et al. 1988；Badersten et al. 1990；Claffey & Egelberg 1995；Lang & Tonetti 2003；Matuliene et al. 2008）。在一项纳入172位患者的回顾性研究中，在积极的牙周治疗后平均随访11年，Matuliene等（2008）报道指出，与PPD≤3mm患牙对比，剩余PPD=5mm的牙齿失牙风险显著增高，OR值为7.7。剩余

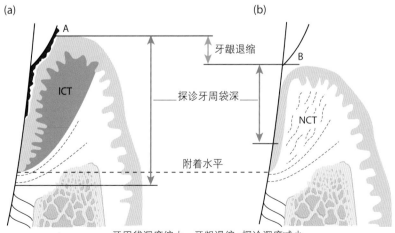

图38-14　牙周治疗前（a）和牙周治疗后（b）牙龈组织示意图。牙周袋深度测量如蓝线所示。虚线表示"组织学上"的附着水平。绿色线显示牙龈退缩，治疗前（A）和治疗后（B）龈缘位置。（ICT：炎性浸润结缔组织；NCT：无炎性浸润结缔组织）。

表38-2 不同基线探诊深度位点"牙周袋闭合"［牙周袋探诊深度（PPD≤4mm）］的预期概率

	基线	PPD	6mm	7mm	8mm
无吸烟史	PL⁻	单根	84%	63%	36%
		多根	70%	43%	19%
	PL⁺	单根	76%	50%	24%
		多根	57%	30%	12%
吸烟史	PL⁻	单根	64%	36%	16%
		多根	43%	20%	7%
	PL⁺	单根	51%	25%	10%
		多根	31%	12%	4%

PL：位点的菌斑

来源于Tomasi et al. (2007)，经John Wiley&Sons允许使用

PPD=6mm和PPD≥7mm的OR值分别为11.0和64.2。一项对565名挪威男性进行的26年的纵向研究，观察了"探诊出血"对牙齿缺失的长期影响（Schätzle et al. 2004），发现所有检查均表现为"探诊出血"的患牙，其牙齿脱落风险是无牙龈炎人群的46倍。因此，这些数据表明了代表成功治疗终点的"牙周闭合"和探诊无出血可作为牙周治疗后再评估的临床指标。

平均35%病理性牙周袋在初始的牙周非手术治疗后再评估时可能达不到成功治疗的终点，这个结果与龈下清创时使用的器械和方案无关（Wennström et al. 2005；Jervøe-Storm et al. 2006）。一般来说，显著的临床症状的改善多见于单根牙，磨牙相对较少，尤其是根分叉区（Lindhe et al. 1982；Loos et al. 1989）。然而，还存在很多与患者、牙齿、牙位相关的因素影响着治疗效果。采用多层次统计模型可以同时在不同层面分析影响因素。例如，表38-2中，基础非手术治疗后"牙周袋闭合"（最终探诊深度≤4mm）的概率可通过基线水平PPD进行估算，并综合考虑吸烟、单根或多根牙、该位点龈下菌斑存在与否等因素（Tomasi et al. 2007）。吸烟者与非吸烟者间牙周袋闭合的概率（如PPD7mm牙周袋，36%vs63%）表现出显著差异，主要是因为吸烟是影响牙周非手术治疗临床效果的重要因素。已证明吸烟可以降低所有牙周治疗的临床效果（Labriola et al. 2005；Heasman et al. 2006），因此，伴有吸烟史的患者，牙周治疗的同时，戒烟应当作为一种辅助措施。

牙周袋/根面重复非手术治疗的疗效

如果患者不能保持良好的口腔卫生，应采取措施提高患者口腔卫生维护的积极性。PPD≥5mm、探诊出血的持续性牙周袋需要再次行机械治疗包括根面平整。然后对患者再次进行评估，并决定是否需要补充进行积极的治疗方案。龈下清创效果不佳的位点/牙位是否值得重复非手术机械治疗，或者选择其他治疗方案（如辅助抗菌治疗、翻瓣清创术、降低牙周袋）控制牙周感染，都应与宿主特异性因素、位点特异性因素以及医生临床技能和经验结合进行综合考虑，最终确定治疗方案。与龈下基础性机械治疗相比，非手术SRP治疗后牙周袋再刮治的临床效果也是有限的（Badersten et al. 1984; Wennström et al. 2005）。研究表明，对基础机械性清创效果反应较差的所有位点中，仅11%～16%的位点在再次机械治疗后达到成功，初始牙周袋探诊深度≥7mm者，约50%均为治疗失败位点（Wennström et al. 2005）。另一研究评估对牙周位点再刮治的治疗效果，结果显示治疗3个月后获得"牙周袋闭合"的总概率约为45%，但PPD>6mm的牙周袋其概率则仅为12%（Tomasi et al. 2008）。磨牙、根分叉区以及角形骨吸收部位的牙周袋对再次非手术治疗的效果不佳（如Axtelius et al. 1999；D'Aiuto et al. 2005；Tomasi et al. 2007）。这在制订关于是否选择再治疗的治疗方案和重复性非手术治疗的潜在效果时均应考虑到。

参考文献

[1] Aleo, J.J., De Renzis, F.A., Farber, P.A. & Varboncoeur, A.P. (1974). The presence and biologic activity of cementum-bound endotoxin. *Journal of Periodontology* **45**, 672–675.

[2] Ambrosini, P., Miller, N., Briancon, S., Gallina, S. & Penaud, J. (2005). Clinical and microbiological evaluation of the effectiveness of the Nd:YAG laser for the initial treatment of adult periodontitis. A randomized controlled study. *Journal of Clinical Periodontology* **32**, 670–676.

[3] Apatzidou, D.A. & Kinane, D.F. (2004). Quadrant root planing versus same-day full-mouth root planing. I. Clinical findings. *Journal of Clinical Periodontology* **31**, 132–140.

[4] Apatzidou, D.A., Riggio, M.P. & Kinane, D.F. (2004). Quadrant root planing versus same-day full-mouth root planing. II. Microbiological findings. *Journal of Clinical Periodontology* **31**, 141–148.

[5] Axtelius, B., Söderfeldt, B. & Attström, R. (1999). A multilevel analysis of factors affecting pocket probing depth in patients responding differently to periodontal treatment. *Journal of Clinical Periodontology* **26**, 67–76.

[6] Badersten, A., Nilveus, R. & Egelberg, J. (1981). Effect of non-surgical periodontal therapy 1. Moderate and advanced periodontitis. *Journal of Clinical Periodontology* **8**, 57–72.

[7] Badersten, A., Nilveus, R. & Egelberg, J. (1984). Effect of non-surgical periodontal therapy II. *Journal of Clinical Periodontology* **11**, 63–76.

[8] Badersten, A., Nilveus, R. & Egelberg, J. (1990). Scores of plaque, bleeding, suppuration and probing depth to predict probing attachment loss. 5 years of observation following nonsurgical periodontal therapy. *Journal of Clinical Periodontology* **17**, 102–107.

[9] Barnes, J.B., Harrel, S.K. & Rivera Hidalgo, F. (1998). Blood contamination of the aerosols produced by *in vivo* use of ultrasonic scaler. *Journal of Periodontology* **69**, 434–438.

[10] Beikler, T., Abdeen, G., Schnitzer, S. *et al.* (2004). Microbiological shifts in intra- and extraoral habitats following mechanical periodontal therapy. *Journal of Clinical Periodontology* **31**, 777–783.

[11] Beuchat, M., Bussliger, A., Schmidlin, P.R., Michel, B., Lehmann, B. *et al.* (2001). Clinical comparison of the effectiveness of novel sonic instruments and curettes for periodontal debridement after two months. *Journal of Clinical Periodontology* **28**, 1145–1150.

[12] Breininger, D.R., O'Leary, T.J. & Blumenshine, R.V. (1987). Comparative effectiveness of ultrasonic and hand scaling for the removal of subgingival plaque and calculus. *Journal of Periodontology* **58**, 9–18.

[13] Busslinger, A., Lampe, K., Beuchat, M. & Lehmann B. (2001). A comparative *in vitro* study of a magnetostrictive and a piezoelectric ultrasonic scaling instrument. *Journal of Clinical Periodontology* **28**, 642–649.

[14] Cadosch, J., Zimmermann, U., Ruppert, M. *et al.* (2003). Root surface debridement and endotoxin removal. *Journal of Periodontal Research* **38**, 229–236.

[15] Caffesse, R.G., Sweeney, P.L. & Smith, B.A. (1986). Scaling and root planing with and without periodontal flap surgery. *Journal of Clinical Periodontology* **13**, 205–210.

[16] Chondros, P., Nikolidakis, D., Christodoulides, N. *et al.* (2009). Photodynamic therapy as adjunct to non-surgical periodontal treatment in patients on periodontal maintenance: a randomized controlled clinical trial. *Lasers in Medical Science* **24**, 681–688.

[17] Christgau, M., Männer, T., Beuer, S., Hiller, K.A. & Schmalz, G. (2006). Periodontal healing after non-surgical therapy with a new ultrasonic device: a randomized controlled clinical trial. *Journal of Clinical Periodontology* **34**, 137–147.

[18] Christgau, M., Männer, T., Beuer, S., Hiller, K.A. & Schmalz, G. (2007). Periodontal healing after non-surgical therapy with modified sonic scaler. *Journal of Clinical Periodontology* **33**, 749–758.

[19] Christodoulides, N., Nikolidakis, D., Chondros, P. *et al.* (2008). Photodynamic therapy as an adjunct to non-surgical periodontal treatment: a randomized, controlled clinical trial. *Journal of Periodontology* **79**, 1638–1644.

[20] Claffey, N. & Egelberg, J. (1995). Clinical indicators of probing attachment loss following initial periodontal treatment in advanced periodontitis patients. *Journal of Clinical Periodontology* **22**, 690–696.

[21] Cobb, C.M. (2002). Clinical significance of non-surgical periodontal therapy: an evidence-based perspective of scaling and root planing. *Journal of Clinical Periodontology* **29 Suppl 2**, 6–16.

[22] Copulos, T.A., Low, S.B., Walker, C.B., Trebilcock, Y.Y. & Hefti, A. (1993). Comparative analysis between a modified ultrasonic tip and hand instruments on clinical parameters of periodontal disease. *Journal of Periodontology* **64**, 694–700.

[23] D'Aiuto, F., Ready, D., Parkar, M. & Tonetti, M.S. (2005). Relative contribution of patient-, tooth-, and site-associated variability on the clinical outcomes of subgingival debridement. I. Probing depths. *Journal of Periodontology* **76**, 398–405.

[24] Darby, I.B., Hodge, P.J., Riggio, M.P. & Kinane, D.F. (2005). Clinical and microbiological effect of scaling and root planing in smoker and nonsmoker chronic and aggressive periodontitis patients. *Journal of Clinical Periodontology* **32**, 200–206.

[25] Del Peloso Ribeiro, E., Bittencourt, S., Ambrosano, G.M. *et al.* (2006). Povidone-iodine used as an adjunct to non-surgical treatment of furcation involvements. *Journal of Periodontology* **77**, 211–217.

[26] Del Peloso Ribeiro, E., Bittencourt, S., Sallum, E.A. *et al.* (2008). Periodontal debridement as a therapeutic approach for severe chronic periodontitis: a clinical, microbiological and immunological study. *Journal of Clinical Periodontology* **35**, 789–798.

[27] Del Peloso Ribeiro, E., Bittencourt, S., Sallum, E.A. *et al.* (2010). Non-surgical instrumentation associated with povidone-iodine in the treatment of interproximal furcation involvements. *Journal of Applied Oral Science* **18**, 599–606.

[28] De Soete, M., Mongardini, C., Peuwels, M. *et al.* (2001). One-stage full-mouth disinfection. Long-term microbiological results analyzed by checkerboard DNA-DNA hybridization. *Journal of Periodontology* **72**, 374–382.

[29] Eaton, K.A., Kieser, J.B. & Davies, R.M. (1985). The removal of root surface deposits. *Journal of Clinical Periodontology* **12**, 141–152.

[30] Eberhard, J., Jepsen, S., Jervöe-Storm, P.M., Needleman, I. & Worthington, H.V. (2008). Full-mouth disinfection for the treatment of adult chronic periodontitis. *Cochrane Database of Systematic Reviews* **1**, CD004622.

[31] Eren, K.S., Gürgan, C.A. & Bostanci, H.S. (2002). Evaluation of non-surgical periodontal treatment using 2 time intervals. *Journal of Periodontology* **73**, 1015–1019.

[32] Feng, H.S., Bernardo, C.C., Sonoda, L.L. *et al.* (2011). Subgingival ultrasonic instrumentation of residual pockets irrigated with essential oils: a randomized controlled trial. *Journal of Clinical Periodontology* **38**, 637–643.

[33] Gankerseer, E.J. & Walmsley, A.D. (1987). Preliminary investigation into the performance of sonic scalers. *Journal of Periodontology* **58**, 780–784.

[34] Guentsch, A. & Preshaw, P.M. (2008). The use of a linear oscillating device in periodontal treatment: a review. *Journal of Clinical Periodontology* **35**, 514–524.

[35] Haffajee, A.D., Cugini, M.A., Dibart, S. *et al.* (1997). The effect of SRP on the clinical and microbiological parameters of periodontal diseases. *Journal of Clinical Periodontology* **24**, 324–334.

[36] Haffajee, A.D., Teles, R.P. & Socransky, S.S. (2006). The effect of periodontal therapy on the composition of the subgingival microbiota. *Periodontology 2000* **42**, 219–258.

[37] Hallmon, W.W. & Rees, T.D. (2003). Local anti-infective therapy: mechanical and physical approaches. A systematic review. *Annals of Periodontology* **8**, 99–114.

[38] Harrel, S.K., Barnes, J.B. & Rivera-Hidalgo, F. (1998). Aerosols and splatter contamination from the operative site during ultrasonic scaling. *Journal of the American Dental Association* **129**, 1241–1249.

[39] Hatfield, C.G. & Baumhammers, A. (1971). Cytotoxic effects of periodontally involved surfaces of human teeth. *Archives of Oral Biology* **16**, 465–468.

[40] Heasman, L., Stacey, F., Preshaw, PM. *et al.* (2006). The effect of smoking on periodontal treatment response: a review of clinical evidence. *Journal of Clinical Periodontology* **33**, 241–253.

[41] Hughes, F.J. & Smales, F.C. (1986). Immunohistochemical investigation of the presence and distribution of cementum-associated lipopolysaccharides in periodontal disease. *Journal of Periodontal Research* **21**, 660–667.

[42] Hughes, F.J., Auger, D.W. & Smales, F.C. (1988). Investigation of the distribution of cementum-associated lipopolysaccharides in periodontal disease by scanning electron microscope immunohistochemistry. *Journal of Periodontal Research* **23**, 100–106.

[43] Ishikawa, I., Aoki, A. Takasaki, A.A. *et al.* (2009). Application of lasers in periodontics: true innovation or myth? *Periodontology 2000* **50**, 90–126.

[44] Jervøe-Storm, P.M., Semaan, E., Al Ahdab, H. *et al.* (2006). Clinical outcomes of quadrant root planing versus full-mouth root planing. *Journal of Clinical Periodontology* **33**, 209–215.

[45] Jervøe-Storm, P.M., Al Ahdab, H., Semaan, E., Fimmers, R. & Jepsen, S. (2007). Microbiological outcomes of quadrant versus full-mouth root planing as monitored by real-time PCR. *Journal of Clinical Periodontology* **34**, 156–163.

[46] Kahl, M., Haase, E, Kocher, T. & Rühling, A. (2007). Clinical effects after subgingival polishing with non-aggressive ultrasonic device in initial therapy. *Journal of Clinical Periodontology* **34**, 318–324.

[47] Kalkwarf, K.L., Kaldal, W.B., Patil, K.D. & Molvar, M.P. (1989). Evaluation of gingival bleeding following four types of periodontal therapies. *Journal of Clinical Periodontology* **16**, 608–616.

[48] Kawashima, H., Sato, S., Kishida, M. & Ito, K. (2007). A comparison of root surface instrumentation using two piezoelectric ultrasonic scalers and a hand scaler *in vivo*. *Journal of Periodontal Research* **42**, 90–95.

[49] Kieser, J.B. (1994). Non surgical periodontal therapy. In: Lang, N.P. & Karring, T., eds. *Proceedings of the 1st European Workshop on Periodontology*. Berlin: Quintessence Publishing.

[50] Kocher, T., Gutsche, C. & Plagmann, H.C. (1998). Instrumentation of furcation with modified sonic scaler inserts: study on manikins, Part 1. *Journal of Clinical Periodontology* **25**, 388–393.

[51] Koshy, G., Kawashima, Y., Kiji, M. *et al.* (2005). Effects of single-visit full-mouth ultrasonic debridement versus quadrant-wise ultrasonic debridement. *Journal of Clinical Periodontology* **32**, 734–743.

[52] Krück, C., Eick, S., Knöfler, G.U., Purschwitz, R.E. & Jentsch, H.F. (2012). Clinical and microbiologic results 12 months after scaling and root planing with different irrigation solutions in patients with moderate chronic periodontitis: a pilot randomized trial. *Journal of Periodontology* **83**, 312–320.

[53] Labriola, A., Needleman, I. & Moles, D.R. (2005). Systematic review of the effect of smoking on nonsurgical periodontal therapy. *Periodontology 2000* **37**, 124–137.

[54] Lai, S.M., Zee, K.Y., Lai, M.K. & Corbet, E.F. (2009). Clinical and radiographic investigation of the adjunctive effects of a low-power He-Ne laser in the treatment of moderate to advanced periodontal disease: a pilot study. *Photomedical Laser Surgery* **27**, 287–293.

[55] Lang, N.P. & Tonetti, M.S. (2003). Periodontal risk assessment (PRA) for patients in supportive periodontal therapy (SPT). *Oral Health & Preventive Dentistry* **1**, 7–16.

[56] Lang, N.P., Tan, W.C., Krahenmann, M.A. & Zwahlen, M. (2008). A systematic review of the effects of full-mouth debridement with and without antiseptics in patients with chronic periodontitis. *Journal of Clinical Periodontology* **35**, 8–21.

[57] Leonhardt, Å., Bergström, C., Krok, L. & Cardaropoli G. (2006). Healing following ultrasonic debridement and PVP-iodine in individuals with severe chronic periodontal disease: a randomized, controlled clinical study. *Acta Odontologica Scandinavica* **64**, 262–266.

[58] Lindhe, J. & Nyman, S. (1985). Scaling and granulation tissue removal in periodontal therapy. *Journal of Clinical Periodontology* **12**, 374–388.

[59] Lindhe, J., Westfelt, E., Nyman, S. *et al.* (1982). Healing following surgical/non-surgical treatment of periodontal disease. *Journal of Clinical Periodontology* **9**, 115–128.

[60] Listgarten, M.A. & Ellegaard, B. (1973). Electron microscopic evidence of a cellular attachment between junctional epithelium and dental calculus. *Journal of Periodontal Research* **8**, 143–150.

[61] Loos, B., Kiger, R. & Egelberg, J. (1987). An evaluation of basic periodontal therapy using sonic and ultrasonic scalers. *Journal of Clinical Periodontology* **14**, 29–33.

[62] Loos, B., Claffey, N. & Egelberg, J. (1988). Clinical and microbiological effects of root debridement in periodontal furcation pockets. *Journal of Clinical Periodontology* **15**, 453–463.

[63] Loos, B., Nylund, K., Claffey, N. & Egelberg, J. (1989). Clinical effects of root debridement in molar and non-molar teeth. A 2-year follow up. *Journal of Clinical Periodontology* **16**, 498–504.

[64] Lopes, B.M., Theodoro, L,H., Melo, R.F., Thompson, G.M. & Marcantonio, R.A. (2010). Clinical and microbiologic follow-up evaluations after non-surgical periodontal treatment with erbium:YAG laser and scaling and root planing. *Journal of Periodontology* **81**, 682–691.

[65] Lulic, M., Leiggener Görög, I., Salvi, G.E. *et al.* (2009). One-year outcomes of repeated adjunctive photodynamic therapy during periodontal maintenance: a proof-of-principle randomized-controlled clinical trial. *Journal of Clinical Periodontology* **36**, 661–666.

[66] Magnusson, I., Lindhe, J., Yoneyama, T. & Liljenberg B. (1984). Recolonization of a subgingival microbiota following scaling in deep pockets. *Journal of Clinical Periodontology* **11**, 193–207.

[67] Makhlouf, M., Dahaba, M.M., Tunér, J., Eissa, S.A. & Harhash, T.A. (2012). Effect of adjunctive low level laser therapy (LLLT) on nonsurgical treatment of chronic periodontitis. *Photomedical Laser Surgery* **30**, 160–166.

[68] Matuliene, G., Pjetursson, B.E., Salvi, G.E. *et al.* (2008). Influence of residual pockets on progression of periodontitis and tooth loss: results after 11 years of maintenance. *Journal of Clinical Periodontology* **35**, 685–695.

[69] Mongardini, C., van Steenberghe, D., Dekeyser, C. & Quirynen, M. (1999). One stage full- versus partial-mouth disinfection in the treatment of chronic adult or generalized early-onset periodontitis. I. Long-term clinical observations. *Journal of Clinical Periodontology* **70**, 632–645.

[70] Moore, J., Wilson, M. & Kieser, J.B. (1986). The distribution of bacterial lipopolysaccharide (endotoxin) in relation to periodontally involved root surfaces. *Journal of Clinical Periodontology* **13**, 748–751.

[71] Nyman, S., Sarhed, G., Ericsson, I., Gottlow, J. & Karring, T. (1986). Role of "diseased" root cementum in healing following treatment of periodontal disease. An experimental study in the dog. *Journal of Periodontal Research* **21**, 496–503.

[72] Nyman, S., Westfelt, E., Sarhed, G. & Karring, T. (1988). Role of "diseased" root cementum in healing following treatment of periodontal disease. A clinical study. *Journal of Clinical Periodontology* **15**, 464–468.

[73] Obeid, P.R., D'hoove, W. & Bercy, P. (2004). Comparative clinical responses related to the use of various periodontal

instruments. *Journal of Clinical Periodontology* **31**, 193–199.

[74] Quirynen, M., Bollen, C.M., Vandekerckhove, B.N. *et al.* (1995). Full- vs. partial-mouth disinfection in the treatment of periodontal infections: short-term clinical and microbiological observations. *Journal of Dental Research* **74**, 1459–1467.

[75] Quirynen, M., Mongardini, C., Pauwels, M. *et al.* (1999). One stage full- versus partial-mouth disinfection in the treatment of chronic adult or generalized early-onset periodontitis. II. Long-term impact on microbial load. *Journal of Periodontology* **70**, 646–656.

[76] Quirynen, M., Mongardini, C., de Soete, M. *et al.* (2000). The role of chlorhexidine in the one-stage full-mouth disinfection treatment of patients with advanced adult periodontitis. Long-term clinical and microbiological observations. *Journal of Clinical Periodontology* **27**, 578–589.

[77] Rateitschak-Pluss, E.M., Schwarz, J.P., Guggenheim, R., Duggelin, M. & Rateitschak, K.H. (1992). Non-surgical periodontal treatment: where are the limits? An SEM study. *Journal of Clinical Periodontology* **19**, 240–244.

[78] Ritz, L., Hefti, A.F. & Rateitschak, K.H. (1991). An *in vitro* investigation on the loss of root substance in scaling with various instruments. *Journal of Clinical Periodontology* **18**, 643–647.

[79] Rivera-Hidalgo, F., Barnes, J.B. & Harrel, S.K. (1999). Aerosols and splatter production by focused spray and standard ultrasonic inserts. *Journal of Periodontology* **70**, 473–477.

[80] Rotundo, R., Nieri, M., Cairo, F. *et al.* (2010). Lack of adjunctive benefit of Er:YAG laser in non-surgical periodontal treatment: a randomized split-mouth clinical trial. *Journal of Clinical Periodontology* **37**, 526–533.

[81] Sanz, M. & Teughels, W. (2008). Innovations in non-surgical periodontal therapy: Consensus Report of the Sixth European Workshop on Periodontology. *Journal of Clinical Periodontology* **35**, 3–7.

[82] Sbordone, L., Ramaglia, L., Gulletta, E. & Iacono, V. (1990). Recolonization of the subgingival microflora after scaling and root planing in human periodontitis. *Journal of Periodontology* **61**, 579–584.

[83] Schätzle, M., Loe, H., Lang, N.P. *et al.* (2004). The clinical course of chronic periodontitis. *Journal of Clinical Periodontology* **31**, 1122–1127.

[84] Schmidlin, P.R., Beuchat, M., Busslinger, A., Lehmann, B. & Lutz, F. (2001). Tooth substance loss resulting from mechanical, sonic and ultrasonic root instrumentation assessed by liquid scintillation. *Journal of Clinical Periodontology* **28**, 1058–1066.

[85] Schwarz, F., Sculean, A., Berakdar, M. *et al.* (2003). Clinical evaluation of an Er:YAG laser combined with scaling and root planing for non-surgical periodontal treatment. A controlled, prospective clinical study. *Journal of Clinical Periodontology* **30**, 26–34.

[86] Schwarz, F., Aoki, A., Becker, J. & Sculean, A. (2008). Laser application in non-surgical periodontal therapy: a systematic review. *Journal of Clinical Periodontology* **35 Suppl**, 29–44.

[87] Sculean, A., Schwartz, F., Berakdurm, M. *et al.* (2004). Non-surgical periodontal treatment with a new ultrasonic device (Vector ultrasonic system) or hand instruments. *Journal of Clinical Periodontology* **31**, 428–433.

[88] Sgolastra, F., Petrucci ,A., Gatto, R. & Monaco, A. (2012). Efficacy of Er:YAG laser in the treatment of chronic periodontitis: systematic review and meta-analysis. *Lasers Med Science* **27**, 661–673.

[89] Shah, S., Walmsley, A.D., Chapple, I.L. & Lumley, P.J. (1994). Variability of sonic scaler tip movement. *Journal of Clinical Periodontology* **21**, 705–709.

[90] Sherman, P.R., Hutchens, L.H. Jr. & Jewson, L.G. (1990). The effectiveness of subgingival scaling and root planing. II. Clinical responses related to residual calculus. *Journal of Periodontology* **61**, 9–15.

[91] Shiloah, J. & Patters, M.R. (1994). DNA probe analyses of the survival of selected periodontal pathogens following scaling, root planing, and intra-pocket irrigation. *Journal of Periodontology* **65**, 568–575.

[92] Slot, D.E., Kranendonk, A.A., Paraskevas, S. & Van der Weijden, F. (2009). The effect of a pulsed Nd:YAG laser in non-surgical periodontal therapy. *Journal of Periodontology* **80**, 1041–1056.

[93] Socransky, S.S., Haffajee, A.D., Cugini, M.A., Smith, C. & Kent R.L. Jr. (1998). Microbial complexes in subgingival plaque. *Journal of Clinical Periodontology* **25**,134–144.

[94] Suvan, J.E. (2005). Effectiveness of mechanical nonsurgical pocket therapy. *Periodontology 2000* **37**, 48–71.

[95] Teles, R.P., Haffajee, A.D. & Socransky, S.S. (2006). Microbiological goals of periodontal therapy. *Periodontology 2000* **42**, 180–218.

[96] Timmerman, M.F., Menso, L., Steinfot, J., Van Winkelhoff, A.J. & Van der Weijden, G.A. (2004). Atmospheric contamination during ultrasonic scaling. *Journal of Clinical Periodontology* **31**, 458–462.

[97] Tomasi, C., Leyland, A.H. & Wennström J.L. (2007). Factors influencing the outcome of non-surgical periodontal treatment: a multilevel approach. *Journal of Clinical Periodontology* **34**, 682–690.

[98] Tomasi, C., Koutouzis, T. & Wennström J.L. (2008). Locally delivered doxycycline as an adjunct to mechanical debridement at retreatment of periodontal pockets. *Journal of Periodontology* **79**, 431–439.

[99] Tunkel, J., Heinecke, A. & Flemming, T.F. (2002). Systemic review of efficiency of machine-driven and manual subgingival debridement in treatment of chronic periodontitis. *Journal of Clinical Periodontology* **29**, 72–81.

[100] van der Weijden, G.A. & Timmerman, M.F. (2002). A systematic review on the clinical efficacy of subgingival debridement in the treatment of chronic periodontitis. *Journal of Clinical Periodontology* **29 Suppl 3**, 55–71.

[101] Waerhaug, J. (1952). The gingival pocket; anatomy, pathology, deepening and elimination. *Odontologisk Tidskrift* **60**, 1–186.

[102] Waerhaug J. (1978). Healing of the dento-epithelial junction following subgingival plaque control. I. As observed in human biopsy material. *Journal of Periodontology* **49**, 1–8.

[103] Walsh, L.J. (1997) The current status of low level laser therapy in dentistry. Part 1. Soft tissue applications. *Australian Dental Journal* **42**, 247–254.

[104] Wennström, J.L., Tomasi, C., Bertelle, A., & Dellasega, E. (2005). Full-mouth ultrasonic debridement versus quadrant scaling and root planing as an initial approach in the treatment of chronic periodontitis. *Journal of Clinical Periodontology* **32**, 851–859.

[105] Westfelt, E., Rylander, H., Dahlen, G. & Lindhe, J. (1988). The effect of supragingival plaque control on the progression of advanced periodontal disease. *Journal of Clinical Periodontology* **25**, 536–541.

[106] Wylam, J.M., Mealey, B.L., Mills, M.P., Waldrop, C.T. & Moskowicz, D.C. (1993). The clinical effectiveness of open versus closed scaling and root planning on multi-rooted teeth. *Journal of Periodontology* **6**, 1023–1028.

[107] Zanatta, G.M., Bittencourt, S., Nociti, F.H. Jr. *et al.* (2006). Periodontal debridement with povidone-iodine in periodontal treatment: short-term clinical and biochemical observations. *Journal of Periodontology* **77**, 498–505.

第12部分：辅助治疗
Additional Therapy

第39章

牙周手术：可以直视的治疗

Periodontal Surgery: Access Therapy

Jan L.Wennström, Jan Lindhe

Department of Periodontology, Institute of Odontology,
The Sahlgrenska Academy at University of Gothenburg, Gothenburg, Sweden

前言

外科手术治疗应被视为针对病因治疗的辅助措施（参见第35~38章）。因此在实施本章所提及的各种手术治疗之前，应对该手术在龈下菌斑沉积物的去除和术后自我感染控制的能力进行评估，从而确保手术对牙周健康长期维护的有效性。

通常情况下需针对病因进行相关基础治疗，随后对基础治疗的疗效进行评估，最后才决定选择何种牙周手术以及哪些牙位需要手术。在基础治疗结束和疗效评估之间的时间间隔为1个月到数月之间。这种治疗流程有以下优点：

- 去除牙石和菌斑会完全或明显减少炎性细胞向牙龈组织浸润，从而使"真性"牙周袋深度的探诊更加准确。

- 牙龈炎症的减轻可促使软组织内产生更多的胶原纤维，从而使得软组织变得更加坚韧——这将有助于手术翻瓣，同时减少术中出血，便于手术探查。

- 对于长期预后而言，患者家庭内自我维护的有效性起着决定性的重要作用。而对于大多数病例而言，缺乏有效的自我感染控制是手术治疗的禁忌证。

（消除）牙周袋的手术技术

多年来，多种不同类型的手术技术在牙周治疗中得到了应用和描述。但是有关手术技术的

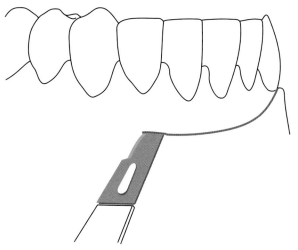

图39-1　牙龈切除术。直线切口技术（来源：Robicsek，1884。由美国牙周病学学会于1965年综述）。

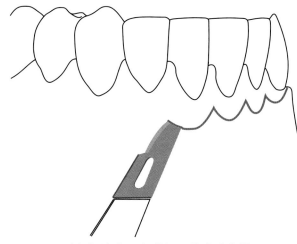

图39-2　牙龈切除术。扇形切口技术（来源：Zenler 1918。经美国医学协会允许使用）。

文献和综述往往仅通过一些图片简单地陈述手术的特殊目的和适应证——这种陈述通常会使得读者变得更为困惑。事实上，手术技术确实使得牙周治疗翻开了历史性的一页，早期的牙周手术仅被认为是到达病变根面的一种路径，手术不需要切除软组织袋（"开放性的手术"）。但后期的手术要求切除"病变牙龈组织"（即牙龈切除术）。

炎性软组织和"感染坏死骨"都应当被去除这一概念催生了暴露和处理牙槽骨技术（即翻瓣术）的发展。其他一些观念——诸如保留膜龈复合体的重要性（即维持牙龈的宽度）和牙周组织再生的可能性——这些观念推动了"特殊手术"技术的引入。

本部分将描述在牙周治疗的手术发展过程中，具有代表性的重要手术治疗。

牙龈切除术

19世纪晚期，为对牙周袋内的病变进行治疗，Robicsek（1884）率先使用所谓的"牙龈切除术"来替代传统的龈下"盲"刮——此时手术技术开始被人们所认知。然而，直到1979年Grant等才对牙龈切除术做了如下定义："即切除病理性牙周袋的软组织壁"。这种手术方法的目的旨在"消除牙周袋"，同时伴有牙龈外形的修整和正常结构的重塑。

Robicsek（1884）和后来的Zentler（1918）

描述的牙龈切除术过程如下：首先，确定牙龈切开的切口线位置。在每颗牙先颊侧后舌侧沿直线（Robicsek）（图39-1）或扇形（Zentler）（图39-2）切开后，使用镰形洁治器械松解并去除病变组织。在去除软组织后，对暴露的牙槽骨进行刮治。随后，在此区域覆盖抗菌纱布或涂布抗感染溶液。由此，深牙周袋得到彻底消除，后期牙周的维护变得更加简单。

技术

1951年Goldman首次描述了现在所使用的牙龈切除术：

1. 以适当的方式麻醉计划术区的牙齿，使用传统牙周探针探查病理性牙周袋的深度（图39-3a）。在牙周袋袋底刺破牙龈，在软组织外表面形成出血点（图39-3b）。在每颗牙齿周围探诊牙周袋并形成一个或多个出血点。这一系列出血点可用于记录计划手术区域的牙周袋深度，并作为切除的指引。

2. 初始切口（图39-4）：刀柄可采用Bard-Parker®刀柄或弯曲刀柄（如Blake's刀柄）；手术刀使用（12B号或15号刀片；Bardparker®），或者15/16号的Kierkland刀，手术应使余留龈边缘较薄并且过渡自然。因此，相比牙龈较薄的区域而言，在牙龈较厚的区域，切口应更靠近根尖；而

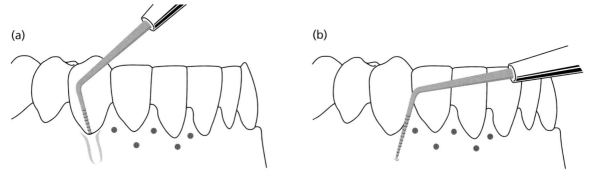

图39-3 牙龈切除术。袋标记。（a）使用一个普通的牙周探针对牙周深袋的底部进行探查。（b）当探查到袋的深度时，在牙龈的外侧面标记相等的距离。探针的尖端转为水平，以在探诊的袋底制造出血点。

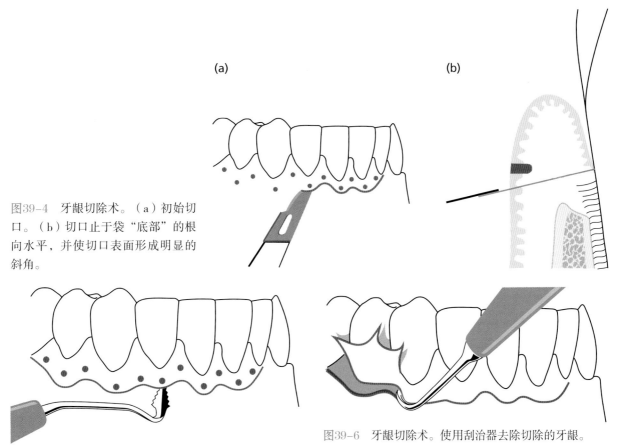

图39-4 牙龈切除术。（a）初始切口。（b）切口止于袋"底部"的根向水平，并使切口表面形成明显的斜角。

图39-5 牙龈切除术。使用Waerhaug龈刀进行牙间区域的第二切口。

图39-6 牙龈切除术。使用刮治器去除切除的牙龈。

在牙龈较薄的区域切入的角度则应更大。斜形切口直接指向袋底的方向。由于邻面的牙周袋通常比颊、舌侧牙周袋更深，因此在邻接区域必须切除更多的颊侧和/或舌（腭）侧牙龈以建立牙龈边缘的"生理性"外形——确保邻面初始切口的位置更靠近根方即可。

3. 牙龈颊、舌向的初始切口完成之后，使用Orban龈刀（1或2号）或Waerhaug龈刀（1号或2号；Orban龈刀的锯状改良式）完成第二切口（图39-5），其目的是将近远中邻面的软组织与牙间牙周组织进行分离。

4. 使用刮匙或刮治器小心去除切除的牙龈（图39-6）。将纱布块放置在邻面区域以控制出血。当术区准备完毕后，应对暴露的根面实施彻底的刮治。

5. 刮治结束后，再次仔细探查龈牙结合区，以明确是否仍有残留的牙周袋（图39-7）。再次检查牙龈的外形，必要时使用手术刀或金刚砂车针进行塑形。

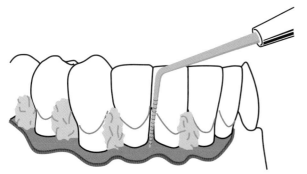

图39-7　牙龈切除术。探查残留的牙周袋。在牙间区域放置纱布用于控制出血。

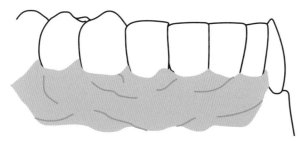

图39-8　牙龈切除术。适当使用牙周敷料进行保护。

6. 为保护愈合期的创面，切口表面必须覆盖牙周敷料（图39-8）。敷料应当与颊舌侧及近远中侧的创口均紧密贴合。应当注意敷料不能过大，过大的敷料不仅造成患者的不适，也更容易移位。

7. 敷料应固定10～14天。去除敷料时，必须对牙面进行清洁和抛光。再次仔细检查根面，并使用刮治器去除残余的牙石；过度增生的肉芽组织也可使用刮治器予以去除。由于手术后患者术区牙列的解剖外形发生了变化，因此应指导患者如何进行正确的口腔卫生维护。

翻瓣术

传统Widman瓣

1918年，Leonard Widman首次详细地讲述了使用翻瓣术来去除牙周袋的技术。在他的文章《牙槽脓肿的手术治疗》中，Widman讲述了以去除袋内上皮和炎性结缔组织为目的的黏骨膜瓣设计法，这种方法有利于实施彻底的根面清创。

步骤

1. 首先在预期手术区域的两侧制备松弛切口

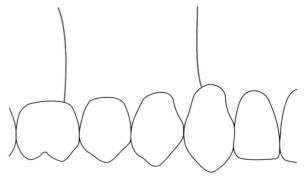

图39-9　传统Widman瓣。两个松弛切口划分出计划手术的区域。在牙龈边缘制备扇形反向斜切口，以连接两个松弛切口。

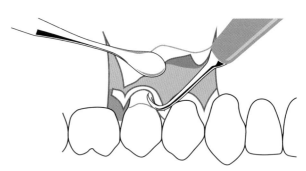

图39-10　传统Widman瓣。在翻起黏骨膜瓣后去除牙颈部领圈状炎性牙龈组织。

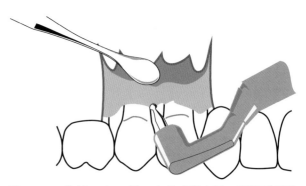

图39-11　传统Widman瓣。在骨成形之后，可能可以重建牙槽骨的"生理性"外形。

（图39-9）。切口始于治疗区域两侧邻牙颊面轴角处的龈缘，向根方延长数毫米直至牙槽黏膜。沿龈缘外形切开牙龈，使袋内上皮和炎性结缔组织与无炎症健康牙龈分离，并使牙龈切口能够连接两侧松弛切口。如有必要，在术区的舌侧设计相似的松弛切口和牙龈切口。

2. 翻起黏骨膜瓣，暴露牙槽骨边缘至少2～3mm。使用刮治器去除牙颈部的炎性领圈（图39-10），并使用器械清理暴露的根面。推荐实施骨成形术，以便术区牙

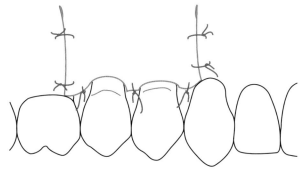

图39-12　传统Widman瓣。颊、舌侧瓣的冠方端复位于牙槽嵴并使用牙间缝合法进行缝合。

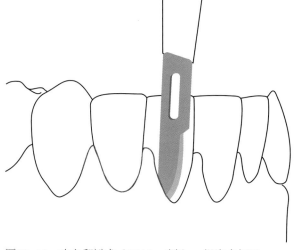

图39-13　改良翻瓣术（Kirkland瓣）。龈沟内切口。

槽骨获得良好的解剖外形（图39-11）。

3. 对术区患牙进行彻底清创，随后将颊舌侧龈瓣予以复位，以覆盖下方的牙槽骨，牙间对位缝合固定（图39-12）。Widman特别强调将软组织边缘复位于牙槽嵴顶的重要性，这样可消除牙周袋。通常情况下邻面牙槽嵴顶无软组织覆盖。

Widman（1918）认为：相对于牙龈切除术而言，"传统的Widman瓣"有以下几个有点：

- 由于术后通常为一期愈合，患者不适感明显减少。
- 在角形骨缺损区域，可重塑牙槽骨的外形。

Neumann瓣

仅仅过了2年，Neumann（1920）就提出一种新的翻瓣术，这种翻瓣术在某些设计上与Widman最早描述的翻瓣术略有不同。

步骤

1. 在龈袋的底部制备沟内切口，切口包含整全层的牙龈和部分的牙槽黏膜，翻起黏骨膜瓣，并在术区的两侧制备松弛切口。

2. 翻瓣后，刮除瓣内的袋内上皮和肉芽组织；彻底根面清创，对骨形态不良的部位实施修整术。

3. 修剪瓣龈，使其能更好地贴合根面，并能完全覆盖颊、舌（腭）侧以及邻面的牙槽骨。Neumann（1920）认为袋内软组织的去除十分重要，这有助于龈瓣向牙

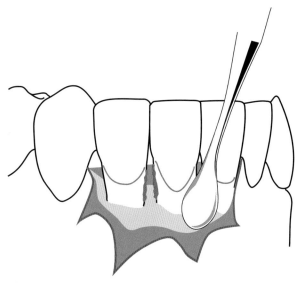

图39-14　改良翻瓣术（Kirkland瓣）。翻开牙龈，暴露"病变的"根面。

槽嵴顶复位。

改良翻瓣术

在1931年发表的一篇文献中，Kirkland提出了一种用于治疗"化脓性牙周袋"的手术方法。该方法被称为改良翻瓣术，其主要目的是借助翻瓣进行彻底的根面清创。

步骤

1. 在邻面的颊舌侧做沟内切口（图39-13），并使切口向近远中方向延伸。

2. 翻起颊舌侧牙龈瓣以暴露患牙根面（图39-14），彻底清创（图39-15）。对角

形骨缺损内部进行刮治，但不去除任何骨组织。

3. 去除袋内上皮和瓣内侧的肉芽组织，原位复位龈瓣，牙间间断缝合（图39-16）。

与传统的Widman瓣和Neumann瓣相比，改良的翻瓣术：（1）并未大量去除非炎性组织；（2）龈缘并未向根方移位。由于术后患者的根面暴露并不明显，因此此手术方法更适合有美学需求的前牙区域。Kierkland认为（1931），改良翻瓣术的另一个优点是骨内缺损中常常伴有新骨再生。

上述翻瓣术的主要目的在于：

- 便于根面清创，同时去除袋内上皮和炎性肉芽组织。

- 有助于消除深袋（传统的Widman瓣和

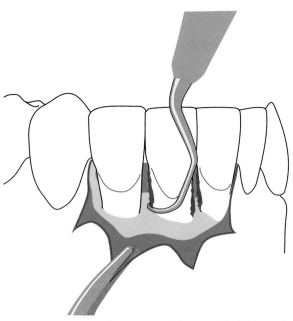

图39-15　改良翻瓣术（Kirkland瓣）。对暴露的根面进行机械清创。

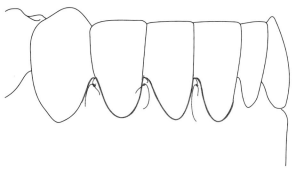

图39-16　改良翻瓣术（Kirkland瓣）。龈瓣复位于初始位置并缝合。

Neumann瓣）。

- 减少对余留牙周组织的创伤，尽可能减轻患者不适。

根向复位瓣

20世纪50年代和60年代，相继有文献报道了去除牙周袋内软组织和硬组织（若适应证允许）的新方法——这些方法强调了术后维持足够附着龈宽度的重要性。Nabers（1954）是首位提出术后保留牙龈技术的学者。这项技术首次提出了"附着龈复位"这一概念，随后Ariaudo和Tyrrell（1957）对这一技术进行了进一步改进。1962年，Friedman提出了"根向复位瓣"的概念，他认为这一概念能更为恰当地描述Nabers提出的手术方法。Friedman强调在手术的最后阶段应将整个软组织复合体（牙龈和牙槽黏膜）根向复位，而不仅仅只是牙龈的复位。如果在骨手术后不切除牙龈，那么牙龈将会过量，要保留整个膜龈复合体，必须将其根向复位。该手术技术可用于上、下颌颊侧和下颌舌侧龈瓣的根向复位，而由于上颌腭侧缺乏牙槽黏膜，因此上颌腭侧龈瓣的根向复位只能采取斜面瓣（如下所述）技术。

步骤

Friedman（1962）所述的根向复位瓣术步骤如下：

1. 使用装有Bard-Parker®刀片（12B或15号）的手术刀制备内斜切口。应根据牙周袋的深度、牙龈的厚度和宽度来决定切口线距离颊舌侧龈缘的距离（图39-17）。如果术前牙龈薄，角化组织宽度窄，那么切口线应距离龈缘近一些。内斜形切口应呈扇形，以便在随后的龈瓣复位中最大限度地覆盖邻间隙的牙槽骨。在内斜切口的两端制备垂直松弛切口，垂直松弛切口向牙槽黏膜延伸（跨过膜龈联合），以利于瓣的根向复位。

2. 使用黏骨膜分离器翻开颊/舌侧的全厚黏骨膜瓣（包括牙龈和部分的牙槽黏膜）。

为了便于软组织术后的根向复位，翻瓣必须超过膜龈联合。刮治器去除领圈组织，包括袋内上皮和肉芽组织（图39-18），并对根面实施彻底的刮治和平整。

3. 重塑牙槽嵴的外形，使之恢复正常形态，只是此时的牙槽嵴的位置更靠近根方（图39-19）。可使用牙钻和/或骨凿完成上述骨手术。

4. 轻柔地调整龈瓣在颊舌侧的位置，使之复位于新的牙槽嵴顶处，缝合固定（图39-20）。由于这种切口设计和切除技术往往不能保证邻面有足够的软组织覆盖裸露的骨面，因此，术后可使用牙周敷料来保护

暴露的骨面，同时敷料也可使软组织固定在牙槽嵴顶处（图39-21）。这种方法可使愈合后的术区保留有足够多的牙龈组织，同时又无牙周袋残留。

为处理上颌牙腭侧的牙周袋，Friedman提出了一种改良的"根向复位瓣"，他称之为斜面瓣。

1. 为了使龈缘外形与牙槽嵴顶的外形相贴合，首先制备一个传统的黏骨膜瓣（图39-22）。

2. 根面清创和骨成形（图39-23）。

3. 腭侧龈瓣复位，并使之与牙槽嵴顶的外形贴合，再次制备扇形外斜切口，切除部分牙龈（图39-24）。牙间间断缝合固定龈瓣（图39-25）。

根向复位瓣的优点很多，以下几点尤为突出：

• 术后牙周袋深度最浅。

• 如果术后软组织能够完全覆盖牙槽骨，那么术后骨丧失也将很少。

• 术后龈缘位置可控，膜龈复合体得到完全保留。

该技术的主要缺点是：骨切除时连带牙周组织的去除；根面暴露（可能导致美学问题和根面敏感）。

改良Widman瓣

Ramfjord和Nissle（1974）提出了改良的Widman翻瓣术，也称之为"翻瓣刮治术"。值得注意的是，传统的Widman翻瓣术是通过根向复位瓣和骨成形术（消除骨缺损）来消除牙周袋，而改良Widman翻瓣术的治疗目的则完全不同。

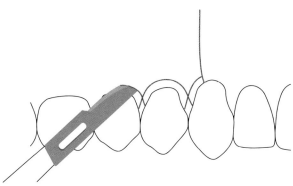

图39-17 根向复位瓣。在垂直松弛切口后，在牙龈和骨膜上制作反向斜形切口，将牙齿周围的炎性组织从瓣上分离。

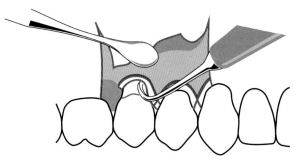

图39-18 根向复位瓣。翻起黏骨膜瓣，使用刮匙去除包括袋内上皮和炎性结缔组织在内的领圈组织。

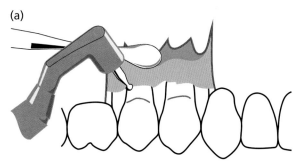

(a)

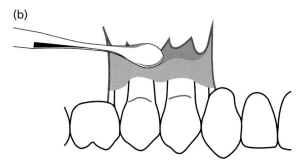

(b)

图39-19 根向复位瓣。使用球钻（a）进行骨手术以重新获得牙槽骨的生理性外形（b）。

步骤

1. Ramfjord和Nissle（1974）阐述的手术过程如下：使用Bard-Parker®刀（11号刀片）制备初始切口，切口平行于牙体长轴（图39-26），切口距离颊侧龈缘约1mm，其目的是将袋内上皮从龈瓣上分离。如果患牙颊侧袋深<2mm，基于美学考量，颊侧初始切口应设计为沟内切口。随后，切口呈扇形展开，并且尽可能地使其沿患牙两侧延伸至邻面，从而使得龈瓣包含更多的邻面牙龈。腭侧制备相似切口：为确保腭侧切口呈扇形，初始切口的始点应在距离患牙腭侧龈缘1~2mm处。切口应尽可能向患牙两侧邻面延伸，以确保腭侧龈瓣包含更多的邻面组织，这样在缝合时软组织瓣就可以更好地覆盖邻面牙槽骨。通常不需制备垂直松弛切口。

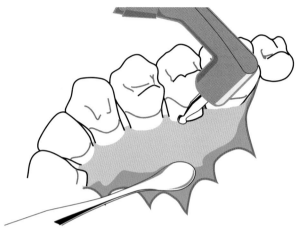

图39-23　斜面瓣。在术区进行刮治、根面平整和骨成形。

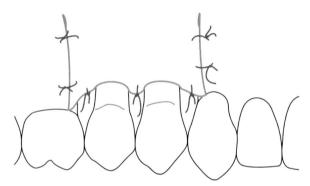

图39-20　根向复位瓣。将瓣在修整的牙槽嵴的根尖水平进行复位，并在该部位进行缝合。

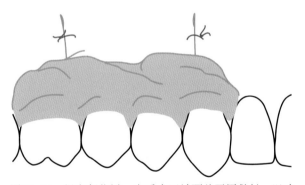

图39-21　根向复位瓣。在手术区域覆盖牙周敷料，以确保瓣在愈合过程中维持在正确的位置。

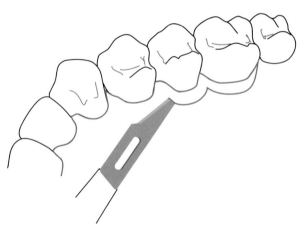

图39-24　斜面瓣。腭侧瓣复位，并再次制备扇形的反向斜切口来调整瓣的长度使之与余留牙槽骨的高度一致。

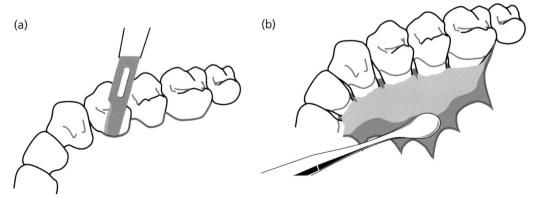

图39-22　斜面瓣。在牙周袋底制作龈沟内的初始切口（a），并常规翻开黏骨膜瓣（b）。

2. 使用黏骨膜剥离器小心翻起颊腭侧全厚瓣。翻瓣应有度，仅需暴露牙槽嵴顶以下数毫米即可。环绕患牙制备沟内切口（第二切口），这将有助于领圈组织和根面肉芽组织从根面上分离（图39-27）。

3. 在水平方向制备第三切口（图39-28），切口的位置在牙槽嵴顶对应的龈外表面，其主要目的是将根面上的领圈组织从骨面上剥离。

4. 刮除袋内上皮和肉芽组织。对暴露的根面实施彻底地刮治和平整。但要注意保护牙槽嵴顶附近狭窄区域内残留的附着纤维。也需要彻底清除角形骨缺损内的病变。

5. 刮治结束后，可依据牙槽骨的外形对龈瓣进行修剪，使之能够完全覆盖邻面牙槽骨（图39-29）。但如果软组织的修剪达不到上述目的，可从外侧去除部分牙槽骨，以达到龈瓣的完全覆盖。龈瓣间断缝合。可通过放置手术敷料来确保龈瓣与牙槽骨和根面形成良好的贴附。1周后拆除敷料

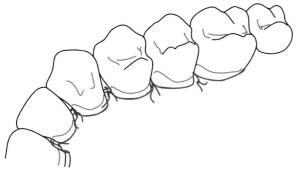

图39-25 斜面瓣。将缩短变薄的瓣复位在牙槽骨上，并与根面紧密贴合。

(a)

(b)

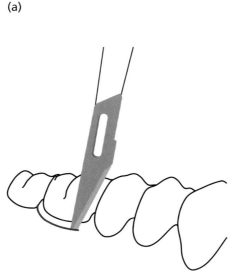

图39-26 改良Widman瓣。初始切口距离牙龈边缘0.5～1mm（a），平行于牙齿长轴（b）。

(a)

(b)

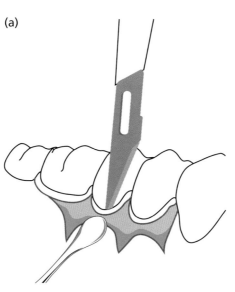
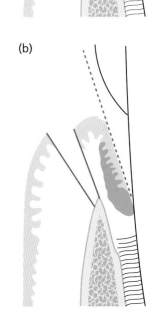

图39-27 改良Widman瓣。在仔细翻瓣之后，在牙槽骨上（b）制作龈沟内第二切口（a），以使领圈组织与根面分离。

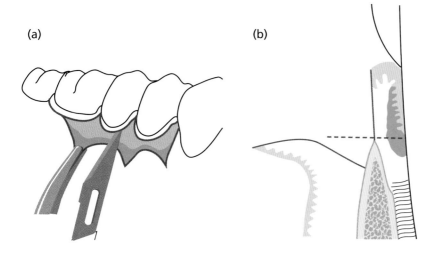

图39-28　改良Widman瓣。制作垂直于根面的第三切口（a），尽可能地靠近骨嵴（b），从而使领圈组织与牙槽骨分离。

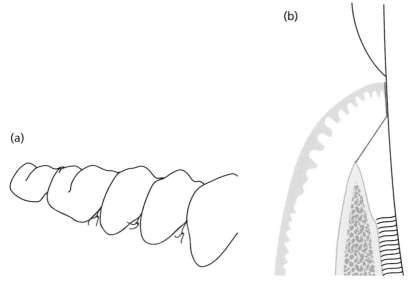

图39-29　改良Widman瓣。（a）在对角形骨缺损进行适当地清创和刮治后，仔细调整龈瓣使之覆盖在牙槽骨上并进行缝合。（b）瓣应当完全覆盖牙间的骨面，并与牙面紧密贴合。

和缝合线。

Ramfjord和Nissle（1974）认为：与前文所述的其他术式相比，改良的Widman翻瓣术有以下优点：

- 可使软组织与根面更加贴合。
- 对暴露的牙槽骨和结缔组织的创伤最小。
- 由于根面暴露很少，因此对于前牙区的治疗而言，术后可能更加美观。

牙龈乳头保留瓣

　　近中骨缺损术后通常需要大量的软组织覆盖创面，为了尽可能保留牙间软组织，Takei 等（1985）提出了一种新的手术方法，名为"牙龈乳头保留瓣技术"。随后，Cortellini等（1995b，1999）和Cortellini、Tonetti（2007）对瓣的设计进行了改良：即将微创技术和再生技术相结合。

基于美学考量，牙龈乳头保留瓣技术通常应用在前牙区的手术中。

步骤

1. 根据Takei等的描述（1985），牙龈乳头保留瓣技术的第一步是在牙齿的颊侧和近中制备沟内切口，但不切开龈乳头（图39-30a）。随后，在舌/腭侧制备沟内切口，而在牙间区域设计半月形切口。半月形切口斜向根尖方向，应距离两牙线角顶端至少5mm，这种切口设计可使牙间组织能连同颊侧龈瓣一起翻起。反之，当骨缺损在舌/腭侧范围较广时，可将半月形切口设计在牙间区域的颊侧，从而使得龈乳头连同舌/腭侧瓣一起翻起。

2. 使用刮匙或邻间刀将牙间乳头小心地从

下方的硬组织分离。使用钝头器械将分离的牙间组织从楔状隙中推出（图39-30b）。

3. 使用骨膜分离器在颊侧和舌/腭翻瓣。对暴露的根面进行全面清创，并仔细搔刮骨缺损（图39-31）。

4. 翻瓣后，应注意修整龈瓣的边缘和牙间组织，去除袋内上皮和多余的肉芽组织。但在前牙区域，为了最大限度地保持组织瓣的厚度，应控制肉芽组织的修剪量。

5. 复位龈瓣，并使用交叉褥式缝合法缝合（图39-32）。或者，直接缝合半月形切口，这是关闭龈瓣的唯一方法。术后用手术敷料

以保护术区。1周后拆除敷料和缝合线。

再生手术

在20世纪80年代，通过对牙周创面进行特殊的手术处理，可显著获得大量的新的结缔组织附着，这使得对牙周疾病的治疗达到了新的高度（Nyman et al. 1982；Bowers et al. 1989）。

对牙周医生来说，获得牙周组织再生一直是一个主要的挑战。多年来，人们为了促进牙周组织再生，也使用了多种手段。早期的各种尝试包括多种骨移植技术，如使用口腔内或口腔外的自体骨移植、同种异体移植，以及非脱钙/脱钙冻干骨移植，或利用缓慢吸收的磷酸三钙和不可吸

(a)

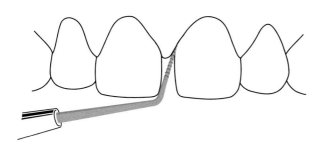

(b)

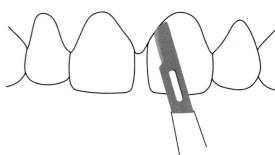

图39-30 牙龈乳头保留瓣。（a）在牙邻间区存在一深牙周袋。（b）在牙颊侧和近中面制作龈沟内切口。

(a)

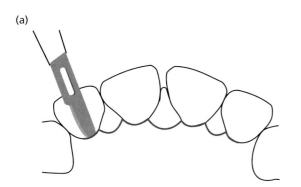

(b)

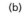
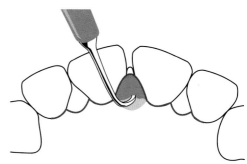

(c)

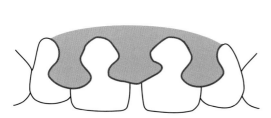

(d)

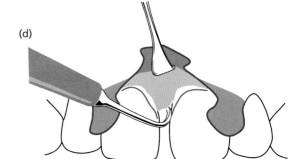

图39-31 牙龈乳头保留瓣。（a）沿着牙的颊/腭侧越过每一牙邻间区制作半月形沟内切口。（b）使用刮匙或龈乳头分离器将牙间的龈乳头从下方的硬组织上仔细分离。（c，d）使用钝性的器械将分离出的龈乳头穿过楔状隙，使之与颊侧瓣相连。

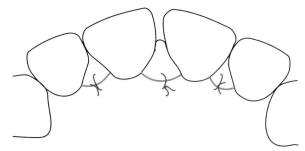

图39-32 牙龈乳头保留瓣。复位龈瓣并将缝合线置于牙间区域的腭侧。

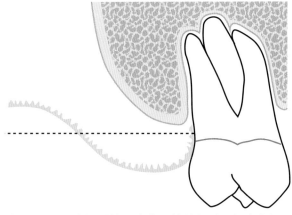

图39-33 远中楔形瓣切除术。简单的牙龈切除术切口（虚线）用于去除上颌磨牙后方的软组织袋和邻近的纤维组织垫。

收的羟磷灰石的"种植"过程。其他应用于牙周组织再生的方法包括使用柠檬酸行根面脱矿，或增强根面的生物相容性，或增强细胞反应。

各种物理屏障，比如各类膜（可降解性的或不可降解性），可用于延迟或阻止上皮的根向迁移，也可以防止牙龈结缔组织长入愈合区，这就是"引导组织再生"的理论基础（Gottlow et al. 1986）。该方法可描述为不伴骨成形的冠向复位瓣，在软组织瓣复位之前，辅助应用膜紧贴于牙，覆盖暴露的根面和邻近的骨内缺损。

在20世纪90年代末期，牙周再生取得了新的进展，包括使用釉基质蛋白衍生物（Hammarstrom1997；Heijl et al. 1997）。这些蛋白参与了牙骨质、牙周膜和牙槽骨的胚胎发生，当应用于朝向骨内牙周缺损的暴露根面时，它们居中介导了新的附着组织的再生。手术过程也是运用了不伴骨成形的冠向复位瓣技术。在软组织瓣复位前，首先使用乙二胺四乙酸（EDTA）处理暴露的根面，去除"玷污层"，然后再使用釉基质蛋白衍生物。

在第28章和第45章介绍了多种牙周缺损的再生手术方法及生物学基础。

远中楔形瓣切除术

许多情况下，由于远中磨牙的远中面在结节上方伴有球状组织增生或明显的磨牙后垫，该区域的牙周袋的治疗变得较为复杂。在上颌，这种情况最直接的处理是牙周袋切除术。切口始于结节的远中面，直到磨牙远中面的袋底（图39-33）。

然而，当角化牙龈很少或缺如，或远中存在角形骨缺损时，就应当减小球状组织而不应全部切除。这可通过远中楔形瓣切除术来完成（Robinson 1966）。远中楔形瓣切除术可在暴露骨缺损后，尽可能保留足够的牙龈和黏膜以获得软组织覆盖。

步骤

1. 在球状组织或磨牙后垫的颊侧和舌侧设计切口，垂直切开，形成三角形楔状瓣（图39-34a）。颊侧和舌侧的切口应当沿着远中磨牙的颊舌面向近中方向延伸，以利于翻瓣。

2. 随后翻起球状组织或磨牙后垫软组织的颊侧和舌侧壁，切除楔状组织，使其与骨组织分离（图39-34b）。

3. 去除颊侧及舌侧瓣切口下方部分组织，削薄龈瓣（图39-34c）。去除松散的部分组织并行根面清创。如有必要，可行骨成形术。

4. 将颊、舌侧瓣复位于暴露的骨面，修整边缘以防止创口边缘的重叠。将龈瓣复位并行间断缝合（图39-34d）。在约1周后去除缝合线。

传统的远中楔形瓣切除术可根据个体化需要进行改良。在图39-35～图39-38中是一些常用的切口改良技术，改良的目的是去除深牙周

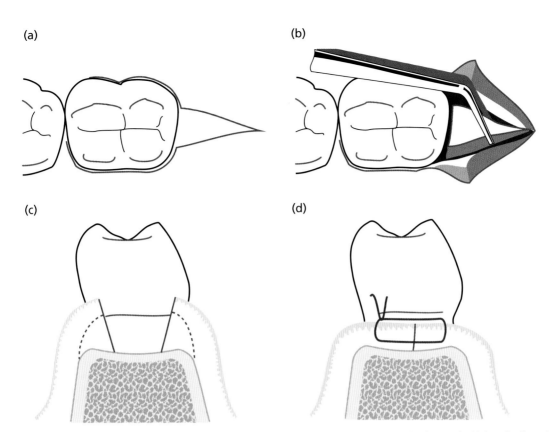

图39-34 远中楔形瓣切除术。（a）在磨牙后垫制作颊侧和舌侧的垂直切口，在下颌磨牙后方形成三角形。（b）将三角形的楔状组织从下方的骨面分离并去除。（c）在切口下方潜行削薄颊侧和舌侧瓣（虚线）。（d）修整并剪短组织瓣以避免伤口重叠，缝合。

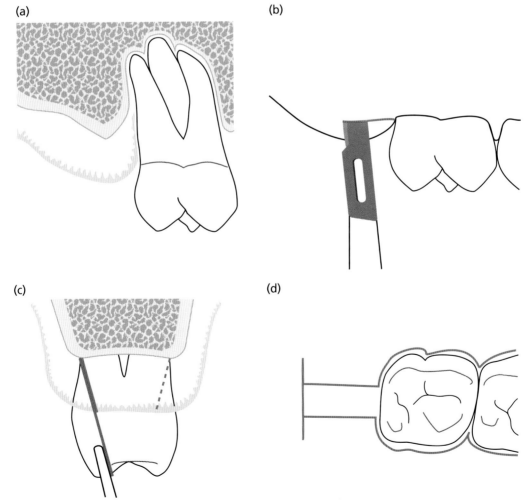

图39-35 改良远中楔形瓣切除术。（a）位于上颌磨牙远中面的合并角形骨缺损的深牙周袋。（b~d）从磨牙远中面朝上颌结节的后部制备颊侧和腭侧的两个平行的反向斜形切口，与颊舌侧切口相连。（d）颊侧及腭侧切口沿着磨牙的颊侧和腭侧向近中方向延伸以利于翻瓣。

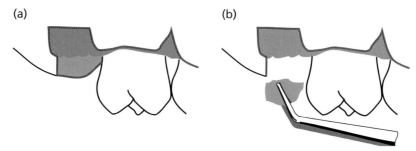

图39-36　改良远中楔形瓣切除术。（a）翻开颊侧和腭侧瓣。（b）使用锐利的器械将矩形的楔状组织从牙齿和下方的骨面上分离并去除。

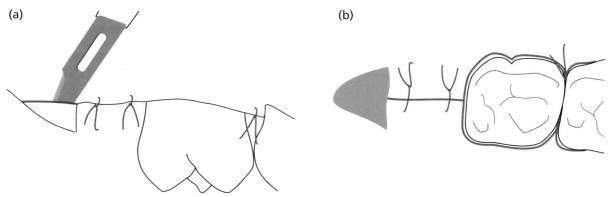

图39-37　改良远中楔形瓣切除术。（a，b）在骨成形和根面清创后，修整龈瓣并切短以避免伤口边缘的重叠，缝合，使软组织与磨牙的远中面紧密贴合。采用牙龈切除术使颊舌侧切口远中余留的纤维组织垫表面平整。

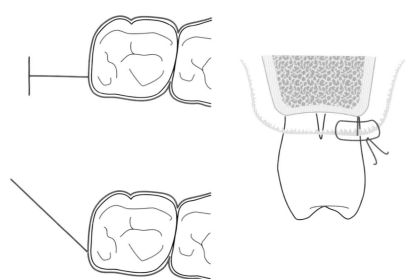

图39-38　改良远中楔形瓣切除术。为了使龈瓣适应根分叉外形，可对切口进行改良。当确定切口时，应当考虑现存附着的角化组织的数量和磨牙后区的可操作性。

袋，并使剩余的牙周组织能良好地覆盖骨面。

骨手术

在牙周治疗中，Schluger（1949）和Goldman（1950）提出了骨手术的原则。他们指出，炎性牙周疾病导致的牙槽骨缺损经常导致骨嵴外形不规则。因此他们认为，牙龈外形很大程度上取决于下方、邻接区骨的外形和邻牙的解剖外形与距离，牙周袋的去除常常需要联合应用骨成形、弹坑状骨和骨角形缺损的去除，从而建立并维持术后的浅牙周袋和最佳牙龈外形。

骨成形术

Friedman在1955年提出了骨成形术这一名词。骨成形术的目的是在不去除任何"支持"骨的情况下整塑牙槽骨。骨成形术的范围包括削薄太厚的骨嵴，并建立颊（舌和腭）侧骨嵴的扇形外形（图39-39）。在不伴骨成形的翻瓣术中，即使软组织的形状已修整为明显的扇形，但在术后其牙间的形态有时仍不能使骨获得理想的黏膜覆盖。对于这种情况，可以通过垂直切开去除非支持骨以减少牙间区域颊舌向骨的大小，从而促进瓣的贴合，进而减少骨暴露的风险和由于瓣边缘不足导致的非支持黏膜瓣的缺血性坏死。

去除非支持骨有时也是完成骨内根面清创的需要。因为通常并不需要切除支持骨，故修平邻间弹坑状骨缺损和去除（或减少）骨缺损周围的骨壁常被成为"骨成形术"（图39-40）。

骨切除术

所谓支持骨也就是直接参与牙齿附着的骨，在骨切除术中，需切除部分支持骨以重塑牙周炎引起的硬组织缺损。骨切除术是以消除牙周袋为目标的手术手段的一个重要部分。然而通常在去除支持骨时，必须非常小心。

首先，通过翻瓣术暴露牙槽骨，接着使用骨凿和骨钳去除颊侧和/或舌侧缺损的壁至骨缺损的底部（图39-41a）。也可以在盐水持续冲洗的情况下使用球钻或金刚石磨削。如果在牙间区域已实施了骨切除术，应适当修整颊侧和舌/腭侧的骨边缘以补偿由于牙间骨切除导致的骨高度差（图39-41b）。去除线角区域存在的细小骨突起非常重要。骨手术的目的是在更根方的水平建立牙槽骨的"生理性"解剖形态。

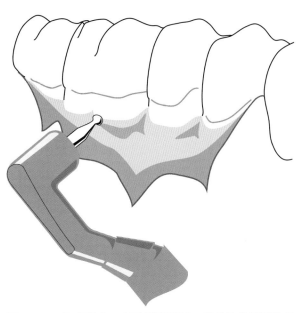

图39-39 骨成形术。在下颌磨牙区，用球钻将较厚的骨嵴磨除，从而获得较为理想的瓣贴合。

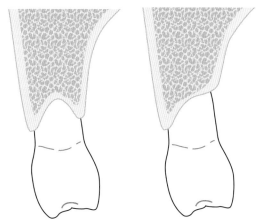

图39-40 骨成形术。通过去除腭侧骨壁来消除邻间的弹坑状骨缺损。出于美学考虑，保留颊侧骨壁以支撑软组织的高度。

(a)

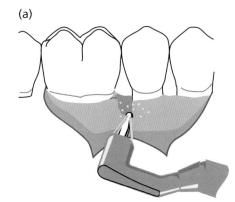

(b)

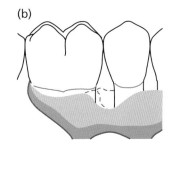

图39-41 骨切除术。（a）翻开黏骨膜瓣后，在下颌前磨牙的远中面，暴露单壁或二壁复合骨缺损。由于在下颌后牙区美学并不是一个关键因素，在持续盐水冲洗下使用球钻将骨壁降低至与缺损接近的水平。（b）骨成形完成后。注意必须去除第二前磨牙和第一磨牙的颊舌侧部分支持骨，使得软组织瓣能紧密覆盖于硬组织。

牙周手术的基本原则

手术治疗的目的

在传统的牙周治疗中，牙周袋的消除是主要目标之一。手术方法去除牙周袋有两个目的：（1）消除加快牙周疾病进展的牙周袋；（2）在伤口愈合后，有利于根面的专业清创和牙面的自我清洁。

即使在今天我们也不能完全无视这些目标，在牙周治疗中牙周袋清除的必要性正受到挑战。近些年来，我们对于牙周生物学、牙周病理学和牙周组织的愈合能力的认识有了显著的提高。这些新的知识使我们对于牙周手术在保存牙齿方面的不同角色有更多不同理解。

在过去，牙周袋深度的增加是牙周手术的主要适应证。然而，牙周袋深度的概念已不像过去那样明确了。探诊深度，也就是从龈缘到组织止点，即阻止探诊更加深入的点，可能很少反应牙周袋的"真实"深度（参见第29章）。此外，无论是否能准确地探诊牙周袋深度，探诊深度和疾病活动期间也没有相关性。这说明除了以探诊深度的增加作为手术方法的指征外，还应寻找其他指征。这些指征包括炎症的临床特点，特别是渗出和探诊出血（到袋底），以及牙龈形态学的变化。

总之，牙周手术的主要目的是通过促进菌斑去除和感染控制，从而有利于牙周组织的长期保存，其可以通过以下方式实现该目的：

- 为专业刮治和根面平整创造便利。
- 使牙龈成为更利于自行感染控制的形态。

此外，牙周手术的目的还可以是使由于破坏性疾病而导致的附着丧失得到再生（牙周治疗中新的附着形成参见第45章）。

手术治疗的指征

刮治和根面平整的局限性

非手术治疗中恰当的根面清创伴随的困难可因以下原因而增加：（1）牙周袋深度的增加；（2）牙齿表面宽度的增加；（3）根裂、根部凹陷、根分叉和修复体在龈下区域的不良边缘。

倘若使用恰当的方法和合适的设备，通常可能对5mm深的牙周袋行清创术（Waerhaug 1978；Caffesse et al. 1986）。然而，5mm的限制不能作为普遍的经验法则。若不方便操作和存在以上提到的一种或几种情况，则即使对浅牙周袋也难以完成恰当地清创，反之，即使在更深的牙周袋中，如果便于操作，牙根形态较好，也有可能获得更好的清创效果（Badersten et al. 1981；Lindhe et al. 1982a）。

通过临床方法难以判断是否已进行了良好的龈下清创。在刮治之后，根面应当是光滑的（粗糙的表面经常预示着仍然有龈下结石的存在）。仔细观察龈下清创后牙龈的反应也很重要。如果炎症持续存在，在龈下区域轻柔地探诊也会引起出血，那么应当怀疑存在龈下沉积物（图39-42）。如果通过反复的龈下器械处理，症状仍没有缓解，则应当进行牙周手术，暴露根面以行恰当的清创。

自我菌斑控制的局限性

控制感染的能力不仅仅取决于患者本身的积极性和灵巧度，在一定程度上也由龈牙区域的形态决定。在感染控制过程中，患者须注意清洁龈上牙面和龈沟边缘部分。

重度牙龈增生和牙龈弹坑状缺损等牙龈形态异常（图39-43），可妨碍恰当地自我菌斑维护。同样的，修复体边缘缺陷或牙龈边缘外形不

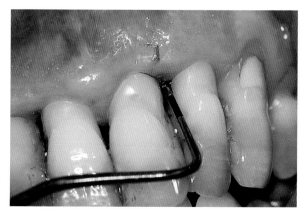

图39-42　非手术治疗后的评估显示存在持续性炎症的指征，探诊出血和探诊深度≥6mm。应考虑翻瓣暴露根面以行恰当的清创。

(a)

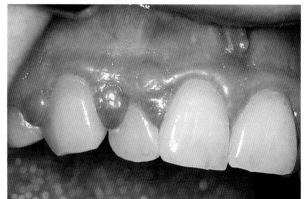

(b)

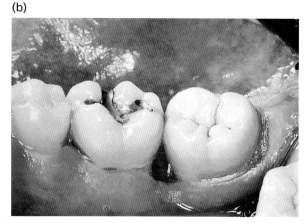

图39-43 牙龈畸变的病例，（a）牙龈增生和（b）邻间软组织弹坑状缺损，会导致菌斑滞留，妨碍患者的菌斑控制。

良也会严重影响菌斑的去除。

在牙周疾病的专业治疗中，应当将牙齿按如下方式进行处理，才能有效实施自我菌斑维护。治疗完成后，应达到如下目标：

- 无龈上或龈下沉积物。
- 无病理性牙周袋（探诊到袋底时没有出血）。
- 无导致菌斑滞留的不良牙龈外形。
- 无与龈边缘有关的引起菌斑滞留的修复体。

这些要求对应的牙周手术指征如下：

- 恰当的根面清创的可及性。
- 建立有助于感染控制的龈牙区形态。
- 减小牙周袋深度。
- 修正不良的牙龈外形。
- 调改导致菌斑滞留的修复体根方的牙龈外形。
- 利于恰当的修复治疗。

牙周手术的禁忌证

患者的配合

良好的术后感染控制是牙周手术成功的决定性因素（Rosling et al. 1976a；Nyman et al. 1977；Axelsson & Lindhe, 1981）。对于那些在致病因素相关治疗阶段不能配合的患者，不应给予手术治疗。尽管短期的术后感染控制需要定期的专业治疗，但长期的良好口腔卫生的保持则取决于患者本身。理论上来说，即使一个患者的口腔卫生维

护很差，定期复诊行支持治疗也能有所改善（如每周一次）；但考虑到患者人数众多，采取这样的方法是不现实的。对牙周病患者，代表性的复诊时间应该是每3~6个月进行一次专业的检查。对于那些在间隔期内无法维持令人满意的口腔卫生状态的患者不应考虑进行牙周手术。

吸烟

尽管吸烟不利于伤口的恢复（Siana et al. 1989），但它不是牙周手术治疗的禁忌证。但是，临床医生应当注意：与非吸烟者相比，吸烟者探诊深度的减少、临床附着的改进和骨组织的再生更困难（Labriola et al. 2005；Javed et al. 2012；Patel et al. 2012）。

全身健康状况

在任何手术治疗之前，重新评估患者的病史非常重要，因为需要确认是否有不适宜手术的情况或是否应采取某种预防措施，如预防性使用抗生素或不含肾上腺素的局部麻醉的使用。应考虑请患者的内科医生进行会诊。

牙周手术中的局部麻醉

伦理学上，疼痛管理是医生的责任，通常会提高患者总体的满意度（比如增加的信心和更好的合作），并在术后促进伤口愈合和短期功能恢复。为了在牙周手术过程中预防疼痛，计划进行手术的全部牙列区域，包括牙齿和牙周组织都应

当进行合适的局部麻醉。

口腔局部麻醉

氨基酰胺类的局部麻醉药，比如利多卡因、卡波卡因、丙胺卡因和阿替卡因，比氨基酯类局麻药（如普鲁卡因和丁卡因）的效果更好，过敏反应更少。因此在牙科局部麻醉中代替酯类成为"金标准"。

由于对骨渗透的特殊需要，牙科局部麻醉药包含了更高浓度的活性成分。尽管多数酰胺类局部麻醉药在低浓度会导致局部血管收缩，在牙科临床使用的浓度会导致局部血流增加。血管舒张的明显的临床效果是吸收率的增加，这就降低麻醉的持续时间。因此在牙科局部麻醉中增加相对高浓度的血管收缩剂会获得较好的效果（比如>1∶200 000或>5mg/mL的肾上腺素）；持续时间会显著增加，麻醉深度会加强，并且血液中局麻药的峰值浓度会降低。此外，在牙周手术中，在局麻药中联合使用肾上腺素对术中出血的控制也有好处（更好的术野以及缩短维持手术质量的时间）。事实上，由于这类局麻药的血管舒张特点会增加术区的出血，因此在牙周手术中使用不含血管收缩剂的局麻药反而有反效果。

血管收缩剂和局部止血

肾上腺素是局部止血的常用血管收缩剂，使用浓度通常为1∶80000（12.5mg/mL）。然而，1∶100000的肾上腺素在牙周手术中会有完美的止血效果，但是大多数牙周科医生在临床工作中无法区分这两种浓度。谨慎起见，可采用肾上腺素的最低临床有效浓度（比如1∶100000浓度）。

对大多数人来说，牙周手术中通常采用的微量肾上腺素引发的心血管效应微乎其微，但意外的血管内注射、罕见的患者过敏性体质以及未预料到的药物交叉反应（或剂量过大）可能会导致严重的后果。必须注意，在牙周手术中采用的止血用肾上腺素可能有一些潜在的缺点。肾上腺素可能会导致血管收缩效应过后反弹性的血管舒张，导致术后即刻出血风险的增加。使用1∶8000

肾上腺素比1∶10000肾上腺素更有可能导致这样不良的延迟出血可能。

由于肾上腺素类血管收缩剂的使用，会导致局部组织缺血，随后出现酸中毒和炎性介质的积累，因此这就可能会导致术后疼痛增加，伤口愈合迟延缓。而且，由于肾上腺素类血管收缩剂的渗透浸润作用而导致的局部组织瓣可能的坏死（特别是使用去甲肾上腺素代替肾上腺素时）也不能被忽视。由于这些原因以及除此之外发生其他系统性反应的可能，牙科局部麻醉中只能在必需时使用含肾上腺素血管收缩剂，而不能习惯性使用。

苯赖加压素，另一种常用的止血剂，其优先作用于微循环的静脉侧而在动脉循环中作用不明显。因此在手术中，相比肾上腺素止血剂，苯赖加压素没有更有效。

方法

对牙科医生来说，在牙周手术前注射牙科局麻药是常规，但对患者来说这一体验并不愉快。安慰和心理支持是必需的，也更有助于增加患者对他/她的牙医的信心。创造一个轻松的氛围有助于减轻患者在陌生环境中的恐惧，也有助于其增强其对疼痛的抵抗力（如内啡肽的释放）。

牙周手术的麻醉一般通过神经阻滞和/或局部浸润。在翻瓣术中，必须在操作前获得完全麻醉，因为当骨面暴露后很难补充麻药。此外，如果在针刺部位使用合适的局部药膏或喷雾进行预先麻醉，会很好地缓解针刺时的疼痛。

当牙周组织仍然有炎症时，即使行简单的牙周治疗且口腔卫生良好，局部浸润麻醉的效果也会显著降低。可能的原因是炎症区域的组织pH较低，低pH时由于酸性分子比例大于比碱性分子，麻醉药物效果较差。因此，局麻药进入轴浆的扩散更慢，起效更迟，效果更差。另一个更新的假说提出：在炎症组织释放的神经生长因子（nerve growth factor, NGF）会促进表达不同（亚）类型的钠通道的神经元末梢的分裂或增殖。目前使用的牙科局麻药可能没有与这些钠通道亚型互相反应从而引起预期麻醉效果的合适种类。

下颌局部麻醉

通常来说，应当通过下颌阻滞和/或神经阻滞来麻醉下颌牙和软、硬组织。在下颌前牙区，尖牙和切牙经常通过浸润麻醉，但在中线上常有交叉。这些交叉必须行双侧浸润麻醉或双侧神经阻滞麻醉。下颌颊侧软组织通过局部浸润或颊神经阻滞麻醉。局部浸润，通常在治疗区域的颊侧行一系列的注射，在使用合适的局麻药时，可能还会有局部止血效应。

舌侧牙周组织也必须麻醉。麻醉通常通过舌神经的组织和/或靠近术区的口底浸润。只有需要适当的局部止血时，可在牙间龈乳头进行补充注射（龈沟内注射）。

上颌局部麻醉

在术区牙龈黏膜皱褶处注射，可以很容易地麻醉上颌牙和颊侧牙周组织的局部。如果手术计划包括更大范围的上颌牙列，比如中切牙、尖牙、第二前磨牙和第二磨牙，需要重复注射（在牙龈黏膜皱褶）。在上颌后牙区，可使用结节注射来阻滞上颌神经的上级牙槽分支。然而，由于在翼丛附近，考虑到血管内注射和/或血肿的形成，并不推荐这种阻滞麻醉。

在位于术区邻牙牙龈边缘根方约10mm的黏膜上以正确角度的注射很容易麻醉腭神经。如果骨缺损较多，可以通过颊侧区经牙龈乳头注射来减轻无弹性的腭黏膜上的疼痛。有时可麻醉鼻腭神经和/或更大的腭神经。特别是在包含磨牙的牙周手术中，更应考虑麻醉腭神经。

牙周手术器械

一般要求

牙周手术治疗包括以下方法（器械）：

- 切开和切除（牙周手术刀片）。
- 黏膜瓣的转位和复位（骨膜分离器）。
- 附着纤维和肉芽组织的去除（软组织钳和组织剪）。
- 洁治和根面平整（洁治器和刮治器）。
- 去除骨组织（咬骨钳，骨凿，骨锉）。
- 分根（钻）。
- 缝合（缝合线和持针器，线剪）。
- 塞治剂的运用（塑料器械）。

各种牙周手术治疗器械的设计应当相对简化。通常，手术器械的数量和种类应尽量最少。除了牙周治疗的特殊器械以外，口腔颌面外科常规使用的设备和器械一般都需要。在牙周治疗过程中使用的每一种手术器械常常有数种品牌可选，外形和质量各异，为个人偏好留下充足的选择空间。

器械应该储存在即用型无菌包或无菌器械盘中。处理、储存和标记手术器械和设备的过程必须严格管理，以防无菌和有菌物品混合。

良好的器械保养也很重要。应例行维护以确保洁治器、刮治器、配备固定刀柄的手术刀片等保持锐利，剪刀的铰链部、咬骨钳和持针器适当上油润滑。备用的器械也应无菌，以便替代损坏或意外污染的器械。

器械盘

不同的器械盘可用于不同的术式，或者一个标准盘可适用所有的手术，添加专科手术需要的特定器械即可。

一个通用的标准器械盘包含了用于口腔外科的基本器械和一些牙周器械。这样一个标准盘常包含以下罗列的器械（图39-44）：

- 口镜。
- 带刻度的牙周探针。
- 一次性手术刀片的刀柄（Bard-Parker® 刀柄）。
- 黏骨膜分离器和组织牵开器。
- 洁治器和刮治器。
- 棉镊。
- 组织钳（仿照Ewald牌）。
- 组织剪。
- 持针器。

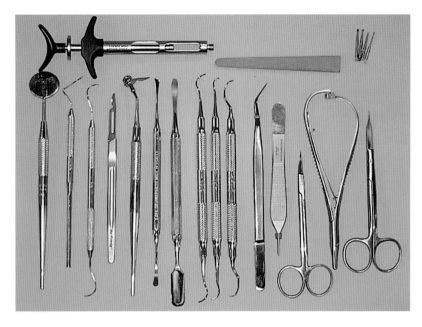

图39-44 用于牙周手术的全套器械，放置于一个标准器械盘内。

- 线剪。
- 塑料器械。
- 止血钳。
- 车针。

额外的器械可能包括：

- 局麻用注射器。
- 冲洗用注射器。
- 吸引器接口。
- 生理盐水。
- 铺巾。
- 手术手套、手术口罩、手术帽。

手术器械

手术刀

手术刀可适配固定或可替换刀片。固定刀片的优点在于刀柄上的刀片可根据刀柄，适配任意理想的形状和方向。缺点在于这类器械需要定期打磨。图39-45显示配备固定刀柄的刀片。

新的一次性刀片通常很锋利。一旦发现损坏，可迅速更换。刀片的切割边缘常常顺着刀柄的长轴，因此限制了它们的使用。但是，配备与刀柄成角度的一次性刀片的手术刀也可买到。一次性刀片可加工成不同的形状（图39-46）。当它装到普通刀柄上（Bard-Parker®），可用于翻瓣术和膜龈手术的松弛切口，当角度合适，也可用于外斜切口。特殊刀柄使刀片得以成角度地安

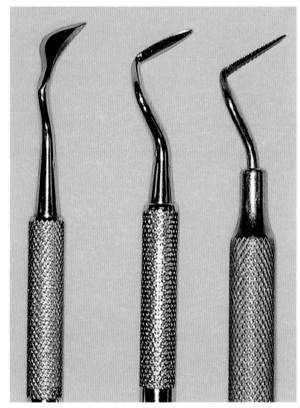

图39-45 配备固定刀片的龈切除术手术刀。从左到右依次为：Kirkland15/16、Orban1/2和Waerhaug1/2。

装（图39-47），以便这类手术刀运用于龈切除术和外斜切口。

刮治器和刮匙

龈下刮治和根面平整连同牙周手术都作用于暴露的根面上。因此应使用相对坚硬的器械暴露

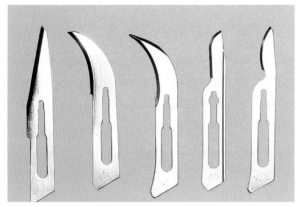

图39-46 装在各种刀柄上的一次性刀片。从左到右的刀片型号依次为：11、12、12D、15和15C号。

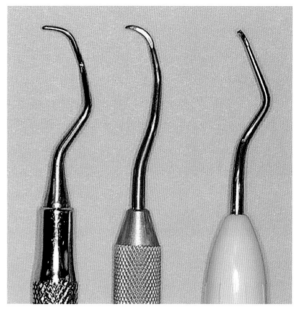

图39-48 用于根面清创连同牙周手术的双端镰形刮治器和刮匙。从左到右依次为：刮治器Syntette SG215/16C，镰形Syntette215-216和迷你刮治器SG215/16MC。

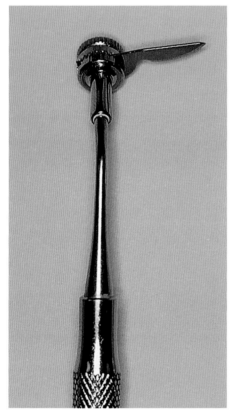

图39-47 装载一次性刀片的通用型360°刀柄，可供刀片以任意角度进行安装。

根面以便于清创（图39-48）。细颗粒的高速金刚砂车针（图39-49）可用于骨下袋、根面凹陷和根分叉入口。在手术中，也可使用以无菌盐水作为冷却剂的超声设备用于根面清创。在使用器械处理根面时伴以盐水不断冲洗，冲走血液后，能提供更好的术区视野。

骨切除器械

锋利的骨凿或咬骨钳（图39-50）可尽可能

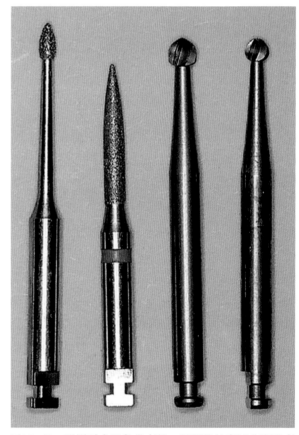

图39-49 牙周手术配备的车针。细颗粒的高速金刚砂车针用于骨下缺损的刮治。球钻用于骨修整。

地减少组织的损伤，只要能进入创口都应使用。假如空间受限，也可使用外科钻或锉。钻头应低速运行，且以大量的无菌生理盐水进行冲洗，确保组织冷却和清除组织残屑。

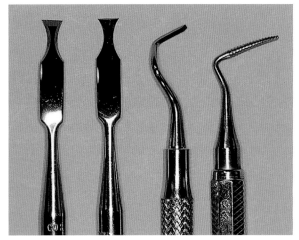

图39-50　用于骨成形的器械。从左到右依次为：骨凿Ochsenbein 1号和2号（Kirkland 13K/13KL），骨凿Ochsenbein 3号和Schluger弯锉9/10号。

翻瓣器械

良好的牙周创面的愈合对手术成功至关重要。因此处理软组织瓣时要求尽可能减少组织的损伤。当为获得最佳视野而转位和牵拉组织瓣时，需轻柔使用骨膜剥离器。在黏膜瓣的边缘区域，不可使用可穿透组织的外科钳和组织牵开器。应使用小喙的持针器和无创缝合。

辅助设备

出血在牙周手术中相当罕见。特征性的渗血通常用加压包（生理盐水润湿的无菌纱布）即可控制。小血管出血可以通过止血钳钳夹和可吸收缝合线缝合血管来止血。如果血管周围包绕着骨，可以用钝的器械压迫血管走行的营养管以利于止血。

无菌生理盐水用于冲洗和湿润术区，并在使用车针时冷却组织。盐水溶液应盛放在器械盘的无菌金属杯里，并用带钝针头的无菌一次性塑料注射器抽取用于伤口。

通过有效的吸力来保证术区的视野。吸引器尖端内腔应比吸引管小，以免管腔堵塞。

患者的头部可用高压蒸汽灭菌的棉质铺巾或无菌一次性塑料/纸质铺巾覆盖。牙周手术医生和助手都需穿戴无菌手术手套、手术面罩和手术帽。

手术术式的选择

在牙周手术中术式的选择来源于如何在手术前准确评估病变的程度和类型。而且，在手术过程中，可能发现先前未诊断出来的缺损，或者一些病变可能比预期更加复杂。由于上述的每项手术步骤是用于处理一个具体的病情或一个确定的病变，所以大部分患者的牙周手术没有一个单独的标准化方法可以应用。因此，在每个术区，常常使用不同的术式并联合应用，以涵盖牙周手术治疗的所有病变。原则上，保存或诱导牙周组织形成的术式应优先于切除或消除组织的术式。

各种手术术式的一般适应证
牙龈切除术

牙龈切除术的一个明显适应证是深的骨上袋。此外，牙龈切除术可用于修整不正常的牙龈外形，例如弹坑状牙龈和牙龈增生（图39-43）。对这类病例，其术式常称为牙龈成形术。

当切口可能切除整个区域的牙龈时，采用牙龈切除术通常被认为是不合适的。这类病例见于切除的牙周袋的底部位于或低于膜龈联合时。对这种情况，可施行内斜牙龈切除术（图39-51）作为替代术式。此外，由于牙龈切除术的目的在于彻底地消除牙周袋，因此这种术式不能用于存在骨凹坑的牙周位点。

由于以上这些局限性，且近年来由于手术方法的发展，新术式有着更广泛的应用范围，这些都导致牙龈切除术应用减少。

涉及或不涉及骨手术的翻瓣术

翻瓣术可用于任何需要牙周手术治疗的病例。翻瓣术特别适用于牙周袋深度超过膜龈联合的位点和/或需要治疗骨缺损和累及根分叉的病变。翻瓣术的优点包括：

- 保存现有的牙龈。
- 暴露牙槽骨边缘，以辨认骨缺损形态和给予恰当的治疗。
- 暴露根分叉区域，以确定病变程度和

"牙–骨"关系。

- 组织瓣可复位到原始水平或根向复位，则可以根据局部情况调整牙龈边缘。
- 翻瓣术保存了口腔上皮，就常常不需要使用手术敷料。
- 较之牙龈切除术，翻瓣术术后患者通常较少出现不适。

牙周袋翻瓣术中软硬组织袋的治疗策略

牙周病治疗时，不同的翻瓣术式常常依据以下方面来分类，包括累及边缘组织和累及膜龈区域的手术方法，进一步涉及组织–消除/切除和组织–保存/重建类型（清创的组织瓣入路）的手术方法。这种分类似乎不够精确，因为在治疗个体化病例时常常联合使用不同的手术方法，并且疾病特点和手术方法的选择之间没有清晰的联系。从教学的观点来说，考虑如何处理一个特定位点

的牙周袋（1）软组织成分和（2）硬组织成分的手术治疗更为合适（图39-52）。

软组织袋

各种翻瓣术均指出，根据手术术式，牙周手术完成时软组织瓣应根向复位于牙槽嵴顶（传统Widman瓣，Neumann瓣和根向复位瓣）或者维持在冠向位置（Kirkland瓣，改良Widman瓣和保留龈乳头瓣）。从美学的观点来说，保留术前的软组织高度非常重要，尤其在前牙区。然而，长期临床研究显示，手术治疗时组织瓣行冠向复位和根向复位，其软组织边缘的最终位置并没有明显差异。报道指出手术造成龈缘最终位置的不同归因于骨成形（Townsend-Olsen et al. 1985；Lindhe et al. 1987；Kaldahl et al. 1996；Becker et al. 2001）。对于许多患者来说，为了使有足够的时间适应不可避免的软组织退缩，前牙区行组

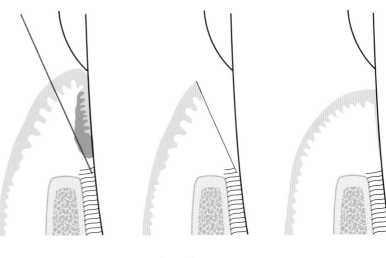

图39-51 牙龈切除术时的内斜切口。示意图展示了倘若仅存在最小范围的牙龈时所采用的切口技术。

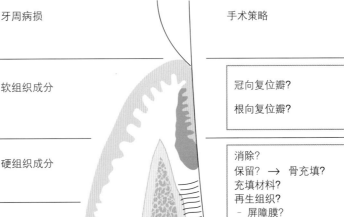

图39-52 手术策略。关于牙周袋的软硬组织成分的治疗策略。

织瓣冠向复位是十分重要的。但是，在后牙区应以根向复位为主。

除了龈瓣的位置，手术目的是为了使软组织在颊/舌位点，邻间位点均能完全覆盖牙槽骨。因此最重要的是要仔细设计切口使得手术结束时能达到这一目标。

硬组织袋

在传统的牙周手术中，常常将骨内缺损转变为骨上缺损，然后再由软组织瓣的根向复位来消除缺损。角形骨缺损和凹坑的骨成形是一种切除性技术，需要谨慎而仔细地应用。然而，医生常常会在决定是否消除角形骨缺损时，面临着这样一种进退两难的困境。在治疗决策中有许多因素需要考虑，比如：

- 美学。
- 累及的牙或位点。
- 缺损形态。
- 余留牙周组织的量。

由于牙槽骨支持着软组织，通过骨成形来改变骨水平会导致软组织缘退缩。因此在前牙区，从美学角度考虑，在消除邻间隙的骨缺损时会很慎重。例如，在邻间骨凹坑缺损的病例，减少/消除骨凹坑的舌侧骨壁就足够了，因此就能够保留在颊侧支撑软组织的骨（图39-40）。为了美学的需要，在骨量的减少上可能会做出妥协，在某些情况下可能接受有一定深度的牙周袋残留。除了美学问题，根分叉的存在也可能限制了骨成形所能达到的效果。

缺损形态是愈合过程中修复/再生的一个重要因素（Rosling et al. 1976a；Cortellini et al. 1993，1995a）。二壁，尤其是三壁骨缺损，显示了修复/再生的巨大潜能，而一壁骨缺损和邻间隙骨凹坑则极少获得这种效果。而且，在手术过程中，骨内结缔组织/肉芽组织的去除常常会导致牙槽嵴顶的吸收，特别是薄骨壁的位点，这会导致该位点垂直骨量的减少（图39-53）。

硬组织缺损的多种可选治疗策略包括：

- 通过骨切除术消除骨性缺损（骨成形术和/

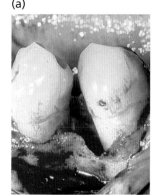
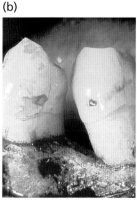

图39-53　改良Widman翻瓣术时未行骨成形，术后骨嵴顶吸收（a）初次手术治疗时所见的病损视野。（b）6个月愈合期后再次手术探查。

或骨切除术）。

- 不通过骨切除维持缺损空间（希望有某些类型的牙周修复，如骨填充导致临床附着的增加）。
- 减少去除的骨量，接受一定深度的牙周袋残留。
- 再生手术促进愈合。
- 如果认为骨缺损过于严重，则需拔除累及的患牙。

仔细评估后，骨手术联合根向复位瓣术的适应证包括龈下龋坏、根冠1/3的穿孔或根折，还包括因临床冠过短固定修复体无法固位（冠延长术）。这些病例需要的"冠延长"常常是通过去除大量的支持骨和骨成形来完成的。必须确保牙槽嵴和预期的修复体边缘之间有大约3mm的距离（Brägger et al. 1992；Herrero et al. 1995；Pontoriero & Carnevale 2001）。

根面机械处理

在制备切口以切除或提升软组织之前，应仔细检查以确认哪些牙位有牙周病损残留。一旦有牙位出现病理现象（牙周探诊出血），在翻瓣暴露后应行根面机械处理。在根面机械处理之前，必须清除残留的肉芽组织，并已行骨成形。

根面机械处理可根据术者的喜好使用手工或超声器械。超声（声波）器械处理由于冷却溶液（无菌盐水）的冲洗，有着额外的优势，即手术视野好。为了对骨下缺损、根面凹陷和根分叉入口进行根面器械处理，可使用细颗粒高速金刚砂车针。

根面处理/生物修饰

在牙周手术中需要考虑的一个因素是，要使暴露的根面与健康的牙周组织间有良好的生物相容性。除了机械清创，如柠檬酸/磷酸、四环素和EDTA等药剂都已用于根面处理。利用蚀刻技术根面处理/生物修饰有以下几个目的：

- 通过机械清创去除玷污层。
- 根面脱矿（柠檬酸）。
- 选择性去除羟磷灰石并暴露根面的胶原基质（EDTA）。
- 局部释放抗菌化合物（四环素HCl）。
- 抑制胶原溶解活性（四环素HCl）。
- 增强细胞学反应。
- 防止上皮组织向下生长。
- 提高不同生物分子在暴露的胶原内的保留。
- 诱导定植细胞表达成牙骨质细胞表型。

值得注意的是，在蚀刻根面所采用的低pH处理剂（如柠檬酸或磷酸），可能直接引起周围的牙周膜和其他牙周组织坏死效应，但如果使用中性处理剂（如EDTA）则似乎不会有此负面效应（Blomlöf & Lindskog 1995a, b）。

尽管体外结果已经表明，使用根面处理/生物修饰试剂可能有利，可在损伤愈合过程中增强细胞学反应，但用于根面处理的酸及其他化学处理剂联合传统牙周手术的有效性却遭到质疑（Blomlöf et al. 2000）。组织学证据显示，采用酸或其他化学处理剂进行根面处理后的主要愈合形式为长结合上皮或结缔组织附着，而没有新牙骨质形成。

缝合

在翻瓣术后，应确保组织瓣复位于预期位置，并恰当地互相贴合并贴附于牙面。最好是当软组织瓣的完全（基本）关闭后，能完全覆盖颊/舌（腭）侧和牙间牙槽骨。如果能实现，组织愈合类型为一期愈合，手术后的骨吸收可达到最少。

因此，在缝合之前，应适当修剪组织瓣缘以贴合颊侧和舌侧（腭侧）骨缘，邻间隙也一样；必须去除过多的软组织。倘若软组织量不足以覆盖邻间隙的骨组织，则须修整颊侧或舌侧的组织瓣，甚至在某些病例需要行冠向复位。

适当修剪后，应确保组织瓣缝合于正确的位置。缝合线不应干扰切口，且不能过于靠近瓣缘或过于接近龈乳头，因为这可能导致组织撕裂。缝合线推荐采用非刺激性的单股纤维材料。这些材料不可吸收，而且完全惰性，不会黏附于组织，因此很容易去除。还能避免"Wicking"现象，即细菌沿着或在多股缝合线材料内移动，尤其是丝线。通常受欢迎的缝合线直径为4/0或5/0，但也可使用甚至更细的缝合线材料（6/0或7/0）。7~14天后去除缝合线。

由于最终的组织瓣很薄，应当使用直径小的圆针或直的非创伤性缝针（无眼）。这类缝针有圈形（非切削型）或带有不同工作刃可选。对于后牙区病例，应选择反面切削型缝针。

技巧

牙周翻瓣术最常用的3种缝合方法为：
- 牙间间断缝合。
- 悬吊缝合。
- 连续缝合。

牙间间断缝合（图39-54）使颊侧瓣和舌侧瓣在牙间以同等张力紧密贴合。如果颊侧瓣和舌侧瓣复位在不同水平，则不推荐这种缝合方式。采用这种缝合技术时，缝针从颊侧瓣的外侧进针，穿过牙间区，从舌侧瓣的内侧出针，反之亦然。完成缝合时，应注意避免撕裂组织瓣。

为了避免缝合线存在于黏膜和牙槽骨之间，若翻瓣时组织瓣没有越过膜龈联合线，可采用一种改良的牙间间断缝合技术。使用弯针将缝合线固定在邻间隙颊侧的附着组织，穿过邻间隙到达舌侧，并固定在舌侧的附着组织。随后缝合线就绕回到起点，然后打结（图39-55b）。这样，缝合线将位于牙间组织的表面，保持软组织瓣与其下的牙槽骨紧密接触。

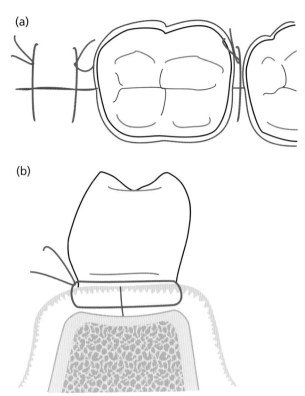

图39-54　缝合。（a，b）牙间间断缝合。

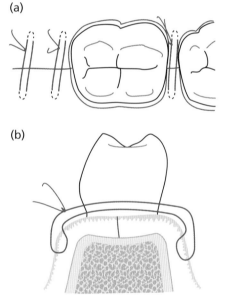

图39-55　缝合。（a，b）改良牙间间断缝合。要注意的是，这种缝合技术的缝合线位于牙间组织的表面，保持软组织瓣与其下的牙槽骨紧密接触。

再生手术中，通常需要将组织瓣冠向复位，改良褥式缝合可应用于牙间缝合以确保完成组织瓣贴合（图39-56）。关于此间断缝合，缝针从外表面穿入颊侧瓣，通过牙间区，并从内表面穿出舌侧瓣。然后缝合线穿过舌侧和颊侧瓣返回颊侧。接着，缝合线穿过组织冠向的邻接位置，穿过舌侧缝合线袢，然后回到颊侧起点，打结。

悬吊缝合（图39-57）主要用在当手术范围有限和仅涉及牙齿颊侧或舌侧组织的时候。它也是当颊侧瓣和舌侧瓣复位在不同水平的缝合术选择。缝针在牙齿近中颊侧瓣外侧进针，绕过牙齿舌侧面，然后于牙齿远中的颊侧瓣外侧进针（图39-57a）。缝合线由牙齿舌侧返回到起点，打结（图39-57b，c）。如果舌侧瓣同样被提升，在应有的位置使用同样的技术是安全的。

连续缝合（图39-58）一般应用于涉及多个牙位的组织瓣行根向复位时。当某个牙位的两侧牙龈都要提升，只需一次就可将一侧瓣复位于正确的位置上。缝合过程始于由颊侧瓣的近中/远中面进针，将缝针穿过组织瓣并通过牙间区。将缝合线绕过牙齿舌侧，并经过下一个牙间隙返回到颊侧。重复这个步骤穿过一颗又一颗牙齿，直到组织瓣的远中/近中末端。其后，将缝针穿入舌侧瓣（图39-58a），穿过每个邻间隙，将缝合线绕过每颗牙的颊侧。当舌侧瓣的缝合完成后，缝针即回到第一个牙间隙，结束缝合时组织瓣的位置已被调整，并确保处于其恰当位置（图39-58b）。这样，只需要打一个结就完成了。

牙周敷料

牙周敷料主要用于：

- 保护术后创面。
- 能够获得或维持黏膜瓣紧密贴合于其下方牙槽骨（特别是根向复位瓣）。
- 保证患者的舒适。

此外，在愈合早期，牙周敷料可以防止术后出血，如果其能恰当地敷在术区（尤其邻间隙），还可以防止过多的肉芽组织形成。

牙周敷料应具有以下特点：

- 质软，但有足够的可塑性和弹性，以利于放置术区和允许适当调整。
- 在合理的时间内硬化。
- 放置完成后，足够坚硬以防止断裂和移位。
- 放置后抛光表面，以防止刺激颊部和唇部。

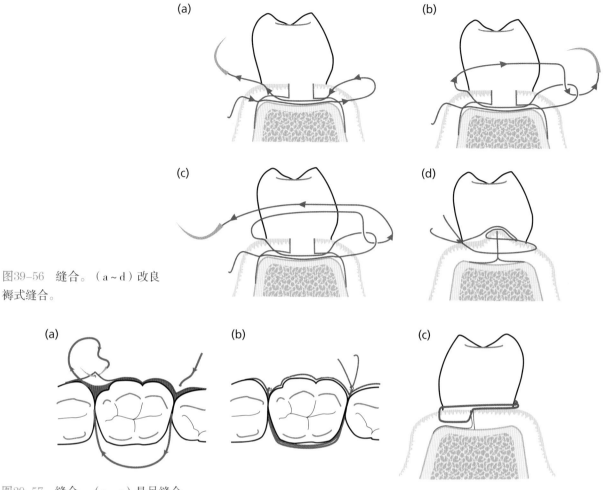

图39-56　缝合。（a~d）改良褥式缝合。

图39-57　缝合。（a~c）悬吊缝合。

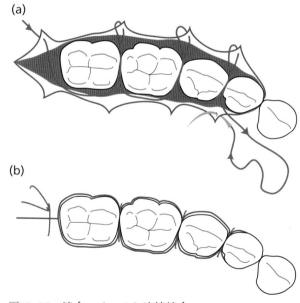

图39-58　缝合。（a，b）连续缝合。

- 效果更好的，具有杀菌性能，以防止过多的菌斑形成。
- 不能妨碍愈合。

研究表明，牙周敷料中应含有抗生素，以防止愈合过程中创面细菌生长。然而多种牙周敷料的临床研究和体外抗菌性能评价结果显示，大多数售卖的敷料固定于术区的7~14天周期结束之前，其抗菌活性很可能已经耗尽（O'Neil 1975；Haugen et al. 1977）。

含有抗生素的漱口液，如氯己定，并不能防止敷料下方的菌斑形成（Plüss et al. 1975），因此不能作为改进或缩短愈合周期的方法。另一方面，临床研究结果和临床经验，均表明牙周翻瓣术后常常不需要牙周敷料，或甚至是不利的，可被单独使用氯己定漱口有效替代（Sanz et al. 1989；Vaughan & Garnick 1989）。

一种常用的牙周敷料是Coe-Pak™（GC America Inc., Alsip, IL, USA)，这是一种两管装材料。一管装有多种金属氧化物（主要是氧化锌）和硫双二氯酚（一种杀真菌药）。第二管装有非电离羧酸和氯代百里酚（一种抑菌药）。从两管取出等量试剂，使用前立即混合。增加一种阻聚剂可延长敷料的凝固时间。

光固化敷料，例如Barricaid™（Dentsply Caulk, Milford, DE, USA），对前牙区很有意义，特别是在膜龈手术后，因为它有优良的美学外观，且在应用时不会导致软组织移位。但是，如果组织瓣根向复位则不能选择光固化敷料，因为它在固化前是柔软的。

丙烯酸树脂粘接剂也可作为牙周敷料，其成功率各不相同。这些敷料以液状直接敷在创面上，或喷在创面上。虽然这种敷料的应用很简便，但它的性能常常无法满足临床需求。

使用方法

1. 确保在使用敷料前手术组织已停止出血。
2. 为了使敷料紧密黏附，使用前仔细干燥牙齿和软组织。
3. 润湿手术手套以避免材料粘住指尖。
4. 使用Coe-Pak™敷料时，首选填充邻间隙。细卷形的敷料，调整长度以覆盖术区的所有区域，然后置于牙齿的颊侧和舌侧表面。加压于牙面，敷料可压进邻间隙。Coe-Pak™还可以通过塑料注射器用于创面。很重要的一点是，应保证敷料不能进入组织瓣和下方的牙槽骨或根面之间。

   光固化敷料（Barricaid™）使用它提供的注射器塑形，然后光固化，这样效果更好。
5. 随后抛光敷料表面，使用合适的器械（刀或低速手机的抛光车针）去除多余的材料。敷料不应覆盖超过牙冠根方1/3。此外，应仔细检查敷料是否干扰了膜龈结构（如前庭襞、系带），以避免在膜龈组织正常活动时敷料移位。

术后疼痛控制

为了尽可能减少患者的术后疼痛和不适感，牙周组织的手术操作应尽可能无创。手术过程中应当注意避免不必要的瓣撕裂，保持牙槽骨处于湿润状态，并在缝合时确保软组织完全覆盖牙槽骨。若术中仔细操作，大多数患者术后通常仅感受到微痛。疼痛感通常仅限于术后第一天，且疼痛处于大部分患者只要服用常规药物即能充分控制的水平。但是，需要注意到的一个重要方面，即疼痛阈值是主观性的，在不同个体间可能变化各异。另外一个重要方面是要交代患者术后注意事项，并告知创面愈合不良是很常见的。更为重要的是，在愈合初期，需指导患者避免在术区咀嚼。

术后护理

术后菌斑控制是决定牙周手术长期疗效最重要的因素。假如术后感染控制良好，那么大多数手术治疗技术都会有利于维持一个健康的牙周组织。尽管存在更常见的影响手术效果的其他因素（如患者在手术时和愈合期间的全身状况），但对于那些没有给予恰当的术后维护处理的患者，无论运用何种手术，疾病复发会是一个不可避免的并发症。

由于在术后即刻，自我的口腔卫生护理常会导致疼痛和不适，因此在牙周手术后，定期进行专业地牙齿清洁是机械感染控制的一个更有效的手段。在术后即刻期间，推荐使用合适的抑菌斑漱口水，如0.1%~0.2%氯己定溶液，每日2次，自行漱口。虽然使用氯己定有一个明显的缺陷是使牙齿和舌头着色，但这并不能阻止它的应用。不管怎样尽快回归并保持良好的机械性口腔卫生维护措施至关重要，尤其开始使用氯己定漱口之后，因为它与恰当的机械口腔卫生维护措施不同，氯己定不可能对龈下菌斑重新定植有任何作用影响。

保持术后创面良好的稳定性，是影响某些类型的牙周翻瓣术效果的另一个重要因素。倘若创面稳定视为特定手术的一个重要部分，那么该手术本身和术后护理一样，也需包括稳定愈合创面的措施（如熟练的缝合技术，在初期愈合阶段避免机械损伤边缘组织）。假如黏骨膜瓣不是根向复位而是移位了，那么根面和愈合结缔组织之间的分离将导致早期出现牙龈上皮细胞向根方迁移。因此，保持组织瓣向根面的紧密贴合极其重要，有学者认为需将缝合线保留在适当位置超过7～10天，即超过标准翻瓣术通常规定的时间。

缝合线去除后，术区用牙科喷枪彻底冲洗，用橡皮碗和抛光膏小心地清洁牙齿。如果愈合情况适宜行机械性牙齿清洁，应指导患者使用热水泡软的牙刷轻刷术区，可用牙签清洁牙间区。在术后的早期不能使用牙间刷，因为牙间刷可能有损伤牙间组织的风险。定期进行2周一次的维护治疗复诊，以严密监督患者的菌斑控制。在术后维护治疗阶段，根据组织愈合情况调整以获得最佳的自我机械清洁效果。依照患者的菌斑控制水平，维护治疗的复诊间隔时间可以逐步增加。

牙周手术治疗效果

手术治疗的愈合

牙龈切除术

在切除牙周袋冠方的炎症牙龈组织的数天内，上皮细胞开始爬行到创面。牙龈切除术创面的上皮化通常在术后7～14天完成（Engler et al. 1966；Stahl et al. 1968）。在接下来的几周，将形成新的齿龈系统（图39-59）。邻近牙面的牙槽骨上有成纤维细胞增殖（Waerhaug 1955），并形成新的结缔组织。如果创面愈合位于无菌斑的牙面附近，就会形成一个游离龈单位，具有正常游离龈的全部特点（Hamp et al. 1975）。新形成的游离龈单位可能高低不平，不仅在牙列的不同部位，而且由于解剖因素的影响，不同的牙面也有差别。

牙龈切除术中切口线周围组织的冠方再生长导致新的游离龈单位的重建，这意味着，龈切术后的所谓"零牙周袋"位点仅仅是偶然发生。尽管从牙龈表面的临床观察来说，牙龈切除术创面可能在术后大约14天愈合（Ramfjord et al. 1966），但实际上创面的完全愈合需要耗时4～5周。术后也可能发生牙槽骨嵴顶的小幅改建。

根向复位瓣

通过骨组织手术消除骨缺损，重建骨的"生理性形态"及软组织瓣复位于牙槽骨水平之后，组织愈合主要为一期愈合，尤其是获得合适的软组织覆盖的相应牙槽骨区域。在愈合初期阶段，大部分牙槽骨嵴顶常常发生不同程度的骨吸收（图39-60）（Ramfjord & Costich 1968）。由此吸收造成的牙槽骨高度降低的程度与每个特定位点的骨厚度有关（Wood et al. 1972；Karring et al. 1975）。

在组织再生和成熟过程中，结缔组织向冠方生长形成一个新的齿龈单位。这种再生类似于牙龈切除术后特征性的愈合形式。

改良Widman翻瓣术

如果在一个深的骨下病变区采用改良Widman翻瓣术，骨修复可能发生于缺损边界（Rosling et

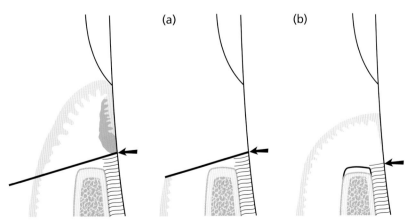

图39-59 牙龈切除术。手术导致的牙龈位置变化。（a）牙龈术前位置和切口位置。黑线指示主要切口位置，由牙龈切除术消除骨上袋；切除前后的软组织高度差与牙周袋的深度一致。（b）恰当愈合后的牙龈位置。在愈合过程中，可能发生牙槽骨嵴顶小幅吸收及附着结缔组织部分丧失。箭头指示结缔组织附着于牙根的冠方位置。

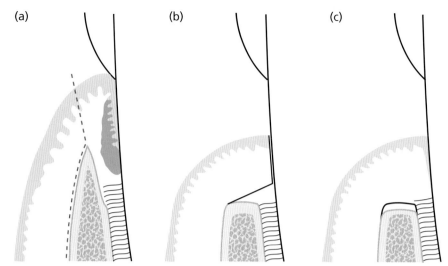

图39-60　根向复位瓣。位置变化。（a）术前位置。虚线指示要复位的黏骨膜瓣的边界。（b）骨成形完成，组织瓣复位至覆盖牙槽骨。（c）愈合后的位置。牙槽骨缘发生小幅吸收，同样的结缔组织部分丧失。

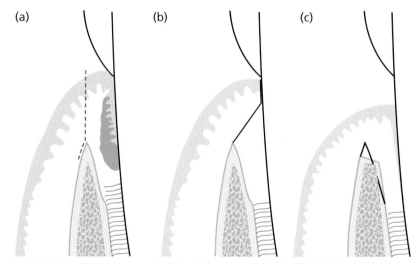

图39-61　改良Widman翻瓣术。位置变化。（a）术前位置。虚线指示要复位的黏骨膜瓣的边界。（b）手术（包括切除角形骨缺损）完成时黏骨膜瓣尽可能靠近术前位置。（c）愈合后的位置。愈合过程中可预计到骨修复还有骨嵴顶的吸收，以及伴随建立了一个长结合上皮插入再生骨组织和根面之间。软组织缘向根方迁移。

al. 1976a；Polson & Heijl 1978）。但是，也可见骨嵴顶吸收。骨充填获得的量依赖于：（1）骨缺损解剖形态（如三壁骨下缺损常常可比二壁或一壁缺损提供一个更好的骨修复模型）；（2）骨嵴顶吸收量；（3）慢性炎症的程度，其可能阻碍愈合。在再生骨组织和根面之间常发现有长结合上皮介于其中（图39-61）（Caton & Zander 1976；Caton et al. 1980）。新形成的结合上皮根方的细胞在根面所处的位置，十分贴近术前的附着水平。

在改良Widman翻瓣术后的愈合过程中将会出现软组织退缩。虽然软组织边缘的位置向根方迁移主要发生在手术治疗后的前6个月（Lindhe et al. 1987），但软组织退缩常可持续1年以上。影响软组织退缩的程度以及软组织改建的时间周期的因素，包括嵴上组织瓣的初始高度和厚度，及骨嵴顶的吸收量。

手术治疗与非手术治疗的临床疗效比较

牙周病损的手术治疗的主要目的包括：（1）为感染根面进行彻底地专业清创提供便利；（2）塑造牙龈形态以利于患者的自我感染控制，增强牙列的长期存留率。因此，在所有牙周病的治疗中，失牙的数量是评价手术治疗相对重要性的相关性最强的标准。但是，这需要相当长的随访周期的研究，因而，常选择其他标准用来评价牙周治疗的效果，尽管这些标准可能只作为替代的终点事件。临床研究最常用的疗效标准归结为龈炎炎症（探诊出血）的消退、牙周袋探诊深度减少和临床附着水平改变。还有一个常被关注的附加变量是牙龈退缩，因为这个结果可能影响患者对治疗结果的全部评判。至于探诊附着水平的改变，需追溯到传统手术治疗后的愈合方式通常导致根面形成结合上皮，该结合上皮非常接近术前附着水平。因此，在评价多种治疗方式的效果时，临床附着获得的量显得不那么重要，因为它主要用于评价"牙周袋消除"。反而，探诊附着水平是否保持或更多地丧失应视为相关的转归变量。

密歇根研究小组（Ramfjord及其同事）和哥德堡研究小组（Lindhe及其同事）所进行的经典纵向研究，对理解牙周治疗手术部分的相对重要性具有开创性的贡献。其后，几个其他的临床研究中心也提供了关于手术治疗和非手术治疗效果比较的重要数据。多篇综述对该主题进行了深入讨论（如Kaldahl et al. 1993；Palcanis 1996；Heitz-Mayfield et al. 2002），且其中部分结论将在后文提及。

菌斑堆积

评价牙周治疗中手术治疗的相关疗效的一个重要因素是术后的感染控制水平。Nyman等（1977）发表了一篇临床研究，其中患者在手术治疗前仅接受了一次口腔卫生指导，且术后没有特别的维护治疗。结果，在术后随访的2年期间，这些患者的菌斑指数和牙龈指数都持续相当高的水平。不管手术技术如何，患者都表现为牙周袋深度或多或少地回弹到术前水平，以及邻间和舌侧位点的临床附着水平降低（图39-62）。相反的，在一项平行研究中，患者在术后每隔2周接受反复的口腔卫生指导和专业的牙齿清洁（Rosling et al. 1976b），结果在2年的随访周期，患者维持了手术减少的牙周袋深度，并观察到所评估的大多数手术，治疗后临床附着水平增加（图39-63）。事实上，在Lindhe等（1984）的一项5年纵向研究数据中，其结果进一步强调了术后的口腔卫生水平是牙周袋手术疗效的决定性因素，研究表明，与菌斑控制欠佳的患者相比，拥有高水平感染控制的患者在术后始终维持了更好的临床附着水平和更少的探诊深度。另

图39-62　初诊和术后6个月、12个月和24个月的邻面牙周袋的平均深度（上部），以及从术前到术后6个月、12个月和24个月复查的邻面附着水平的改变（底部）。只有在初诊时有3mm或以上深度牙周袋的区域才纳入分析（AFB：伴骨成形的根向复位瓣；AF：根向复位瓣；WFB：伴骨成形的改良Widman翻瓣术；WF：改良Widman翻瓣术；G：包含骨缺损刮除术的牙龈切除术。竖杠表示标准差）（数据来源于Nyman等1977）。

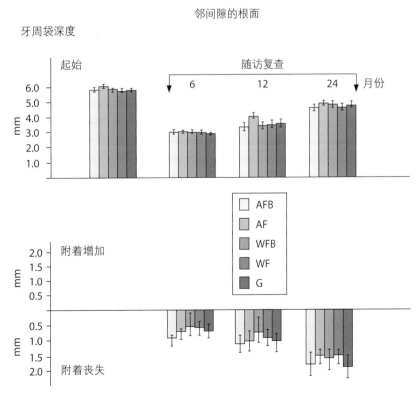

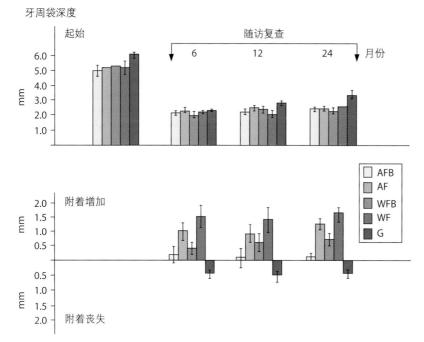

图39-63　初诊和术后6个月、12个月和24个月的邻间隙牙周袋的平均深度（上部），以及从术前到术后6个月、12个月和24个月复查的邻间隙附着水平的改变（底部）。只有在初诊时有3mm或以上深度牙周袋的区域才纳入分析（AFB：伴骨成形的根向复位瓣；AF：根向复位瓣；WFB：伴骨成形的改良Widman翻瓣术；WF：改良Widman翻瓣术；G：包含骨缺损刮除术的牙龈切除术。竖杠表示标准差）（数据来源于Rosling等1976b）。

一方面，专业的牙齿清洁，包括每3个月一次的龈下刮治，可能部分弥补了自行菌斑控制程度差异的负面影响（Ramfjord et al. 1982；Isidor & Karring 1986）。

至于治疗后的菌斑堆积，没有证据表明，非手术或手术治疗之间，或者不同的手术方式之间存在差异。此外，大多数研究指出，牙龈炎的治疗效果不受治疗方式的影响。

探诊深度减少

所有的手术都会造成探诊深度减少，在初始牙周袋深度更明显的位点其减少量更多（Knowles et al. 1979；Lindhe et al. 1984；Ramfjord et al. 1987；Kaldahl et al. 1996；Becker et al. 2001）。而且，相比非手术的刮治和根面平整，手术治疗一般能在短期内更明显地降低探诊深度。涉及骨成形的翻瓣术（牙周袋消除手术）通常在短期内可最显著地减少牙周袋深度。长期（5～8年）随访研究的结果显示，疗效各不相同。有研究报道，较之非手术治疗，手术治疗后能表现出更明显的探诊深度减少，而其他一些研究则报道没有差异。另外，初始探诊深度减少的幅度有随着时间而减少的趋势，而与治疗方法无关。

临床附着水平变化

对于初次探诊深度较浅的位点，短期和长期研究都表明，手术比非手术治疗造成了更多的临床附着丧失，但对初次探诊较深的牙周袋（≥7mm），前者通常能获得更多的临床附着增加（Knowles et al. 1979；Lindhe et al. 1984；Ramfjord et al. 1987；Kaldahl et al. 1996；Becker et al. 2001）（图39-64）。当比较含和不含骨切除术的术后临床附着水平时，两者之间没有发现差异，或者不含骨切除术的翻瓣术产生更多的附着增加。此外，在手术治疗与非手术治疗，含或不含骨切除的手术治疗之间，一项纵向的随访研究表明其临床附着水平不存在差异。

基于一项非手术和手术（改良Widman翻瓣术）行根面清创的临床实验比较，Lindhe等（1982b）提出了关于临床附着水平改变的临界探诊深度（CPD）的概念。对每一种治疗手段，临床附着变化根据初始牙周袋深度区分开，并分别计算其回归线（图39-65）。回归线穿过纵轴的位点（起始探诊深度）即定义为CPD，那就是下方的袋深水平，其下方的临床附着丧失是由所施行的治疗造成的。手术治疗总是导致比非手术治疗更严重的CPD。而且，在切牙和前磨牙区，

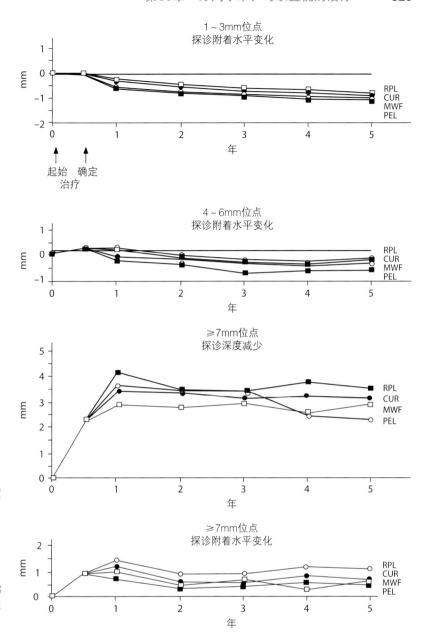

图39-64　对三类初始探诊深度行4种治疗方式进行的纵向评估；1～3mm，4～6mm和≥7mm（RPL：刮治和根面平整；CUR：龈下刮治；MWF：改良Widman翻瓣术；PEL：牙周袋去除手术）（来源：Egelberg 1995。转载自Odonto Science。数据来自Ramfjord等1987）。

手术治疗仅仅在起始探诊深度>6mm时显示更佳的疗效，而在磨牙区其相应的分割点为4.5mm。后者可理解为，在磨牙区，运用手术治疗行根面清创比非手术治疗更有益。一项比较磨牙和单根牙的非手术治疗效果的研究表明，前者疗效更差，这一结果支持了这一解释（Nordland等1987；Loos 1988）。另外，一项源于比较根分叉位点闭合式和开放式刮治的研究数据表明，结果也支持手术治疗效果好（Matia et al. 1986）。

使用刮治术（Echeverria & Caffesse 1983；Ramfjord et al. 1987）或手术切除的方法（Lindhe & Nyman 1985）去除牙周袋上皮和软组织病损，并不是牙周治疗位点彻底愈合的先决条件。在

Lindhe和Nyman（1985）的研究中，运用了3种治疗方式：在翻瓣术中切除软组织病损（改良Widman翻瓣术），手术但不去除软组织病损（Kirkland翻瓣术），以及非手术的刮治和根面平整。1年的随访检查显示，3种方式都获得1mm的临床附着水平增加。因此，特意切除软组织病损并不会改善愈合效果。

牙龈退缩

牙龈退缩是牙周治疗不可避免的一个结果。由于它是牙周疾病中炎症结局的一个主要转归，在非手术和手术治疗都可见到。无论使用哪种治疗方式，较之起始探诊深度更浅的位点，起始

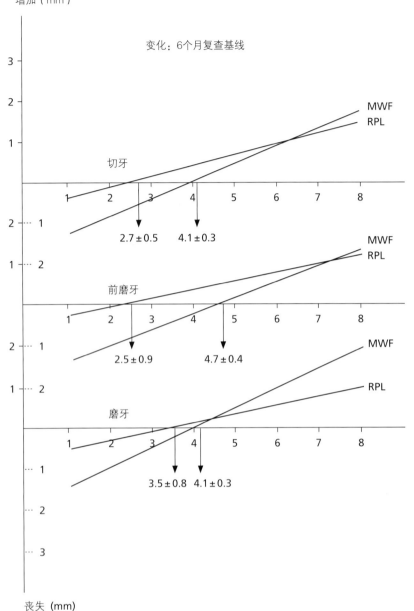

图39-65　切牙、前磨牙和磨牙的临床附着增加与丧失（y轴），治疗前和治疗后6个月的测量结果。相比手术途径，非手术途径（RPL）始终造成低临界探诊深度（CPD）（RPL：刮治和根面平整；MWF：改良Widman翻瓣术）（数据来源于Lindhe等1982b）。

探诊深度更深的牙周袋位点将会表现出更显著的龈缘退缩（Badersten et al. 1984；Lindhe et al. 1987；Becker et al. 2001）。

　　在牙周治疗短期随访研究中，一个普遍的发现是非手术刮治和根面平整和手术治疗相比较，前者引起的牙龈退缩更少，而且涉及骨切除的手术治疗会导致最显著的退缩。然而，长期研究的数据表明，不同治疗方式造成的退缩程度的初始差异会随着时间变小，因为术后的软组织边缘显示有冠向反弹（Kaldahl et al. 1996；Becker et al. 2001）（图39-66）。Lindhe和Nyman（1980）发现，根向复位瓣术后，在10~11年维护期间，颊

侧龈缘移至更靠冠方的位置（约1mm）。Vander Velden（1982）发现，术后3年牙龈组织向上生长了约4mm，但并没有观察到附着水平有明显差异。类似的结果见于由Pontoriero和Carnevale（2001）报道的冠延长术行根向复位瓣1年后。

角形骨缺损的骨充填

　　手术治疗后角形骨缺损区域的成骨潜能已在许多研究中得到证实。Rosling等（1976a）研究24位二壁和三壁骨缺损的患者，这24位患者给予改良Widman翻瓣术，包括仔细刮除骨缺损和适当的牙根清创。经过以上积极治疗，随机分为

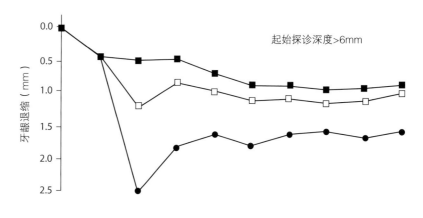

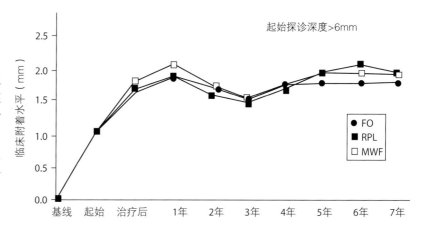

图39-66 初始探诊深度>6mm的位点经过3种不同方式的牙周治疗后，超过7年的牙龈退缩（上部）和临床附着水平（底部）的纵向变化（RPL：刮治和根面平整；MWF：改良Widman翻瓣术；FO：翻瓣术和骨手术）（数据来源于Kaldahl等1996）。

图39-67 Rosling等（1976a）的研究中，实验组和对照组骨嵴缘水平和骨缺损底部水平的变化。（a）距离A表示初诊时的骨缺损深度；实验组3.1mm，对照组2.5mm。（b，c）距离B表示牙槽嵴的吸收，实验组总计为0.4mm（b），对照组为1.4mm（c）。距离C表示缺损根方部分的骨增加或骨丧失。实验组骨修复总计为2.8mm（b），而对照组出现0.7mm的骨丧失（c）（CEJ：釉牙骨质界）（数据来源于Rosling等1976a）。

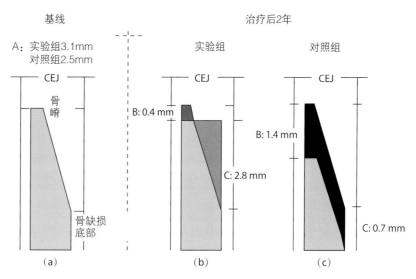

两组，分配到实验组的患者接受2周一次的牙周维护治疗，持续2年，而对照组患者只有一年一次被召回做预防治疗。治疗2年后的复诊显示，接受密集专业的牙齿清洁方案的患者，其角形骨缺损的临床附着平均增加3.5mm。影像学测量显示边缘骨丧失为0.4mm，但余下的原始骨缺损部分（2.8mm）均被骨充填（图39-67）。所有124个治疗过的骨缺损都完全修复。在对照组中，大部分治疗过的位点显示牙周炎复发的迹象，

包括更严重的临床附着和牙槽骨丧失。Polson和Heijl（1978）也报道过类似的愈合情况。他们采用改良Widman翻瓣术对9位患者的15个缺损（二壁和三壁）进行治疗。在刮除骨缺损和根面平整之后，关闭组织瓣使缺损区域获得完全的软组织覆盖。所有的患者都入组一个专业的牙齿清洁计划。在初次手术后6～8个月行再次手术探查以评价愈合情况。15个缺损中有11个完全修复。愈合以冠方骨再生（缺损起始深度的77%）和结合边

缘骨吸收（18%）为特征。该学者的结论指出，经过手术清创和制订最佳的菌斑控制，骨下缺损的骨改建是可预期的。

　　相关的研究结果表明，如果术后有高质量的维护治疗，单根牙的二壁和三壁骨下缺损可能获得明显的骨修复。两篇针对角形骨缺损术后疗效的综述（Laurell et al. 1998；Lang 2000），发表了有关开放式翻瓣刮治术（改良Widman翻瓣术）后角形缺损预期骨再生的增多。Laurell等（1998）的综述包括了13篇研究，总计278个治疗过的骨缺损，平均深度为4.1mm。角形缺损的骨修复量平均达到1.1mm。Lang（2000）回顾了15篇文献，分析了523个角形骨缺损愈合情况的

数据，这些数据是通过影像学测量得来的。分析结果表明骨再生量平均为1.5mm。鉴于这些综述包含的研究显示了骨修复的巨大差异，有人推测这些研究的术后菌斑控制水平也变化各异。正如Rosling等（1976a）的研究中指出，细致的术后菌斑控制和对患者密切的专业监督，对于理想的愈合条件至关重要。有人还认为骨修复的潜能可能随着角形骨缺损形态的不同而改变。大多数角形缺损表现为一壁、二壁和三壁缺损的综合破坏，二壁和三壁的角形骨缺损在愈合时表现出强大的骨修复潜能，而一壁缺损极少显示这种类型的愈合情况。

参考文献

[1] Ariaudo, A.A. & Tyrell, H.A. (1957). Repositioning and increasing the zone of attached gingiva. *Journal of Periodontology* **28**, 106–110.

[2] Axelsson, P. & Lindhe, J. (1981). The significance of maintenance care in the treatment of periodontal disease. *Journal of Clinical Periodontology* **8**, 281–294.

[3] Badersten, A., Nilveus, R. & Egelberg, J. (1981). Effect of nonsurgical periodontal therapy. I. Moderately advanced periodontitis. *Journal of Clinical Periodontology* **8**, 57–72.

[4] Badersten, A., Nilveus, R. & Egelberg, J. (1984). Effect of nonsurgical periodontal therapy. II. Severely advanced periodontitis. *Journal of Clinical Periodontology* **11**, 63–76.

[5] Becker, W., Becker, B.E., Caffesse, R. *et al.* (2001). A longitudinal study comparing scaling, osseous surgery and modified Widman procedures: Results after 5 years. *Journal of Peridontology* **72**, 1675–1684.

[6] Blomlöf, J. & Lindskog, S. (1995a). Root surface texture and early cell and tissue colonization after different etching modalities. *European Journal of Oral Sciences* **103**, 17–24.

[7] Blomlöf, J. & Lindskog, S. (1995b). Periodontal tissue-vitality after different etching modalities. *Journal of Clinical Peridontology* **22**, 464–468.

[8] Blomlöf, L., Jonsson, B., Blomlöf, J. & Lindskog, S. (2000). A clinical study of root surface conditioning with an EDTA gel. II. Surgical periodontal treatment. *International Journal of Periodontics and Restorative Dentistry* **20**, 566–573.

[9] Bowers, G.M., Chadroff, B., Carnevale, R. *et al.* (1989). Histologic evaluation of new human attachment apparatus formation in humans, Part III. *Journal of Periodontology* **60**, 683–693

[10] Brägger, U., Lauchenauer, D. & Lang, N.P. (1992). Surgical lengthening of the clinical crown. *Journal of Clinical Periodontology* **19**, 58–63.

[11] Caffesse, R.G., Sweeney, P.L. & Smith, B.A. (1986). Scaling and root planing with and without periodontal flap surgery. *Journal of Clinical Periodontology* **13**, 205–210.

[12] Caton, J.G. & Zander, H.A. (1976). Osseous repair of an infrabony pocket without new attachment of connective tissue. *Journal of Clinical Periodontology* **3**, 54–58.

[13] Caton, J., Nyman, S. & Zander, H. (1980). Histometric evaluation of periodontal surgery. II. Connective tissue attachment levels after four regenerative procedures. *Journal of Clinical Periodontology* **7**, 224–231.

[14] Cortellini, P. & Tonetti, M. (2007). A minimally invasive surgical technique with an enamel matrix derivative in regenerative treatment of intra-bony defects: a novel approach to limit morbidity. *Journal of Clinical Periodontology* **34**, 87–93.

[15] Cortellini, P., Pini Prato, G. & Tonetti, M.S. (1993). Periodontal regeneration of human infrabony defects. I. Clinical measures. *Journal of Periodontology* **64**, 254–260.

[16] Cortellini, P., Pini Prato, G. & Tonetti, M.S. (1995a). Periodontal regeneration of human intrabony defects with titanium reinforced membranes. A controlled clinical trial. *Journal of Periodontology* **66**, 797–803.

[17] Cortellini, P., Pini Prato, G. & Tonetti, M. (1995b). The modified papilla preservation technique. A new surgical approach for interproximal regenerative procedures. *Journal of Periodontology* **66**, 261–266.

[18] Cortellini, P., Pini Prato, G. & Tonetti, M. (1999). The simplified papilla preservation flap. A novel surgical approach for the management of soft tissues in regenerative procedures. *International Journal of Periodontics and Restorative Dentistry* **19**, 589–599.

[19] Echeverria, J.J. & Caffesse, R.G. (1983). Effects of gingival curettage when performed 1 month after root instrumentation. A biometric evaluation. *Journal of Clinical Periodontology* **10**, 277–286.

[20] Egelberg, J. (1995). *Periodontics: the Scientific Way. Synopsis of Human Clinical Studies*, 2nd edn. Malmö: Odonto Science, p. 113.

[21] Engler, W.O., Ramfjord, S.P. & Hiniker, J.J. (1966). Healing following simple gingivectomy. A tritiated thymidine radioautographic study. I. Epithelialization. *Journal of Periodontology* **37**, 298–308.

[22] Friedman, N. (1955). Periodontal osseous surgery: osteo-plasty and ostectomy. *Journal of Periodontology* **26**, 257–269.

[23] Friedman, N. (1962). Mucogingival surgery. The apically repositioned flap. *Journal of Periodontology* **33**, 328–340.

[24] Goldman, H.M. (1950). Development of physiologic gingival

contours by gingivoplasty. *Oral Surgery, Oral Medicine, Oral Pathology* **3**, 879–888.

[25] Goldman, H.M. (1951). Gingivectomy. *Oral Surgery, Oral Medicine, Oral Pathology* **4**, 1136–1157.

[26] Gottlow, J., Nyman, S., Lindhe, J., Karring, T. & Wennström, J. (1986). New attachment formation in the human periodontium by guided tissue regeneration. *Journal of Clinical Periodontology* **13**, 604–616.

[27] Grant, D.A., Stern, I.B. & Everett, F.G. (1979). *Periodontics in the Tradition of Orban and Gottlieb*, 5th edn. St. Louis: C.V. Mosby Co.

[28] Hammarström, L. (1997). Enamel matrix, cementum development and regeneration. *Journal of Clinical Periodontology* **24**, 658–668.

[29] Hamp, S.E., Rosling, B. & Lindhe, J. (1975). Effect of chlorhexidine on gingival wound healing in the dog. A histometric study. *Journal of Clinical Periodontology* **2**, 143–152.

[30] Haugen, E., Gjermo, P. & Ørstavik, D. (1977). Some antibacterial properties of periodontal dressings. *Journal of Clinical Periodontology* **4**, 62–68.

[31] Heijl, L., Heden, G., Svärdström, G. & Östgren, A. (1997). Enamel matrix derivative (Emdogain®) in the treatment of intrabony periodontal defects. *Journal of Clinical Periodontology* **24**, 705–714.

[32] Heitz-Mayfield, L.J., Trombelli, L., Heitz, F., Needleman, I. & Moles, D. (2002). A systematic review of the effect of surgical debridement vs non-surgical debridement for the treatment of chronic periodontitis. *Journal of Clinical Periodontology* **29 Suppl 3**, 92–102.

[33] Herrero, F., Scott, J.B., Maropis, P.S. & Yukna, R.A. (1995). Clinical comparison of desired versus actual amount of surgical crown lengthening. *Journal of Periodontology* **66**, 568–571.

[34] Isidor, F. & Karring, T. (1986). Long-term effect of surgical and non-surgical periodontal treatment. A 5-year clinical study. *Journal of Periodontal Research* **21**, 462–472.

[35] Javed, F., Al-Rasheed, A., Almas, K., Romanos, G.E. & Al-Hezaimi, K. (2012). Effect of cigarette smoking on the clinical outcomes of periodontal surgical procedures. *American Journal of Medical Sciences* **343**, 78–84.

[36] Kaldahl, W.B., Kalkwarf, K.L. & Patil, K.D. (1993). A review of longitudinal studies that compared periodontal therapies. *Journal of Periodontology* **64**, 243–253.

[37] Kaldahl, W.B., Kalkwarf, K.L., Patil, K.D., Molvar, M.P. & Dyer, J.K. (1996). Long-term evaluation of periodontal therapy: I. Response to 4 therapeutic modalities. *Journal of Periodontology* **67**, 93–102.

[38] Karring, T., Cumming, B.R., Oliver, R.C. & Löe, H. (1975). The origin of granulation tissue and its impact on postoperative results of mucogingival surgery. *Journal of Periodontology* **46**, 577–585.

[39] Kirkland, O. (1931). The suppurative periodontal pus pocket; its treatment by the modified flap operation. *Journal of the American Dental Association* **18**, 1462–1470.

[40] Knowles, J.W., Burgett, F.G., Nissle, R.R. *et al.* (1979). Results of periodontal treatment related to pocket depth and attachment level. Eight years. *Journal of Periodontology* **50**, 225–233.

[41] Labriola, A., Needleman, I. & Moles, D.R. (2005). Systematic review of the effect of smoking on nonsurgical periodontal therapy. *Periodontology 2000* **37**, 124–137.

[42] Lang, N.P. (2000). Focus on intrabony defects – conservative therapy. *Periodontology 2000* **22**, 51–58.

[43] Laurell, L., Gottlow, J., Zybutz, M. & Persson, R. (1998). Treatment of intrabony defects by different surgical procedures. A literature review. *Journal of Periodontology* **69**, 303–313.

[44] Lindhe, J. & Nyman, S. (1980). Alterations of the position of the marginal soft tissue following periodontal surgery. *Journal of Clinical Periodontology* **7**, 538–530.

[45] Lindhe, J. & Nyman, S. (1985). Scaling and granulation tissue removal in periodontal therapy. *Journal of Clinical Periodontology* **12**, 374–388.

[46] Lindhe, J., Westfelt, E., Nyman, S. *et al.* (1982a). Healing following surgical/non-surgical treatment of periodontal disease. *Journal of Clinical Periodontology* **9**, 115–128.

[47] Lindhe, J., Nyman, S., Socransky, S.S., Haffajee, A.D. & Westfelt, E. (1982b). "Critical probing depth" in periodontal therapy. *Journal of Clinical Periodontology* **9**, 323–336.

[48] Lindhe, J., Westfelt, E., Nyman, S., Socransky, S.S. & Haffajee, A.D. (1984). Long-term effect of surgical/non-surgical treatment of periodontal disease. *Journal of Clinical Periodontology* **11**, 448–458.

[49] Lindhe, J., Socransky, S.S., Nyman, S. & Westfelt, E. (1987). Dimensional alteration of the periodontal tissues following therapy. *International Journal of Periodontics and Restorative Dentistry* **7**, 9–22.

[50] Loos, B., Claffey, N. & Egelberg, J. (1988). Clinical and microbiological effects of root debridement in periodontal furcation pockets. *Journal of Clinical Periodontology* **15**, 453–463.

[51] Matia, J.I., Bissada, N.F., Maybury, J.E. & Ricchetti, P. (1986). Efficiency of scaling of the molar furcation area with and without surgical access. *International Journal of Periodontics and Restorative Dentistry* **6**, 24–35.

[52] Nabers, C.L. (1954). Repositioning the attached gingiva. *Journal of Periodontology* **25**, 38–39.

[53] Neumann, R. (1920). *Die Alveolar-Pyorrhöe und ihre Behandlung*, 3rd edn. Berlin: Herman Meusser.

[54] Nordland, P., Garrett, S., Kiger, R. *et al.* (1987). The effect of plaque control and root debridement in molar teeth. *Journal of Clinical Periodontology* **14**, 231–236.

[55] Nyman, S., Lindhe, J. & Rosling, B. (1977). Periodontal surgery in plaque-infected dentitions. *Journal of Clinical Periodontology* **4**, 240–249.

[56] Nyman, S., Lindhe, J., Karring, T. & Rylander, H. (1982). New attachment following surgical treatment of human periodontal disease. *Journal of Clinical Periodontology* **9**, 290–296.

[57] O'Neil, T.C.A. (1975). Antibacterial properties of periodontal dressings. *Journal of Periodontology* **46**, 469–474.

[58] Palcanis, K.G. (1996). Surgical pocket therapy. *Annals of Periodontology* **1**, 589–617.

[59] Patel, R.A., Wilson, R.F. & Palmer, R.M. (2012). The effect of smoking on periodontal bone regeneration: a systematic review and meta-analysis. *Journal of Periodontology* **83**, 143–155.

[60] Plüss, E.M., Engelberger, P.R. & Rateitschak, K.H. (1975). Effect of chlorhexidine on dental plaque formation under periodontal pack. *Journal of Clinical Periodontology* **2**, 136–142.

[61] Polson, A.M. & Heijl, L. (1978). Osseous repair in infrabony periodontal defects. *Journal of Clinical Periodontology* **5**, 13–23.

[62] Pontoriero, R. & Carnevale, G. (2001). Surgical crown lengthening: a 12-month clinical wound healing study. *Journal of Periodontology* **72**, 841–848.

[63] Ramfjord, S.P. & Costich, E.R. (1968). Healing after exposure of periosteum on the alveolar process. *Journal of Periodontology* **38**, 199–207.

[64] Ramfjord, S.P. & Nissle, R.R. (1974). The modified Widman flap. *Journal of Periodontology* **45**, 601–607.

[65] Ramfjord, S.P., Engler, W.O. & Hiniker, J.J. (1966). A radioautographic study of healing following simple gingivectomy. II. The connective tissue. *Journal of Periodontology* **37**, 179–189.

[66] Ramfjord, S.P., Morrison, E.C., Burgett, F.G. *et al.* (1982). Oral hygiene and maintenance of periodontal support. *Journal of Periodontology* **53**, 26–30.

[67] Ramfjord, S.P., Caffesse, R.G., Morrison, E.C. *et al.* (1987). Four modalities of periodontal treatment compared over 5 years. *Journal of Periodontology* **14**, 445–452.

[68] Robicsek, S. (1884). Ueber das Wesen und Entstehen der Alveolar-Pyorrhöe und deren Behandlung. The 3rd Annual Report of the Austrian Dental Association (Reviewed in *Journal of Periodontology* **36**, 265, 1965).

[69] Robinson, R.E. (1966). The distal wedge operation. *Periodontics* **4**, 256–264.

[70] Rosling, B., Nyman, S. & Lindhe, J. (1976a). The effect of systemic plaque control on bone regeneration in infrabony pockets. *Journal of Clinical Periodontology* **3**, 38–53.

[71] Rosling, B., Nyman, S., Lindhe, J. & Jern, B. (1976b). The healing potential of the periodontal tissue following different techniques of periodontal surgery in plaque-free dentitions. A 2-year clinical study. *Journal of Clinical Periodontology* **3**, 233–255.

[72] Sanz, M., Newman, M.G., Anderson, L. *et al.* (1989). Clinical enhancement of post-periodontal surgical therapy by a 0.12% chlorhexidine gluconate mouthrinse. *Journal of Periodontology* **60**, 570–576.

[73] Schluger, S. (1949). Osseous resection – a basic principle in periodontal surgery? *Oral Surgery, Oral Medicine and Oral Pathology* **2**, 316–325.

[74] Siana, J.E., Rex, S. & Gottrup, F. (1989). The effect of cigarette smoking on wound healing. *Scandinavian Journal of Plastic and Reconstructive Surgery and Hand Surgery* **23**, 207–209.

[75] Stahl, S.S., Witkin, G.J., Cantor, M. & Brown, R. (1968). Gingival healing. II. Clinical and histologic repair sequences following gingivectomy. *Journal of Periodontology* **39**, 109–118.

[76] Takei, H.H., Han, T.J., Carranza, F.A., Kennedy, E.B. & Lekovic, V. (1985). Flap technique for periodontal bone implants. Papilla preservation technique. *Journal of Periodontology* **56**, 204–210.

[77] Townsend-Olsen, C., Ammons, W.F. & Van Belle, C.A. (1985). A longitudinal study comparing apically repositioned flaps with and without osseous surgery. *International Journal of Periodontics and Restorative Dentistry* **5**, 11–33.

[78] van der Velden, U. (1982). Regeneration of the interdental soft tissues following denudation procedures. *Journal of Clinical Periodontology* **9**, 455–459.

[79] Vaughan, M.E. & Garnick, J.J. (1989). The effect of a 0.125% chlorhexidine rinse on inflammation after periodontal surgery. *Journal of Periodontology* **60**, 704–708.

[80] Waerhaug, J. (1955). Microscopic demonstration of tissue reaction incident to removal of subgingival calculus. *Journal of Periodontology* **26**, 26–29.

[81] Waerhaug, J. (1978). Healing of the dentoepithelial junction following subgingival plaque control. II. As observed on extracted teeth. *Journal of Periodontology* **49**, 119–134.

[82] Widman, L. (1918). The operative treatment of pyorrhea alveolaris. A new surgical method. *Svensk Tandläkaretidskrift* (reviewed in *British Dental Journal* **1**, 293, 1920).

[83] Wood, D.L., Hoag, P.M., Donnenfeld, O.W. & Rosenfeld, L.D. (1972). Alveolar crest reduction following full and partial thickness flaps. *Journal of Periodontology* **42**, 141–144.

[84] Zentler, A. (1918). Suppurative gingivitis with alveolar involvement. A new surgical procedure. *Journal of the American Medical Association* **71**, 1530–1534.

第40章

根分叉病变的治疗
Treatment of Furcation-Involved Teeth

Gianfranco Carnevale[1], Roberto Pontoriero[1], Jan Lindhe[2]

[1] Private Practice, Milan, Italy
[2] Department of Periodontology, Institute of Odontology, The Sahlgrenska Academy at University of Gothenburg, Gothenburg, Sweden

要想正确认识患有牙周破坏性疾病的多根牙可能引发的问题，详细了解其形态及在牙弓中的位置是基本的前提。因此，在本章的第一部分，简单描述了牙根复合体的一些重要解剖特点以及前磨牙和磨牙的相关结构。

专业术语

牙根复合体是指牙齿釉牙骨质界根方的部分，该部分通常被牙骨质包绕。牙根复合体分为两个部分：根柱和根锥体（图40-1）。

根柱代表牙根尚未分开的部分，根柱的长度指的是釉牙骨质界到两根锥体分开处的距离。根据分叉的位置，磨牙或者前磨牙的根柱长度在各个面也会有所差异（图40-1）。

根锥体是指牙根复合体分开的部分，其大

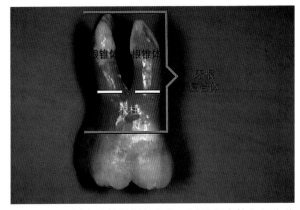

图40-1　上颌磨牙的牙根复合体。牙根复合体包括未分叉区域——根柱，分叉部分——（3个）根锥体。

小和位置均有所差异。根锥体在某个地方可能融合或分离出新的根锥体。两个或者多个根锥体结合的部分就构成了牙根复合体的根分叉区域（图40-2a），根分叉就是根锥体之间的部分。

根分叉开口是牙根在即将分开时的过渡性区

(a)

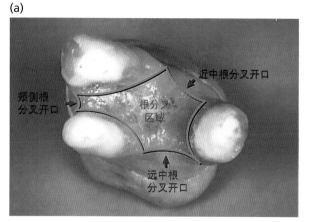

(b)

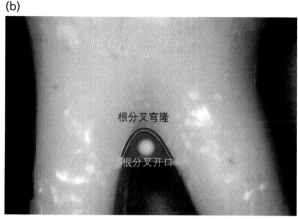

图40-2　（a）上颌磨牙的根向咬合面观：3个根锥体组成了根分叉区域和3个根分叉区开口。（b）根分叉区开口及穹隆的颊面观。

(a)

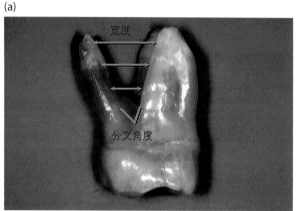

(b)

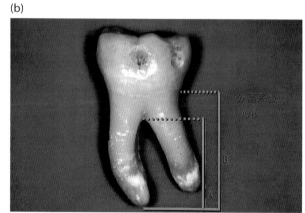

图40-3　（a）上颌磨牙近颊根和腭根之间分叉的角度（程度）以及根分叉开口区的宽度。（b）图示下颌磨牙的分离系数（A/B）为0.8（A=8mm；B=10mm）。

域（图40-2a，b）。根分叉穹隆是指根分叉区的顶盖部分（图40-2b）。

　　分叉角度是指两牙根（锥体）之间分开的角度（图40-3a）。宽度是指两牙根之间的距离；此距离一般越到根尖越大（图40-3a）。分离系数为根锥体的长度与根复合体的长度的比值（图40-3b）。

　　在不同根锥体之间，可能会发生完全或者不完全的融合。当发生不完全融合，根锥体很可能在接近釉牙骨质界处就相融合，但一般在根复合体的根尖区又会分开。

解剖

上颌磨牙

　　通常情况下，从第一磨牙到第三磨牙牙冠和牙根的大小逐渐减小。第一磨牙和第二磨牙大部分有3个根；近中颊根，远中颊根和腭根。近中颊根位置通常较垂直，而远中颊根和腭根较倾斜。远中颊根向远中倾斜，腭根向腭侧倾斜（图40-4）。远中颊根和腭根的横断面近似圆形。腭根通常近远中径大于颊腭径。近中颊根的远中面有一个深约0.3mm的凹陷（Bower 1979a，b），使近中颊根的横断面呈沙漏状（图40-5）。

　　上颌第一磨牙和第二磨牙的3个根分叉开口的宽度有所不同，而且它们距釉牙骨质界的距离也不同。通常情况下，第一磨牙的根柱比第二磨牙的要短。第一磨牙的近中根分叉开口距釉牙骨质界约3mm，颊侧距釉牙骨质界3.5mm，远中距釉牙骨质界5mm（Abrams & Trachtenberg 1974；Rosenberg 1988）。也就是说，根分叉穹隆是倾斜的；在近远中平面，根分叉穹隆的近中距釉牙

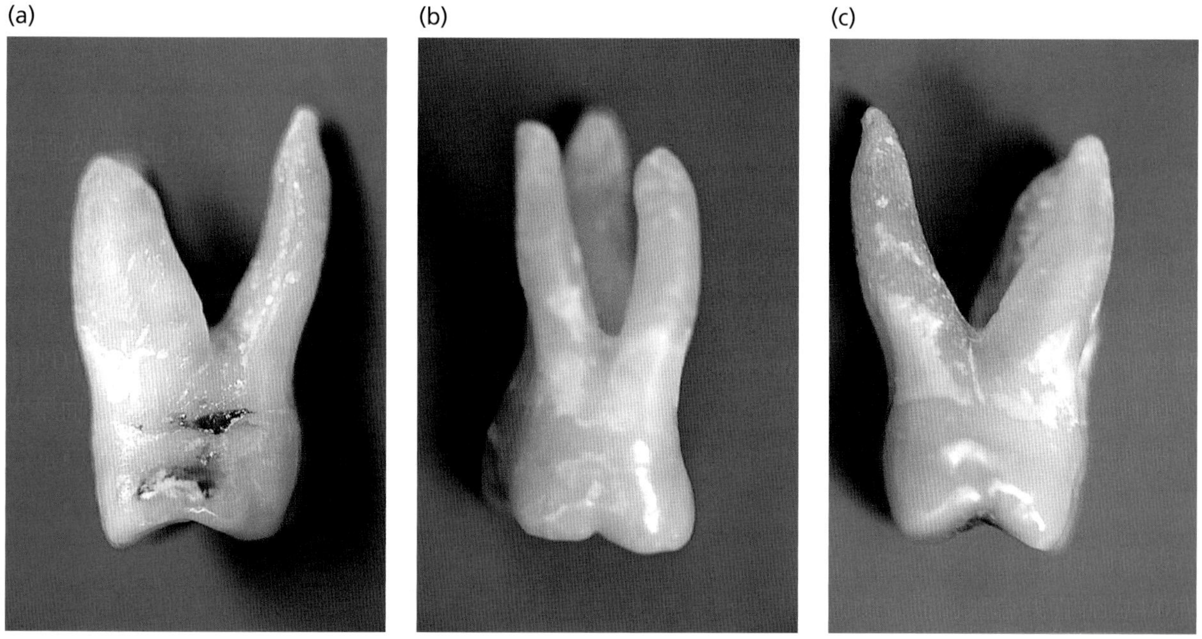

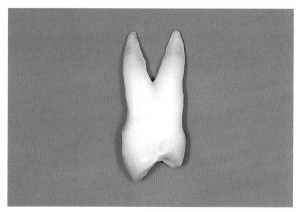

图40-4　根分叉区开口。（a）近中。（b）颊侧。（c）远中，上颌第一磨牙根的位置。

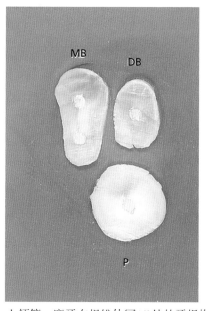

图40-5　上颌第一磨牙在根锥体冠1/3处的牙根横断面。注意：腭根（P）为圆形，近颊根（MB）为近远中向扁长形，远颊根（DB）通常表现成凹形。

骨质界近，远中距釉牙骨质界远。颊侧根分叉开口比远中和近中根分叉开口都窄。

从上颌第一磨牙到第三磨牙，牙根分叉角度和根分叉开口宽度逐渐减小。上颌第一磨牙的近中颊根与远中颊根相比，在牙弓中的位置通常更偏颊侧。如果颊侧骨板菲薄，近中颊根常突出于上颌骨的外侧骨皮质表面而形成骨开窗或者骨开裂。

图40-6　上颌第一前磨牙的根分叉位于牙根复合体的根尖1/3处。

上颌前磨牙

40%的上颌第一前磨牙具有两个根锥体，颊侧一个、腭侧一个，因此形成一个近远中向的根分叉形态。颊根的根分叉面常见一凹面（约0.5mm深）。大多数情况下，根分叉位于牙根复合体的中1/3或者根尖1/3处（图40-6）。从釉牙骨质界到根分叉开口的平均距离约为8mm。根分叉开口区的宽度约为0.7mm。

下颌磨牙

从下颌第一磨牙到第三磨牙，大小依次减小。下颌第一磨牙、第二磨牙通常有两个根锥体，近中一个、远中一个，近中根大于远中根。

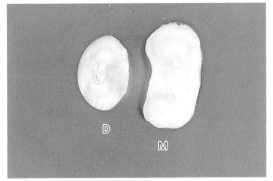

图40-7　"沙漏"状的近中根（M），其远中面有一凹陷，而远中根呈圆形（D）（根锥体冠1/3的横断面图）。

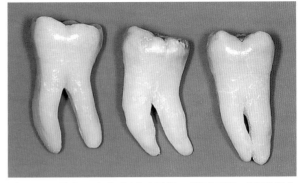

图40-8　从左至右依次展示了第一磨牙至第三磨牙根分叉角度以及根分叉宽度的不同。

(a)

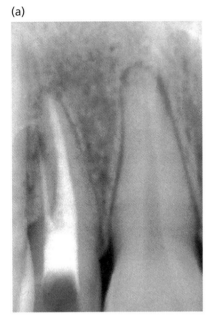

(b)

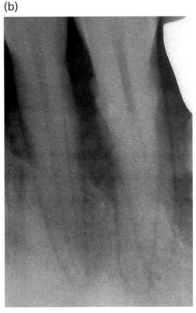

图40-9　X线片显示双根的上颌侧切牙（a）和下颌尖牙（b）在形态学上的不同。

近中根的位置较垂直，远中根向远中倾斜。近中根的颊舌径及横断面面积都较远中根大。远中根的横断面为圆形，而近中根为"沙漏"状。另外，近中根的远中面经常出现凹面和皱褶状（图40-7）。近中根远中面的凹陷程度比远中根明显（Bower 1979a，b; Svärdström & Wennström 1988）。

第一磨牙的根柱通常比第二磨牙的短。与上颌第一磨牙类似，下颌第一磨牙的根分叉区开口距离釉牙骨质界的距离不尽相同。与颊侧根分叉开口（>3mm）相比，舌侧根分叉开口（>4mm）更偏向釉牙骨质界的根方。因此，根分叉穹隆在颊舌向也是倾斜的。大多数情况下，颊侧根分叉开口的宽度<0.75mm，而舌侧根分叉开口的宽度>0.75mm（Bower 1979a，b）。从第一磨牙到第三磨牙，牙根分叉角度及根分叉开口宽度逐渐减小（图40-8）。

第一磨牙牙根的颊侧骨皮质与第二磨牙相比要薄。因此，第一磨牙区比第二磨牙区更容易发生骨开窗和骨开裂。

其他牙齿

有时单根牙也有可能出现根分叉。事实上，切牙（图40-9a）、尖牙（图40-9b）、下颌前磨牙都有可能存在双根。偶尔也会发现三根的上颌前磨牙（图40-10a）和三根的下颌磨牙（图40-10b）。

诊断

牙周病患者一旦患有根分叉病变将会影响治疗计划（参见第32章）。在多根牙的牙周病治疗

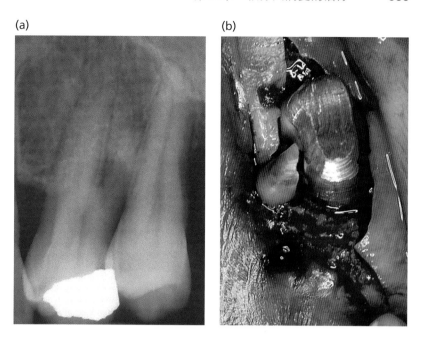

图40-10 （a）X线片显示解剖学上变异的下颌第一前磨牙有3个牙根。（b）临床手术照片显示了下颌磨牙一个"异常"的第二近中根，在拔除之前已经与之分离。

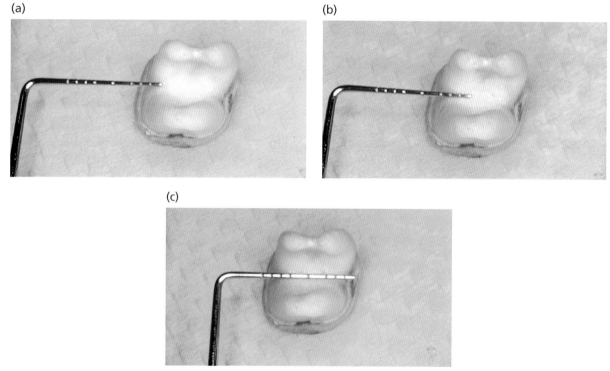

图40-11 下颌磨牙患有不同程度的根分叉病变时，根分叉区域不同的探诊情况（贯通/重叠）。（a）Ⅰ度。（b）Ⅱ度。（c）Ⅲ度。

中，选择治疗程序之前首先需要对有无根分叉病变以及根分叉病变的程度进行评估。对于这一检查，可以使用牙周病的常规方法进行检查（参见第29章），需要特别注意前磨牙和磨牙区的临床探诊结果以及X线片的分析结果。

　　根分叉病变是根据发生在根间区域牙周组织的破坏程度来进行分类描述的，即"牙根水平向暴露量"或牙根复合体的附着丧失。Hamp等在

1975年提出对根分叉病变进行以下分类：

- Ⅰ度：（根分叉区）牙周支持组织的水平性破坏，不超过牙齿宽度的1/3（图40-11a）。

- Ⅱ度：（根分叉区）牙周支持组织的水平性破坏吸收超过牙齿宽度的1/3，但未与对侧贯通（图40-11b）。

- Ⅲ度：根分叉区域的牙周组织出现"贯通

(a)

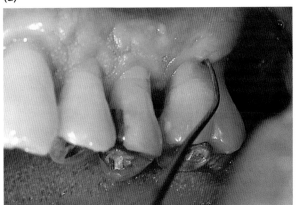

(b)

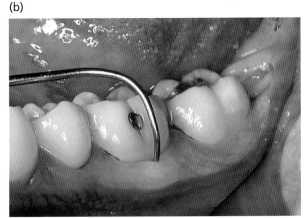

图40-12　使用探针可以轻易地探查上颌磨牙（a）和下颌磨牙（b）的颊侧根分叉开口。

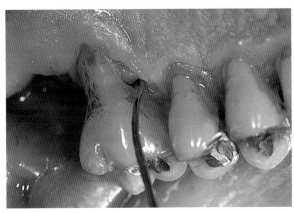

图40-13　图示对于上颌磨牙近中根分叉开口进行常规探查。近中根分叉开口通常偏腭侧，而远中开口位于牙齿颊腭侧的中央。

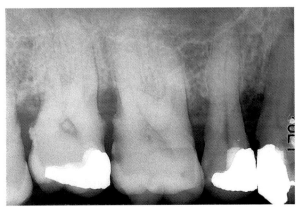

图40-14　X线片显示上颌第一和第二磨牙根分叉区开口处邻面的骨水平。

性"破坏（图40-11c）。

需要重点强调的是，必须要检查每个根分叉区开口并且根据以上标准对每个开口进行分类。

探诊

通常可以使用弯曲的、带刻度的牙周探针（图40-12）、普通探针或者小刮匙对上颌磨牙的颊侧根分叉开口以及下颌磨牙的颊舌侧根分叉开口进行探查。检测邻面根分叉相对困难，尤其在邻牙存在的情况下。牙间的接触区越大，越难探入邻面的根分叉开口。

上颌磨牙近中根分叉开口偏腭侧。因此，我们应该从牙齿腭侧对近中根分叉进行探查（图40-13）。上颌磨牙的远中根分叉开口通常位于颊腭侧中央，因此，可以从颊侧或者腭侧探查远中根分叉。

上颌前磨牙的牙根解剖变异较大。牙根可能

表现出不规则的变异，例如纵沟、内陷亦或根分叉，该根分叉可能在距釉牙骨质界不同距离的地方形成开口。由于上述变异以及探诊条件有限，对于上颌前磨牙根分叉病变的临床评估往往较困难。某些病例中，上颌前磨牙区的根分叉病变需在翻瓣后确诊。

X线片

必须拍摄X线片来确诊根分叉病变患牙。X线片检查一般包括平行向的"根尖片"和垂直向的"殆翼片"两种。通过X线片，可以观察到邻面骨的高度以及牙根复合体周围的骨质情况（图40-14）。当然，也可能会出现临床探诊结果与X线片结果不一致的情况。因此，用探针探查到的上颌磨牙牙根复合体中局限的但范围较广的附着丧失在X线片中不一定有表现。这可能因为腭根和剩余骨结构相重叠（图40-15a）。在这种情

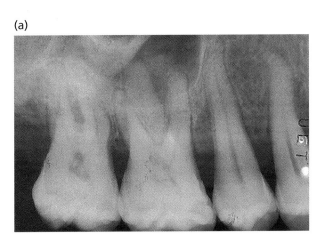

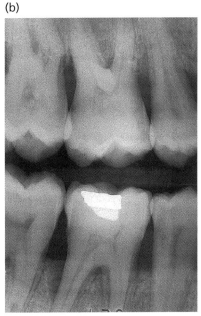

图40-15　图示右侧上颌磨牙区的X线片。（a）正常平行投照下，第一磨牙的根分叉缺损并不明显。（b）采用殆翼片更容易发现病变。

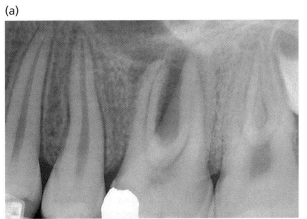

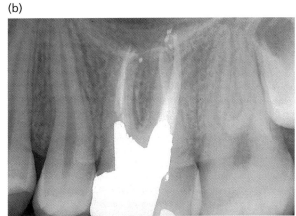

图40-16　（a）X线片显示上颌第一磨牙近远中牙根间骨的破坏并且出现根尖缺损。（b）X线片显示根间和根尖病变在经过根管治疗之后完全愈合。

况下，应该改变投照角度来确认牙根复合体的骨吸收情况（图40-15b）。

鉴别诊断

多根牙牙根之间的病变可能与咬合创伤或根管疾病有关。因此对于患有根分叉病变的牙齿应该在治疗前对病变有一个合理的鉴别诊断。

牙髓病变有时可能会引起根分叉区的牙周组织病变（参见第25章）。此时X线片的表现可能与由菌斑引起的根分叉病变特征相似。为了区分以上两种病变，必须测试受累牙的活力。如果

牙髓有活力，应当怀疑是菌斑相关性病变。如果牙髓没有活力，根分叉病变可能是牙髓病引起的。在这种情况下，必须在牙周治疗之前进行适当的牙髓治疗。事实上，牙髓治疗可以消除炎症病变，促进软硬组织愈合、根分叉病变消失（图40-16）。如果牙髓治疗2个月后，根分叉病变仍无开始愈合的征兆，那么根分叉病变很可能与边缘性牙周炎有关。

咬合创伤

由咬合干扰产生的力量，例如磨牙症或者紧咬牙（参见第16章和第52章），可能引起多根牙

(a)

(b)

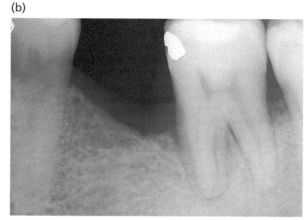

图40-17 （a）X线片示由于咬合创伤导致的根分叉病变。（b）X线片示经过调殆治疗后6个月根间病变自愈（M. Cattabriga提供）。

(a)

(b)

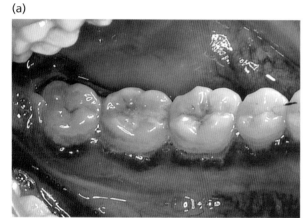
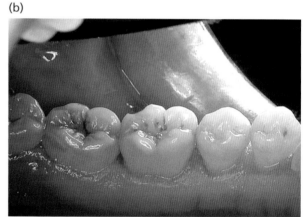

图40-18 下颌磨牙Ⅰ度根分叉病变，在刮治术和根面平整术后牙龈炎症得以控制，并且根间区的软组织形态重建良好。（a）治疗前。（b）治疗后6个月。

的根间区域出现炎症和组织破坏，亦或发生适应性改变。对于这类患牙，X线片可以看到牙根复合体周围出现透射影。可能表现为动度的增加。然而，此时探诊并没有探查到根分叉病变。这种特殊的情况下，在牙周治疗之前必须进行调殆。因此，如果牙根复合体的病变是由"咬合"引起的，那么经过调殆，减轻患牙的咬合负担，数周后牙齿将恢复稳固，并且病变逐渐消失（图40-17）。

治疗

对多根牙根分叉病变的治疗旨在达到以下两个目标：

1. 去除暴露于牙根复合体表面的菌斑微生物。
2. 建立一个良好的根面解剖形态，有利于自

我菌斑控制。

针对不同类型根分叉病变采取不同方式的治疗：

- Ⅰ度根分叉病变：刮治和根面平整术（SRP）；根分叉成形术。
- Ⅱ度根分叉病变：根分叉成形术；隧道形成术；截根术；牙拔除术；下颌磨牙引导组织再生术。
- Ⅲ度根分叉病变：隧道形成术；截根术；牙拔除术。

刮治和根面平整术

Ⅰ度根分叉病变的患牙，在对根分叉开口处的根面行进行刮治和根面平整术后，大部分情况下牙龈的炎症反应都可以消除。愈合后将重建正常的牙龈软组织解剖形态，并与根分叉开口处的硬组织形态相适应（图40-18）。

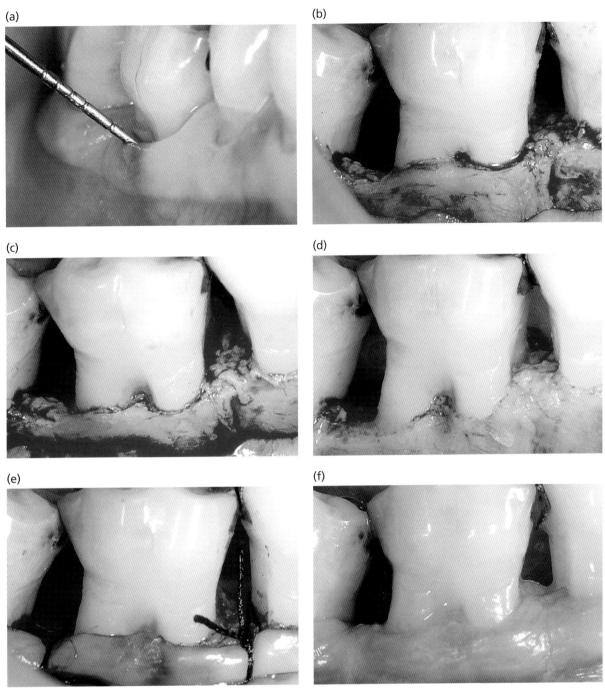

图40-19　对下颌磨牙颊侧行根分叉成形术。（a）患牙最初为Ⅱ度根分叉病变。（b）翻瓣，清除肉芽组织并且对暴露根面进行刮治。（c）牙成形术后。（d）骨成形术后。（e）骨膜处行根向复位缝合。（f）愈合之后，根分叉病变得以消除并且软组织形态恢复良好。

根分叉成形术

　　根分叉成形术（图40-19）是一种以切除为主的治疗方式，旨在消除根间的病变。即在根分叉开口水平去除部分牙体组织（牙成形术）并且对牙槽骨进行修整（骨成形术）。根分叉成形术主要用于颊侧和舌侧的根分叉。在牙邻面由于开口太小，这种治疗方法存在局限性。

根分叉成形术包括以下几个步骤：

- 切开并翻软组织瓣，充分暴露根间区及周围骨组织。
- 彻底地对暴露根面行刮治和根面平整以去除根分叉区炎症性肉芽组织。
- 去除根分叉区牙冠或牙根的部分结构（牙成形术）来消除或减少水平方向的病变，扩大根分叉开口。

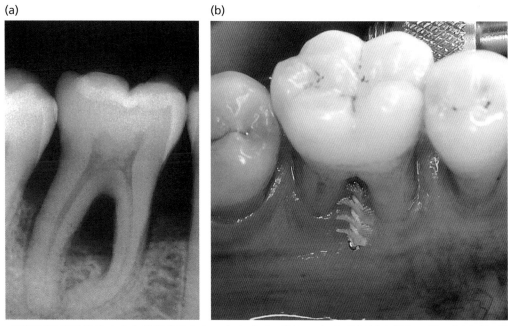

图40-20　下颌磨牙Ⅲ度根分叉病变的隧道形成术。（a）术后X线片。（b）根间间隙增宽，利于使用牙间刷进行自我菌斑控制。

- 修整牙槽骨以减小根分叉区骨缺损的颊舌径。
- 龈瓣复位并缝合固定于牙槽骨水平，尽量覆盖根分叉创面；愈合之后，根分叉开口应有"乳头样"的牙龈组织形成。

对活髓牙选择牙成形术时必须谨慎。牙齿结构的过度修整将会增加牙根敏感的风险。

隧道形成术

隧道形成术用于治疗下颌磨牙深Ⅱ度和Ⅲ度根分叉病变。这种切除性治疗方法适用于根柱短，根分叉角度大，近远中根间宽度宽的下颌磨牙。手术步骤包括手术暴露病变磨牙的整个根分叉区，并彻底清理。

翻开颊舌侧黏骨膜瓣，清除缺损区肉芽组织，并刮治和平整根面。去除根间牙槽骨以增宽根分叉区，同时重塑牙槽嵴顶外形，并磨除牙近远中及邻间骨以获得平整的骨外形。硬组织修整后，患者在进行自我菌斑控制时，清洁设备可以有足够的空间进入根分叉区域（图40-20）。组织瓣根向复位缝合于手术中确定的根间及邻间骨水平处。

手术过程中，需要局部运用氯己定和含氟涂料来保护暴露根面。人工进行隧道预备后，暴露

根面的敏感性会增加，龋坏的风险也将增大，因此应谨慎使用这一手术（Hamp et al. 1975）。

分根术和截根术

分根术包括对牙根复合体的分割以及对分割牙根的维护。截根术是指将多根牙的一个或者两个患根切除。分根术和截根术（RSR）通常用于治疗深Ⅱ度和Ⅲ度根分叉病变的磨牙。

在进行分根术和截根术之前，必须考虑以下几个因素：

- 根柱的长度。对于进行性牙周炎患者，根柱短的牙齿可能会在早期发生根分叉病变（Larato 1975；Gher & Vernino 1980）。根柱短的患牙是分根术和截根术的适应证；术后，剩余的牙周组织足以维护根锥体的稳固。在疾病发展过程中，根柱较长的牙齿虽然根分叉病变出现较晚，但是一旦发生，根分叉至根尖的剩余牙周组织将无法为分根术和截根术后的患牙提供足够的支持。
- 根锥体之间的宽度。必须考虑根锥体之间的宽度。从技术上来说，宽度小的牙齿进行分根较宽度大的牙齿更为困难。另外，根分叉开口的宽度越小，根间（根分叉）

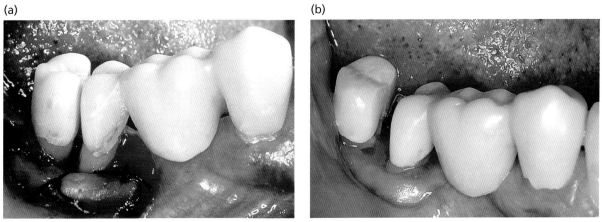

图40-21　根分叉开口处的宽度较小的下颌磨牙分根后进行正畸治疗的效果。（a）分根术后。（b）正畸治疗完成后3个月。

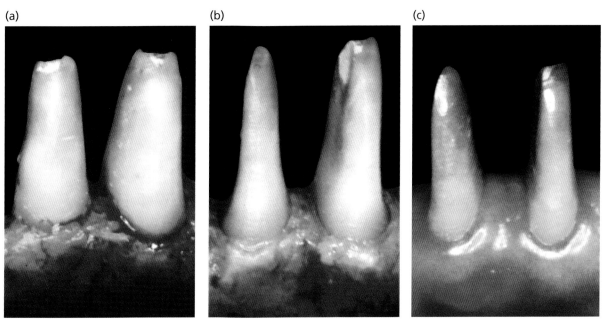

图40-22　在手术中对分开的下颌磨牙施行牙成形术来增加根分叉间宽度。（a）切开翻瓣，暴露牙槽骨，明显可见两根之间的距离很小。（b）手术预备根间各个面，增加根分叉部位宽度并且有助于患者自我菌斑控制（c）。

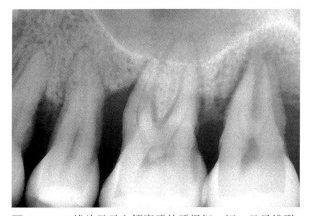

图40-23　X线片显示上颌磨牙的牙根细、短，且呈锥形。

的空间越小。如果牙根之间距离过小时，可以考虑采用正畸牙根移动的方法使根间距离加大（图40-21）。在手术中对患牙进行牙成形术也可以增大根分叉的空间。图40-22展示了对患牙近中根的远中面和远中根的近中面施行牙成形术，形成后续的修复治疗所需的最终外形（Di Febo et al. 1985）。

- 根锥体的长度和形态。牙根分离后，短而小的根锥体（图40-23）变异性比较大，动度将增加。此外，这类牙根的根管狭窄，预备比较困难。因此，短小的根锥体不太适合作为修复基牙。

- 根锥体之间的融合。当决定是否采用分根术或截根术时，很重要的一点是，首先需要临床医生确定牙根复合体未发生根锥体的融合。对于下颌磨牙或上颌磨牙的颊侧根分叉的诊断通常并不复杂（图40-24）。对于这一类患牙，通过探查和拍摄X片很容易探及牙根之间的分叉区域。而判定上颌磨牙近颊根（或远颊根）与腭根间的分界线或牙根复合体狭窄的上颌前磨牙的分界线则更为困难。这种情况下，通常翻瓣以充分暴露邻牙根面，为术者提供一个清晰的操作视野。近中（或远中）根分叉开口的探诊深度必须达到3~5mm，确保牙根之间没有融合，才能实施分根术或截根术。

- 单个牙根的剩余支持量。这可以通过探查已分离牙根的周围组织来确定。可以观察到在某一特定牙根的某个根面，局限而严重的附着丧失（例如上颌磨牙腭根的颊侧面或近颊根的远中面）可能会对其他健康牙根的长期预后带来不良影响。

- 单个牙根的稳定性。必须在分根术后进行检查。据经验而言，根锥体动度越大，剩余牙周支持组织越少。

- 口腔卫生维护工具的使用。治疗完成后的根分叉解剖形态，应当有利于患者进行自我清洁。

上颌磨牙

对病变累及根分叉的上颌磨牙，如果计划进行分根术或截根术，需要考虑以下几点方案。因为每颗牙有3个根锥体，分根后可能保留一到两个根锥体。不同的治疗方案见表40-1。

在实施分根术或截根术之前，必须对单个牙根以及每个牙根表面的形态进行仔细分析。上颌磨牙的远颊根是3个根中最短的，但是其根柱却相当长。因此，远中根的骨支持较少，一旦分根，根锥体的动度可能明显增加。因此，分根术或截根术后通常选择拔除远颊根（Rosenberg

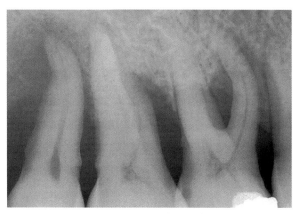

图40-24　X线片显示上颌第一磨牙颊侧Ⅲ度根分叉病变表现，这种情况适合行截根术。

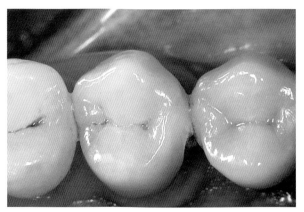

图40-25　利用上颌第一磨牙近中根为基牙制作的修复体的咬合面观。注意近中根和相邻前磨牙的连接。

图表40-1　截根术在磨牙根分叉病变中的可能应用

根分叉病变部位	截根术	截根术+剩余牙根分根术
颊侧	近颊根，远颊根	
近中	近颊根，腭根	
远中	远颊根，腭根	
颊侧和远中	远颊根，近颊根和腭根	腭根
颊侧和近中	近颊根，远颊根和腭根	腭根，远颊根
近中和远中	腭根，近中根和远颊根	远颊根
颊侧，近中和远中	远颊根和腭根，近颊根和腭根，近颊和远颊根	腭根，远颊根

(a)

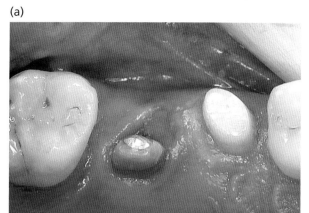

(b)

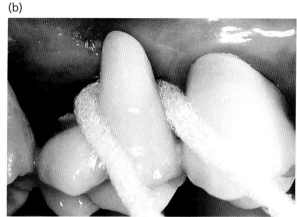

图40-26 （a）上颌磨牙截根术后保留腭根作为基牙进行冠修复。（b）为追求美学效果保留近颊根。

1978; Ross & Thompson 1980）。

近颊根的颊腭径较宽，横截面为沙漏形，因此牙根的表面积较大。事实上，近颊根锥体的总表面积等于甚至大于腭根锥体。近颊根位于牙槽突中央，与上颌前磨牙平齐，可作为一个独立的个体处于理想的位置行使功能（图40-25）。基于这些原因，临床医生在近颊根和腭根的选择中可能优先选择保留近颊根。然而，我们应该知道近颊根的根管相对狭窄，相比根管宽大的腭根和单根牙治疗难度更大。

根分叉区的组织破坏常导致近颊根的远中腭侧面发生严重的附着丧失和骨丧失。这种情况下，只能选择保留腭根（图40-26）。

图40-27中一系列图片展示了两颗左侧上颌磨牙（26，27）的6个根分叉均患有Ⅲ度病变。经过详细检查和诊断后，两颗牙均决定采用分根术和截根术进行治疗。注意这个病例中患者的第二前磨牙缺失。对于重度牙周炎的上颌磨牙，往往需要将3个根单独分开，以利于评估根间区（腭根的颊侧面和颊根的腭侧面）的剩余骨支持。图40-27b显示两颗上颌磨牙的6个根彼此分开。考虑到解剖因素和本身动度较大，分别拔除26、27的远颊根（图40-27c）。第一磨牙的腭根颊侧有严重的局限型附着丧失，因此不适合作为桥基牙而选择拔除。第一磨牙的近颊根以及第二磨牙的近颊根和腭根都很稳固，并且探诊深度中等。可以预测，治疗以后这3个根的解剖形态有利于患者进行自我菌斑控制。3个牙根均得到保

留（图40-27d）。图40-27e为伤口愈合3个月后的形态。图40-27f显示修复良好。由于这段牙列中缺失一颗前磨牙，第一磨牙的近颊根在修复重建中替代第二前磨牙的位置，第二磨牙的两个根分别在磨牙位置上作为基牙进行冠修复。

上颌前磨牙

由于牙根复合体的解剖特点，上颌第一前磨牙只有在极少数情况下进行截根术（Joseph et al. 1996）（图40-28）。上颌前磨牙的根分叉位置靠近根尖，单根的保留没有实际意义。因此在大多数情况下，上颌前磨牙在发生严重根分叉病变如Ⅱ度或Ⅲ度根分叉病变时都选择拔除。

下颌磨牙

当考虑对有根分叉病变的下颌磨牙应用分根术或截根术时，有3种治疗方案可供选择：

1. 分开并保留两个根（前磨牙化）。
2. 分根并拔除近中根。
3. 分根并拔除远中根。

在某些情况下，分根术后两个根都可以保留。如果其中一个根被拔除，需要考虑以下情况：

- 近中根的根表面积大于远中根。然而，近中根横截面为沙漏形，这给患者的自我菌斑控制以及修复治疗增加了难度。此外，近中根通常具有两个狭窄的根管，并且根管靠近牙根外表面。因此又加大了随后修复治疗中的根管预备难度。

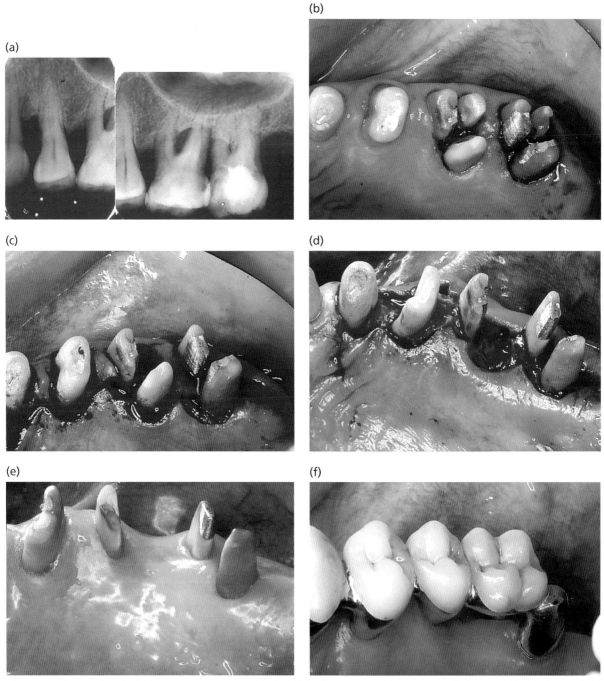

图40-27　Ⅲ度根分叉病变的两颗上颌磨牙采用分根术和截根术进行序列治疗。（a）X线片显示分根术和截根术术前情况。（b）翻瓣之前先分根。（c，d）拔除两颗磨牙的远中根和第一磨牙的腭根并对剩余牙齿进行预备。（e）愈合3个月后。（f）最终修复体完成。

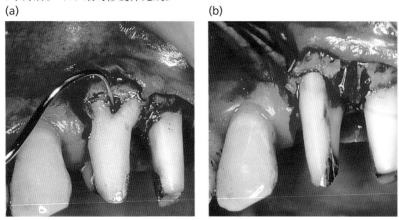

图40-28　（a，b）截除三根上颌第一前磨牙的远颊根。

- 远中根的横截面为椭圆形，并且通常只有一个宽大的根管。远中根相比而言更粗大，能提供更多的牙体组织来抵抗根折（Langer et al. 1981）；并且利于桩、钉的植入。进一步说，如果这一截根的下颌磨牙作为最远端的桥基牙，相比于保留近中根，选择保留远中根可以使牙列变得更长（图40-29）。

序列治疗

当对多根牙牙根复合体的解剖和病理特点有所了解后，治疗就应该遵循一个规范的程序（参见第32章）。

根管治疗

如果需要进行截根术的患牙是活髓牙或者根

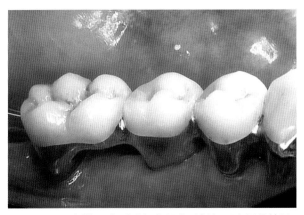

图40-29　下颌第一磨牙进行截根术后保留远中根的效果。

管充填不恰当的死髓牙，分根术或截根术始于根管治疗。可以使用橡皮障来为根管治疗的顺利进行（清理和成形）创造最佳的治疗条件。术中应当保持牙根结构上的完整性并且最小限度地去除根面牙本质（图40-30a，b）。在进行分根术或截根术之前应当用银汞合金或化学固化材料直接充填根管治疗患牙（图40-30c）。每个牙根应当独立保留然后进行修复治疗，这样就能确保在分根术或截根术、拔除术、临时修复体的重衬、取模以及修复体戴入过程中彼此之间不会破坏或分离。只有在患牙天然固位需要加强时才使用根管桩或根管钉。

如果在牙周手术中意外发现根分叉病变，在这种紧急情况下，分根术或截根术虽然可以进行但是必须对余留牙根的根管入口进行妥善封闭。之后确保根管治疗必须在2周内完成（Smukler & Tagger 1976）。

临时修复

采用藻酸盐印膜材制取印模，然后连同患者牙尖交错秴时的蜡咬合记录一并送至加工厂。这样临时修复体的制备已准备就绪。

分根术和截根术

分根术和截根术应当作为义齿修复治疗（义齿制作）的一个准备环节，并且在牙周手术治疗

(a) 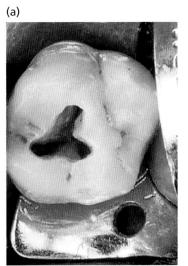　(b) 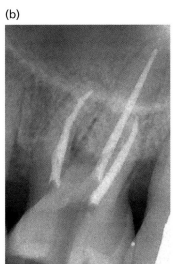　(c)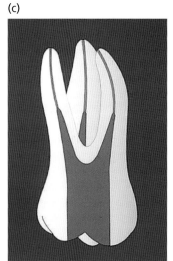

图40-30　图（a）和X线照片（b）分别显示了对患牙采用保守途径进行髓腔预备（a）以及对根管系统的预备、成形和充填（b）。（c）对根管治疗的牙齿进行暂时修复。

之前完成（Carnevale et al. 1981）。在修复过程中必须避免：

- 暴露根间骨质从而引起过度的机械损伤（图40-31）。
- 遗留部分根分叉穹隆（图40-32）。
- 根管穿孔。
- 将余留牙根垂直面预备成锐角（图40-33）。

病例1：下颌磨牙。分根术后，两个根均保

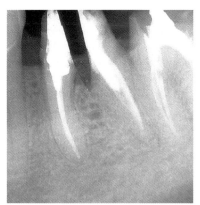

图40-31　X片显示分根术中对根间隔造成的损伤。

留。远中根的远中面和近中根的近中面必须平行预备，从而为修复体提供足够的固位力。远中根的近中面和近中根的远中面应当预备形成一定的外展角度，来增加分离牙根之间的空间（图40-34）。

病例2：上颌磨牙。分根术后，拔除远颊根。牙冠的远中面预备成斜面，以消除倒凹（冠根向）（图40-35）。如果磨牙的近颊根和腭根必须分开并保留，很重要的一点是，预备后的近颊根的颊侧面和腭根的腭侧面应彼此平行。这将提高修复体的固位力。预备近颊根的腭侧面和腭根的颊侧面时，应形成一定外展角度以增加分离牙根之间的空间（图40-36）。分根术和截根术后暂时采用冷凝塑料进行临时修复体的重衬和粘接。

牙周手术

翻瓣后，常用骨切除术去除余留牙根周围的角形骨缺损。骨切除术还可以用来降低拔牙术

(a)

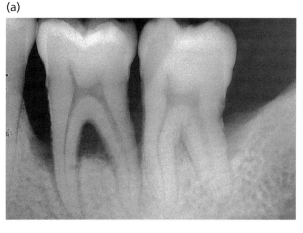

(b)

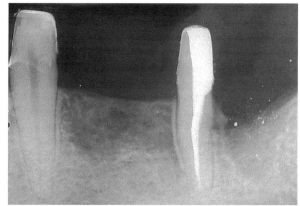

(c)

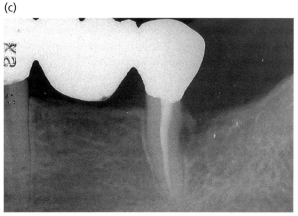

(d)

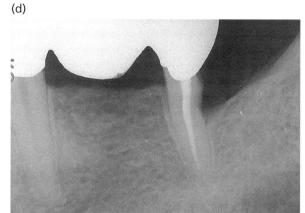

图40-32　（a）X线片显示下颌第一磨牙需要拔除，第二磨牙需要进行截根术。（b）牙半切术中，由于斜形切除根分叉远中牙体，在分叉处产生一个悬突。（c）X线片显示2年后在悬突周围发生角形骨缺损。悬突去除后角形骨缺损消失，病变得以缓解。（d）2年后X线片。

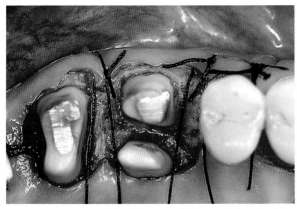

图40-33 保留上颌第一磨牙两融合颊根。颊侧牙根与腭根分离。注意分开的牙根之间圆滑的线角和充足的空间。

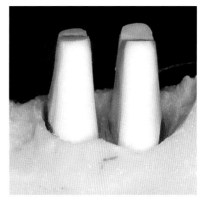

图40-34 下颌磨牙分根术后。注意预备体间的分叉角度增加了近远中根间的间距，并注意邻面的平行预备。

(a) (b) (c) (d)

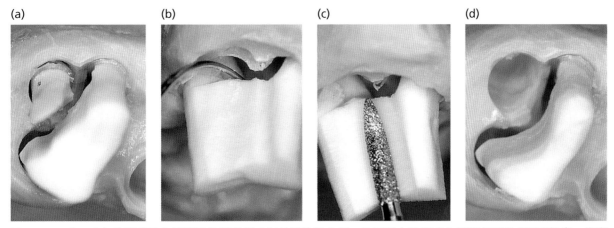

图40-35 （a，b）分别表示上颌磨牙进行截根术以及拔除远中根。为了最大限度减少切割表面形成凹面轮廓，应当采用直线切割。（c，d）远中根拔除后，余留牙根的根分叉区域需要重新预备来消除倒凹。

(a) (b) (c)

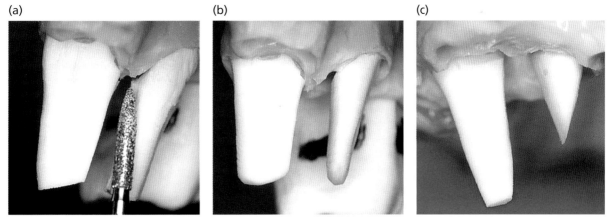

图40-36 （a，b）拔除上颌磨牙的远颊根后，在对近颊根和腭根行分根术的同时进行牙体预备。两牙根之间的（根分叉）根面在预备时要形成一定的外展角度，来增加根间空间，同时两牙根外表面应当平行预备，以增加之后修复体的固位力。（c）当腭根的腭面与颊面不平行时，腭侧基牙将会变短并且自我固位力减弱。

区牙槽骨的颊舌径。余留下的牙根应当根据支持骨的水平预备成斜面（Levine 1972；Ramfjord & Nissle 1974；Carnevale et al. 1983）。这样可以达到消除残余软硬组织沉积物并且消除现有倒凹的目的，从而便于取得最终印模（图40-37）。临

时修复体进行重衬。临时修复体的边缘必须止于骨嵴冠方 ≥3mm处。软组织瓣缝合固定于骨嵴水平。粘接重衬的临时修复体后在术区覆盖牙周塞治剂。1周后去除敷料，拆线。根面清创，然后覆盖新的敷料。再过1周后，去除敷料并且指

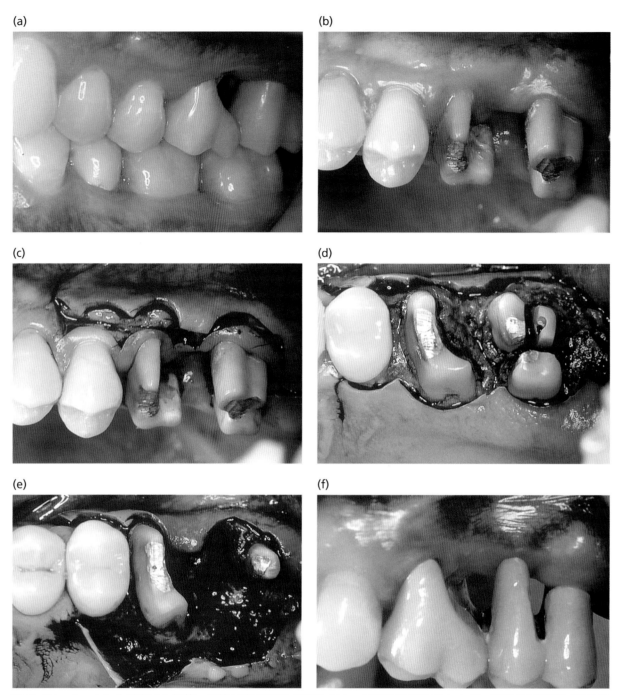

图40-37　（a，b）分别表示上颌第一和第二磨牙截根术前和术后。在临时修复体戴入之前，行牙体预备时同期拔除第一磨牙的远中根。（c~e）在手术过程中，翻瓣后将根分叉病变的第二磨牙进行分根，拔除近中根和腭根，并且消除骨缺损。（f）戴入最终修复体后恢复形态。

导患者采用恰当的菌斑控制方法进行自我维护。

最终修复体

　　由于在术中已经完成了牙根的修复体预备，临床医生只需进行细微的调整。预备体的边缘应位于龈上，这样可以提高冠最终修复体的精度。由于牙周支持组织受损，修复体的结构必须补偿基牙（牙根）的损伤，使二者条件严格匹配。咬合设计时，尽量减少侧向力（参见第52章）（图40-38）。

根分叉缺损的再生

　　我们已经对根分叉病变的消除以及再生的可能性进行了研究（参见第45章）。早期有一病例报道（GOttlow et al. 1986）表明，组织学结果证实，在人类根分叉缺损区运用"引导组织再生术"

(a) 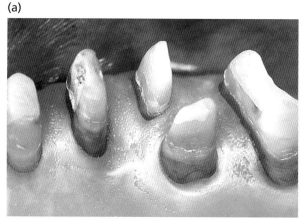 (b)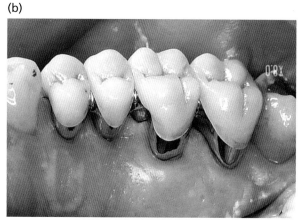

图40-38 （a）进行分根术后的上颌第一磨牙和进行截根术后的第二磨牙的软组织愈合情况。（b）以余留牙根为基牙进行最终修复，咬合设计尽量减小侧向力。

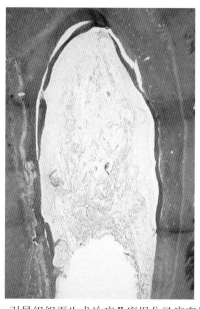

图40-39 引导组织再生术治疗Ⅱ度根分叉病变的下颌磨牙，近远中向组织学切片。切片显示新生的牙骨质覆盖了整个根分叉病变区。

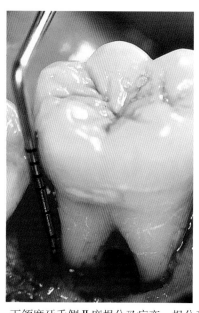

图40-40 下颌磨牙舌侧Ⅱ度根分叉病变，根分叉穹隆的位置与支持骨水平以及附着组织水平有关。

（GTR）可获得新附着的形成（图40-39），随后，又报道了许多关于运用这种治疗方法治疗根分叉病变患牙的治疗效果。在这些报道中，引导组织再生术只在Ⅱ度根分叉病变的下颌磨牙有良好的预后，通过治疗获得临床软组织封闭或减少根分叉缺损区探诊深度（Pontoriero et al. 1988；Lekovic et al. 1989；Caffesse et al. 1990）。在针对其他类型的根分叉病变的治疗中，例如Ⅲ度根分叉病变的上下颌磨牙（Pontoriero et al. 1989；Pontoriero & Lindhe 1995a）以及Ⅱ度根分叉病变的上颌磨牙（Metzeler et al. 1991；Pontoriero & Lindhe 1995b），引导组织再生术并未取得可

观的疗效。采用引导组织再生术对根分叉病变患牙进行治疗的效果有限主要受以下几个因素影响：

- 牙根复合体部位的牙周缺损形态通常表现为"水平病损"。新附着的形成依赖于牙周组织向冠方生长（图40-40）。
- 根分叉的解剖因素以及其内部复杂结构可能阻碍器械的进入，并且不利于对暴露的牙根表面进行清创（图40-41）。
- 由于组织瓣边缘可能退缩，在愈合早期软组织边缘的位置会发生改变，并且使得生物膜材料和根分叉穹隆发生早期暴露（图

40-42）。

引导组织再生术可用来治疗牙列中孤立的Ⅱ度根分叉病变的下颌磨牙。遵从以下几点可以有效提高引导组织再生术的疗效：

- 邻面骨水平位于邻面釉牙骨质界附近。这类"锁眼"形的Ⅱ度根分叉病变会导致生物膜材料及冠向复位的龈瓣边缘的退缩（图40-43）。

- 能够对根分叉区暴露的根面行彻底的清创。由于根分叉开口的宽度以及根间区域的内部形态都可能阻碍刮匙的进入，从而影响清创术的进行，所以必须多次使用超声器械，火焰状金刚砂车针以及根管锉清除根面上的软硬细菌沉积物（图40-44）。

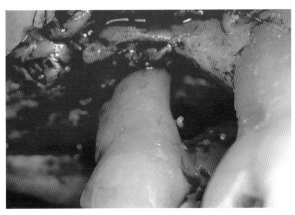

图40-41　上颌磨牙根分叉的内部形态。注意腭根的内陷。

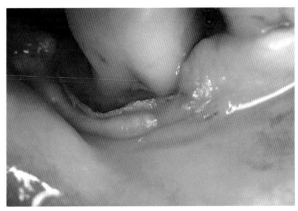

图40-42　由于组织瓣边缘的退缩导致生物膜和根分叉开口的暴露。图片摄于下颌磨牙颊侧Ⅱ度根分叉病变行引导组织再生术后3周。

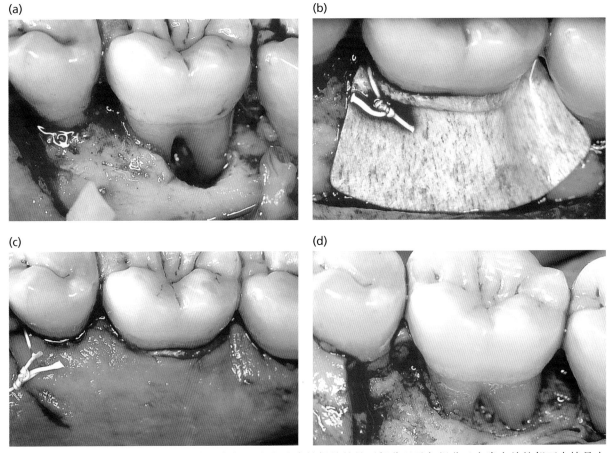

(a)　(b)

(c)　(d)

图40-43　下颌第一磨牙舌侧Ⅱ度根分叉病变。（a）注意缺损处的骨下部分以及与根分叉穹隆有关的邻面支持骨水平。（b）在邻面牙槽骨支持下将聚四氟乙烯膜缝合于恰当位置。（c）组织瓣复位缝合于生物膜外。（d）经过6个月的愈合后，再次翻瓣，发现之前暴露的根分叉缺损区已经充满骨组织。

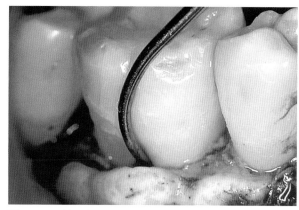

图40-44 使用超细的超声工作尖对颊侧Ⅱ度根分叉缺损进行清创。

- 生物膜材料放置在正确位置，在牙和材料之间建立一个"空间"。"原始"创口得以关闭，血凝块形成保护，最大限度减少愈合早期软组织边缘的退缩（图40-45）。
- 实施菌斑控制措施。包括氯己定溶液漱口以及术后第一个月每周一次的专业牙面清洁，并且至少术后6个月内，每2～3周一次的专业维护。

釉基质蛋白，目前已有商品化的产品（Emdogain®, Straumann, Basel, Switzerland），已用于治疗动物实验性根分叉缺损（Araujo & Lindhe 1998）及人类临床实验（Jepsen et al. 2004；Meyle et al. 2004）。Araùjo和Lindhe（1998）报道，组织学研究表明，Emdogain®运用于根分叉区牙根表面能刺激人工制造的犬Ⅲ度根分叉缺损区牙周组织再生。在一多中心随机临床实验中，Jepsen等（2004）选取了45个实验对象，包含45对下颌颊侧Ⅱ度根分叉病变患牙，比较了EMD与GTR治疗的效果。14个月的愈合期后，再次检查了所有个体。笔者报道，根分叉的水平探诊深度在EMD治疗组平均下降了2.8mm，而GTR治疗位点下降了1.8mm，根分叉缺损完全愈合率EMD组（8/45）高于GTR组（3/45）。可以证实两种治疗方法均能改善临床指标，但与GTR组相比，EMD组能更好地减少根分叉深度，更少发生术后肿痛，牙龈退缩更少（Meyle et al. 2004）。根分叉病变磨牙的再生效果有赖于完全

消除根间缺损区以利于创造有利于最大限度地实施自我菌斑控制的解剖条件。事实上，在根分叉缺损区获得部分的临床附着水平，虽然有统计学意义，但并不一定有利于更好地菌斑控制。

牙拔除术

只有当附着丧失严重，牙根无法保留或治疗方法无法改善牙或牙龈的解剖结构，从而无法实施正确的自我菌斑控制时才考虑拔除根分叉病变的患牙。此外，当保留病变牙无法改善整个治疗计划或由于牙髓或龋坏原因，患牙的保留会影响整个治疗计划的远期预后时，拔除患牙可以作为供选择的治疗方法之一。考虑以骨结合种植体取代根分叉病变患牙的可能性时必须谨慎，只有当种植治疗可以改善整体治疗的预后时才给予考虑（参见第33章）。事实上，在上下颌磨牙区种植治疗也受解剖条件的限制。

预后

一些研究评估了根分叉病变多根牙经本章介绍的方法治疗后的长期预后情况（表40-2）。在一项为期5年的研究中，Hamp等（1975）观察了100名根分叉病变患者的175颗不同程度的牙齿的治疗结果：在这175颗牙齿中，32颗牙齿（18%）仅通过SRP治疗，而49颗牙齿（28%）除了SRP治疗，还进行了包括牙成形术和/或骨成形术在内的根分叉成形术。87颗牙齿（50%）使用了截根术，7颗牙齿（4%）使用隧道形成术。当积极治疗阶段结束时，患者进入每3～6个月复诊一次的维护治疗期。无论在治疗结束后立即评估患者的菌斑指数和牙龈指数还是在维护期每年一次的评估，结果都显示，患者的口腔卫生非常好。在5年的调查中没有一颗治疗牙齿脱落。只有16个根分叉位点表现出探诊深度超过3mm。在观察期间，经过SRP治疗的32颗牙齿中的12个牙面、经过根分叉成形术治疗的49颗牙齿中的3个牙面、截根术治疗后的78颗牙齿中的5个牙面检查出龋损，以及进行隧道形成术的7颗牙齿的4个

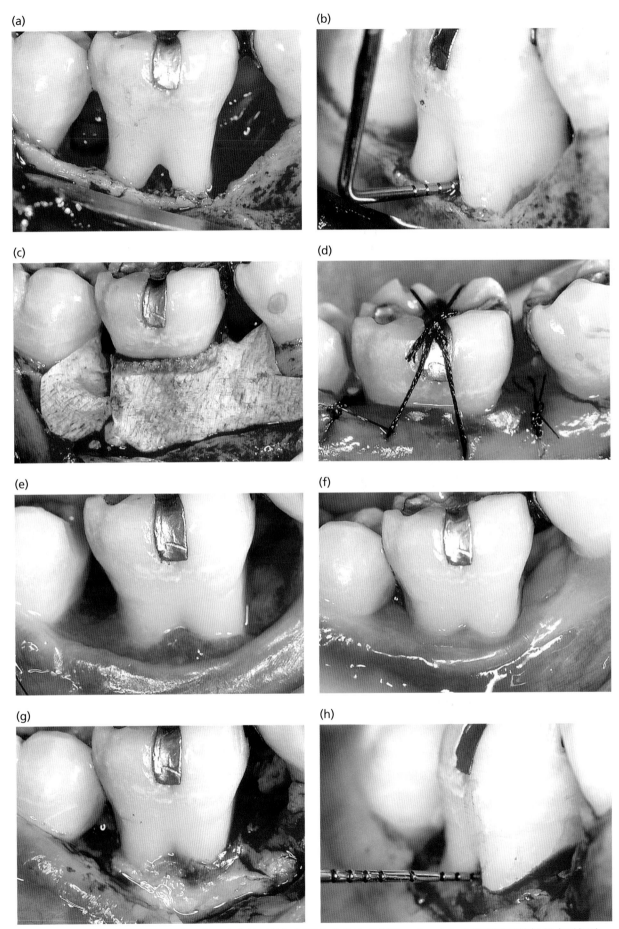

图40-45　下颌第一磨牙颊侧Ⅱ度根分叉病变的引导组织再生术的治疗步骤。（a，b）临床表现和缺损的水平探诊。（c，d）膜放置和就位。（e）第4周，将膜取出后的软组织形态，以及（f）经过6个月的愈合后。在再次手术过程中，根分叉病变完全愈合（g），根分叉无法探入（h）。

表40-2 磨牙根分叉病变截根术治疗的长期临床研究

| 研究 | 观察时间 | 受检牙的数量(颗) | 牙齿缺失的病因（%） | | | | | |
			牙齿缺失	根折/牙折	牙周	牙髓	龋坏或牙骨质丧失	策略性拔牙
Bergenholtz (1972)	21颗/2～5年 17颗/5～19年	45	6		4	2		
Klavan (1975)	3年	34	3		3			
Hamp等(1975)	5年	87	0					
Langer等(1981)	10年	100	38	18	10	7	3	
Erpenstein (1983)	4～7年	34	9		3	6		
Bühler (1988)	10年	28	32	3.6	7.1	17.7	3.6	
Carnevale等(1991)	303颗牙齿/3～6年 185颗牙齿/7～11年	488	4	1.8	0.4	0.9	0.9	
Basten 等(1996)	2～23年	49	8			2	4	2
Carnevale等(1998)	10年	175	7	1.1	1.8	2.3	1.8	

牙面检查出龋损。

本研究的结果在另一研究中基本得到证实（Hamp et al. 1992）。在这项为期7年的调查中，研究者随访了100位患者的182颗患有根分叉病变的患牙。在这182颗根分叉病变的患牙中，57颗牙齿仅行SRP治疗，101颗牙齿行根分叉成形术，而24颗牙齿行截根术或牙半切除术，没有牙齿使用隧道形成术治疗。积极治疗阶段后，患者接受每3～6个月复诊一次精细的维护治疗。在研究期间，>85%的仅经过SRP治疗或联合根分叉成形术治疗的根分叉病变，都保持稳定状态或好转状态。只有一颗牙齿和一个下颌磨牙的近中根在截根术或牙半切除术中被拔除。

Carnevale等（1998）在一个为期10年的前瞻性对照临床实验中指出，截根术治疗的根分叉病变牙齿的存活率为93%，而无根分叉病变的牙齿的存活率为99%。

最近，Svärdström（2001）提出了一项回顾性分析的结果，该结果对影响治疗决策过程的因素进行了分析，涉及222例患者的1313颗根分叉病变磨牙的治疗及8～12年（平均9.5年）的定期维护治疗后的治疗效果。治疗方法包括：拔牙、分根术/截根术和采用非手术治疗/手术治疗下的

SRP（结合或者不结合根分叉成形术）。在1313颗根分叉病变磨牙中，366颗（28%）在积极治疗阶段被拔除。拔牙决策主要受牙松动度、牙齿位置、缺少对颌牙、根分叉病变程度、探诊深度以及剩余牙周组织支持量的影响。在685颗根分叉病变磨牙和160名治疗后8～12年可随访的患者中，47颗经过分根术/截根术治疗，638颗牙经过非手术治疗或保守手术治疗后，认为可以保留。

决定是否进行分根术/截根术的最重要的影响因素是根分叉病变的程度（Ⅱ度和Ⅲ度）。牙齿位置、探诊深度和牙松动度的影响也具有统计学意义。研究者认为，其他因素如牙髓状态、牙根解剖形态以及总体治疗决策也可能影响治疗方法的选择。磨牙根分叉病变治疗的长期结果显示，在适当的维护治疗下，截根术治疗（89%）和非截根术治疗（96%）都有良好的存活率。在47颗分根术/截根术牙齿中，只有5颗（11%）在9.5年的随访过程中脱落。在638颗最初认为不使用截根术治疗的患牙中，21颗（3.5%）被拔除，3颗进行了截根术治疗。

Huynh-Ba等（2009）近来发表了一篇系统性回顾的文章，报道了不同的牙周治疗方式治疗不同程度的多根牙根分叉病变的结果。笔者分析

了22篇已发表的论文，这可能可以确定经积极牙周治疗及至少5年的平均观察期后，根分叉病变患牙的存活率和并发症的发生率。所报道的治疗方式包括非手术治疗和手术清创术、根分叉隧道形成术、牙半切除术、截根术以及再生术。所报道的牙齿存活率如下：

- 根分叉病变非手术治疗：5～12年观察期后，存活率为90.7%～100%。磨牙Ⅰ度根分叉病变的存活率为99%～100%（研究初期约为74%）；磨牙Ⅱ度根分叉病变的存活率为95%；磨牙Ⅲ度根分叉病变的存活率为25%。

- 根分叉病变手术治疗（即伴或不伴骨切除术的翻瓣术、牙龈切除术/牙龈成形术，但不包括根分叉病变的牙成形术）：5～53年的观察期后，存活率为43.1%～96%。

- 根分叉隧道形成术：5～8年的观察期后，存活率为42.9%～92.9%。并发症之一是龋坏。

- 切除性手术治疗（即分根术或截根术）：5～13年的观察期后，存活率为62%～100%。报道的主要并发症为根折和根管治疗失败。

- 再生性手术治疗（即GTR，骨移植）：

表40-3　磨牙根分叉病变治疗需要考虑的因素

牙齿相关因素	患者相关因素
根分叉病变程度	关乎总体治疗计划的牙齿的战略价值
剩余牙周组织支持量	患者的功能和美观的要求
探诊深度	患者的年龄和健康状况
牙齿动度	口腔卫生情况
牙髓情况和牙根/根管解剖	
剩余健康牙体组织	
牙齿的位置及对颌咬合情况	

5～12年观察期后，存活率为62%～100%。然而，尽管治疗后大多数病例的根分叉水平探诊程度减少，但是根分叉病变难以完全愈合，特别是在严重的下颌和上颌磨牙病变中。

笔者总结，就牙齿存活率而言，这些研究中未显示出某种方法比其他方法更具优势，因此基于这篇综述，无法推荐治疗指南与治疗决策。

结论

在磨牙根分叉病变的治疗决策中（表40-3），应该认识到没有科学证据显示哪一种治疗方式最好。

参考文献

[1] Abrams, L. & Trachtenberg, D.I. (1974). Hemisection – technique and restoration. *Dental Clinics of North America* **18**, 415–444.

[2] Araùjo, M. & Lindhe, J. (1998). GTR treatment of degree III furcation defects following application of enamel matrix proteins. An experimental study in dogs. *Journal of Clinical Periodontology* **25**, 524–530.

[3] Basten, C.H.J., Ammons, W.F.J. & Persson, R. (1996). Long-term evaluation of root-resected molars: a retrospective study. International. *Journal of Periodontics and Restorative Dentistry* **16**, 207–219.

[4] Bergenholtz, G. (1972). Radectomy of multi-rooted teeth. *Journal of the American Dental Association* **85**, 870–875.

[5] Bower, R.C. (1979a). Furcation morphology relative to periodontal treatment. Furcation entrance architecture. *Journal of Periodontology* **50**, 23–27.

[6] Bower, R.C. (1979b). Furcation morphology relative to periodontal treatment. Furcation root surface anatomy. *Journal of Periodontology* **50**, 366–374.

[7] Bühler, H. (1988). Evaluation of root resected teeth. Results after ten years. *Journal of Periodontology* **59**, 805–810.

[8] Caffesse, R., Smith, B., Duff, B. *et al.* (1990). Class II furcations treated by guided tissue regeneration in humans: case reports. *Journal of Periodontology* **61**, 510–514.

[9] Carnevale, G., Di Febo, G. & Trebbi, L. (1981). A patient presentation: planning a difficult case. *International Journal of Periodontics and Restorative Dentistry* **6**, 51–63.

[10] Carnevale, G., Freni Sterrantino, S. & Di Febo, G. (1983). Soft and hard tissue wound healing following tooth preparation to the alveolar crest. *International Journal of Periodontics and Restorative Dentistry* **3**, 36–53.

[11] Carnevale, G., Di Febo, G., Tonelli, M.P., Marin, C. & Fuzzi, M. (1991). A retrospective analysis of the periodontal-prosthetic treatment of molars with interradicular lesions. *International Journal of Periodontics and Restorative Dentistry* **11**, 189–205.

[12] Carnevale, G., Pontoriero, R. & Di Febo, G. (1998). Long-term effects of root-resective therapy in furcation-involved molars. A 10-year longitudinal study. *Journal of Clinical Periodontology*

25, 209–214.

[13] Di Febo, G., Carnevale, G. & Sterrantino, S.F. (1985). Treatment of a case of advanced periodontitis: clinical procedures utilizing the "combined preparation" technique. *International Journal of Periodontics and Restorative Dentistry* **1**, 52–63.

[14] Erpenstein, H. (1983). A 3 year longitudinal study of hemisectioned molars. *Journal of Clinical Peridontology* **10**, 1–10.

[15] Gher, M.E. & Vernino, A.R. (1980). Root morphology – clinical significance in pathogenesis and treatment of periodontal disease. *Journal of the American Dental Association* **101**, 627–633.

[16] Gottlow, J., Nyman, S., Lindhe, J., Karring, T. & Wennström, J. (1986). New attachment formation in the human periodontium by guided tissue regeneration. Case reports. *Journal of Clinical Periodontology* **13**, 604–616.

[17] Hamp, S.E., Nyman, S. & Lindhe, J. (1975). Periodontal treatment of multirooted teeth. Results after 5 years. *Journal of Clinical Periodontology* **2**, 126–135.

[18] Hamp, S.E., Ravald, N., Tewik, A. & Lundström, A. (1992). Perspective a long terme des modalités de traitement des lesions inter-radiculaires. *Journal de Parodontologie* **11**, 11–23.

[19] Huynh-Ba, G., Kuonen, P., Hofer, D. *et al.* (2009). The effect of periodontal therapy on the survival rate and incidence of complications of multirooted teeth with furcation involvement after an observation period of at least 5 years: a systematic review. *Journal of Clinical Periodontology* **36**, 164–176.

[20] Jepsen, S., Heinz, B., Jepsen, K. *et al.* (2004). A randomized clinical trial comparing enamel matrix derivative and membrane treatment of buccal Class II furcation involvement in mandibular molars. Part I: Study design and results for primary outcomes. *Journal of Periodontology* **75**, 1150–1160.

[21] Joseph, I., Varma, B.R.R. & Bhat, K.M. (1996). Clinical significance of furcation anatomy of the maxillary first premolar: a biometric study on extracted teeth. *Journal of Periodontology* **67**, 386–389.

[22] Klavan, B. (1975). Clinical observation following root amputation in maxillary molar teeth. *Journal of Periodontology* **46**, 1–5.

[23] Langer, B., Stein, S.D. & Wagenberg, B. (1981). An evaluation of root resection. A ten year study. *Journal of Periodontology* **52**, 719–722.

[24] Larato, D.C. (1975). Some anatomical factors related to furcation involvements. *Journal of Periodontology* **46**, 608–609.

[25] Lekovic, V., Kenney, E.B., Kovacevic, K. & Carranza, F.A. Jr. (1989). Evaluation of guided tissue regeneration in class II furcation defects. A clinical re-entry study. *Journal of Periodontology* **60**, 694–698.

[26] Levine, H.L. (1972). Periodontal flap surgery with gingival fiber retention. *Journal of Periodontology* **43**, 91–98.

[27] Metzeler, D., Seamons, B.C., Mellonig, J.T., Marlin, G.E. & Gray, J.L. (1991). Clinical evaluation of guided tissue regeneration in the treatment of maxillary class II molar furcation invasion. *Journal of Periodontology* **62**, 353–360.

[28] Meyle, J., Gonzales, J., Bodeker, R. *et al.* (2004). A randomized clinical trial comparing enamel matrix derivative and membrane treatment of buccal Class II furcation involvement in mandibular molars. Part II: Secondary outcomes. *Journal of Periodontology* **75**, 1188–1195.

[29] Pontoriero, R. & Lindhe, J. (1995a). Guided tissue regeneration in the treatment of degree III furcations defects in maxillary molars. *Journal of Clinical Periodontology* **22**, 810–812.

[30] Pontoriero, R. & Lindhe, J. (1995b). Guided tissue regeneration in the treatment of degree II furcations in maxillary molars. *Journal of Clinical Periodontology* **22**, 756–763.

[31] Pontoriero, R., Lindhe, J., Nyman, S. *et al.* (1988). Guided tissue regeneration in degree II furcation involved mandibular molars. A clinical study. *Journal of Clinical Periodontology* **15**, 247–254.

[32] Pontoriero, R., Lindhe, J., Nyman, S. *et al.* (1989). Guided tissue regeneration in the treatment of furcation defects in mandibular molars. A clinical study of degree III involvements. *Journal of Clinical Periodontology* **16**, 170–174.

[33] Ramfjord, S.P. & Nissle, L.L. (1974). The modified Widman flap. *Journal of Periodontology* **45**, 601–607.

[34] Rosenberg, M.M. (1978). Management of osseous defects. *Clinical Dentistry* **3**, 103.

[35] Rosenberg, M.M. (1988). Furcation involvement: periodontic, endodontic and restorative interrelationships. In: Rosenberg, M.M., Kay, H.B., Keough, B.E. & Holt, R.L., eds. *Periodontal and Prosthetic Management for Advanced Cases*. Chicago: Quintessence, pp. 249–251.

[36] Ross, I.F. & Thompson, R.H. (1980). Furcation involvement in maxillary and mandibular molars. *Journal of Periodontology* **51**, 450–454.

[37] Smukler, H. & Tagger, M. (1976). Vital root amputation. A clinical and histologic study. *Journal of Periodontology* **47**, 324–330.

[38] Svärdström, G. (2001). Furcation involvements in periodontitis patients. Prevalence and treatment decisions. Thesis. Department of Periodontology, Institute of Odontology, Göteborg University, p. 31.

[39] Svärdström, G. & Wennström, J. (1988). Furcation topography of the maxillary and mandibular first molars. *Journal of Clinical Periodontology* **15**, 271–275.

第41章

牙髓病与牙周病
Endodontics and Periodontics

Gunnar Bergenholtz[1], Domenico Ricucci[2], Beatrice Siegrist-Guldener[3], Matthias Zehnder[4]

[1] Department of Endodontology, Institute of Odontology, The Sahlgrenska Academy at University of Gothenburg, Gothenburg, Sweden
[2] Private Practice, Cetraro, Italy
[3] Department of Periodontology, University of Berne Dental School, Berne, Switzerland
[4] Clinic of Preventive Dentistry, Periodontology, and Cariology, University of Zurich, Zurich, Switzerland

前言

　　除了龈牙区堆积的菌斑外，引起牙周支持组织炎性病变的病因还包括很多；因此，在诊断及制订治疗计划时需要特别注意。事实上，牙周探诊深度、附着丧失、牙松动度增加、疼痛、肿胀以及流脓等都被认为是牙周炎的典型临床表现，往往可以反映一些与牙齿相关的感染，包括来源于牙髓的感染（这里被称为牙髓病变）、来源于医源性根管穿孔的感染、牙根纵裂或是牙根表面吸收。应该认识到，这些情况下，除了龈沟外，微环境中的微生物也引发了宿主的反应。

　　牙周组织炎症的鉴别诊断通常不难。这是因为牙周炎通常影响牙列中的多颗牙齿，并局限于牙周组织边缘。相反，其他与牙齿相关的感染通常局限于单颗牙，并表现出特有的临床表现和X线表现。然而，这些感染能够产生让人混淆的临床表现，导致对其病因的错误判断，特别是当龈缘–根尖交通的牙根侧面出现严重病变时，诊断难度增加。判断这些病损的起源为临床医生带来了特别的挑战，因此正确的治疗方法没有那么容易确定。由于牙髓组织和牙周组织可能同时受累，但可能仅表现出牙周组织病损，因此通常用"牙周–牙髓联合病变"来描述这种情况。但是，进程可能是完全来源于牙周，或病损可能仅仅为一个根管感染。因此，病因的确定在这些病例中是十分关键的，不仅能避免不必要的和可能有害的治疗，还能评估是否有机会成功治愈疾病。

为了指导牙周组织中炎性病损的诊断和治疗的临床决策，本章的重点是讨论与牙周炎相似临床表现的、与牙齿相关的疾病。特别需要注意的是，牙髓感染和与根管穿孔、根折、牙骨质磨耗、畸形牙以及牙颈部浸润性牙根吸收相关的感染的临床表现应与牙周炎的临床表现进行诊断及鉴别。本章将会在适当的地方给出治疗原则。非感染性疾病，即能够影响支持组织的发育性囊肿和肿瘤，不在本章讨论范围内。

牙周组织中牙髓来源的感染进程

一般特征

牙髓本质上是最容易受感染的部分，牙髓炎症参与了感染过程。龋损、修复方式、外伤为常见病因（参见第25章）。事实上，任何牙齿硬组织完整性的缺失、牙本质暴露或牙髓直接暴露于口腔环境中，都有可能使细菌和细菌成分对健康的牙髓产生有害的影响。刺激源将主要产生炎性病变，并且只要炎症防御不瓦解，牙髓组织将会出现大量破坏，病损就会局限。因此，活髓中的炎性改变通常不会在相邻的牙周组织中形成临床方法能够检测出的病损。但是，偶尔能在X线片中观察到根尖骨硬板的破坏或牙周膜间隙增宽（图41-1a）。牙齿，特别是髓腔较大的年轻恒牙，尽管牙髓的功能仍健全，在副根管和/或根尖孔的开口，沿着根面也有可能在根尖或侧面出现小透亮区（Langeland 1987；Gesi et al. 2006）。在这种情况下，牙髓炎的典型临床症状，包括自发性疼痛、热敏感性或叩诊疼痛，可能存在也可能不存在。

另一方面，牙周组织的明显病变，常见于牙髓失去活力的牙齿。在这些病例中，疾病进程或与未治疗的坏死牙髓，或该牙接受过牙髓治疗相关。这两种情况中，病损的病因存在于现有的根管感染中，而后一种情况是治疗不成功的根管（图41-1b）。在牙髓治疗的过程中，毒性药物和根管充填材料挤入牙周组织也有可能导致牙周病损。早先，应用砷类或甲醛为主的制剂使牙髓失活，封药以及根管充填时，牙周支持组织的严重破坏是相当常见的并发症（图41-2），而现在，根管冲洗和消毒的药物，以及根管充填的材料刺激性均较小（Geurtsen & Leyhausen 1997）。虽然严重的急性毒性和过敏反应可能很少，但在使用高浓度的次氯酸钠（NaOCl）和有害根管充填材料充填后也有可能发生（瑞典卫生技术评估委员会2010）。

(a)　　　　　　　　　　(b)

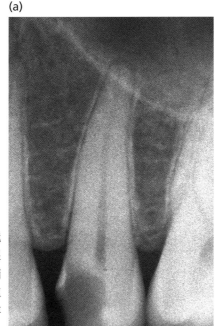
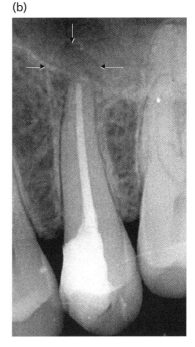

图41-1　（a）上颌第二前磨牙的X线片，显示龋损扩展到牙髓附近。在根尖可见骨硬板缺失。（b）活髓牙髓摘除术及根充后3年回访，显示根尖周X线透射性影像，提示根管感染持续存在。

(a) (b)

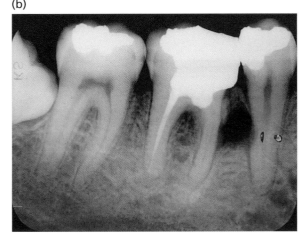

图41-2　（a）临床照片显示，46的近中面可见一牙周缺损。牙髓接受过多聚甲醛糊剂失活治疗。（b）X线片可见邻面骨丧失及死骨出现。药物泄漏常在治疗过程中，出现于临时充填物的边缘。

结论：只要牙髓有活力，即使发炎或受损，都不可能形成刺激物来导致明显的牙周组织病变，认识到这一点很重要。对于临床发生的严重牙周病损，牙髓多已失去活力。因此，将去除有活力牙髓（牙髓摘除术）作为牙周炎患牙常规的辅助治疗，是没有任何益处的。

临床表现

典型情况下，根管感染通过根尖孔与牙周组织的相互交通扩散至牙根尖区，引起持续的牙周组织炎性病变。病变很少在根侧面（图41-3a）和多根牙的根分叉区（图41-4a）同时出现。主要原因是髓腔内的细菌及其产物经副根管释放，从而导致临床上可识别的病损，但副根管在恒牙颈部和根中部相对少见。许多副根管的直径也很小（参见第25章）。另一重要原因是根面完整的牙骨质层能够阻止细菌及其产物沿牙本质小管传播。

本病的临床表现差异较大。病损或表现为静止、无症状，或或多或少表现为急性感染症状。前者中，通常已建立宿主-寄生物之间的平衡。诊断这种病损的唯一方法为X线片（图41-1b）。除非发展成囊肿，否则这种无症状病损可能多年保持局限和稳定。但对已根充的牙齿可能例外，因为这些牙齿中持续的根管感染被认为处于新陈代谢活性相对较低的水平（参见第25章）。

未经治疗的坏死牙髓或治疗不彻底的根管内感染，可能在牙髓组织分解后很快出现，或静止一段时间后加重成为急性炎症。恶化的病损也有可能由牙髓治疗引起，包括过度预备将细菌及组织刺激性药物推出根尖孔。临床中可表现为渗出及脓液。典型症状包括搏动性疼痛、叩痛、触痛、牙松动度增加以及根尖和边缘肿胀。这些症状可能随着时间延长逐渐加重，虽然可能只表现为一个单一的症状或体征。值得注意的是，在一些侵袭性牙周炎、医源性穿孔、根折、畸形牙以及牙根外吸收等疾病中，偶尔也会出现相同的症状（见下文）。

病变渗出，压力增大，会导致组织破坏，从而形成一个排泄通道。这种病损可向多个方向扩展。牙周炎鉴别诊断中，有意义的是在牙龈边缘或靠近牙龈边缘处排出的病损。由于与侵袭性牙周炎的症状相似，所以伴随的骨的病损时可能增加误诊的风险（图41-5，图41-6）。

应该认识下面两条化脓性牙髓病变的引流途径（图41-7）：

1. 沿牙周膜间隙引流，从龈沟底部排出（图41-7a）。常导致进入龈沟/龈袋的瘘管仅有一窄的开口，应该在多个位点进行详细的龈沟探诊，否则很难检查出。这种窦道从根尖更易探诊到，因为这个位置没有别

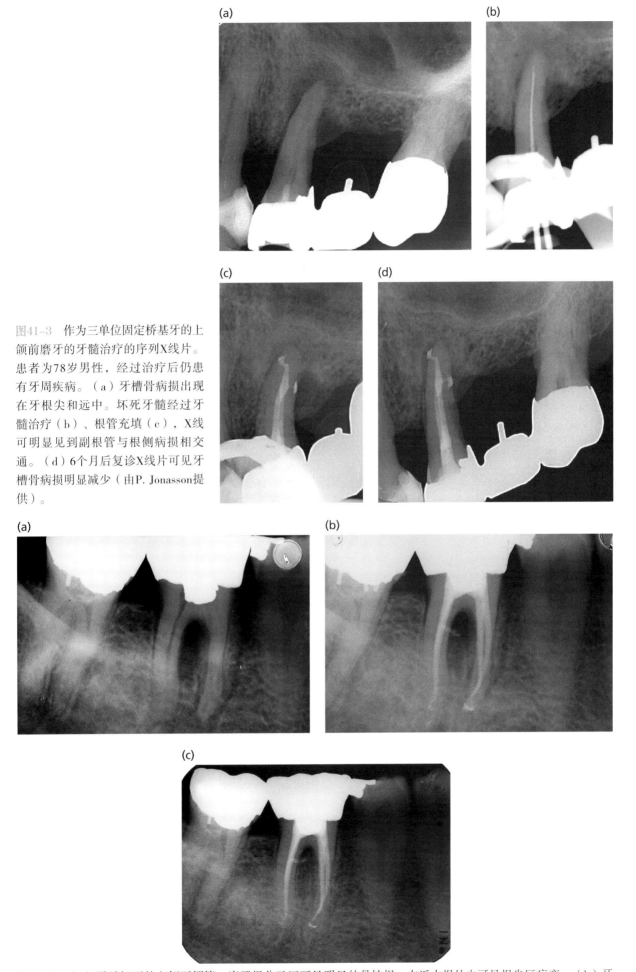

图41-3 作为三单位固定桥基牙的上颌前磨牙的牙髓治疗的序列X线片。患者为78岁男性，经过治疗后仍患有牙周疾病。（a）牙槽骨病损出现在牙根尖和远中。坏死牙髓经过牙髓治疗（b）、根管充填（c），X线可明显见到副根管与根侧病损相交通。（d）6个月后复诊X线片可见牙槽骨病损明显减少（由P. Jonasson提供）。

图41-4 （a）牙髓坏死的左侧下颌第一磨牙根分叉区可见明显的骨缺损。在近中根处也可见根尖区病变。（b）牙髓治疗根管充填后，明显见到副根管与根分叉病损相交通。（c）8个月后复查X线片显示根分叉病变明显减少（由A. Gesi提供）。

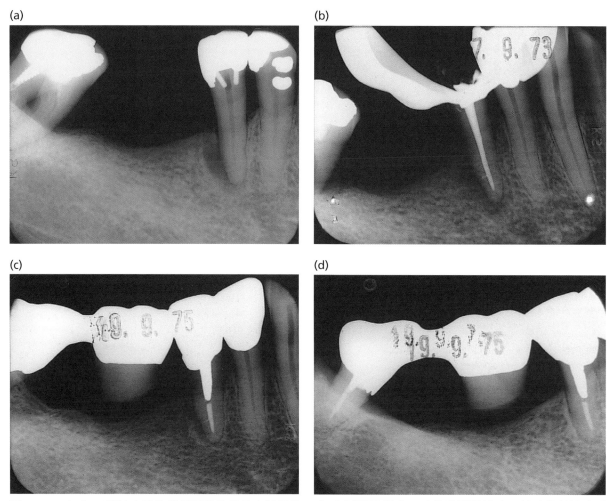

图41-5 （a）45牙远中根的透射区伴边缘骨水平吸收。（b）牙髓无活力，已接受牙髓治疗。经过修复治疗后（c），2年后复查的X线片。（d）显示在先前的角形缺损有骨充填。仔细观察X线片可见，在（b）和（c）中充填的副根管与一侧骨缺损相交通。

的增加探诊深度的因素（图41-8）。在多根牙中，沿牙根表面排脓过程中，渗出物可能沿牙周膜内的窦道引流进入根分叉区。产生的骨缺损与牙周炎的"贯通式"根分叉病损类似。

2. 根尖周脓肿也能穿透根尖区的皮质骨。在急性期，包括骨膜在内的软组织从骨表面隆起，严重时将开口于龈沟/龈袋内（骨外引流途径；图41-7b）。随后，此引流途径形成慢性窦道，持续存留在龈沟中或龈沟附近，并常位于患牙的颊侧面。这类窦道也有可能出现于破坏较轻时。值得注意的是，这种类型的引流与牙槽骨内侧壁的骨组织缺失无关，牙周探诊无法进入牙周膜间隙。

结论：大部分的牙髓病变没有明显的临床体征，但偶尔表现为根管感染的急性症状。无临床症状的病损通常局限于根尖周围，但是沿牙周支持组织扩展至龈缘的快速和广泛破坏通常出现急性的加重期。在这个过程中形成的渗出物和脓液可能从不同方向流出；可沿牙周膜间隙，或突破根尖区的牙槽骨在龈沟/龈袋处或者附近排出，这时特别需要鉴别诊断。除深的探诊深度之外，相关的骨破坏与牙周炎类似。

牙髓来源的（牙周）病变和（单纯的）牙周炎的鉴别

牙髓活力测试

由于有时牙髓病损可能会出现与牙周炎类似的临床体征和症状，因此鉴别诊断很重要。但

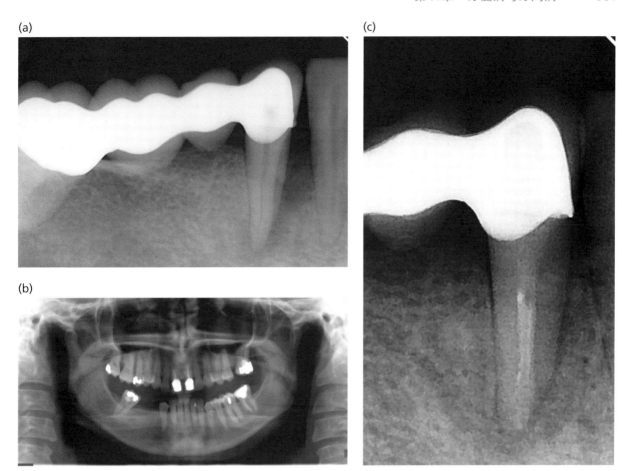

图41-6　（a）右侧下颌第一前磨牙的近中面的射线透射区，44-47为一固定桥，透射区与牙周炎中常见的角形缺损相似。修复体出现严重的松动度。（b）曲面体层X线片显示修复前8个月该区域骨高度正常。（c）结果证实牙齿牙髓无活力，氢氧化钙药物治疗牙髓5个月后，骨缺损几乎完全消失，松动度明显减少。

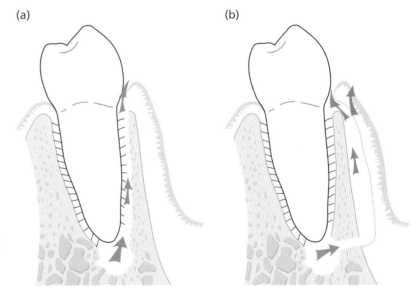

图41-7　根尖周脓肿引流通道的示意图。（a）通过牙周膜从龈沟排脓。（b）龈沟内或附近的骨外排脓。

是，鉴别这两种疾病的方法总是十分有限，病史、临床表现亦或是影像学表现都无法明确诊断。除非牙髓组织出现坏死和感染，否则不会出现牙髓病损的临床表现。在怀疑是牙髓病因的情况下，牙髓活力的确定是最为重要的评价指标。

对于已接受过根管充填治疗的牙髓病损患牙，将在下文中进行分开讨论。

牙髓活力代表组织拥有完整的神经血管束，能够支持细胞和组织功能。虽然活髓可能会发炎或显示各种退行性改变，但是血管系统依然在活

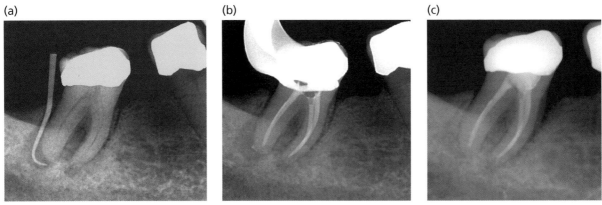

(a)　　　　　　　　　　　(b)　　　　　　　　　　　(c)

图41-8　（a）右侧下颌第二磨牙远中根表面根尖-龈缘相交通，可通过从龈沟处放入牙胶尖观察到。牙髓治疗（b）使远中根骨性病损完全消退（c）。2年后患者突然主诉疼痛和压痛，是由近中根的纵折引起（由P. Jonasson提供）。

髓中起作用。有许多通过刺激牙髓感觉神经功能从而确定牙髓活力的方法，均假定强烈的疼痛感代表牙髓有活力。这意味着事实上测出的是牙髓的敏感度，而不是其活力。然而，有充足的证据支持对感觉刺激有反应的牙，牙髓都有活力。相反，如果牙齿无反应，其牙髓可能失去活力（Gopikrishna et al. 2008；Jafarzadeh & Abbott 2010a，b）。敏感性测试的操作必须谨慎，因为其结果可能出现假阳性和假阴性（Mumford 1964；Petersson et al. 1989；Peters et al. 1994；Pitt Ford & Patel 2004；Jafarzadeh & Abbott 2010a，b）。因此，应联合使用不同测试方法，从而保证正确的诊断，特别是疑似病例。另外，其结果应与邻牙和对侧牙进行对照，以保证测试的准确性。目前，除了通过测定牙髓是否有活力，还没有其他途径可以确定疾病的牙髓状况（Mejàre et al. 2012）。

测试牙列中受牙周炎影响的未充填的或微充填的牙齿，通常使用机械、热和电刺激能成功测定。常用方法为通过刺激邻牙牙髓的痛觉感受器来测试，主要刺激Aδ纤维。适用的技术包括使用压缩空气吹向暴露的根表面、使用探针探划根表面、使用橡皮轮产生摩擦热以及多种冷测试；所有的方法都是为了引起牙本质液的运动。把干冰（Fulling & Andreasen 1976）和二氯二氟甲烷喷在医用小棉球上既高效又可靠。这两种物质的沸点分别为-72℃和-50℃。正因为如此，在使用前应提醒患者可能会引起剧烈疼痛。也可使用效

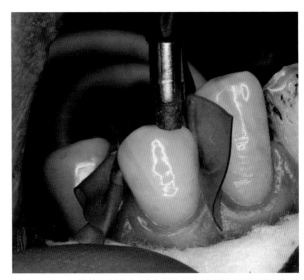

图41-9　在使用牙髓电活力测试仪器测试牙髓敏感度时，适当地隔湿牙齿以避免电流泄漏。

果相对低些的方法如冰棍和氯乙烷，以及热牙胶条测试牙齿（Pitt-Ford & Patel 2004）。

在可疑的情况下，牙髓电测试可以作为机械和热刺激的补充。当电压或者微电流足以刺激牙面产生疼痛反应时，可用仪器读出数值。此功能十分重要，以便测试结果能重复并对照评估患者反应的可靠度。牙髓电测试是一项敏感技术，因此需要采取额外的预防措施，以避免电流泄漏至牙龈和邻牙。为了避免这一风险，测试只能通过隔离唾液和在邻牙接触区使用橡皮障的方法，在清洁的干燥的牙齿上完成（图41-9）。此外，要求牙齿电极具备良好的导电介质，并直接作用于牙釉质或牙本质，而不是充填体上。

已经在开发和测试使用检测牙髓内血流量的

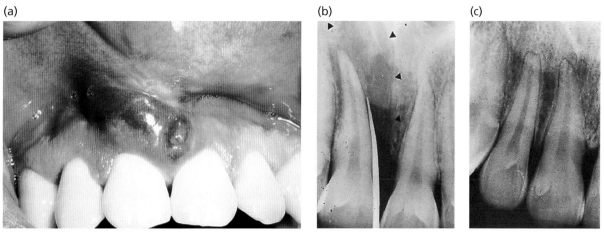

图41-10 （a）11唇侧面的牙龈肿胀。（b）沿牙根近中面的牙槽骨重度破坏（箭头所指处）。（c）经过牙周治疗，牙槽骨病损愈合（由H. Rylander提供）。

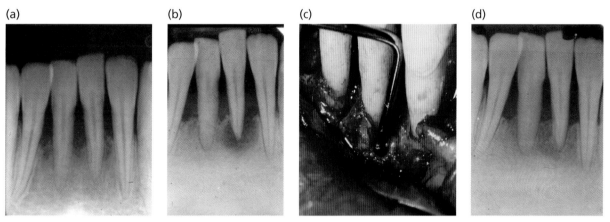

图41-11 （a）牙周炎患者的牙槽骨重度水平吸收。（b，c）在回访过程中，31根尖区骨缺损引发牙髓病损。测试时牙髓表现出敏感，故该牙无须接受牙髓治疗，仅需接受牙周治疗（d）。对于本病例进一步的病史见文内（由I. Magnusson提供）。

无创性方法。如激光光散射和脉冲血氧饱和度。目前为止，这些方法很少在临床使用。

正常的测试方法对有大面积充填体和冠修复的牙齿的活力测试特别困难。除非修复体下方有牙体组织，并且在近牙龈处有良好的边缘，否则需要实验性备洞，从而使牙髓测试能够进行。即便如此，也可能出现假阴性反应，原因是牙齿的既往疾病和切割创伤后，大面积的硬组织修复减弱了对刺激的反应性。

如下3个病例阐释了在牙髓病损与牙周炎的鉴别过程中牙髓活力测试的意义。另外，这些病例还表明诊断特征，如透射的位置、形式和范围、临床症状（疼痛或肿胀）以及探诊深度增加，可能都不是准确的诊断标准。

图41-10a的临床照片显示，11的颊侧牙龈缘肿胀。在肿胀之前数日出现严重的搏动性疼痛。X线检查（图41-10b）显示累及根尖的角形骨缺损。本病例牙髓对测试有明显反应，表明病理状态不是来源于牙髓。牙周袋清创术结合0.2%葡萄糖酸氯己定溶液冲洗以及抗生素的全身应用后，病损快速愈合。经过7个月的治疗，在根尖周围以及沿近中根表面的缺损处有新骨形成（图41-10c）。因此，本病例的牙周病损是牙周病的表现。

在图41-11a中，下颌前牙X线片显示一25岁男性接受牙周治疗时，其牙槽骨重度水平吸收。在回访过程中，31可见一根尖区透射影（图41-11b）。病损的形式及范围提示由牙髓疾病引起。临床上，沿牙根的远中颊侧探诊，可探及深牙周袋，牙周治疗后的牙龈情况变得理想，然

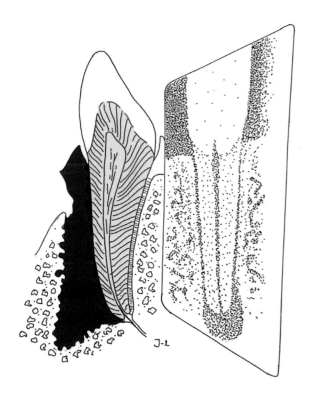

图41-12　显示图41-11中31的X线片病损表现的可能机制。尽管有大量的牙槽骨缺失，但炎症病损没有中断牙髓的神经血管供应。骨的病变表现为根尖区透射性影像可以解释为根尖区骨吸收的重叠影（图片由 M. Jontell.提供）。

而，冷水和电刺激进行敏感度测试，结果显示牙髓尚存活力。因此，不进行牙髓治疗。翻开黏骨膜瓣（图41-11c），牙根颊侧面可见一角形骨缺损，未累及根尖。根面刮治清创后，未采取任何促进支持组织再生的辅助措施，即出现快速骨填充（图41-11d）。即使之后根管被硬组织堵塞，但牙髓仍有活力，这很可能是手术中缺血性损伤造成的。在图41-11b中根尖区的透射影像可以解释为31颊侧牙槽骨吸收至根尖形成的重叠影，越过其最根方的水平（图41-12），未累及牙髓的神经血管供应。

图41-13显示牙髓活力较难确定的临床病例。在出现疼痛和触压痛1周后，46颊侧面出现肿胀（图41-13a）。临床探诊显示沿近中根颊侧的深牙周袋（图41-13b）。X线检查显示病损似乎包绕近中根，边缘累及根分叉区（图41-13c）。钻孔时产生的摩擦热、冷测试和电刺激，甚至实验性备洞都无法得到阳性反应。在发现远中根的敏感和牙髓出血后，查及一靠近近中根管口的牙髓坏死，伴脓液流出，从而确认牙髓病损为病因。根管内暂封氢氧化钙3个月，骨病损明显减小（图41-13d）。牙龈病损恢复至无异常牙周袋探诊深度（图41-13e），但根分叉区仍残留一小的骨缺损（图41-13d）。治疗在根管充填后完成。12个月后的回访X线片显示骨缺损完全消退（图41-13f）。

牙髓病损的其他特征

牙列中无牙周病的单颗牙病变伴牙髓活力测试阴性时，应高度怀疑由牙髓因素引起，这类牙髓异常多由其他牙相关性疾病，如根外吸收或根折引起。在多牙修复或单冠修复（图41-4，图41-8，图41-13）、桥基牙（图41-3，图41-6）、龋坏、已根管充填的牙齿以及早期有牙创伤病史的患者中应特别关注牙髓病因。牙周袋探诊深度也应作为考虑因素。当牙髓病损朝边缘扩散时，通常累及不止一个根表面，然后从龈沟中一相当狭窄的区域排脓。当其他所有位点的探诊深度正常时，在无典型牙周炎表现的区域，如颊侧面，可能探及较深的牙周袋。

结论：患牙周炎的患者出现牙髓病损时，其临床表现和X线片特征可能导致错误的诊断。对牙髓活力的认识是极为重要的，因为牙髓活力正常的患牙在临床上很少出现典型的牙髓病变，而较常见于炎症牙髓。临床医生应注意避免错误的诊断，同时应考虑通常伴有病变牙髓的一些疾病，如多牙修复、盖髓术病史、牙创伤病史以及牙髓治疗。

牙髓-牙周联合病变：诊断和治疗要点

前文已提及感染坏死牙髓可经由牙周组织边缘扩展而引起附着组织的破坏，同时也提及了诊断的依据。一旦确诊，这种类型病例的治疗方式较简单，即仅需要保守的根管治疗。恰当的治疗旨在消除根管内感染，以期病变在愈合后未出现持久性牙周缺损（图41-3～图41-6、图41-8、图41-13）。辅助的牙周治疗将无治疗效果，且是

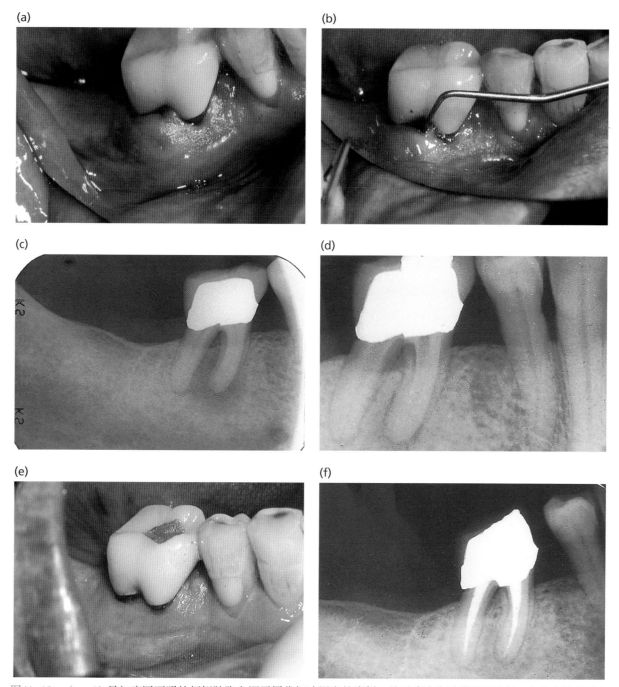

图41-13 （a~f）最初病因不明的颊侧肿胀和深牙周袋探诊深度的病例，最后确诊为牙髓病因引起。在文中提到过本病例的病史。本病例的诊断和治疗由其中一个作者（G.B.）与David Simpson合作完成。

不适宜的。

当牙周病损并发菌斑感染和根管感染时，情况变得更为复杂。这类病损与牙周袋探诊深度较深和扩展至根尖的根侧面骨缺损有关（图41-8）。但问题是通常无法确定哪些感染在多大程度上影响病变的持续发生。事实上，有3种方案：（1）所有病变可能仅由根管感染引起；（2）所有病变可能仅由菌斑引起；（3）实际上有2种疾病进程。靠近龈缘的病损与菌斑感染有

关，靠近根尖的感染与根管感染有关，但这两种软组织病损均出现，并且这两者之间没有明显的界线，因为探诊均能轻易探入这两种软组织病损。

牙髓活力测试仅能在一定程度上解决这类病例的诊断难点。然而，如果阳性结果明显，那么可以排除牙髓感染，疾病应仅需牙周治疗。去除牙髓，并使用根管充填的代替是无意义的，是不必要进行的治疗。对于牙髓测试阴性的病例，

表41-1   治疗策略概述

病因	牙髓情况	治疗
牙髓	无活力	牙髓治疗
牙周	有活力	牙周治疗
牙髓-牙周联合	无活力	牙髓治疗；首先观察治疗结果，如果需要再进行牙周治疗

牙髓活力丧失可能作为牙周疾病进程的直接结果或作为独立的情况单独发展。在前述的病例中，除拔牙外，其他任何方法都被认为是无效的。主要原因不仅是大部分牙周支持组织丧失，还因为根面接近根尖部分也被细菌感染。除此之外，由于切断了牙髓的神经与血管供应，在牙髓坏死后，感染有可能进入根管内（图25-20）。由于疗效无法确定，治疗这种类型的感染极具挑战性。

如果病损的一部分由根管感染，而不是牙周疾病引起，那么牙周组织再生的可能性将会增加。因为无法事先知道牙髓病损沿根面扩展至多远，应首先尝试根管治疗。牙周治疗推迟至牙髓治疗结果能评估后再进行。由根管感染引起的部分病损通常愈合较快（图41-3）。在几个月后可观察到牙周附着和骨组织的愈合。由菌斑引起的部分病损在恰当的牙周治疗后也会愈合。但是，这类病损可预期的牙周支持组织的再生很少或没有。表41-1概述了治疗这类牙髓-牙周联合病变的策略。

结论：牙髓-牙周联合病变常表现为深牙周探诊深度和角形骨缺损。但是，由于全部的附着丧失可能均由菌斑感染引起，牙髓感染将引起多大程度的附着丧失，通常无法由敏感性测试结果阴性来决定。

因此，治疗策略应包括首先进行牙髓治疗，但仅在牙髓病病因相当明确的病例中进行，即伴大面积修复，全冠或牙创伤史的患牙。如果牙齿完全完整无缺，无大面积修复体，龋坏或创伤史，牙髓病因的可能性微乎其微（图41-10，图41-11）。

牙髓治疗和牙周病变

如前文描述，牙髓治疗后的牙齿释放的感染物质可能使原有牙周病损持续存在。病损可能永远不会消退或在治疗结束后继续发展。在这类牙齿，细菌成分可能通过多种途径传播至牙周组织。除了根尖孔和副根管外，其他可能的途径为因牙根意外穿孔而形成的通路（见下文）。临床表现与上文描述的无明显差异，可能伴牙周支持组织广泛破坏的急性加重症状，也可能与局限的无症状病损一样，仅在X线中有所表现。

在牙骨质受破坏或缺如的区域，存在于根管充填牙齿内的持续感染也可能沿牙本质小管影响牙周组织（Blomlöf et al. 1988）。临床研究已阐明这一途径的潜在重要意义。与牙髓健康的牙相比，因根尖周病变而已行牙髓治疗的患牙，若根管内持续存在感染则显示出牙周袋探诊深度加深（Jansson et al. 1993a）和边缘骨丧失增多（Jansson et al. 1993b），同时在牙周治疗后，牙周组织愈合缓慢或难以愈合（Ehnevid et al. 1993a, b）。虽然在这些研究中，探诊深度和附着丧失的差异非常小，但研究表明当根管充填有缺陷和/或表现出根尖周炎时，应考虑将牙髓再治疗作为牙周治疗的辅助治疗。针对牙周炎患者的回顾性分析研究表明，牙周状况也可能影响根管充填牙齿的根尖周状况（Stassen et al. 2006）。值得注意的是，与未接受牙周治疗的患者相比，在接受牙周炎治疗的患者中很少见到根尖周炎的患牙。在一对照研究中，在没有或很少有牙周疾病的患者中，根管状况，不管是否充填或是否感染，对牙周状况似乎无明显影响（Miyashita et al. 1998）。

结论：已进行牙髓治疗的根管内的未充填区域能维持细菌生长，这些区域的感染产物会通过未治疗的牙齿与感染牙髓间的交通途径到达牙周组织。当根管充填不理想和/或牙齿表现根尖周炎症时，根管再治疗可以作为牙周治疗的辅助治疗，因为细菌成分有可能沿牙周治疗后暴露的牙本质小管传播至牙周组织。

医源性根管穿孔

根管充填伴冠修复的牙齿在狭窄区域中可见附着丧失，牙周袋形成，可能与医源性牙根穿孔有关。损伤可能在根管治疗过程中产生，或在之后根管固位桩的预备过程中产生（Sinai 1977；Kvinnsland et al. 1989；Eleftheriadis & Lambrianidis 2005；也可见综述Tsesis & Fuss 2006）。这种并发症的临床表现大部分依赖于损伤区域是否感染（Beavers et al. 1986；Holland et al. 2007）。如果及时并正确治疗，能够预防细菌引起的牙周病损。否则，特别是如果发生在牙槽嵴区，上皮增殖和牙周袋形成（Lantz & Persson 1967；Petersson et al. 1985）将会随之产生。若穿孔更靠近根尖区，侧面可能发生骨缺损，伴或不伴随临床症状，包括急性疼痛、排脓、纤维附着丧失以及牙周探诊深度加深（图41-14）。

发生率

医源性根管穿孔在牙髓和修复治疗中的发

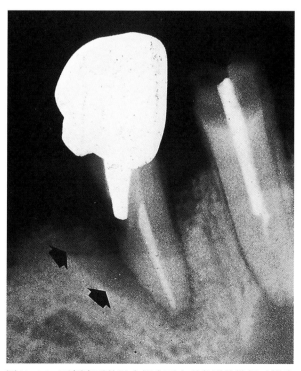

图41-14 下颌磨牙的远中根表面出现角形骨缺损（箭头所示）。由于方向偏离的桩道预备导致牙根穿孔。临床症状包括牙周袋溢脓和牙齿动度增加。患牙已被拔除。

生率在2%～12%之间（Tsesis & Fuss 2006）。在对一所医科大学的2000名接受治疗病例的回顾性分析中，2.3%的已根充的牙齿（n=5505）在X线片中显示根管穿孔。这些病例中将近70%可在毗邻的牙周组织中见到病理性改变（Tsesis et al. 2010）。

诊断

诊断以突发性疼痛的发生以及在根管预备过程中工作长度的冠部出血为标准。如果在局部麻醉下进行根管预备的过程中发生穿孔，那么这种表现将不太明显。由于出血不总是出现，因此穿孔也可能未被发现。例如，当用机用系统预备桩道时，形成的玷污层可能堵塞血管。因此，在许多不出血的病例中，只有随后的治疗中发现肉芽组织沿穿孔病损增殖进入根管时才意识到其发生。当试图去除肉芽组织时出血非常丰富的，从而会造成密封不稳定。电子根尖定位仪有助于确认根管穿孔，当读数比根管长度短相当多时应高度怀疑（Fuss et al. 1996）。已经有报道新的成像技术如锥形束CT（CBCT）可以作为辅助诊断（de Paula Silva et al. 2009；Venskutonis et al. 2014）。但是，相邻的高密度结构如金属桩和根管充填材料可能限制CBCT的诊断准确性。同时与口内根尖片相比，其使用也因较高的辐射剂量和检查费用而受限（Patel 2009；Shemesh et al. 2011）。

治疗方法

对于长期存在明显感染的穿孔，修复能力是较差的，因此早期发现对于尝试成功治疗很重要（Holland et al. 2007）。尽管如此，对类似病例也实现过成功治疗（Tsesis & Fuss 2006；Mente et al. 2010）。

近年来提出许多关于根管穿孔的治疗药物和方法（Tsesis & Fuss 2006）。推荐的封闭根管内空间的材料包括银汞合金、氧化锌和丁香油粘固粉、光固化和化学固化氢氧化钙糊剂以及熟石膏。碱性硅酸钙粘固剂（Alkaline calcium silicate

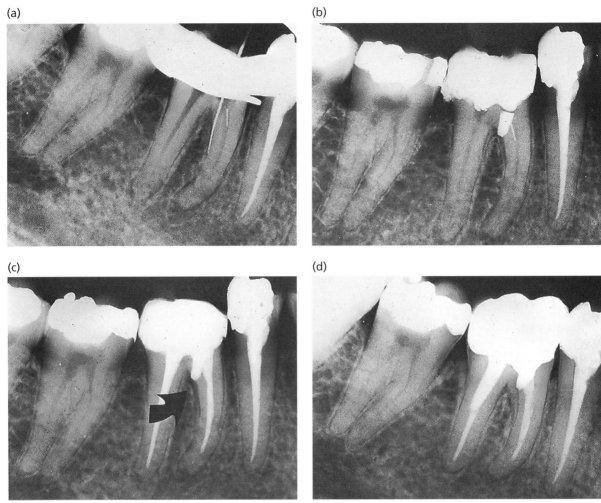

图41-15　（a）下颌第一磨牙在寻找根管口时发生髓底穿孔。其中一个近中根管也有器械分离。（b）穿孔立即由牙胶尖封闭。（c）治疗后1个月拍摄X线片，在穿孔处可见一细小X线透射影（箭头所示）。（d）2年的随访显示在临床检查和X线片中牙周情况均正常（由G. Heden提供）。

cements），如以硅酸盐粘固剂为基础的矿物三氧化物聚合体（MTA）现在被认为是目前最先进的修复根管穿孔的材料。这是因为在固化阶段的抗菌性能、优越的密封效果以及生物相容性（Parirokh & Torabinejad 2010a, b；Torabinejad & Parirokh 2010）。此外，MTA也可用于牙骨质修复（Arens & Torabinejad 1996；Schwartz et al. 1999）。

　　穿孔的位置决定密封穿孔的材料选择。在牙槽嵴上方，牙本质可以适应，可将双固化复合材料直接应用于穿孔区。在牙槽嵴下方，应使用MTA或其他生物相容性粘固剂。不管使用什么材料，牙周组织病损的愈合取决于能否经由穿孔处的彻底封闭而消除细菌感染（Beavers et al. 1986；Holland et al. 2007）（图41-15）。但这很难实现，尤其是如果穿孔以倾斜角度进入根管深部，

在牙周组织中出现一椭圆形孔时。然而，对于根中部和颈部的穿孔，比起手术治疗，在根管内放置封闭物的非手术方法更为可取，因为手术治疗常导致形成持续性牙周袋和根分叉病变。另外，由于许多穿孔位置都难以进入，手术治疗通常不可行。如果由于其位置和程度的限制，灭菌和穿孔位置的封闭都不太可能实现，那么拔除应该是唯一合理的治疗。对于多根牙中发生根管穿孔的牙齿，半切术并拔除穿孔牙根也是一种治疗选择。

　　结论：牙周表现出探诊深度增加、化脓、牙齿动度增加以及纤维附着丧失的炎性病变时，可能由未发现或未成功治疗的根管穿孔引起。如果医源性根管穿孔出现在根管预备过程中，那么应立即进行人工充填根管至牙周组织，预防肉芽组织形成和伤口部位感染。治疗结果取决于伤口

部位消毒和封闭效果。穿孔位置越靠近骨边缘，在伴发细菌污染和导致化脓的深牙周袋的穿孔部位，发生上皮细胞增殖的可能性越大。

牙根纵裂

牙齿相关感染，如牙髓病损和菌斑性牙周炎的典型的临床表现，也可能出现在牙隐裂和牙根纵裂的牙中。鉴别这些复杂疾病类型是十分重要的。美国牙髓病学协会确定了5种牙齿折裂类型：釉质的龟裂、牙尖折裂、牙隐裂、牙齿劈裂和牙根纵裂。这5种类型的区别似乎有临床相关性，因为裂纹似乎与牙周组织破坏无关，并能通过冠修复预防牙齿发展至牙齿劈裂（Krell & Rivera 2007）。典型的裂纹常见于近远中向并始于牙冠（Roh & Lee, 2006）（图41-16）；还可能伴有根管增宽。另一方面，牙根纵裂常始于牙根某处，多位于颊舌侧。最终牙根纵裂沿整个牙根蔓延至龈沟/牙周袋，随后出现牙周组织破坏（图41-17）。值得注意的是，虽然牙根纵裂通常在与根管反方向扩展，但仅会扩展至一个牙根表面。牙根纵裂的牙齿预后非常差，是拔牙或将受影响的牙根切除的适应证。

机制

在发生牙根纵裂的牙齿中，与有牙髓活力的牙齿相比，根管治疗的牙齿占绝大多数（Mei-

ster et al. 1980；Gher et al. 1987；Patel & Burke 1995）。通常来说，根管充填牙齿纵裂倾向升高归因于根管预备和随后的修复过程引起的牙齿结构缺失（Reeh et al. 1989；Sedgley & Messer 1992）。尤其在过度根管预备后，抗折裂能力的丧失进一步增加，导致与牙周组织相连的牙本质壁变薄（Tjan & Whang 1985）。根管预备导致的切痕、台阶和裂纹、根管充填过程以及螺纹钉和桩的放置也可能促进咀嚼时的应力集中部位，最终导致牙根折裂（Kishen 2006）。最近体外研究证实，任何一种进入根管的锉都可能导致根尖裂纹线或裂缝，之后慢慢向冠方蔓延（Adorno et al. 2010）。根管治疗后的水分减少是另一引起根管充填牙齿折裂易感性增加的原因；但是，将活髓牙的牙本质和根管充填牙齿的牙本质对比时，发现其水分仅有微小的差异（Papa et al. 1994）。然而最近越来越多的研究表明，牙本质脱水效应可能造成根管治疗后的牙齿容易断裂（Kishen 2006）。体外研究表明，与含水牙本质相比，脱水牙本质的硬度增加以及韧度下降（如一种材料在折裂前能够吸收的总能量）（Jameson et al. 1994；Kahler et al. 2003；Kishen & Asundi 2005）。因此，流体填充的牙本质小管和水分丰

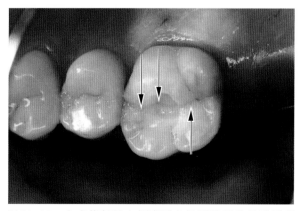

图41-16　由未修复的上颌磨牙上的裂纹引发的牙髓炎症状。47岁的男性患者曾认为疼痛是由颞下颌关节引起。实验性备洞后，在洞底可见一清晰裂纹线（箭头所示），从而确认了疼痛原因（由H. Suda提供）。

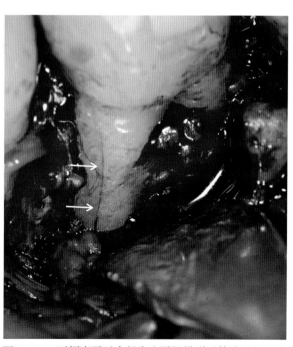

图41-17　下颌磨牙近中根发生牙根纵裂（箭头示）。注意典型的骨开裂。

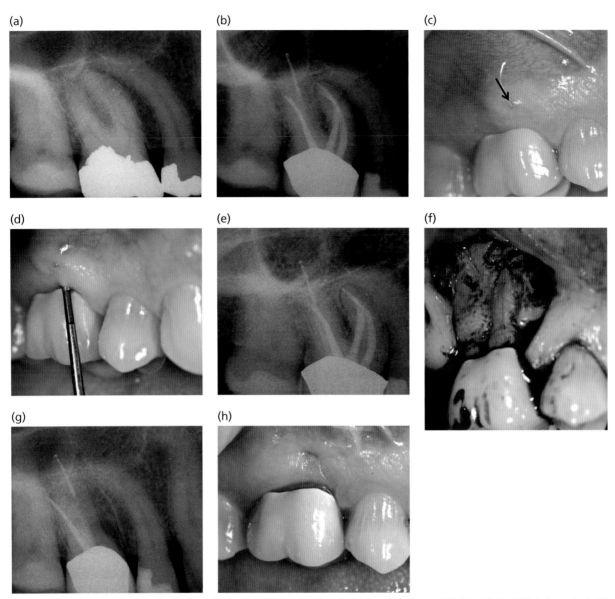

图41-18　右侧上颌第一磨牙经根管治疗4年后出现牙根纵裂。（a）由于需要桩核冠修复，故行根管治疗。（b）腭根中使用成品桩后以粘接冠修复。（c）4年后常规随访，患者诉在右上颌有"奇怪的感觉"，但无疼痛或咬合痛样不适。此区域牙龈有轻微炎症。进一步检查发现有一小窦道。（d）近中颊根牙周袋探诊8mm。其余探测位点在正常范围内。（e）X线检查未能确诊。（f）探查术显示骨裂开，近中颊根出现牙根纵裂。（g）截除牙根。（h）术后4个月，患者能够恰当清洁此区域。无探诊出血或异常探诊深度。

富的牙髓组织一样，可能使正常牙齿与根管充填牙齿相比，有更强的抗咬合负荷能力。有证据显示，NaOCl作为冲洗液能够改变根管牙本质的机械性能，并可能降低其抗折裂性（Pascon et al. 2009）。氢氧化钙作为一种根管治疗中约诊间的常用药物，也可能降低根管充填牙齿的抗折裂能力（Andreasen et al. 2002）。也有人推测，随着牙髓活力的丧失，机械刺激感受功能也随之丧失，在咀嚼过程中，能承受的咀嚼压力较之患者正常能忍受的负荷量为大（Löwenstein &

Rathkamp 1955；Randow & Glantz 1986）。

牙根纵裂也可能出现在未修复或微小的修复的临床表现为完整的牙齿上。由于后牙承受更重的咬合力，下颌磨牙折裂的风险似乎更高（Yang et al. 1995；Chan et al. 1999）。活髓牙折断后，典型的牙髓症状可能与叩痛和咀嚼疼痛同时出现。

发生率

牙根纵裂的发生率尚未确定。虽然这似乎是一种罕见的情况，但是并发症可能比临床医生能

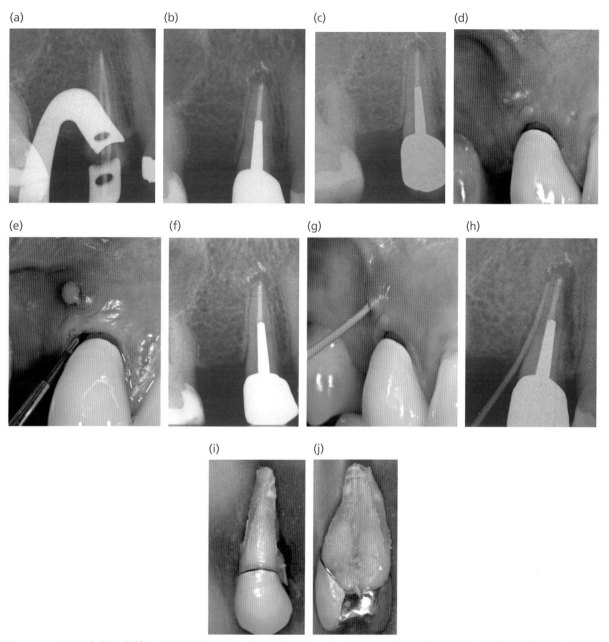

图41-19 （a）右侧上颌第一前磨牙严重破坏后行根管治疗。（b）患牙经铸造桩核冠修复，并作为可摘局部义齿的基牙。初始治疗4年后随访、X线片显示根尖周病变。患者无任何临床症状，并拒绝进一步治疗。（c）在随后的5年中，病变大小未发生变化。（d）初始治疗14年后，患者来院就诊并主诉牙齿颊侧偶尔发炎。可见轻微肿胀。（e）牙周探诊深度大约为6mm，伴窦道溢浓。（f）第一张X线片显示根尖周病变大小与之前类似。（g）在根尖片下使用牙胶尖追踪瘘管（h）显示牙周组织骨病损沿牙根近中面扩展，提示牙根纵裂。（i，j）能在颊侧和腭侧根面可见折裂线。

够诊断的更常见（Testori et al. 1993；Tamse et al. 1999b）。经过牙髓治疗的牙齿似乎比未经过根管治疗的牙齿更易于发生牙根纵裂，磨牙和前磨牙通常比切牙和尖牙更容易受影响（Meister et al. 1980；Testori et al. 1993；Cohen & Louis 2006）。在对接受过固定修复体治疗的患者的纵向临床随访研究中，在带有桩的根管充填牙齿中，牙根折裂的发生率较频繁，特别是作为单端固定桥末端基牙的牙齿（Randow et al. 1986）。

在牙髓治疗和冠修复多年后，牙髓治疗的牙齿可能发生牙根纵裂，认识到这一点是很重要的（图41-18，图41-19）。在包含32颗牙根纵裂牙齿的研究中，从牙髓治疗完成到诊断牙根纵裂之间间隔的平均时间为3.25年，范围从3天至14年（Meister et al. 1980）。在另一项包含36颗纵裂牙齿的研究中，根管治疗完成后牙根纵裂症状的平均发生时间>10年（Testori et al. 1993）。在对325颗经过牙髓和修复治疗的牙齿的进一步研究

(a) (b)

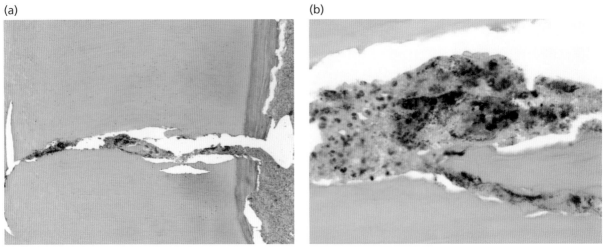

图41-20　（a）上颌前磨牙骨裂开间隙中的菌群和多形核白细胞。（b）中心区域放大后的图像。

(a) (b) (c)

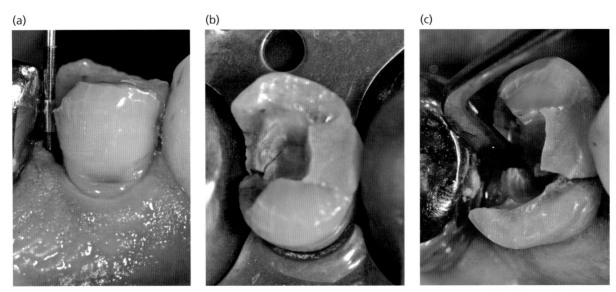

图41-21　（a）牙周健康患者的下颌第二前磨牙沿远中根表面可探及5mm的牙周袋。患者有反复压痛以及由患牙引起的脓肿病史。6个月前曾接受根管治疗，但临床表现未发生明显改变。X线片未能确诊，仅显示一微小的根尖周病变以及沿近中根表面的轻微的牙周膜间隙增宽。除了牙周袋探诊深度外，检查时没有其他显示急性感染的临床指征。牙齿动度在正常范围内。（b）去除复合树脂修复材料以形成牙髓再治疗入路，可见一可疑的深色折裂线。（c）拆除成形夹和橡皮障后，两牙根碎片可用塑料器械取出。

中，发生牙根纵裂的19颗牙齿的平均观察时间为5.3年（Salvi et al. 2007）。在这个研究中，13颗纵裂的下颌磨牙中，有11颗在远中根使用预成钛桩修复，而出现纵裂的近中根没有使用桩修复。

临床症状和体征

牙根纵裂的临床症状和体征差异甚大。有时，由于裂隙间活性菌的生长可能有明显的疼痛和脓肿形成（图41-20）。在其他情况中，临床特征可能局限为咀嚼不适、轻微疼痛以及钝痛。窦道可能出现在牙龈缘附近（图41-18，图41-

19）。发生在颊侧及舌腭侧的窦道是牙根纵裂的明显指征（Tamse 2006）。在其他情况下，窄而局限的深牙周袋可能是唯一的临床表现（图41-21）。

由牙周组织病损造成的骨缺损可能根据牙根折裂的扩展程度呈现不同的形态。如果向颊侧扩展，薄的牙槽骨板迅速吸收，翻开黏骨膜瓣可见一典型骨裂（图41-17）。如果向腭侧或舌侧扩展，病损无法导致整个骨壁吸收。因此，骨缺损因骨边缘高度的保存，可能呈现"U"形。当折裂局限于根尖部分时，骨缺损可能集中在牙根

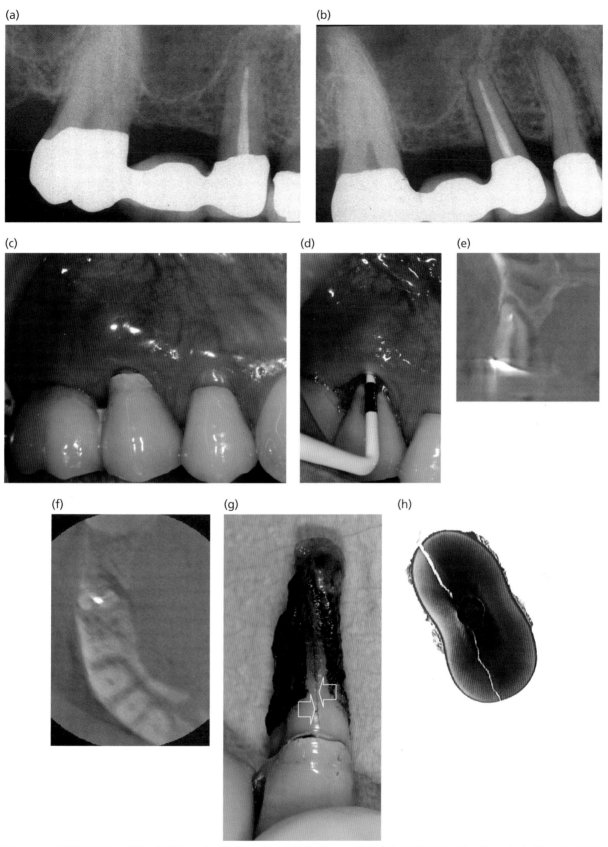

图41-22　牙根纵裂的病例，常规的口内X线片无法确诊骨病损。（a）X线片显示牙周组织正常。（b）第二张X线片显示牙周膜间隙增宽。（c）患者主诉几周来咬合时疼痛反复发作，几周前出现颊侧轻微肿胀。（d）临床检查在颊侧中央有一探诊深度为9mm的孤立牙周袋，提示牙根折裂。（e, f）局部CBCT有助于显示沿牙齿腭侧面的骨病损。（g）患牙拔除后，亚甲蓝染色使折裂线明显（箭头处），从而证明折裂同时向舌侧和颊侧牙根表面扩展（h）（由T. von Arx提供）。

尖，与感染根管相关的根尖周病变类似。

根据骨破坏的部位、特征、形态，从传统口腔根尖片无法轻易识别这类骨缺损（图41-22）。即使使用不同的角度拍摄X线片，但是病灶的缺失也可能解释为骨开裂区牙根与骨结构间的重叠所致。在其他情况下，X线片特征局限于牙周膜间隙增宽。沿着一个或两个牙根表面侧方的侧面透射影可见较明显的骨病损。稀疏的光晕样的根尖透射影是牙根纵裂的另一X线诊断指征（Pitts & Natkin 1983；Testori et al. 1993；Tamse et al. 1999a）。断层成像技术的发展由于其能够从解剖结构中排除干扰，已经变成了新的有价值的诊断工具，从而有助于形象化地确定骨病变的存在、位置和扩展程度（Gröndahl & Hummonen

2004）（图41-22e, f）。

诊断

牙根纵裂通常很难确诊，因为除非折裂牙根有明显分离，通常无法通过临床检查轻易检查出折裂（Testori et al. 1993）。事实上，当临床指征与根尖周及牙周炎病变重叠时，通常不易确诊。而且，除了当中央X线束与断裂面平行之外，口内X线片很少有诊断价值，但这很难做到（图41-23）。在29个经过牙髓治疗，并出现临床症状和体征，怀疑牙根纵裂的样本中，CBCT提供了准确的诊断依据（Edlund et al. 2011）。以手术探查作为参考，CBCT敏感性和特异性分别为88%和75%。为了使牙齿折裂可见，使用CBCT

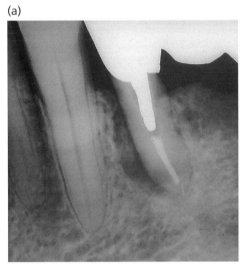
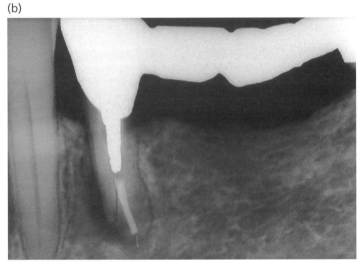

图41-23 （a）一四单位固定桥修复的下颌第一前磨牙，在牙根的近中面显示一骨病损。在这个投射角度中未见折裂影像，但在X线片（b）中进行一个轻微的角度转换，可见一清晰折裂线（由K.G. Olsson提供）。

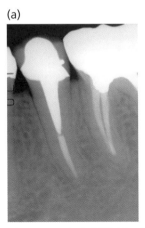
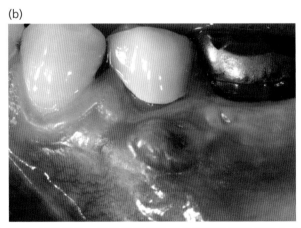
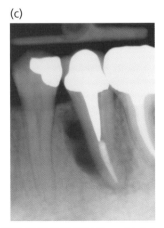

图41-24 （a）冠修复12年后的X线片随访，已进行根管治疗的下颌前磨牙显示出良好的牙周骨组织结构。（b）2年后，治疗完成后14年，牙齿出现疼痛及颊侧肿胀。（c）此次的X线片显示牙根近中面严重牙周组织破坏。（b）和（c）中的表现高度怀疑发生牙根纵裂。

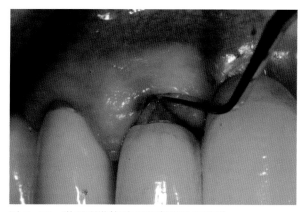

图41-25　微型刮匙协助下观察到牙根纵裂。

足够小的体素尺寸是至关重要的。但是，牙根纵裂检测的准确性似乎依赖于CBCT系统的应用（Metska et al. 2012）。

当牙齿异常位置探及牙周袋时常怀疑牙根纵裂，比如在牙齿的颊侧或舌侧面，牙周炎通常较少累积牙列中的这些位置（图41-22d）。未修复牙齿中突然出现的多个窦道也为怀疑指征。另一明显指征为已进行根管充填牙齿多年保持无症状和病损，突发的临床表现和/或X线片病损（图41-24）。

许多方法可以用来确认诊断。各种染料溶液的应用，如亚甲蓝或碘酊，涂在牙冠和牙根表面有时能起指示作用。这是因为染料进入裂开间隙，会显示出与周围牙齿明显不同的线。使用光导纤维灯对牙根的间接光照也是有价值的。纤维光纤探诊应放置在不同位置的冠或牙根上以暴露骨折线。通常拆除修复体以允许光照进入牙冠是有必要的。提供放大和指示灯的外科显微镜或内窥镜是另一种检查牙根纵裂的有价值的工具。微型刮匙插入龈沟从而暴露牙根的颊面或舌面，从而能够直视，也是有帮助的（图41-25）。通过微小管尖将空气轻吹进入龈沟也能够实现。在前磨牙和磨牙，诊断可能经观察颊尖及舌尖咬诊时的不同疼痛感觉得出。诊断程序包括让患者咬一口小物体或专门设计的塑料棒（FracFinder）。在这种方法应用过程中，用胶带包绕一段牙签并以这种方式让医生可以通过放置/引导这一段牙签至咬合面的不同部分，也是有效的。区别是颊尖或舌尖的其中之一咬合后引起疼痛，而不是另一个，咬合疼痛的牙尖提示有裂缝或断裂。通常，牙根纵裂的诊断需要经外科手术暴露牙根以进行直视下检查（Walton et al. 1984）发现典型的骨开裂后才能确诊（图41-17）。

治疗方法

累及龈沟/龈袋的牙根纵裂，由于微生物从口腔环境经裂开间隙持续地入侵，导致预后通常很差。虽然有报道指出，折裂牙齿拔除后经过树脂粘接或激光消融将断端再附着后可再种植成功，但是折裂牙齿通常是拔除的适应证。在多根牙中，治疗可选择可为半切术和断根拔除术。

结论：牙根纵裂的临床表现和症状多种多样，与其他由牙齿感染引起的疾病鉴别有一定的困难。因此需要考虑多种诊断程序。除了从患者回忆中获取病史，以及颊或舌侧牙周袋探诊深度外，临床检查应包括使折裂线暴露的措施，即染色溶液的应用、光纤灯的使用、手术显微镜或内窥镜检查或进行手术翻瓣。选择性牙尖负荷后疼痛提示可能出现牙根折裂。已进行根管治疗的牙齿，但很长时间无症状以及无感染指征，突然出现的压痛、疼痛以及X线片骨病损，应首先考虑牙根纵裂。牙根纵裂的牙根通常预后很差，是拔除的适应证，如果可以，也可对断根进行截根术/半切术。

牙骨质撕裂

牙骨质撕裂是根折的一种特殊形式。它的定义是牙骨质层或牙骨质和牙本质之间断裂（Lekbes et al. 1996）。这种牙体硬组织的病损的发生率通常男性高于女性，且更常见于年龄大于60岁的人群（Lin et al. 2011）。常常与大力的啃咬和/或研磨有关。切牙是最常受影响的牙齿。与牙根纵折相反，牙骨质撕裂不与牙根表面垂直，所以不会破坏牙本质的胶原网。这表明微生物侵入不可能经由牙骨质撕裂而发生于牙周膜和髓腔之间。然而微生物可以从口腔到达边缘牙周膜，从而造成炎症病损。这些病损与毗连于撕

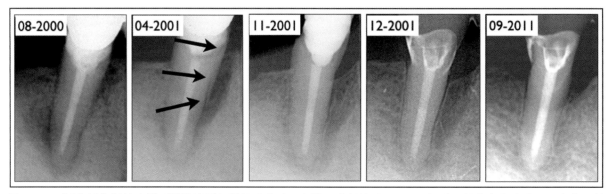

图41-26　固定桥修复的右侧下颌前磨牙经根管治疗后。在第一次复诊（04-2001）时，根尖病变几乎已经愈合。然而，发现了这颗牙牙根近中牙周破坏。从影像学角度看，病损与骨破坏处的一处明显的牙体硬组织分离有关（箭头处）。实施牙周手术，牙骨质撕裂的诊断得到临床确认。去除撕裂的残片，放置釉基质蛋白（Emdogain）。7个月后（11-2001），临床和影像学检查发现牙周病损愈合。以这颗牙为基牙，重新全瓷固定桥修复（12-2001）。10年后（09-2011），这颗牙及其周围结构均正常（由P.Schmidlin和B.Lehnert提供）。

裂的牙骨质的牙周袋的形成相关（图41-26）。

诊断和治疗

牙骨质撕裂可能难以与牙根纵折相鉴别，因为在二维影像上不总是能够发现明显的牙骨质层的分离（Lin et al. 2011）。对于可疑的牙根纵折，探查手术依然是诊断的最佳的选择。然而，与牙根纵折相反，根据部位和范围，牙骨质撕裂可以采取去除折片的保守方法来治疗（图41-26）。

牙根畸形

牙根畸形是指畸形舌侧沟（也称腭龈沟）和牙内陷，可以导致局部牙周组织破坏和牙髓感染。两类畸形多影响上颌侧切牙（Lee et al. 1968；Alani & Bishop，2008）。其病因未知，可能有遗传易感性及局部因素影响了牙齿的正常发育（Alani & Bishop 2008）。腭侧沟起于舌隆突边缘，越过一侧边缘嵴，向根方延伸，有时可达根尖（Lara et al. 2000）。牙内陷可扩展入牙髓腔和/或通过根尖孔与牙根尖或侧方牙周膜相交通（Alani & Bishop 2008）。腭侧沟和牙内陷可与髓腔交通或不交通（Lara et al. 2000；Alani & Bishop 2008）。

诊断

在CBCT出现之前，由于口腔影像学无法在

各个维度上描述牙根畸形的解剖构型，这就影响了牙根畸形的诊断（Patel 2010）。然而，这个问题依然很复杂，因为畸形患牙的牙髓往往有活力，因此对于常规活力测验的反应在正常范围。所以，畸形舌侧沟或牙内陷常常只能在临床症状出现时确诊。在畸形舌侧沟的病例中，上颌前牙舌侧探诊深度增加具有提示作用。牙内陷波及髓腔时，其他方面健康无深龋或修复体的牙齿出现牙髓症状，也提示有牙内陷的可能。其他与牙周组织交通而不直接与髓腔相通的牙内陷患牙，活髓牙可能发生急性自发性有症状型根尖周炎相似的牙周表现（图41-27）。如果怀疑有这种病变，低剂量高分辨率的CBCT可以最大限度地帮助临床医生完成创伤最小的治疗。

治疗方法

畸形的类型和临床相关症状决定了治疗方法。确认患牙牙髓活力是首要的关键。如果活力正常无明显的牙周病损，治疗的目标是避免口腔微生物定植以防引发牙周组织炎症破坏。通常通过口腔卫生措施无法避免这类定值（Kverett & Kramer 1972）。有报道手术去除肉芽组织，联合刮治和根面平整术，并在腭龈沟放置聚四氟乙烯膜治疗后在一些临床上有附着丧失的病例中有效（Anderegg & Metzler 1993）。有牙周病变的牙内陷，清理并封闭缺损区可能有利于牙周组织愈合（图41-26）（Pitt Ford 1998）。沟或内陷与

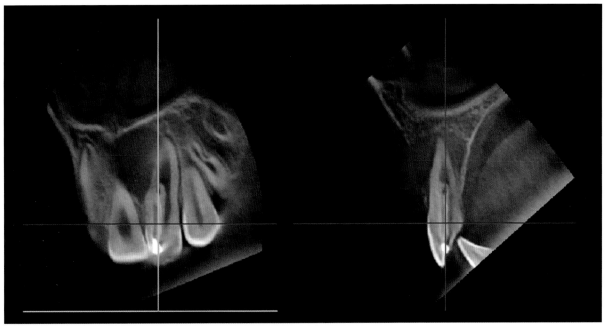

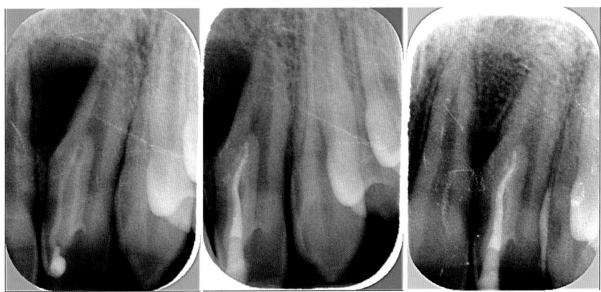

图41-27 11岁男孩的上颌侧切牙。患者表现为22急性脓肿。患牙有牙内陷，并与边缘牙周组织相通。在CBCT上发现颊侧牙槽骨完全缺失。牙内陷不与髓腔相通。因此，没有进行根管治疗。机械化学方法清理牙内陷，牙胶尖和封闭剂充填，粘接复合材料充填冠部。1年内病变达到临床和影像学愈合（右下图）。牙敏感性测试正常。

髓腔相通并导致牙髓症状时，就需要根管治疗。然而，结果往往不可预测，而且可能需要手术治疗（Nallapati 2004）。

牙根表面吸收

　　牙根表面吸收常常没有临床症状，因此除非影像学发现否则可能不被发觉。然而，严重时，表面吸收可能影响龈沟，进而引发感染（图41-28）。不同类型的牙根表面吸收是外伤的后遗症（Andreasen & Andreasen 1992）。在牙髓病学和

牙周病学间潜在相互关系的讨论中，一种类型有特殊的临床意义。这种类型的牙根表面吸收，这里主要指牙颈部牙根进行性内吸收，不是或者至少不是唯一的与牙外伤相关的病损（Heithersay 1999b）。

牙颈部浸润性牙根吸收

　　牙颈部浸润性牙根吸收常常误诊，它的名称很多，包括牙内吸收、不对称性牙内吸收、渐进性内吸收、自发性牙根外吸收、牙颈部边缘吸收、牙颈部外吸收、侵入性根管外吸收、

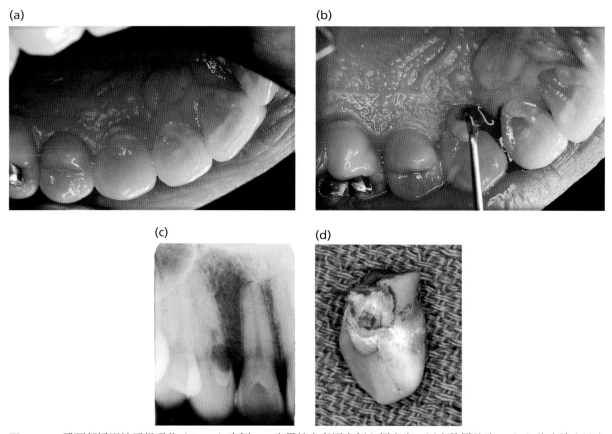

图41-28　牙颈部浸润性牙根吸收（CIRR）病例。30岁男性患者因右侧上颌疼痛、压痛数周就诊。（a）临床检查没有发现明显的病变。（b）牙周探诊时13腭侧脓肿引流。患牙及邻牙牙髓活力测验显示明显阳性反应。（c）分角线投照根尖片显示吸收影像。（d）评估无有效治疗方法后拔除患牙。临床冠见潜掘性大范围的吸收。

骨上侵入性根管外吸收、炎症性牙根外吸收或单纯牙颈部吸收（Frank & Bakland 1987；Gold & Hasselgren 1992；Heithersay 1999a）。Geoffrey S. Heithersay的研究证明了这就是牙颈部浸润性牙根吸收（cervical invasive root resorption，CIRR）这一名称（Heithersay 1999b）。然而，由于这些病损并不都发生于牙颈部，一些关于如何正确命名的争议依然存在（Gold & Hasselgren 1992）。CIRR可能与牙髓坏死、探诊深度增加，以及探查时脓液引流有关（图41-28）。

　　CIRR的形式有很多种。多数情况下，穿通牙骨质层形成小开窗，在牙齿结构内持续吸收而未造成较大的边缘破坏（图41-29）。其他形式的CIRR可能发生广泛的牙周组织缺损（图41-30）。

病因学

　　在正常生理学条件下，硬组织各自的母细胞表层保护其免于吸收，牙骨质表层是成牙骨质细胞。只要矿化组织表面的这些未矿化的母细胞层的类骨质或类牙骨质完整无损，就不会发生吸收（Gottlieb 1942）。

　　尽管对其他几种类型的牙根表面吸收已有所了解，然而CIRR的触发机制远未完全清楚。可能影响类牙骨质层完整性的发病诱因可能包括正畸治疗、外伤，以及牙齿美白相关的化学损伤，但是222例牙根表面吸收的研究病例中几乎都没有牙周炎病史或牙周治疗史（Heithersay 1999b）。即使实施过度的刮治术和根面平整术，牙周治疗后牙根表面吸收发病率低的原因可能是牙根表面的破坏区域往往有结合上皮覆盖。CIRR的进一步潜在病因，尤其是影响同一牙列中多数牙的，可能是病毒（von Arx et al. 2009）。一个相似的推测与病毒有关的疾病是猫破牙细胞吸收病损，在猫中很常见。据猜测病毒可能从猫传播给人类，这是一个可能的原因

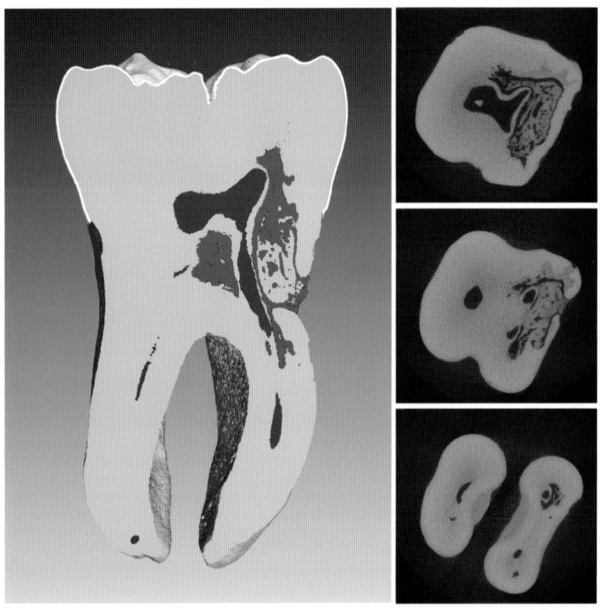

图41-29 因牙颈部浸润性牙根吸收（CIRR）而拔除的下颌磨牙的micro-CT（micro-computed tomography）扫描。左边是纵剖面图；红色显示牙髓，绿色显示内陷区。右边是原始的横断面图。注意病损是如何避开牙髓的。也要注意侵入组织的表面骨组织（F. Paqué提供）。

(a)　　　　　　　　(b)　　　　　　　　(c)　　　　　　　　(d)

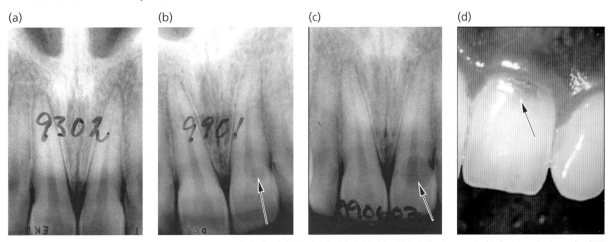

图41-30 一系列不同时期的根尖片显示了一名年轻成年患者牙颈部浸润性牙根吸收（CIRR）的表现。（a）15岁时没有吸收的表现。（b）6年后出现小的透射区（箭头处）。（c）6个月后病损扩大（箭头处）。（d）临床上牙颈部处出现透红病损（箭头处）（A. Molander提供）。

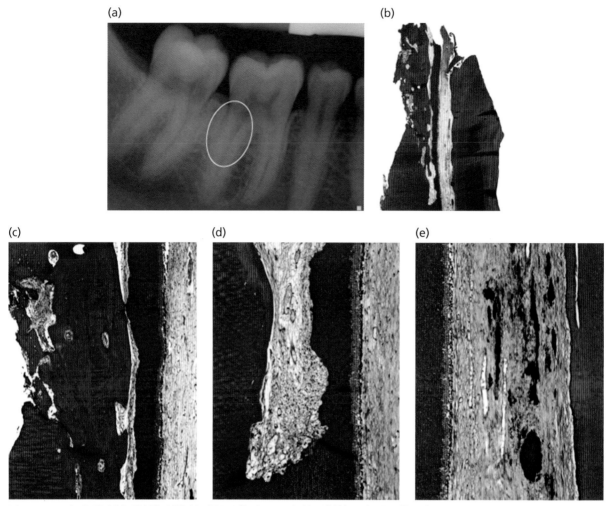

图41-31 （a）诊断为牙颈部浸润性牙根吸收（CIRR）的下颌第一磨牙和第二磨牙。认为患牙无法治疗并拔除。（b）第一磨牙远中牙颈部区域即图（a）中环形所示的区域的组织学切片。可见远中大量牙本质吸收，随后骨组织侵入缺损处。牙髓和内部牙本质层未受累。（c）图（b）的细节。新生得组织表现为板层骨的特征，有骨髓腔。（d）图（b）中吸收病损区的最根方的放大图。可以在缺损对应的壁上观察到牙本质的吸收和骨组织的替代。注意正常的前期牙本质和成牙骨质细胞层很明显。（e）吸收处根方紧邻的牙髓。牙髓发生无炎症性纤维化和营养不良型钙化。

（von Arx et al. 2009）。然而缺乏病毒是多数牙CIRR起因的确凿证据。

CIRR病例中，除非病损处有感染，否则前期牙本质不会吸收。显然经典细胞避开无矿化组织或少矿化组织（Stenvik & Mjör 1970）（图41-31）。这解释了为什么CIRR侧向扩展而不是直接侵入牙髓。然而，这种外周的扩展可以显著地破坏牙齿结构（图41-29，图41-32，图41-33）。如果是死髓牙，没有成牙本质细胞产生前期牙本质引发抑制吸收的机制，CIRR可能扩展至髓腔。

一种特殊形式的牙颈部吸收可能并发于冠内漂白的根充牙（Harringto & Natkin 1979；

Montgomery 1984）。特别要注意的是，使用的有组织毒性的高浓度过氧化氢有能力穿透牙釉质和牙骨质（Fuss et al. 1989）。

吸收似乎是由骨重建单位引起的：由碎片细胞和骨组织形成。局部牙骨质层丧失，这些细胞单位接触到牙根牙本质。Southam（1967）的组织学研究揭示CIRR病损充满肉芽组织和骨组织。所以，这种类型的病损本质上不是炎症，至少最初不是。CIRR经骨组织上的局部缺口侵犯牙不如说是一种替代性吸收。起初，骨重建单位的入路很小（图41-29）。然而，一旦牙根表面的潜掘性破坏更加严重，部分牙根表层可能丧失，并导致更大的创口。牙颈部更大的伤口可能

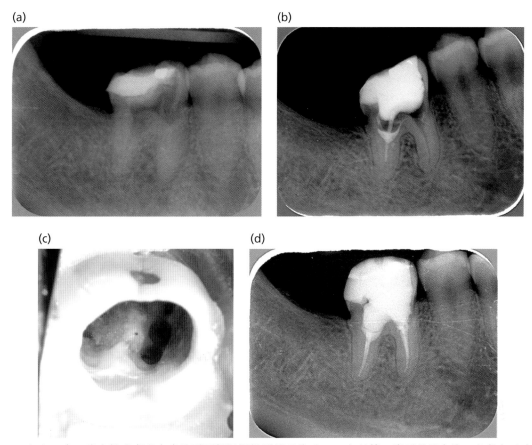

图41-32 （a）一名40岁女性患者患有多处牙颈部浸润性牙根吸收（CIRR）的第一磨牙的根尖片。患者有正畸时加力过大病史。主诉为右侧下颌磨牙区严重自发痛。46诊断为CIRR相关的牙髓症状。（b）打开牙髓腔，牙科显微镜直视下长柄钻去除吸收组织。然后用氢氧化钙粉末与2.5%NaClO溶液配成的糊剂暂封吸收处和根管系统。（c）复诊时，患者症状消除。由于出血被控制，可以看见吸收组织的开口，去除骨样组织。在根管和牙周交通处放置矿物三氧化物聚合体（MTA）。第三次复诊时，充填根管系统，粘接复合材料修复患牙。（d）2年后复诊，牙齿无不适，根尖片无低密度影。

也与漂白剂通过牙本质小管扩散有关。引起症状的口腔微生物可以侵入这个入口导致组织吸收。CIRR的入口常常接近牙槽嵴顶。可能在骨上，也可能在骨下（Frank & Torabinejad 1998）。

诊断

牙根吸收本身不会导致疼痛，并且可能多年没有临床症状。而影像学是发现这一疾病的唯一手段，颊侧牙面牙颈部上的粉红小点是警示症状（图41-30）。在后期，当吸收波及龈沟时，可能出现典型的牙周脓肿症状（图41-28）。

单纯影像学手段通常不足以定义牙根区域的透射影为外吸收。实际上，多种情况可能表现为射线透射性，包括根管内吸收（牙根内吸收），或者颊侧或舌侧的吸收病损，其影像与牙根重叠，这也可能是人为的，反映了透射性的骨组织区域重叠于牙根。因此应该从不同角度拍摄多张X线片观察是否透射区影响到牙根外表面。新的断层扫描技术在鉴别牙根外吸收和牙根内吸收上有巨大优势（Patel et al. 2009）。高分辨率低剂量的CBCT现在是诊断这些疾病的标准手段。因为这类病损罕见（Heithersay 1999a），且CBCT要求相对高的照射剂量，只有怀疑CIRR时才应该使用这种方法。

病损的位置很重要。颊侧或舌侧的牙根吸收病损比邻面的更加难以在影像学上发现，除非使用断层扫描。我们应该知道从影像学上可能难以区分牙颈部处龋坏和牙根吸收造成的穿孔。认识到细菌产酸使牙本质脱矿，留下软的洞面，有助于鉴别龋坏和吸收。相反的，吸收分解了硬组织里的矿物质和有机成分，其洞底探诊时质硬。

CIRR的临床症状包括探诊时肉芽组织大量

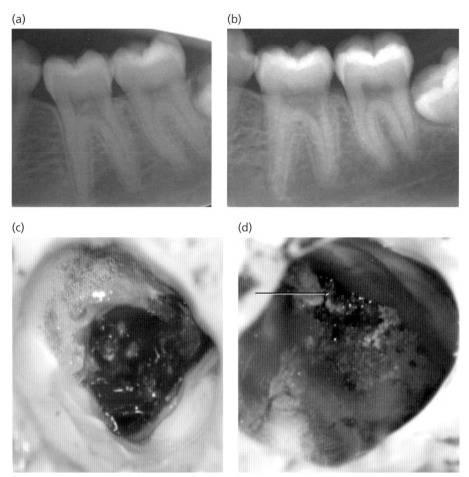

图41-33 （a，b）下颌第一磨牙CIRR呈花斑状。牙髓中有髓石，吸收缺损处，骨组织与牙髓重叠。接近牙髓和吸收处（c），去除出血组织，在洞的舌侧壁上发现骨组织，吸收病损由此进入牙齿（d）。图（d）中的箭头指示远中根根管口（由M. Fidjon友情提供）。

出血。偶尔可能由于边缘感染导致牙周脓肿，与牙周或牙髓病症状相似（图41-29）。当病损位于根方或邻面，常常难以探诊。影像学上，只能在病损达到一定大小时才可能发现（Andreasen et al. 1987）（图41-29，图41-31）。有时由于骨组织大量长入吸收缺损区域，可能表现为花斑状（Seward 1963）（图41-34）。透射区内常常可见根管影像（图41-31，图41-35），这是牙根表面吸收的诊断特征。探诊时大量出血和肉芽组织形成，以及坚硬的洞底，证实CIRR的诊断。牙髓电活力测试和冷测常常呈阳性，但无法与龋坏和内吸收这两个主要的可疑诊断相鉴别（Frank & Bakland 1987）。

临床治疗方面

入口的位置和大小决定治疗方案的选择。在入口宽大的病例中，手术暴露病损区域以清除肉芽组织是唯一合理的选择（Heithersay 1999c）。随后在缺损处放置复合树脂等牙科充填材料，再缝合。可以用三氯乙酸化学预处理的方法辅助手工去除肉芽组织（Heithersay 1999c）。其他的治疗方法包括牙周翻瓣后根向复位至牙齿吸收处或正畸牵拉患牙（Gold & Hasselgren 1992）。手术去除肉芽组织后也可使用引导组织再生术促进牙周膜细胞长入吸收区（Rankow & Krasner 1996）。在牙根结构允许无损伤拔牙的牙齿，可以实施人为再植（Frank & Torabinejad 1998）。这个方法需要根管治疗。根管治疗的费用和人为再植潜在的吸收后遗症是这种联合治疗手段通常不作为首选治疗方案的原因。

从牙周方面治疗CIRR的优势是可以保留活髓牙。然而，在大多数情况下，入口所在的区域不易到达（Frank & Torabinejad 1998）。因此在这些情况下保存牙髓活性几乎不可能。而且牺牲

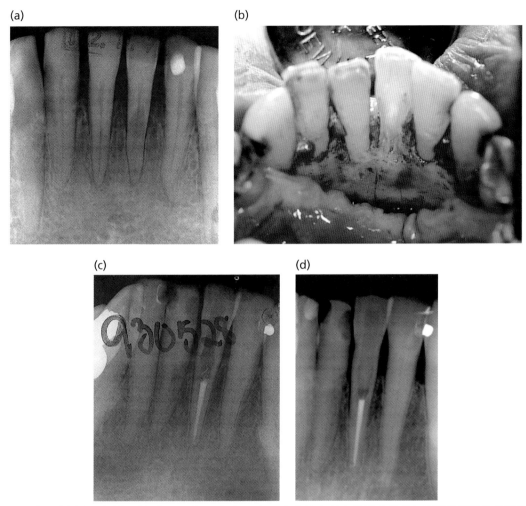

图41-34 双侧下颌中切牙舌侧牙根表面吸收。（a）一名78岁女性患者出现严重疼痛和舌侧牙周脓肿后就诊。治疗史无特殊。患者之前服用过抗生素。（b）然后翻瓣暴露吸收区域，去除肉芽组织，31牙髓坏死。（c）术中行牙髓治疗。41无进一步治疗并进行临床和影像学追踪。两颗牙都没有复发吸收，患者无不适。（d）治疗8年后最后一次复诊根尖片。41没有进一步吸收。

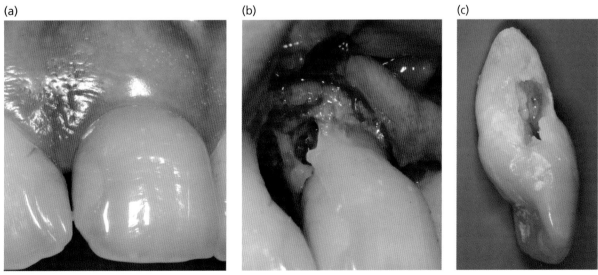

图41-35 （a）左侧上颌前牙大面积CIRR。（b）牙周手术发现病损太严重患牙无法保留。（c）这个病例中，拔牙是唯一合理的治疗方法。拔除的患牙上可见潜行的病损。前期牙本质没有吸收，牙髓腔呈中空状（由C. Schädle友情提供）。

牙髓，然后从髓腔一侧治疗病损的损伤更小。牙科显微镜和MTA出现后这种方法变得更加简单。为了去除牙齿的吸收组织，需要复诊一次：初诊时，定位牙齿的缺损并使用长柄球钻去除大块的钙化肉芽组织（图41-32）。暂封氢氧化钙粉剂和NaOCl溶液调合的糊剂于缺损处，以溶解病损内残留的软组织（Zehnder et al. 2003）。复诊时更容易止血。可以辨认CIRR的入口，用MTA等粘固剂封闭（图41-32）。穿孔的缺损区，最好用双固化复合树脂封闭牙槽嵴顶上方的病损。

另一种治疗手段是拔除患牙。这种治疗方法在无法修复患牙完整结构的严重病例中变得有必要（图41-35）。还有一个选择是暂时保留并推荐定期复诊，但要告知患者存活率不高，经验显示吸收进程偶尔可能减慢，因此这类牙齿可以保留数年（图41-34）。如果CIRR病损在根尖，尤其提倡这种方法。位于根尖的嵴顶下病损难以通过手术方法或牙髓治疗方法到达，与嵴顶上病损相比生感染的可能性更低。

结论：重度CIRR与牙周组织的持久炎症和牙髓破坏有关。这类牙根表面吸收的原因并不清楚。为了治疗疾病，需要手术去除吸收肉芽组织，充填吸收洞腔。现代牙髓技术允许从牙髓侧开展治疗（图41-33，图42-34）。然而，不管什么治疗方法，随后都可能出现牙周并发症，包括深牙周袋和牙周脓肿。因此需要定期临床/影像学复查，以观察复发指征和牙周组织反应。在严重病例，拔牙是唯一合理的治疗方法（图41-29）。

参考文献

[1] Adorno, G., Yoshioka, T.& Suda, H. (2010). The effect of working length and root canal preparation technique on crack development in the apical root canal wall. *International Endodontic Journal* **43**, 321–327.

[2] Alani, A. & Bishop, K. (2010). Dens invaginatus. Part I. Classification, prevalence and aetiology. *International Endodontic Journal* **41**, 1123–1136.

[3] Anderegg, C.R. & Metzler, D.G. (1993). Treatment of the palate-gingival groove with guided tissue regeneration. Report of 10 cases. *Journal of Periodontology* **64**, 72–74.

[4] Andreasen, J.O. & Andreasen, F.M. (1992). Root resorption following traumatic dental injuries. *Proceedings of the Finnish Dental Society* **88 Suppl 1**, 95–114.

[5] Andreasen, F.M., Sewerin, I., Mandel, U. & Andreasen, J.O. (1987). Radiographic assessment of simulated root resorption cavities. *Endodontics and Dental Traumatology* **3**, 21–27.

[6] Andreasen, J.O., Farik, B. & Munksgaard, E.C. (2002). Long-term calcium hydroxide as a root canal dressing may increase risk of root fracture. *Dental Traumatology* **18**, 134–137.

[7] Arens, D.E. & Torabinejad, M. (1996). Repair of furcal perforations with mineral trioxide aggregate: two case reports. *Oral Surgery, Oral Medicine, Oral Pathology* **82**, 84–88.

[8] Beavers, R.A., Bergenholtz, G. & Cox, C.F. (1986). Periodontal wound healing following intentional root perforations in permanent teeth of *Macaca mulatta. International Endodontic Journal* **19**, 36–44.

[9] Blomlöf, L., Lindskog, S. & Hammarström, L. (1988). Influence of pulpal treatments on cell and tissue reactions in the marginal periodontium. *Journal of Periodontology* **59**, 577–583.

[10] Chan, C.P., Lin, C.P., Tseng, S.C. & Jeng, J.H. (1999). Vertical root fracture in endodontically versus nonendodontically treated teeth: a survey of 315 cases in Chinese patients. *Oral Surgery, Oral Medicine, Oral Pathology, Oral Radiology and Endodontics* **87**, 504–507.

[11] Cohen , S., Louis H.B. (2006). A demographic analysis of vertical root fractures. *Journal of Endodontics* **32**, 1160–1163.

[12] de Paula Silva, F.W.G., Sanramaria, M., Leonardo, M.R., Consolaro, A. & da Silva, L.A.B. (2009). Cone-beam computerized tomographic, radiographic, and histologic evaluation of periapical repair in dogs' post-endodontic treatment. *Oral Surgery, Oral Medicine, Oral Pathology, Oral Radiology and Endodontics* **108**, 796–805.

[13] Edlund, M., Nair, M.K. & Nair U.P. (2011). Detection of vertical root fractures by using cone-beam computed tomography: A clinical study. *Journal of Endodontics* **37**, 768–772.

[14] Ehnevid, H., Jansson, L.E., Lindskog, S.F. & Blomlöf, L.B. (1993a). Periodontal healing in relation to radiographic attachment and endodontic infection. *Journal of Periodontology* **64**, 1199–1204.

[15] Ehnevid, H., Jansson, L., Lindskog, S. & Blomlöf, L. (1993b). Periodontal healing in teeth with periapical lesions. A clinical retrospective study. *Journal of Clinical Periodontology* **20**, 254–258.

[16] Eleftheriadis, G.I. & Lambrianidis, T.P. (2005). Technical quality of root canal treatment and detection of iatrogenic errors in an undergraduate dental clinic. *International Endodontic Journal* **38**, 725–734.

[17] Everett, F.G. & Kramer, G.M. (1972). The disto-lingual groove in the maxillary lateral incisor; a periodontal hazard. *Journal of Periodontology* **43**, 352–361.

[18] Frank, A.L. & Bakland, L.K. (1987). Nonendodontic therapy for supraosseous extracanal invasive resorption. *Journal of Endodontics* **13**, 348–355.

[19] Frank, A.L. & Torabinejad, M. (1998). Diagnosis and treatment of extracanal invasive resorption. *Journal of Endodontics* **24**, 500–504.

[20] Fulling, H.J. & Andreasen, J.O. (1976). Influence of maturation status and tooth type of permanent teeth upon electrometric and thermal pulp testing. *Scandinavian Journal of Dental Research*

84, 286–290.

[21] Fuss, Z., Szjakis, S. & Tagger, M. (1989). Tubular permeability to calcium hydroxide and to bleaching agents. *Journal of Endodontics* **15**, 3362–3364.

[22] Fuss, Z., Assooline, L.S. & Kaufman, A.Y. (1996). Determination of location of root perforations by electronic apex locators. *Oral Surgery, Oral Medicine, Oral Pathology, Oral Radiology and Endodontics* **96**, 324–329.

[23] Gesi, A., Hakeberg, M., Warfvinge, J. & Bergenholtz, G. (2006). Incidence of periapical lesions and clinical symptoms after pulpectomy – a clinical and radiographic evaluation of 1- versus 2-session treatment. *Oral Surgery, Oral Medicine, Oral Pathology, Oral Radiology and Endodontics* **101**, 379–388.

[24] Geurtsen, W. & Leyhausen, G. (1997). Biological aspects of root canal filling materials – histocompatibility, cytotoxicity, and mutagenicity. *Clinical Oral Investigations* **1**, 5–11.

[25] Gher, M.E. Jr., Dunlap, M.R., Anderson, M.H. & Kuhl, L.V. (1987). Clinical survey of fractured teeth. *Journal of the American Dental Association* **14**, 174–177.

[26] Gold, S. & Hasselgren, G. (1992). Peripheral inflammatory root resorption; a review of the literature with some case reports. *Journal of Clinical Periodontology* **19**, 523–534.

[27] Gopikrishna, V., Pradeep, G. & Venkateshbabu, N. (2009). Assessment of pulp vitality: a review. *International Journal of Paediatric Dentistry* **19**, 3–15.

[28] Gottlieb, B. (1942). Biology of the cementum. *Journal of Periodontology* **13**, 13–17.

[29] Gröndahl, H.-G. & Hummonen, S. (2004). Radiographic manifestations of periapical inflammatory lesions. How new radiological techniques may improve endodontic diagnosis and treatment planning. *Endodontic Topics* **8**, 55–67.

[30] Harrington, G.W. & Natkin, E. (1979). External resorption associated with bleaching of the pulpless teeth. *Journal of Endodontics* **5**, 344–348.

[31] Heithersay, G.S. (1999a). Clinical, radiologic and histopathologic features of invasive cervical resorption. *Quintessence International* **30**, 27–37.

[32] Heithersay, G.S. (1999b). Invasive cervical resorption: An analysis of potential predisposing factors. *Quintessence International* **30**, 83–95.

[33] Heithersay, G.S. (1999c). Treatment of invasive cervical resorption: an analysis of results using topical application of trichloracetic acid, curettage, and restoration. *Quintessence International* **30**, 96–110.

[34] Holland, R., Ferreira, L.B., de Souza, V. *et al.* (2007). Reaction of the lateral periodontium of dogs` teeth to contaminated and noncontaminated perforations filled with mineral trioxide aggregate. *Journal of Endodontics* **33**, 1192–1197.

[35] Jafarzadeh, H. & Abbott, P.V. (2010a). Review of pulp sensibility tests. Part I: general information and thermal tests. *International Endodontic Journal* **43**, 738–762.

[36] Jafarzadeh, H. & Abbott, P.V. (2010b). Review of pulp sensibility tests. Part II: electric pulp tests and test cavities. *International Endodontic Journal* **43**, 945–958.

[37] Jameson, M.W., Tidmarsh, B.G. & Hood, J.A. (1994). Effect of storage media on subsequent water loss and regain by human and bovine dentine and on mechanical properties of human dentine *in vitro*. *Archives of Oral Biology* **39**, 759–767.

[38] Jansson, L., Ehnevid, H., Lindskog, S. & Blomlöf, L. (1993a). Relationship between periapical and periodontal status. A clinical retrospective study. *Journal of Clinical Periodontology* **20**, 117–123.

[39] Jansson, L., Ehnevid, H., Lindskog, S. & Blomlöf, L. (1993b). Radiographic attachment in periodontitis-prone teeth with endodontic infection. *Journal of Periodontology* **64**, 947–953.

[40] Kahler, B., Swain, M.V. & Moule, A. (2003). Fracture-toughening mechanisms responsible for differences in work to fracture of hydrated and dehydrated dentine. *Journal of Biomechanics* **36**, 229–237.

[41] Kishen, A. (2006). Mechanisms and risk factors for fracture predilection in endodontically treated teeth. *Endodontic Topics* **13**, 57–83.

[42] Kishen, A. & Asundi, A. (2005). Experimental investigation on the role of water in the mechanical behavior of structural dentine. *Journal of Biomedical Material Research A* **73**, 192–200.

[43] Krell, K.V. & Rivera, E.M. (2007). A six year evaluation of cracked teeth diagnosed with reversible pulpitis: Treatment and prognosis. *Journal of Endodontics* **33**, 1405–1407.

[44] Kvinnsland, I., Oswald, R.J., Halse, A. & Grönningsaeter, A.G. (1989). A clinical and roentgenological study of 55 cases of root perforation. *International Endodontic Journal* **22**, 75–84.

[45] Langeland, K. (1987). Tissue response to dental caries. *Endodontics and Dental Traumatology* **3**, 149–171.

[46] Lantz, B. & Persson, P. (1967). Periodontal tissue reactions after root perforations in dogs teeth: a histologic study. *Odontologisk Tidskrift* **75**, 209–236.

[47] Lara, V.S., Consolaro, A. & Bruce, R.S. (2000). Macroscopic and microscopic analysis of the palate-gingival groove. *Journal of Endodontics* **26**, 345–350.

[48] Lee, K.W., Lee, E.C. & Poon KY. (1968). Palato-gingival grooves in maxillary incisors. A possible predisposing factor to localized periodontal disease. *British Dental Journal* **2**, 14–18.

[49] Leknes, K.N., Lie, T. & Selvig, K.A. (1966). Cemental tear: a risk factor in periodontal attachment loss. *Journal of Periodontology* **67**, 583–588.

[50] Lin, H.J., Chan, C.P., Yang, C.Y. *et al.* (2011). Cemental tear: clinical characteristics and its predisposing factors. *Journal of Endodontics* **37**, 611–618.

[51] Löwenstein, N.R. & Rathkamp, R. (1955). A study on the pressoreceptive sensibility of the tooth. *Journal of Dental Research* **34**, 287–294.

[52] Meister, F., Lommel, T.J. & Gerstein, H. (1980). Diagnosis and possible causes of vertical root fractures. *Oral Surgery, Oral Medicine, Oral Pathology* **49**, 243–253.

[53] Mejàre, I., Axelsson, S., Davidson, T. *et al.* (2012) Diagnosis of dental pulp's condition. A systematic review. *International Endodontic Journal* **45**, 597–613.

[54] Mente, J., Hage, N., Pfefferle, T. *et al.* (2010). Treatment outcome of mineral trioxide aggregate: repair of root perforations. *Journal of Endodontics* **36**, 208–213.

[55] Metska, M.E., Aartman, I.H.A., Wesselink, P.R. & Özok, A.R. (2012). Detection of vertical root fractures in vivo in endodontically treated teeth by cone-beam computed tomography scans. *Journal of Endodontics* **38**, 1344–1347.

[56] Miyashita, H., Bergenholtz, G. & Wennström, J. (1998). Impact of endodontic conditions on marginal bone loss. *Journal of Periodontology* **69**, 158–164.

[57] Montgomery, S. (1984). External cervical resorption after bleaching a pulpless tooth. *Oral Surgery, Oral Medicine, Oral Pathology* **57**, 203–206.

[58] Mumford, J.M. (1964). Evaluation of gutta percha and ethyl chloride in pulp testing. *British Dental Journal* **116**, 338–342.

[59] Nallapati, S. (2004). Clinical management of a maxillary lateral incisor with vital pulp and type 3 dens invaginatus: a case report. *Journal of Endodontics* **30**, 726–731.

[60] Papa, J., Cain, C. & Messer, H.H. (1994). Moisture content of vital vs endodontically treated teeth. *Endodontics and Dental Traumatology* **10**, 91–93.

[61] Parirokh, M. & Torabinejad, M. (2010a). Mineral trioxide aggregate: a comprehensive literature review – part I: chemical, physical and antibacterial properties. *Journal of Endodontics* **36**, 16–27.

[62] Parirokh, M. & Torabinejad, M. (2010b). Mineral trioxide aggregate: a comprehensive literature review – part III: clinical applications, drawbacks, and mechanisms of action. *Journal of Endodontics* **36**, 400–413.

[63] Pascon, F.M., Kantovitz, K.R., Sacramento, P.A., Nobredos-

Santos, M. & Puppin-Rontani R.M. (2009). Effect of sodium hypochlorite on dentine mechanical properties. A review. *Journal of Dentistry* **37**, 903–908.

[64] Patel, S. (2009). New dimensions in endodontic imaging: Part 2. Cone Beam Computed Tomography. *International Endodontic Journal* **42**, 463–475.

[65] Patel, S. (2010). The use of cone beam computed tomography in the conservative management of dens invaginatus: a case report. *International Endodontic Journal* **43**, 707–713.

[66] Patel, D.K. & Burke, F.J. (1995). Fractures of posterior teeth: a review and analysis of associated factors. *Primary Dental Care* **2**, 6–10.

[67] Patel, S., Kanagasingam, S. & Pitt Ford, T. (2009). External cervical resorption: a review. *Journal of Endodontics* **35**, 616–625.

[68] Peters, D.D., Baumgartner, J.C. & Lorton L. (1994). Adult pulpal diagnosis. I. Evaluation of the positive and negative responses to cold and electrical pulp tests. *Journal of Endodontics* **20**, 506–511.

[69] Petersson, K., Hasselgren, G. & Tronstad, L. (1985). Endodontic treatment of experimental root perforations in dog teeth. *Endodontics and Dental Traumatology* **1**, 22–28.

[70] Petersson, K., Söderström, C., Kiani-Anaraki, M. & Levy G. (1999). Evaluation of the ability of thermal and electrical tests to register pulp vitality. *Endodontics and Dental Traumatology* **15**, 127–131.

[71] Pitt Ford, H.E. (1998). Peri-radicular inflammation related to dens invaginatus treated without damaging the dental pulp: a case report. *International Journal of Paediatric Dentistry* **8**, 283–286.

[72] Pitt Ford, T.R. & Patel, S. (2004). Technical equipment for assessment of pulp status. *Endodontic Topics* **7**, 2–13.

[73] Pitts, D.L. & Natkin, E. (1983). Diagnosis and treatment of vertical root fractures. *Journal of Endodontics* **9**, 338–346.

[74] Randow, K. & Glantz, P.-O. (1986). On cantilever loading of vital and non-vital teeth. An experimental clinical study. *Acta Odontologica Scandinavica* **44**, 271–277.

[75] Randow, K., Glantz, P.O. & Zöger, B. (1986). Technical failures and some related clinical complications in extensive fixed prosthodontics. An epidemiological study of long-term clinical quality. *Acta Odontologica Scandinavica* **44**, 241–255.

[76] Rankow, H.J. & Krasner, P.R. (1996). Endodontic applications of guided tissue regeneration in endodontic surgery. *Journal of Endodontics* **22**, 34–43.

[77] Reeh, E.S., Messer, H.H. & Douglas, W.H. (1989). Reduction in tooth stiffness as a result of endodontic and restorative procedures. *Journal of Endodontics* **15**, 512–516.

[78] Roh, B.D. & Lee, Y.D. (2006). Analysis of 154 cases of teeth with cracks. *Dental Traumatology* **22**, 118–123.

[79] Salvi G.E., Siegrist-Guldener B.E., Amstad T., Joss A. & Lang N.P. (2007). Clinical evaluation of root filled teeth restored with or without post-and-core systems in a specialist practice setting. *International Endodontic Journal* **40**, 209–215.

[80] Schwartz, R.S., Mauger, M., Clement, D.J. & Walker W.A. 3rd. (1999). Mineral trioxide aggregate: a new material for endodontics. *Journal of the American Dental Association* **130**, 967–975.

[81] Sedgley, C.M. & Messer, H.H. (1992). Are endodontically treated teeth more brittle? *Journal of Endodontics* **18**, 332–335.

[82] Seward, G.R. (1963). Periodontal disease and resorption of teeth. *British Dental Journal* **34**, 443–449.

[83] Shemesh, H., Cristescu, R., Wesselink, P.R. & Wu, M.K. (2011). The use of Cone-Beam Computed Tomography and digital periapical radiographs to diagnose root perforations. *Journal of Endodontics* **37**, 513–516.

[84] Sinai, I. (1977). Endodontic perforations: their prognosis and treatment. *Journal of the American Dental Association* **95**, 90–95.

[85] Southam, J.C. (1967). Clinical and histological aspects of peripheral cervical resorption. *Journal of Periodontology* **38**, 534–538.

[86] Stassen, I.G., Hommez, G.M., De Bruyn, H & de Moor, R.J. (2006). The relation between apical periodontitis and root-filled teeth in patients with periodontal treatment need *International Endodontic Journal* **39**, 299–308.

[87] Stenvik, A. & Mjör, I.A. (1970). Pulp and dentin reactions to experimental tooth intrusion. *American Journal of Orthodontics* **57**, 370–385.

[88] Swedish Council on Health Technology Assessment. (2010). *Methods of Diagnosis and Treatment in Endodontics. A Systematic Review. Report no. 203*. Swedish Council on Health Technology, Chapter 3.9.

[89] Tamse, A. (2006). Vertical root fractures in endodontically treated teeth: diagnostic signs and clinical management. *Endodontic Topics* **13**, 84–94.

[90] Tamse, A., Fuss, Z., Lustig, J., Ganor, Y. & Kaffe, I. (1999a). Radiographic features of vertically fractured, endodontically treated maxillary premolars. *Oral Surgery, Oral Medicine, Oral Pathology, Oral Radiology and Endodontics* **88**, 348–352.

[91] Tamse, A., Fuss, Z., Lustig, J. & Kaplavi, J. (1999b). An evaluation of endodontically treated vertically fractured teeth. *Journal of Endodontics* **25**, 506–508.

[92] Testori, T., Badino, M. & Castagnola, M. (1993). Vertical root fractures in endodontically treated teeth. *Journal of Endodontics* **19**, 87–90.

[93] Tjan, A.H. & Whang, S.B. (1985). Resistance to root fracture of dowel channels with various thicknesses of buccal dentin walls. *Journal of Prosthetic Dentistry* **53**, 496–500.

[94] Torabinejad, M. & Parirokh, M. (2010). Mineral Trioxide Aggregate: a comprehensive literature review-Part II: leakage and biocompatibility investigations. *Journal of Endodontics* **36**, 190–202.

[95] Tsesis, I. & Fuss, Z. (2006). Diagnosis and treatment of accidental root perforations. *Endodontic Topics* **13**, 95–107.

[96] Tsesis, I., Rosenberg, E., Faivishevsky, V. *et al.* (2010). Prevalence and associated periodontal status of teeth with root perforation: A retrospective study of 2002 patients' medical records. *Journal of Endodontics* **36**, 797– 800.

[97] von Arx, T., Schawalder, P., Ackerman, M. & Bosshardt, D.D. (2009). Human and feline invasive cervical resorptions: the missing link? Presentation of 4 cases. *Journal of Endodontics* **35**, 904–913.

[98] Venskutonis, T., Plotino, G., Juodzbalys, G. & Mickevicien, L. (2014). The importance of cone-beam computed tomography in the management of endodontic problems: A review of the literature. *Journal of Endodontics* **40**, 1895–1901.

[99] Walton, R.E., Michelich, R.J. & Smith, G.N. (1984). The histopathogenesis of vertical root fractures. *Journal of Endodontics* **10**, 48–56.

[100] Yang, S.F., Rivera, E.M. & Walton, R.E. (1995). Vertical root fracture in nonendodontically treated teeth. *Journal of Endodontics* **21**, 337–339.

[101] Zehnder, M., Grawehr, M., Hasselgren, G. & Waltimo, T. (2003). Tissue-dissolution capacity and dentin-disinfecting potential of calcium hydroxide mixed with irrigating solutions *Oral Surgery, Oral Medicine, Oral Pathology, Oral Radiology, Endodontics* **96**, 608–613.

第42章

种植体周围黏膜炎和种植体周围炎的治疗

Treatment of Peri-implant Mucositis and Peri-implantitis

Tord Berglundh[1], Niklaus P. Lang[2,3], Jan Lindhe[1]

[1] Department of Periodontology, Institute of Odontology, The Sahlgrenska Academy at University of Gothenburg, Gothenburg, Sweden
[2] Department of Periodontology, School of Dental Medicine, University of Berne, Berne, Switzerland
[3] Center of Dental Medicine, University of Zurich, Zurich, Switzerland

前言

第26章描述了发生于种植体周围组织的炎症性病损。这是机会感染的结果，如果未经治疗可能累及骨组织，导致种植体失败。因此有必要定期复查种植体周围组织观察是否有生物学并发症，以期早期治疗。一经诊断，随后的治疗必须以减少黏膜下生物膜、改变细菌定植区生态为目的。

治疗策略

治疗策略的选择基于诊断和种植体周围病损的严重程度。与骨严重吸收的重度种植体周围炎病损相比，种植体周围黏膜炎和种植体周围炎初期需要的治疗较少。然而，所有的种植体周围疾病，其治疗策略都必须包括机械清理（控制炎症）程序。因此，在专业性机械清创以去除种植体表面菌斑和牙石等的同时，必须给予患者口腔卫生知识和指导。基于这一点，种植体支持式义齿的设计必须有利于口腔卫生，这一点很重要。对于义齿不利于口腔卫生的病例，必须改良义齿以促进自我控制和专业性机械感染控制。

图42-1和图42-2的两个病例说明了自我清洁和专业性机械清洁的效果。初诊检查时种植体周围菌斑、牙石和炎症症状明显，3个月后复诊，感染控制情况显示口腔卫生情况和软组织状况改善。

非手术治疗

牙周感染和种植体周围感染的治疗方法间有明显的相似性。然而一个重要的差异在于器械难以处理黏膜边缘下的种植体表面。因此，龈下刮治和根面平整术虽然是众所周知的治疗牙周炎的方法，然而对于种植体周围炎而言，种植体螺纹设计上的不同可能妨碍医生探查和去除黏膜边缘

(a)　　　　　　　　　　　　　　　(b)

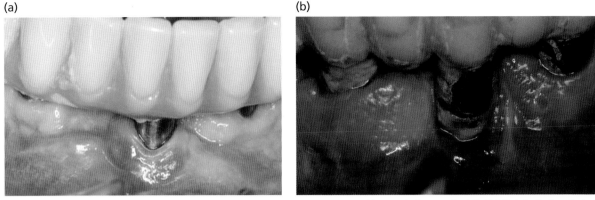

图42-1　（a）一名70岁女性患者和（b）一名62岁女性患者的下颌种植体的口内像。注意种植体周围黏膜明显的炎症症状（a，b）以及大量的菌斑和牙石（b）。

(a)　　　　　　　　　　　　　　　(b)

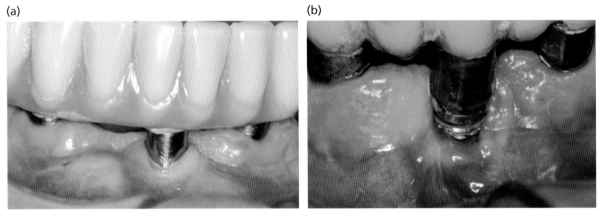

图42-2　（a，b）图42-1中的种植体经自我清洁联合专业清洁感染控制3个月后的情况。可见口腔卫生和软组织状况改善。

以下的牙石。在对种植体行盲刮时，可能有沉积物推入黏膜下的风险。因此，种植体表面的非手术清创旨在去除牙石和菌斑，多推荐仅限于处理黏膜边缘水平或黏膜冠方的种植体。可以用钛表面刮治器或碳纤维刮治器去除牙石，用橡皮杯和抛光糊剂抛光种植体表面去除菌斑。碳纤维刮治器不会损伤种植体表面，这类刮治器可以打磨，其强度足以去除大部分堆积的牙石。非金属工作尖的超声设备也可以用于去除牙石。

上述针对病因的治疗可以治疗种植体周围黏膜炎和早期种植体周围炎。Heitz-Mayfield等（2011）在有关治疗29位患有种植体周围黏膜炎患者的研究中发现，非手术清创和口腔卫生维护有效，联合使用氯己定凝胶并没有提高治疗效果。

然而，中度或重度种植体周围炎时非手术治疗不能有效消除炎症，即使非手术机械清创联合辅助抗生素治疗和/或激光治疗。

手术治疗

基础治疗后复查，种植体组织探诊无出血，牙周袋紧缩说明种植体周围病损消除。另一方面，如果BoP和/或脓肿伴深牙周袋等病理症状在复查时依然存在，就需要额外的治疗。手术是一种治疗选择，可以处理种植体表面定植的生物膜。良好地自我感染控制是种植体周围炎手术治疗的前提。

种植体周围炎手术治疗的目的是获得清创和种植体表面去污的入路，从而消除炎症（Lindhe & Meyle 2008）。图42-3～图42-5展示了种植体周围炎的手术治疗。初诊检查时发现炎症症状、探诊深度（probing poket depth，PPD）10mm、BoP阳性和脓肿（图42-3）。根尖片显示两颗种植体周围牙槽骨角形吸收。翻瓣获得病损区的入路，刮治器去除缺损处炎症组织（图42-4）。

(a)

(b)

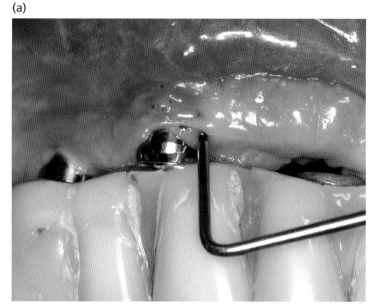
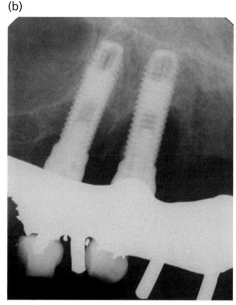

图42-3　患有种植体周围炎的种植体的（a）口内照和（b）根尖片。显示牙周袋探诊深度为10mm、溢浓（a）、牙槽骨角形吸收（b）。

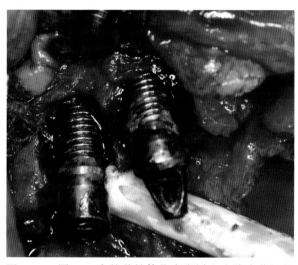

图42-4　图41-3中的种植体位点翻瓣和去除肉芽组织后，种植体暴露。注意颊侧骨壁缺失。现在可以进行种植体表面机械清创手工刮治。

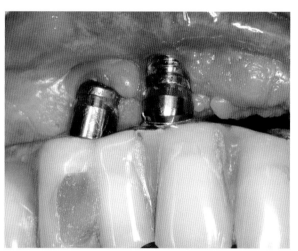

图42-5　图41-3中的种植体位点手术治疗后6个月。常规维护治疗并监督感染控制。可见牙周袋去除后软组织退缩。

用碳纤维刮治器和生理盐水浸泡的小块纱布或棉球对种植体表面进行机械清理。可以采用切除或重建手术处理种植体周围炎相关骨缺损。这个病例中，骨缺损的形态不适合重建性手术，因此采用了切除性手术修整邻间隙骨壁的形态。术后6个月随访发现PPD减小，炎症症状消失（图42-5）。

　　大多数关于植体周围炎治疗的研究都使用小样本数据，且对于疾病有很多种定义（参见第26章）。除了机械清创外，推荐使用大量不同的方法，包括抗菌剂和/或全身用抗生素。Serino和

Turri（2011）评估了31位患者种植体周围炎位点手术治疗2年后的情况。据报道，对于大多数患者和种植体而言，牙周袋切除术联合牙槽骨成形术有效。结果也表明疾病的消除与治疗前种植体周围牙槽骨吸收的量有关。此外，手术后清除病损的种植体在术后2年随访依然健康，然而治疗后初期阶段疾病控制不良的种植体则疾病继续进展。Heitz-Mayfield等（2012）报道，24位患有种植体周围炎的患者，术后12个月复查发现PPD显著减小，BoP和脓肿情况显著改善。47%的种植体位点的疾病完全消除，92%的位点牙槽嵴顶水

平稳定或有新生骨。

　　Serino和Turri（2011），以及Heitz-Mayfield等的研究采用的治疗方法辅以全身使用抗生素。尽管大多数临床报道已经采用了这种方法，然而并不明确全身辅助运用抗生素是否提高了治疗效果。

种植体表面去污

　　治疗种植体周围炎的最大的挑战是种植体表面去污。图42-6显示了种植体周围炎时定植于种植体上的复杂生物膜：高倍显微镜照片可见处于种植体表面微小区域内的多种形态的微生物。尽管用机械方法难以彻底地清除生物膜，临床前期研究和临床研究证明，种植体表面去污确实可治疗种植体周围炎。在先前提及的Heitz-Mayfield等（2012）的研究中，所有的种植体手术中都用蘸有生理盐水的纱布清洁。Albouy等（2011）的临床前期研究表明机械清创联用生理盐水可彻底治疗种植体周围炎。他们按前述方法（Lindbe et al. 1992）（参见第26章）采用不同的种植体设计了犬实验性种植体周围炎的模型。手术治疗不联合全身使用抗生素或者联合局部辅助用抗生素。手

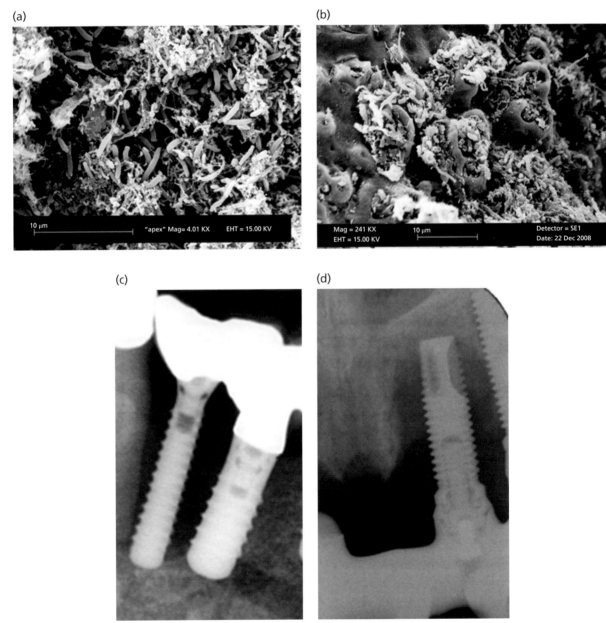

图42-6　因重度种植体周围炎从种植位点拔除的种植体（c，d）的扫描电镜图（a，b）。注意各种不同形态的微生物占据于修饰的种植体表面（a，b）。

术后6个月活体组织学检查发现大多数种植体的种植体周围炎完全治愈。

另外，种植体周围炎治疗的临床前期实验和临床实验表明，种植体周围炎手术治疗中局部使用抗生素、气动喷砂或激光行种植体表面去污不会改善机械清创联合局部使用生理盐水的治疗效果。

Albouy等（2011）进行的临床前期实验表明，种植体周围炎的治疗受种植体表面特征的影响。因此，实验位点的影像学检查结果显示，种植体表面修饰类型不同的种植体中，术后光滑表面种植体的新生骨最多。另外，病理切片检查显示，与表面修饰的种植体相比，光滑表面种植体的周围组织炎症消除最为明显。在一项包含26位种植体周围炎患者的研究（含粗糙表面种植体〔钛喷涂（titanium plasma-sprayed，TPS）〕或中等粗糙种植体〔大颗粒喷砂-酸蚀（sandblasted large-grit acid-etched，SLA）〕中，Roccuzzo等（2011）得到了相似的结果。据报道，与表面经过钛喷涂的种植体相比，表面经过大颗粒喷砂-酸蚀的种植体PPD和BoP减小更为明显。

据报道，更为积极有效的治疗手段也可以达到种植体表面去污的效果。这些手段包括打磨种植体表面，去除钛钉上的螺纹并抛光粗糙的种植体表面。一项术后随访3年的研究表明，对钛喷涂的种植体应用这样的"种植体修整技术"有一定效果（Romeo et al. 2007）。这种情况下，必须考虑到种植体打磨过程的风险——产热和飞溅的金属碎屑可能损伤种植体周围骨组织。

重建过程

种植体周围炎进程中发生的骨吸收导致多种形态的骨缺损。正如26章所描述的，在牙槽嵴宽度大于种植体周围炎病损的位点，颊侧和舌侧骨壁存留，呈弹坑状。反之，在牙槽嵴窄小的位点，随着种植体周围炎的进展，颊侧和舌侧骨壁吸收，并丧失。因此，种植体周围炎的位点常常仅表现为种植体近中和远中角形骨吸收（"一壁骨袋"）。这类病损的重建潜力尚存疑问，因此，建议行硬组织切除术。另外，在种植体周围炎表现为圆形弹坑状骨缺损时，可以考虑重建术。大量方法被建议用于促进这类缺损的骨充填。然而，在种植体周围炎手术中应用骨移植/骨替代材料或屏障膜是否能改善预后，目前还不明确。

重新骨结合

种植体周围炎治疗后，影像学检测骨缺损处的骨充填情况，显示有新骨形成，但是不能证明发生了重新骨结合。重新骨结合这一术语可定义为，在种植体周围炎进程中，种植体-骨结合丧失并伴微生物定植，随后种植体的某部分发生新骨的形成和重新骨结合。

骨-种植体结合的评价需要借助组织学检查，这就需要借助于临床前期研究模型。如第26章中所描述，可以采用传统的方法建立实验性种植体周围炎，根据情况可以采用不同的治疗方法。Persson等（1999）参考Lndhe等（1992）描述的模型，建立了犬实验性种植体周围炎模型。随后的治疗包括：（1）全身用抗生素；（2）实验区域翻全厚瓣并对骨缺损处区进行刮治；（3）对种植体暴露部分进行机械清创；（4）组织瓣处理，关闭软组织创口。7个月愈合期后行影像学和活组织检查。影像学检查显示硬组织缺损处完全的骨填充（图42-7）。活检切片组织学检查表明治疗完全消除了软组织炎症，且先前的硬组织缺损处可见大量新生骨形成（图42-8）。然而，只有在已去除污染的钛表面能发现少量二次骨结合，且始终仅见于缺损根方。在大多数位点，"暴露"的种植体表面和新生骨之间有一薄层结缔组织（图42-9）。Wetzel等（1999）在另一项以犬为实验对象的研究中也报道了相似的发现，该研究应用了多种类型表面特征的种植体（光滑表面，TPS表面和SLA表面）。

基于以上研究的结果，重新骨结合的关键似乎在于种植体表面而非该位点的宿主组织。

(a)

(b)

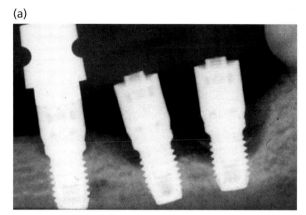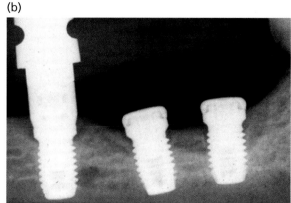

图42-7　（a）两个实验性种植体周围炎位点的根尖片。（b）种植体周围炎治疗后埋入式愈合7个月。注意先前骨缺损处的骨充填。

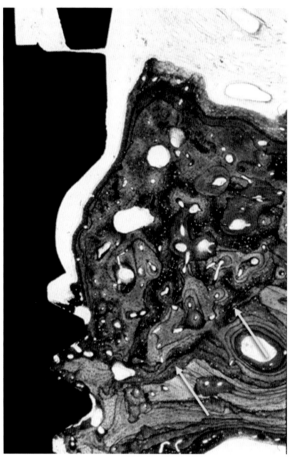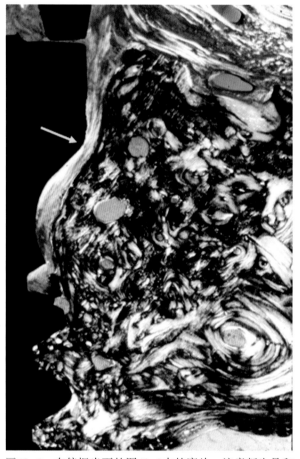

图42-8　种植体周围炎治疗后埋入式愈合7个月的硬组织磨片。注意硬组织缺损处的新生骨（箭头示）。

图42-9　在偏振光下的图42-8中的磨片。注意新生骨和种植体表面之间的结缔组织层（箭头示）。

Persson等（2001）在以犬为实验对象的研究中提出了关于种植体表面的问题。他们评估了光滑表面（抛光的）种植体和粗糙表面（SLA）种植体重新骨结合的潜力。建立实验性种植体周围炎模型，种植体周围50%的骨支持组织丧失（图42-10）。治疗包括：（1）全身应用抗生素；（2）翻瓣和骨缺损区刮治；（3）种植体表面机械性清创（蘸生理盐水的纱布）。6个月愈合期

后包埋种植体，并行活组织检查。在所有种植体位点，新生骨充满大多数弹坑状的缺损（图42-11）。然而，光滑表面种植体位点，只发生了少量重新骨结合（图42-12）。而中等粗糙表面种植体位点的组织切片检测显示>80%的先前暴露的粗糙表面发生重新骨结合（图42-13）。

可以假定种植体表面特性（光滑vs粗糙）将影响骨愈合进程从而最终影响重新骨结合。因

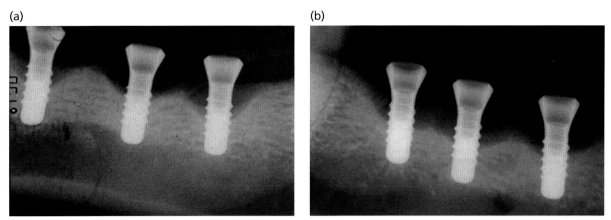

图42-10 实验性种植体周围炎后（a）光滑表面和（b）粗糙表面种植体周围弹坑状骨缺损。

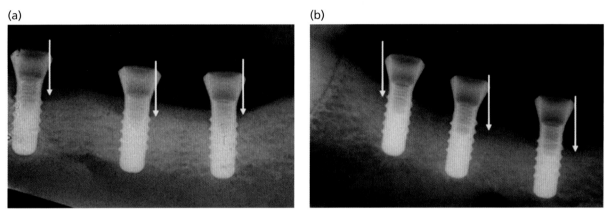

图42-11 根尖片显示实验性种植体周围炎治疗后6个月，（a）光滑表面和（b）粗糙表面种植体周围骨缺损处大量的骨充填（箭头示）。

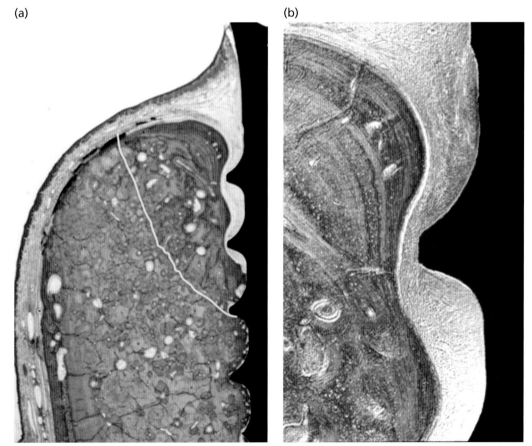

图42-12 （a）光滑表面种植体的种植体周围炎治疗后6个月硬组织磨片。黄色线显示先前硬组织缺损区。（b）注意新生骨和种植体表面之间的结缔组织层（图片来源：Persson等2001。获John Wiley & Sons准许引用）。

(a)　　　　　　　　　　　　　　　　　　(b)

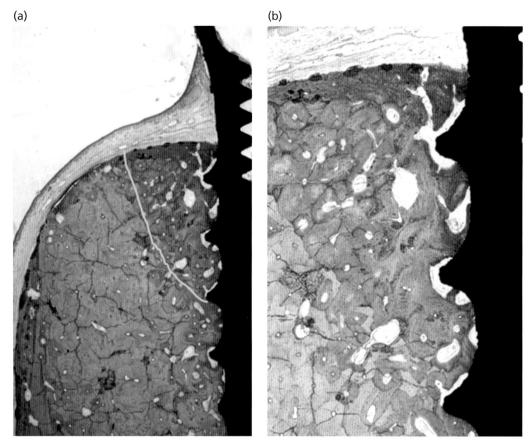

图42-13　（a）粗糙表面种植体的种植体周围炎治疗后6个月硬组织磨片。黄色线显示先前硬组织缺损区。（b）注意先前暴露的粗糙表面种植体（b）高度重新骨结合（图片来源：Persson et al. 2001。获John Wiley & Sons准许引用）。

此，有必要指出这些种植体表面特性确实会促进种植体周围炎的进展（参见第26章）。此外，Albouy等（2001）的临床前期研究表明种植体表面特性会影响种植体周围炎的预后。

结论

种植体周围黏膜炎和种植体周围炎的治疗应该包括抗感染措施，治疗效果的评估必须包括炎症消除的指征和支持骨的保留情况。机械性感染控制伴非手术治疗在治疗种植体周围黏膜炎和轻度种植体周围炎时有效。然而，在中度和重度种植体周围炎时非手术治疗可能不足以解决疾病问题，但始终应在手术治疗前建立适当的自我感染控制的标准。种植体周围炎的治疗受种植体表面特性的影响。

对于种植体周围炎的治疗来说，没有证据表明辅助全身或局部使用抗生素，或重建手段（骨移植/骨替代材料，膜）会有更好的治疗效果。

参考文献

[1] Albouy, J.-P., Abrahamsson, I., Persson, L. & Berglundh, T. (2011). Implant surface characteristics influence the outcome of treatment of peri-implantitis. An experimental study in dogs. *Journal of Clinical Periodontology* **38**, 58–64.

[2] Heitz-Mayfield, L.J.A., Salvi, G.E., Botticelli, D. *et al.*, on behalf of the Implant Complication Research Group (ICRG). (2011). Anti-infective treatment of periimplant mucositis: a randomised controlled clinical trial. *Clinical Oral Implants Research* **22**, 237–241.

[3] Heitz-Mayfield, L.J.A., Salvi, G.E., Mombelli, A., Faddy, M. & Lang, N.P. (2012). Anti-infective surgical therapy of peri-implantitis. A 12-month prospective clinical study. *Clinical Oral Implants Research* **23**, 205–210.

[4] Lindhe, J. & Meyle, J. (2008). Peri-implant diseases: Consensus Report of the Sixth European Workshop on Periodontology.

Journal of Clinical Periodontology **35 Suppl 8**, 282–285.

[5] Lindhe, J., Berglundh, T., Ericsson, I., Liljenberg, B. & Marinello, C.P. (1992). Experimental breakdown of periimplant and periodontal tissues. A study in the beagle dog. *Clinical Oral Implants Research* **3**, 9–16.

[6] Persson, L.G., Araújo, M., Berglundh, T., Gröhndal, K. & Lindhe, J. (1999). Resolution of periimplantitis following treatment. An experimental study in the dog. *Clinical Oral Implants Research* **10**, 195–203.

[7] Persson, L.G., Berglundh, T., Sennerby, L. & Lindhe, J. (2001). Re-osseointegration after treatment of periimplantitis at different implant surfaces. An experimental study in the dog. *Clinical Oral Implants Research* **12**, 595–603.

[8] Roccuzzo, M., Bonino, F., Bonino, L. & Dalmasso, P. (2011). Surgical therapy of peri-implantitis lesions by means of a bovine-derived xenograft: comparative results of a prospective study on two different implant surfaces. *Journal of Clinical Periodontology* **38**, 738–745.

[9] Romeo, E., Lops, D., Chiapasco, M., Ghisolfi, M. & Vogel, G. (2007). Therapy of peri-implantitis with resective surgery. A 3-year clinical trial on rough screw-shaped oral implants. Part II: Radiographic outcome. *Clinical Oral Implants Research* **18**, 179–187.

[10] Serino, G. & Turri, A (2011). Outcome of surgical treatment of peri-implantitis: results from a 2-year prospective clinical study in humans. *Clinical Oral Implants Research* **22**, 1214–1220.

[11] Wetzel, A.C., Vlassis, J., Caffesse, R.G., Hämmerle, C.H.F. & Lang, N.P. (1999). Attempts to obtain re-osseointegration following experimental periimplantitis in dogs. *Clinical Oral Implants Research* **10**, 111–119.

第43章

抗生素在牙周治疗中的应用
Antibiotics in Periodontal Therapy

Andrea Mombelli[1], David Herrera[2]

[1]Department of Periodontology, School of Dental Medicine, University of Geneva, Geneva, Switzerland
[2]Faculty of Odontology, University of Complutense, Madrid, Spain

前言

抗生素是指在一定浓度使用时对宿主组织无害，并能对细菌微生物起到杀伤和中止其增殖作用的一类药物，因此可以用来治疗细菌引起的感染。抗生素这一名词最初用于形容由特定种群微生物产生的天然药物，并将其与化学合成的抗生素区分开来。然而，有些最初在微生物产物中发现的抗菌成分，也可以完全由化学方法合成。因此，在当今药物学和制药学领域，用于治疗细菌感染的抗微生物类药物通常是指抗生素，以便于我们更准确地理解"抗生素"一词。抗生素只是抗微生物类药物中的一类，抗微生物类药物同时包括了抗病毒、抗真菌和抗寄生虫的化学合成药物。药物到达感染位点的能力，以及目标靶细胞对药物的抵抗和失活能力，共同决定了治疗的效果。在宿主可耐受的药物作用浓度基础上，抗生素可分为"抗菌类"或"抑菌类"，并且由细菌对药物敏感性的变化范围，还可分为"窄谱类"或"广谱类"。

在20世纪30年代晚期和40年代早期，包括磺胺类、青霉素和链霉素在内的强效选择性抗生素一经问世，给细菌感染的治疗带来了革命性的变化。这一类药物在治疗以往那些会威胁生命安全的疾病时，取得了显著的成功，由此使许多人相信细菌感染将不再是一个主要的医学难题。70年来使用此类药物的经验，以及数百种新发明的抗生素的问世表明，即使已获得了成功，这种观点还是太乐观了。滥用抗生素所引起的问题已经使抗生素的使用效果发生了改变。许多细菌已经产生了抵抗或排斥抗生素的能力。需指出的是抗生素可能会影响体内微妙的生态平衡，提高非细菌性微生物和抗药性生物种群的增殖水平。有时候会引起比原发性感染更严重的新感染。抗生素有时会有副作用，例如毒性，这也需要考虑。

本章的目的是为了讨论在牙周治疗中全身和局部使用抗生素的实际效果。由于机械治疗效果的局限性，使用抗生素可能会增加疗效。抗生素的潜在优势必须要能对抗和平衡其有害的副作用。

牙周病治疗中抗生素的使用原则

牙周炎是感染吗？是否可以当作感染性疾病来治疗？

牙周炎是由疾病位点存在的活细菌引发和维持的感染，这一认识是进行任何抗微生物治疗的理论基础。抗生素能杀死和抑制活细菌，但它不能清除牙石和细菌残留物，而这些通常被认为是牙周治疗中的必要组成部分。

在口腔内硬组织表面持续存在的大块菌斑会引起邻近软组织（如牙龈和黏膜）的炎症。因此清除细菌性沉积物，对于治疗牙龈炎和种植体周围黏膜炎的重要性是无可争辩的。我们认为某一位点进展为牙周组织破坏的情况是具有自然特异性的，这是因为不是所有患有牙龈炎的位点都会发展为牙周炎，这与在牙周病变中发现的可疑口腔致病菌的检出率增加有关。当然，在不考虑疾病类型和临床状况的前提下，通过机械治疗清除根面的细菌沉积物被证明对于所有的牙周炎病例都是有效的。此外，已经证明了通过患者有效的自我口腔清洁措施来控制细菌性沉积物的再定植，对于维持长期稳定的牙周治疗效果是十分必要的（参见第60章）。然而，这种治疗牙周疾病的方式是旷日持久的，它需要临床医生和患者都有高度的治疗意愿以及娴熟的技能，否则也可能在治疗中引起组织破坏。只使用机械治疗的方法就能彻底清除所有感染位点的牙周致病菌这一观点，被认为是不合理的（Mombelli et al. 2000）。在凹陷处、裂隙处和牙本质小管内的细菌可能难以通过机械治疗清除，更不用说已被感染的软组织。在局部非敏感位点或疾病反复发作位点，反复进行机械治疗，可能会造成硬组织创伤。此外，口腔内无牙区域的致病菌可能再次定植于已经成功接受治疗的位点。

牙周感染的特征

牙周感染有两个关键的特征与抗生素的使用密切相关。

首先，感染这一名词通常是指微生物入侵组织并在组织内增殖。然而，与菌斑生物膜有关的口腔疾病所造成的感染的特征，却是未发现大量的细菌入侵受累组织。尽管在例如牙周脓肿和坏死性牙周疾病这一类高度活跃的疾病状况下存在细菌渗透（Listgarten 1965；Saglie et al. 1982a, b；Allenspach-Petrzilka & Guggenheim 1983；Carranza et al. 1983），但在牙周组织内的细菌入侵和增殖并不被认为是牙周疾病发展的必要条件。很明显的，龈下的细菌微生物并不需要渗透进组织内便可对组织造成损伤。由此，在牙周治疗中使用的抗生素不仅要在组织内，同时也要在感染组织外部保持有效的较高作用浓度（图43-1）。在牙周袋环境内这些药物的作用可能被抑制，被袋内大量存在的微生物降解和灭活。在所有位点都获得合适的药物治疗浓度是十分困难的，抗生素的抗药性总是出现在药物渗透作用受限的位点。

其次，龈下微生物在根面聚集形成的菌斑黏附层称为"生物膜"。大量的综述强调了菌斑生物膜的形成在许多感染性疾病的病因中的重要性，并且指出由此而衍生的治疗方法所拥有的更广阔的前景（Socransky & Haffajee 2002；Costerton 2005；Costerton et al. 2005；Marsh 2005；Davey & Costerton 2006）。牙菌斑生物膜拥有大部分广为人知的生物膜特征，并与抗菌耐药性有特殊的关联（Marsh 2004；Marsh et al. 2011）。牙周致病菌例如伴放线聚集杆菌（以前通常认为是伴放线放线杆菌）（Norskov-Lauritsen & Kilian 2006）和牙龈卟啉单胞菌，在嵌入生物膜中时，要比浮游细菌表现出更高的对不同种类抗生素的耐受性（Larsen 2002；Noiri et al. 2003；Eick et al. 2004；Takahashi et al. 2007）。此外，生物膜内内在毒力较低的耐

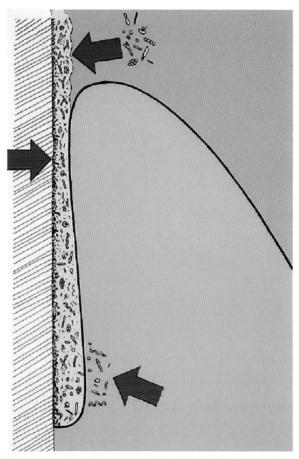

图43-1　抗生素应用于牙周治疗的特殊条件：牙周袋作为开放的部位在治疗后容易发生菌斑的再定植（上部箭头）；菌斑生物膜内的龈下细菌可免于抗生素的作用（中部箭头）；药物不仅要在牙周组织内，同时也要在牙周组织以外的龈下环境中保持较高的有效作用浓度（下部箭头）。

药性微生物，可以保护对抗生素敏感的致病菌（O'Connell et al. 2006）。

生物膜内，微生物的抗菌耐药性升高的机制与细菌种属无关，而是取决于生物膜内的组成结构和生态条件。如细胞外聚合物质的保护作用，导致抗生素无法渗透进入生物膜，并且表现出与生物膜群落多细胞特性相关的抗药性生理状态或表型。生物膜在抗生素耐药性的传播中起到了关键作用。随着细菌群落的密度增高，将会发生显著的细菌抗药性和毒力因素的水平向传播。

认识了这些现象后，人们达成了共识即不能仅单一使用抗生素来治疗牙周疾病（Herrera et al. 2008；Sanz & Teughels 2008）。必须始终进行彻底的机械清创治疗来破坏保护嵌入生物膜的细菌的结构化聚合物，并显著地降低微生物总量，

这可能可以抑制或减少抗生素的使用。

抗菌治疗应该针对特定病原菌吗？

仔细观察龈下菌斑微生物的组成，揭示了牙周治疗应针对多种不同类型细菌的混合产物（Kroes. 1999；Paster et al. 2001）。从人类牙菌斑生物膜样本中随机分离的不同细菌种属和亚种可超过100种，但是只有非常少的细菌种类显示出与疾病相关的特征性。多认为大多数微生物只有随着病程延长，数量增高时才会显著伤害组织，而某些种属的细菌则以较低数量存在于易感个体时就可能显示出负面效应。在细菌病原学的基础上，通过动物实验以及细菌毒力因素的鉴定，已经发现有些微生物属于特异性的牙周致病菌（参见第8章）。伴放线聚集杆菌和牙龈卟啉单胞菌已吸引了研究人员的特殊关注，这是因为纵向和回顾性研究已经表明了在阳性位点牙周组织破坏的风险不断增加，且如果随访中未再检测到这类病原菌，则其治疗效果会更好（Haffajee et al. 1991；Grossi et al. 1994；Haffajee & Socransky 1994；Dahlén et al. 1996；Rams et al. 1996；Bragd et al. 1987；Wennström et al. 1987；Carlos et al. 1988; Chaves et al. 2000）。伴放线聚集杆菌表现出广泛的遗传性和表型多样性，并且在不同种群和全球范围内分布不均匀（Kilian et al. 2006）。在一项大型前瞻性研究中发现（Haubek et al. 2008），伴放线聚集杆菌只有一个亚群，即"JP2克隆"（Tsai et al. 1984），显示出明确的致病菌特征。目前正在争论关于运用微生物检测来鉴定这类特异性微生物的效用，以便优化牙周治疗。正如在全身使用抗生素章节将深入讨论的那样，最近的研究表明，无论这类微生物存在与否，都认为是针对这一微生物进行临床治疗。

已经提出窄谱抗生素，例如甲硝唑，可应用于伴放线聚集杆菌阴性患者的牙周治疗中，其依据建立在一个假说的基础上，即本身对甲硝唑有耐药性的有益菌可能对例如牙龈卟啉单胞菌之类的厌氧菌的再定植有抑制作用。这一理论还没有

表43-1　局部和全身使用抗生素治疗方法的比较

内容	全身用药	局部用药
药物分布	广泛	较窄的有效作用范围
药物浓度	在不同个体表现出不同的浓度	在治疗部位表现为高剂量浓度，其余部位低浓度
治疗效果	能更广泛有效地作用于致病菌	可能对生物膜相关的细菌局部更有效
问题	全身副作用	未治疗部位发生再感染
临床局限性	依赖于患者更好的依从性	要求感染局限于治疗部位
诊断问题	致病菌的鉴别，药物的选择	病变和致病菌的分布情况，治疗部位的诊断鉴别

被临床实验所证实。基于不同类型牙周炎相关的微生物的多样性，以及不同菌属成员之间的相互协同和拮抗作用，特异性识别和清除特定致病菌这一概念可能是错误的（Cionca et al. 2010），尽管以前的实验结果显示了相反的结论（Pavicic et al. 1994）。在大多数体现抗生素有效性的实验中，菌药物和受试者事实上都没有基于微生物检测来选择。不过这一结果并没有排除在一些病例中可能存在对测试药物有耐药性的毒性微生物。

给药途径

口服（per os, p.o.）是细菌感染治疗中抗生素最常见的给药途径。通过除消化道以外的方式（肌肉或静脉注射）给药，常见于口服给药证明无效的严重疾病。有些局部感染可以局部使用抗生素，如使用滴眼液或药膏。在牙周疾病的治疗中，抗生素可以通过全身途径给药或者直接放置于牙周袋内。不同的给药方法具有特征性的优点和缺点（表43-1）。

局部疗法可以使抗生素作用于全身途径无法到达的部位，并且可能更适合某些药物发挥作用，如使用杀菌剂，如果通过全身途径给药则毒性会太大。如果目标微生物局限于临床可见创口，这种给药方式似乎更加有效。

当目标细菌更广泛分布时，全身使用抗生素的方法可能会更有效。研究已经证明了牙周致病菌可能会分布于某些患者的整个口腔内

（Mombelli et al. 1991a, 1994），包括了非牙周位点例如舌背部和扁桃体隐窝（Zambon et al. 1981；Müller et al. 1993；Pavicic et al. 1994；Müller et al. 1995；van Winkelhoff et al. 1988）。全身使用抗生素治疗的缺点，在于药物传递向全身的过程中被稀释，且一次剂量中只有一小部分可以达到牙周袋内龈下微生物聚集的位置。

不良药物反应是一个很重要的危险因素，并且更容易通过全身给药途径发生。即使是很轻微的副作用也可能严重地降低患者的依从性（Loesche et al. 1993）。局部给药不受患者依从性影响。

在牙周袋内局部给药的方法包括简单冲洗，放置含有药物的药膏或凝胶，甚至某些复杂技术，如缓释抗菌剂装置。为了使治疗有效，药物应该到达所有被疾病所影响的区域，特别是牙周袋底部，应该保持较高的药物作用浓度并持续一段时间。通过口腔含漱或者龈上冲洗，无法预见药物可传递至牙周损伤较深层的部位（Pitcher et al. 1980；Eakle et al. 1986）。龈沟液（CGF）能迅速地冲刷经由龈下冲洗进入牙周袋内的药物。假设牙周袋内体积为0.5mL，龈沟液流动速度20μL/h的情况下，Goodson（1989）估计了非结合性药物进入牙周袋内的半衰期大约是1分钟。即使是较高浓度、强有效的药物，也可能在数分钟内被稀释至口腔微生物最低抑制浓度（MIC）以下。如果药物可以结合至作用部位表面，并以活性形式释放，则可以预期抗菌活性时间延长。实际上已经注意到了，在使用氯己定口腔含漱液之后，唾液中氯己定的这种浓度变化（Bonesvoll & Gjermo 1978）。尽管也有迹象证明这一情况也会发生在范围确定的牙周袋内，例如使用四环素类药物进行长期的龈下冲洗（Tonetti et al. 1990），但在牙周袋内形成一个小面积范围并有特定体积的药物储库，这种可能性仍然是很小的。为了长时间内保持药物的高浓度，CGF流动的冲洗作用必须通过药物从较大储层的稳定释放来抵消。考虑到牙周袋内体积较小，且牙周组织对于外部进入的任何物体都施加组织压力，使

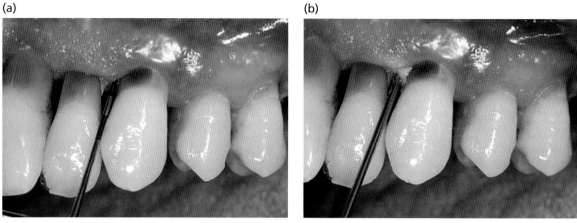

图43-2　（a）注射器插入剩余牙周袋内注入抗生素凝胶。随着药物在该位置的滞留，凝胶类药物载体的黏度也立即发生变化。该药物的很大一部分可能会很快从牙周袋内被排出（b）。

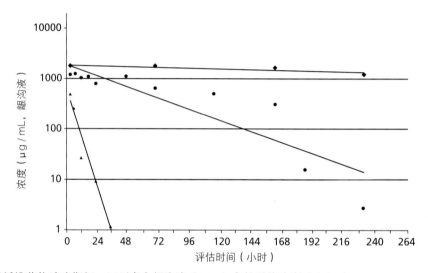

表43-3　四环素纤维药物治疗期间，四环素在龈沟液（GCF）内的平均浓度（◆）（Tonetti et al. 1990），和以可生物降解的聚合物形式使用盐酸多西环素后，盐酸多西环素的平均浓度（●）（Stoller et al. 1998），以及使用25%甲硝唑口腔凝胶后甲硝唑的平均浓度（▲）（Stoltze 1992）。

用载体运输药物的方法似乎不太可行，因为载体无法在一定时间内保持自身的物理性质，并且不能避免过早消失。例如，凝胶，除非在放入牙周袋后它的黏滞性迅速发生变化，否则在滴入牙周袋内后会迅速消失（图43-2）（Oostervaal et al. 1990；Stoltze 1995）。黏稠的和/或生物降解性良好的药物，其药物作用浓度在龈沟液内呈指数递减。为了持续有效地控制药物释放，有必要寻找一种比药物负载更稳定的基质。抗生素在几天内通过控制的方式释放，这一给药模式已经通过利用不可降解的单片乙烯-醋酸乙烯酯纤维释放四环素类药物来实现了（图43-3）。

全身（应用）抗生素

在大范围的抗生素中只有一小部分经过了彻底地药物测试可用于牙周治疗。大多数经过测试鉴定可用于全身治疗的药物包括了四环素类、米诺环素和多西霉素、克林霉素、氨苄西林、阿莫西林（含有或不含有克拉维酸），大环内酯类如乙琥红霉素、螺旋霉素、阿奇霉素以及克拉霉素，并且还有硝基咪唑类药物甲硝唑和奥硝唑，以及它们的组合类药物。

在牙周治疗中首先使用的抗生素，主要是全身使用青霉素。这个选择最初仅仅基于实验性证据。青霉素类和头孢菌素类药物通过抑制细胞壁

表43-2　牙周疾病治疗中使用的抗生素的特点

抗生素	剂量（mg）	血清浓度（μg/mL）	龈沟液浓度	t_{max}血清（小时）	半衰期（小时）
青霉素	500	3	ND	1	0.5
阿莫西林	500	8	3~4	1.5~2	0.8~2
多西环素	200	2~3	2~8	2	12~22
四环素	500	3~4	5~12	2~3	2~3
克林霉素	150	2~3	1~2	1	2~4
甲硝唑	500	6~12	8~10	1~2	6~12
环丙沙星	500	1.9~2.9	ND	1~2	3~6

t_{max}：达到血清药物浓度峰值的时间；ND：未检测到

数据来自Lorian (1986) 和 Slots & Rams (1990)

合成来发挥作用。它们的抗菌谱较窄并具有杀菌作用。在青霉素类药物中，阿莫西林最常用于牙周疾病治疗，因为它被认为在龈沟液中其有效作用浓度对几种牙周致病菌均有效。青霉素的分子结构包括了一个可以被细菌酶激活的β-内酰胺环。有些细菌的β-内酰胺酶对于克拉维酸有较高的亲和性，β-内酰胺分子没有抗菌活性。为了抑制细菌的β-内酰胺酶作用，克拉维酸已经被成功地添加进阿莫西林。已经在临床研究中测试这种复合物（Augmentin®）能否用于牙周治疗。

盐酸四环素类药物由于其广谱抗菌作用和较低的毒性在20世纪70年代开始流行。四环素类、克林霉素和大环内酯类药物是蛋白合成的抑制剂，具有较广的抗菌谱和抑菌性。除了抗菌效应以外，四环素类药物还有抑制胶原酶的作用（Golub et al. 1985）。这种抑制作用可能会干扰牙周疾病的组织破坏。此外，还可以结合至牙齿表面，随着时间缓慢释放（Stabholz et al. 1993）。

硝基咪唑类药物是在1962年被引入牙周治疗领域的，当时柳叶刀杂志报道了一例病例报告，一名女性患者在使用甲硝唑治疗滴虫性阴道炎一周后，宣布她获得了"双重的治愈"效果。阴道炎被治愈，并且她所患有的"急性边缘性龈炎"的症状也减轻了（Shinn 1962）。硝基咪唑类药物（甲硝唑和奥硝唑）和喹诺酮类抗生素（如环丙沙星）是通过抑制DNA合成发挥作用的。甲硝唑可以在进入厌氧菌内部后转变为几种短暂存在

表43-3　伴放线聚集杆菌对所选择抗生素的敏感性

抗生素	MIC90（μg/mL）	参考文献
青霉素	4.0	Pajukanta 等(1993b)
	1.0	Walker 等(1985)
	6.25	Höffler 等(1980)
阿莫西林	1.0	Pajukanta 等(1993b)
	2.0	Walker 等(1985)
	1.6	Höffler 等(1980)
四环素	0.5	Pajukanta 等(1993b)
	8.0	Walker (1992)、Walker 等(1985)
多西环素	1.0	Pajukanta 等(1993b)
	3.1	Höffler 等(1980)
甲硝唑	32	Pajukanta 等(1993b)
	32	Jousimies-Somer 等(1988)
	12.5	Höffler (1980)

MIC90：对于90%菌株的最低抑制浓度。摘录自Mombelli & van Winkelhoff (1997) 来自Quintessence 出版集团

表43-4　牙龈卟啉单胞菌对所选抗生素的敏感性

抗生素	MIC90（μg/mL）	参考文献
青霉素	0.016	Pajukanta 等(1993a)
	0.29	Baker 等(1983)
阿莫西林	0.023	Pajukanta 等(1993a)
	<1.0	Walker (1992)
多西环素	0.047	Pajukanta 等(1993a)
甲硝唑	0.023	Pajukanta 等(1993a)
	2.1	Baker 等(1983)
	2.0	Walker (1992)
克林霉素	0.016	Pajukanta 等(1993a)
	<1.0	Walker (1992)

MIC90：对于90%菌株的最低抑制浓度。摘录自Mombelli & van Winkelhoff (1997) 来自Quintessence 出版集团

的中间产物。这些产物和DNA以及其他细菌大分子反应，导致细菌死亡。这些进程包括针对专性厌氧菌和原生动物的还原性反应，但是不包括需氧菌和微需氧菌。因此，甲硝唑主要用于特异性对抗口腔菌群中的野生型专性厌氧菌，包括牙龈卟啉单胞菌以及其他深染的革兰阴性菌，但不包括伴放线聚集杆菌，后者属于兼性厌氧菌。

表43-2中列出了多数在牙周疾病全身治疗中使用到的抗生素的浓度。根据伴放线聚集杆菌和牙龈卟啉单胞菌的体外敏感性而选择的药物分别在表43-3和表43-4中列出。表中所给的数据可以作为选择合适药物进行治疗的参考标准。然而，需要记住的是体外测试的结果不能反映牙周袋内的真实情况。特别是，这些数据没有考虑生物膜所产生的耐药效应。此外，MIC（最低抑制浓度）取决于不同实验室之间的技术细节。因此，体外易感性的实验结果不能作为药物在牙周疾病治疗中产生效果的证据。

联合使用抗生素治疗

牙周炎时，龈下菌斑微生物通常由几种不同的牙周致病菌组成，并各自对不同的抗生素存在易感性，联合使用抗生素治疗可能比单一药物治疗具有更广的抗菌谱。不同药物在抗菌谱上的重叠可能减少细菌耐药性的发生。联合使用某些药物对抗目标细菌具有协作效应，允许其中的单一药物使用较低剂量。对抗伴放线聚集杆菌

的协作效应已经在联合使用甲硝唑及其羟基代谢产物（Jousimies-Somer et al. 1988；Pavicic et al. 1991），以及这两种药物和阿莫西林联合使用（Pavicic. 1992）的体外效应中体现出来。然而，有些药物可能会干扰其他药物对抗细菌的作用，例如抑菌类药物四环素类能抑制细菌分裂，可能在细菌分裂过程中降低例如β-内酰胺药物或甲硝唑的抗菌效应。联合使用药物也可能增加药物不良反应的风险。

不良反应

表43-5列出了全身抗生素治疗的常见不良反应（详细内容参见Hersh & Moore 2008综述）。青霉素类属于最小毒性抗生素药物。过敏反应是这类药物到目前为止最重要也是最常见的不良反应。大多数不良反应是温和的，局限于皮疹或者头部、颈部区域的皮肤创伤。更严重的不良反应会导致关节的肿胀和触痛。对于一些高度敏感的患者，可能会发生危及生命的过敏反应。全身使用四环素类药物可能导致上腹部疼痛，呕吐或腹泻。四环素类药物可能会改变肠道内菌群的变化，并且可能出现非细菌性微生物的重复感染（如白色念珠菌）。四环素类药物可以沉积于牙齿和骨骼的钙化区域，引起黄色的变色区域。全身使用克林霉素可能会伴有胃肠道功能紊乱，导致腹泻和痉挛以及轻度的皮疹。正常肠道内菌群被抑制，可能会增加艰难梭状芽胞杆菌定植的风险，导致严重的结肠感染（抗生素相关结肠炎）。即使与艰难梭状芽胞杆菌无关，胃肠道反应也是最常发生的使用甲硝唑全身治疗带来的副作用。恶心、头痛、厌食症和呕吐都可能会发生。在伴有酒精摄入时可能会使症状更加明显，因为咪唑类药物抑制了乙醇分解过程中的乙醛脱氢酶，导致了乙醛的累积。因此在治疗中和治疗刚结束时应该禁止酒精的摄入。由于已报道了一些永久性外周神经疾病的病例（麻木或感觉异常），应建议患者在出现这些症状时立刻停止相关药物治疗。在小鼠和大鼠的慢性口服给药实验中，已经有证据表明甲硝唑有致癌风险，但是

表43-5　在牙周疾病治疗中使用抗生素的不良反应

抗生素	常见效应	罕见效应
青霉素	过敏反应（主要是皮疹），恶心，腹泻	血液毒性 脑部疾病 伪膜性结肠炎（氨苄青霉素）
四环素	胃肠道紊乱，念珠菌病 牙齿色素沉着，青少年发育障碍 恶心，腹泻 口服避孕药不良反应 胃肠道紊乱，恶心	光敏性 肾毒性 颅内高压
甲硝唑	戒酒硫作用，腹泻 令人不适的金属味	周围神经病变 舌苔
克林霉素	皮疹，恶心，腹泻	伪膜性结肠炎，肝炎

不包括其他动物种属的实验。由于缺乏充足的证据，甲硝唑并不被认为是人类致癌风险药物（Bendesky et al. 2002）。在抗生素治疗过程中，之前被忽略的念珠菌病可能会显示出更多明显的症状。

全身应用抗生素的临床研究

尽管临床效果不是抗菌治疗效果的绝对证据（Marchant et al. 1992），但主张全身使用抗生素治疗，其临床效果必须来自患有牙周炎人群的临床实验结果。已经发表了大量关于在不同临床状况下使用抗生素所获得的有效结果。然而由于质量标准较低，大多数临床报道的统计结果出现了较高的偏倚风险。由于患者的基线状况（治疗史、疾病活跃性、龈下微生物的构成）并不明确，治疗后不充分、不标准的牙周维护，较短的观察期，缺乏随机性和对照研究，使这些研究结果很难进行分析和互相比较。研究结果不仅受所提供的治疗影响，也与受试者、样本大小、研究参数范围、结果的变量、持续时间以及操作过程中的对照组的管理有密切关系。在大多数临床治疗中，全身使用抗生素已经作为刮治和根面平整术（SRP）治疗的辅助手段。例如具有代表性的，机械治疗联合抗生素治疗的疗效和单独使用机械治疗或安慰剂治疗进行比较。在评价抗生素对顽固性牙周炎和复发性脓肿患者治疗效果

的研究中，使用安慰剂的对照组通常缺乏伦理支持。

10年前，在有关牙周治疗的共识会议中，首次在两篇系统性综述中评价了辅助性全身使用抗生素的优点。Herrera 等的临床对照实验（2002）包括了25名患者、为期至少6个月，这些患者均患有慢性或侵袭性牙周病、无全身疾病病史，分别接受或不接受全身抗生素辅助治疗。在所有的患者中，接受抗生素治疗患者的治疗效果优于不接受抗生素治疗的患者。在深牙周袋内，联合使用阿莫西林和甲硝唑后，发现可显著改善牙周临床附着水平（CAL），同样在使用螺旋霉素后可以发现牙周探诊深度（PPD）有显著变化。单独使用甲硝唑，结果显示出有统计学

表43-6　早期或晚期联合使用抗生素治疗的潜在优势和风险

应用		效果
早期（基础治疗，非手术治疗阶段）	优势	短期的抗感染治疗减少了牙周手术治疗的需求
	风险	在治疗时不能完全清除龈下菌斑生物膜和牙石
晚期（第二治疗阶段）	优势	抗生素仅限于单纯通过刮治和根面平整无法消除炎症的病例
	风险	专门设计的临床实验中没有证据来证明其优势 外科手术中联合使用抗生素的优势还不清楚

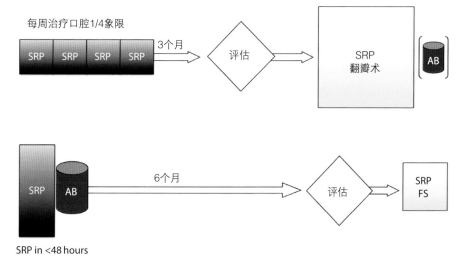

图43-4　传统牙周治疗（上）和可备选的（下）牙周治疗（AB：联合使用抗生素；FS：翻瓣术；SRP：刮治和根面平整术）（摘录自Mombelli et al. 2011。获得John Wiley & Sons出版集团授权）。

差异。Haffajee等（2003）进行了包括27位患者的临床对照实验，随访时间大于1个月，此研究以临床附着水平（CAL）的变化作为主要评价指标。在大量可选的治疗方案中，单独使用甲硝唑或联合使用阿莫西林，是最常选择的药物治疗方案。在所有的研究中，与对照组相比，抗生素组的CAL都发生了显著变化。进一步深入分析临床实验结果，显示抗生素在深牙周袋位点具有最显著的治疗效果（Lindhe et al. 1983a, b; Palmer et al. 1996, 1998; Winkel et al. 1999; Ramberg et al. 2001; Winkel et al. 2001; Roone et al. 2002）。需特别指出的是，基于那个年代的条件，对于不同的临床和微生物学情况，并无法鉴别抗生素治疗是否有效。有关抗生素治疗的最佳使用剂量和持续时间也没有得出明确的结论。

在证实了辅助使用抗生素治疗所带来的优势后，学者们进一步完善实验设计以获得更多的信息。23篇最近的文献，包括了18个随机对照临床实验，其结果都证实了SRP治疗辅助联合使用阿莫西林和甲硝唑可取得显著治疗的效果（Ehmke et al. 2003, 2005; Guerrero et al. 2005; Mombelli et al. 2005; Giannopoulou et al. 2006; Xajigeorgiou et al. 2006; Guerrero et al. 2007; Kaner et al. 2007b; Moeintaghavi et al. 2007; Moreira & Feres-Filho 2007; Akincibay et al. 2008; Johnson et al. 2008; Machtei & Younis 2008; Cionca et al. 2009; Ribeiro Edel et al. 2009; Valenza et al. 2009; Cionca et al. 2010; Mestnik et al. 2010; Yek et al. 2010; Baltacioglu et al. 2011; Heller et al. 2011; Silva et al. 2011; Varela et al. 2011）。还有一些研究比较了不同抗生素的疗效（Rooney et al. 2002; Haffajee et al. 2007; Akincibay et al. 2008; Machtei & Younis 2008; Baltacioglu et al. 2011; Silva et al. 2011）。没有研究能证实，在任何临床和病因学上确定的不同类型的牙周炎中，使用其他方法，能获得比全身联合使用阿莫西林和甲硝唑更好的治疗效果。但是在联合使用阿莫西林和甲硝唑以及单独使用甲硝唑的比较研究中，结果并不总能显示出联合用药的优势。

全身应用抗生素的时机

抗生素使用的最佳时机是一个有争议的问题（表43-6）。在临床实践中，牙周治疗总是分为两个阶段。首先在不翻瓣治疗的前提下尽可能清除菌斑沉积物。在治疗3~6个月内对病情反复进行评估，并且，在有必要的情况下，进行根面机械治疗，此时局部的牙周手术治疗可以介入（图43-4）。

第一项研究证实了，在早期接受全身使用甲硝唑作为SRP辅助治疗措施的患者中，牙周手术治疗的需求显著减少（Loesche et al. 1992），这和随后发表的声称在初期使用抗生素治疗可获得5年的稳定疗效（Loesche et al. 2002）的研究结果一致，并且没有发现显著的牙周致病菌群。将抗生素治疗推迟到第2阶段即手术治疗阶段可能有两点理由：（1）众所周知，单独进行SRP治疗可以减轻牙周疾病的病理症状（Heitz-Mayfield et al. 2002; van der Weijden & Timmerman 2002），这一治疗策略也许能够使抗生素的处方使用量达到最低。（2）由于抗生素对于完整的菌斑生物膜治疗作用有限（Sedlacek & Walker 2007），并且由于非手术治疗的局限性（Rabbani et al. 1981; Buchanan & Robertson 1987），手术治疗可能是确保龈下菌斑生物膜和牙石完全清除的最有效措施。尽管这些理由看起来非常合乎逻辑，但根据这些理由设计的临床实验所获得的数据并不能支持这些观点。与这一观点相反的是，大多数临床实验都已经将抗生素治疗作为非手术治疗的辅助治疗措施。一篇系统性综述指出，无论是在非手术治疗阶段还是在手术治疗阶段进行抗生素治疗，评估两种方法之间的相对优势都是没有说服力的（Herrera et al. 2008）。然而，有两项研究，不包括这篇综述，显示了对于患有广泛性侵袭性牙周炎的患者，如果在最初的SRP治疗之后立即给予阿莫西林和甲硝唑联合用药，要比在经过持续治疗之后再给予药物所取得的临床效果更好（Kaner et al. 2007b; Griffiths et al. 2011）。

因为在大多数病例中，由于客观原因导致机械治疗不能一次性全部完成，所以有必要决定好究竟是在机械治疗前、治疗中还是治疗后开始全身的抗生素辅助治疗。对于两项不同研究结果的比较分析显示，在机械刮治的第1阶段后使用甲硝唑或安慰剂，以及在完成机械刮治的最后阶段后使用药物，在完成刮治后使用药物治疗更具有显著优势（Loesche & Giordano 1994）。基于这些发现，以及菌斑生物膜可以保护细菌抵抗抗生素治疗的实际情况，我们认为抗生素治疗应该在器械治疗完成之后立即进行（如在完成最后一阶段非手术治疗后的当天晚上开始）。在不同的研究中依照此方法使用抗生素都取得了良好的效果。

在某些病例中，开始时机械治疗并没有联合抗生素治疗，且经过了一段时间后再评估疗效。如果有必要评价牙周再评估阶段使用抗生素的效果，应该在使用抗生素治疗之前立即对龈下区域进行机械再治疗，以尽可能减少菌斑沉积并破坏新形成的生物膜，即使此时龈下没有明显的硬组织沉积物存在。但是如果从临床检查来看，没有进行进一步的机械治疗的必要，这一步骤也可以在手术治疗期间完成。

全身应用抗生素治疗效果明显患者的选择

为了控制一般情况下抗生素耐药性的发生，以及避免全身抗生素治疗出现个体不良反应，有必要对使用抗生素采取预防性、限制性的态度。一般推荐在对有深牙周袋、患有侵袭性牙周疾病以及存在活跃的特异性疾病位点的患者进行SRP治疗时，将全身抗生素治疗作为辅助措施（Lindhe & Palmer 2002）。然而，除非随机临床实验成功进行，且患者清楚了解药物使用禁忌证（如确认药物过敏），否则很难清楚地去定义抗生素治疗的临床排纳标准。以下标准将会被详细地指出：疾病的严重程度，患者的依从性，侵袭性或慢性牙周炎的诊断，微生物学状况，以及不良反应发生的风险。

疾病的严重程度

在数项研究中已经指出，深牙周袋治疗时使用抗生素要比浅牙周袋效果更好。尽管在一些中等深度牙周袋的病例中使用抗生素治疗相比于不使用抗生素，在一定程度上减轻了PPD（牙周探诊深度），单独使用SRP治疗还是能够可预见地减轻相当一部分的病理学症状（Heitz-Mayfield et al. 2002；van der Weijden & Timmerman 2002）。

表43-7　牙周疾病治疗中联合全身使用抗生素的推荐用法

抗生素	常用剂量	微生物种类
甲硝唑	250~500mg，3次/天 7~10天	牙龈卟啉单胞菌，福赛坦氏菌，密螺旋体
克林霉素	300mg，4次/天 7~8天	革兰阴性厌氧菌，不存在伴放线聚集杆菌时
多西环素	100~200mg，1次/天 7~14天	非特异性感染
甲硝唑+阿莫西林	250~500mg，3次/天 375~500mg，3次/天 7天	伴放线聚集杆菌或牙龈卟啉单胞菌伴随大量的革兰阳性致病菌
甲硝唑+头孢呋辛酯	250~500mg，3次/天 250~500mg，2次/天 7天	伴放线聚集杆菌，对阿莫西林过敏
甲硝唑+环丙沙星	250~500mg，3次/天 500mg，2次/天 7天	伴放线聚集杆菌，对β-内酰胺类过敏，或存在敏感肠道微生物

摘录自 van Winkelhoff & Winkel (2005)，已获得John Wiley & Sons.出版集团准许

因此，在开始治疗轻度和中度的牙周炎时，不推荐使用手术方法和抗生素疗法。有些研究显示，即使没有进行彻底地龈下清创，使用抗生素也能获得一定的效果（Berglundh et al. 1998；Lopez & Gamonal 1998；Lopez et al. 2000, 2006）。尽管如此，不能用全身抗生素治疗来消除不完善的机械清创所带来的影响。并且，为了获得良好的临床治疗效果和长期稳定的疗效，患者自身的菌斑控制措施是至关重要的，是否使用了抗生素与获得短期治疗效果没有直接关系（Kornman et al. 1994）。

关于疾病的诊断，可以指出的是，不是所有的治疗方法都可以在所有形式的牙周疾病治疗中取得效果。有证据显示，经过联合使用阿莫西林和甲硝唑治疗之后的患者，脓肿的发生率极低（Rooney et al. 2002；Cionca et al. 2009），表明了这种治疗方法对于活跃的、化脓性病例具有潜在的治疗效果。对于治疗一些特殊诊断病例所存在的问题，缺乏相应的研究来证实究竟哪些特殊疗法适用于不同的诊断情况。然而从那些非常相似的研究中（如Guerrero et al. 2005；Cionca et al. 2009），我们可以清楚地得到一个结论，即在大多数治疗方法中，联合使用阿莫西林和甲硝唑，对于慢性或侵袭性牙周炎都能取得不错的疗效。

表43-7列出了辅助性全身抗生素疗法通常所适用的牙周疾病。单独使用甲硝唑已被证实对牙龈卟啉单胞菌、福赛坦氏菌、密螺旋体和其他专性厌氧革兰阴性菌有效。已经证明克林霉素和四环素类药物可治疗广泛的牙周致病菌感染。使用单种抗生素作为机械治疗的辅助，能够显著改变龈下菌斑微生物的构成，但是明确的致病菌不能被彻底清除。已经证明阿莫西林联合甲硝唑的治疗方法，具有抑制来自牙周病变区域和口腔其他位点的伴放线聚集杆菌的能力（van Winkelhoff et al. 1989；Goené et al. 1990；Pavicic et al. 1992；van Winkelhoff et al. 1992；Pavicic et al. 1994；Berglundh et al. 1998；Flemmig et al. 1998b；Mombelli et al. 2002；Dannewitz et al. 2007），因此可作为许多临床医生的首选治疗药物，特别适

用于伴放线聚集杆菌感染的重度牙周炎治疗。对于阿莫西林不耐受的患者，可以选用甲硝唑联合头孢呋辛或环丙沙星，同样证实有效（Rams et al. 1992；van Winkelhoff & Winkel 2005）。

强烈建议在全身使用抗生素前进行微生物检测的问题在于目前尚缺乏明确的证据表明抗生素治疗没有明显效果时，致病菌在检测中呈现阴性。在四项随机临床实验中（Flemmig et al. 1998a；Winkel et al. 2001；Rooney et al. 2002；Cionca et al. 2010），阿莫西林联合甲硝唑治疗对于只有伴放线聚集杆菌表现为阳性的受试者，不能证实其具有特殊的临床效果。与之相反的是，这些临床实验中的参与者大多是伴放线聚集杆菌阴性；因此，阿莫西林联合甲硝唑治疗所获得的效果，是来自于这一大部分伴放线聚集杆菌阴性的患者。最近的研究表明，中度-重度牙周炎患者在治疗前进行微生物检测以证实是否存在伴放线聚集杆菌，若在48小时内完成全口的清创治疗，并辅助以阿莫西林联合甲硝唑治疗则可能取得特定的疗效。关于持续存在的牙周袋，也就是袋深度＞4mm以及复查时存在探诊出血，根据常规需要进一步地治疗时，答案是否定的（Mombelli et al. 2013）。这一发现，并不能概括所有的抗生素的使用方法，特别是在使用窄谱抗生素的情况下。如果在单独使用甲硝唑的情况下，这些发现可能会有所不同。

对于牙龈卟啉单胞菌阴性患者使用抗生素是否属于过度治疗，仍然存在着争议（van Winkelhoff & Winkel 2009）。提出这一问题的学者引用了他们自己的研究，包含了49位已接受过全口SRP治疗的慢性牙周炎受试者，联合使用阿莫西林和甲硝唑治疗或者给予安慰剂治疗（Winkel et al. 2001）。在这项研究中，牙龈卟啉单胞菌阳性的患者在给予抗生素治疗时，相对于给予安慰剂治疗，显示出更好的治疗效果。然而，仔细分析数据，深度＞4mm的牙周袋所占百分比与接受抗生素治疗的牙龈卟啉单胞菌阴性患者的数值非常接近。其他至少3项相关研究（Flemmig et al. 1998a；Rooney et al. 2002；

Cionca et al. 2010），清楚地证明了在机械治疗的基础上辅助以阿莫西林联合甲硝唑治疗，对于牙龈卟啉单胞菌阴性患者有显著疗效。

在使用不止一种抗生素前尤其应该考虑到不良反应的风险。尽管报道中的不良反应非常少，但可能出现的严重问题不应被忽视。前瞻性研究发现，必须控制抗生素不良反应的发生率和后果，使之达到平衡，从而能够解决无法迅速抑制的牙周感染、治疗的不方便、身体不适以及后续治疗花费等一系列问题。传统的治疗途径，有时候会将治疗时间延长至数月，然而SRP治疗和阿莫西林联合甲硝唑治疗可能会在数天内就能缓解感染症状（Mombelli et al. 2011）。SRP治疗加上阿莫西林联合甲硝唑治疗与单独使用SRP治疗相比，已被证实能够减轻炎症的临床症状并降低龈沟液中炎症标记物水平（Giannopoulou et al. 2006）。尽管没有通过临床实验得到直接证实，从一般健康观点来看，患者从成功的牙周治疗早期就能获得良好的全身治疗效果（Noack et al. 2001；D'Aiuto et al. 2004, 2005）。如果有一部分受试者反映胃肠道问题，尤其是腹泻，与安慰剂组相比，对照组确实人数更多（C实验组ionca et al. 2009），同时也应考虑到对照组曾进行过的有关牙齿缺失和脓肿的治疗。

抗生素耐药性风险的最小化

抗生素治疗带来了细菌对抗生素产生耐药性的风险。由于牙周疾病并非致命性的且可在不使用抗生素的情况下得到有效控制，应谨慎考虑抗生素的使用问题。然而，不同的治疗方法对于细菌抗生素耐药性的产生所造成的影响，还没有设计充分的临床实验予以研究。微生物学评估不只需要将注意力集中于与牙周疾病直接相关的微生物，例如主要由龈下细菌构成的革兰阴性复合物，而需要更多地注意那些因为其他原因出现的微生物，例如葡萄球菌和肠球菌。当今细菌耐药性的发生更多是与如下细菌相关，如MRSA（耐甲氧西林金黄色葡萄球菌，通常抗生素用量要加倍），VRE（耐万古霉素肠球菌），PRSP（对

青霉素高度耐药的肺炎链球菌）以及大肠杆菌埃希菌属，和其他对例如青霉素、头孢菌素和单内酰环类药物在内的抗生素产生耐药性的革兰阴性细菌。

表43-8列出了降低细菌抗生素耐药性产生风险的策略。对于混合性的龈下微生物，总是能预见到某些微生物与任何单一抗生素作用都会发生耐药反应（Ardila et al. 2010）。为了克服单一抗生素耐药性，联合用药治疗可能会更具优势。抗生素治疗的剂量和持续时间是耐药性发生的决定性因素。开具不当的处方或患者依从性较差等原因可能导致低于合适剂量的抗生素的使用，可导致耐药性菌株的出现。其他领域的临床研究表明，在短时间内大剂量使用抗生素是更为恰当的用药方式。举例来说，一项随机临床实验包含了795名上呼吸道感染的患儿，其实验结果证明了在短时间内对门诊患者大剂量使用抗生素，可以将使用抗生素对耐药性肺炎球菌产生所造成的影响降到最低程度（Schrag et al. 2001）。在许多过去的研究中，甲硝唑经典的口服剂量是10~14天疗程中250mg，3次/天。这一剂量对于体重较重的患者可能并不足够。在当今，对于体重75~80kg的患者，推荐口服甲硝唑7天疗程500mg，3次/天。正如上文所讨论过的，众所周知，与生物膜相关的感染，会表现出对抗生素的耐药性，除非机械治疗已经破坏了生物膜结构。因此在这里重申，所有的机械清创应该早于抗生素治疗。为了限制抗生素的过度使用，在有足够证据表明单独使用非手术机械清创能减轻症状的情况下，应避免使用抗生素，

表43-8　减少细菌对抗生素耐药性的策略

内容	推荐措施
药物	考虑联合用药（例如：阿莫西林+甲硝唑）
剂量和时间	短时间内大剂量使用
临床用法	在器械清创过程中联合使用抗生素
指征	在仅进行刮治和根面平整操作没有获得显著效果时使用抗生素 对于高危患者限制使用抗生素，预防严重的并发症

来源：Mombelli（2012）。获得S Karger AG的准许重制表格

也适用于轻度-中度牙周炎（van der Weijden & Timmerman 2002）。最后但同样重要的，对于高风险患者应该对预防性使用抗生素予以限制，防止发生严重的并发症（Duval et al. 2006; Esposito et al. 2008; Nishimura et al. 2008; Berbari et al. 2010）。

局部抗生素治疗（参见第44章）

局部抗生素治疗的临床实验

已经陆续设计出多种将抗生素传递至牙周袋内的方法，并且运用于不同的研究中。冲洗、灌洗和其他药物传递方式的缺点——药物迅速被清除以至于龈下细菌无法充分暴露于药物中，也无法获得显著临床效果——已经在前文讨论过了。这一部分主要涉及临床实验中的药物传递系统，该系统至少符合持续释放药物的基本药代动力学要求。关于全身运用抗生素的研究中所遇到的困难，绝大部分在局部药物传递系统的研究中也会出现。此外，不同传递系统之间的相互比较是复杂的，因为研究会随着样本大小、受试者的选择、参数的范围、对照组、持续时间，以及局部给药方式的不同而发生变化。大多数局部用药的治疗效果，来自先前未经治疗的慢性（"成人"）牙周炎患者的相关实验研究。最有价值的证据来自随机临床实验，即局部抗生素治疗作为SRP治疗的补充部分，而对照组单独只使用SRP治疗或者给予安慰剂治疗。只有一小部分研究侧重于局部用药对于复发性和持续性牙周病变的

影响，以及应用此方法最有潜在治疗价值的疾病位点。有些研究将局部用药和阴性对照组进行比较，例如只有药物载体存在而没有药物存在的情况。这些研究也许能够显示出药物的净效应，但是它们不能证明局部用药相对于明确有效的治疗措施（SRP）所能获得的优势，而机械治疗以外的操作所需要的花费依然是一个待解决的问题。如果一项研究不能够证明局部用药和SRP治疗之间的显著差异性，我们自然也就不能将两种治疗方式同等看待（等价测试要求对数据进行统计学分析检验，需要对研究样本的大小进行计算）。

用于局部效果验证的药物包括四环素类、米诺环素、多西霉素、甲硝唑、阿奇霉素以及氯己定。药物通过以下方式被应用于局部：涂剂（氯己定），凝胶（多西霉素、甲硝唑、米诺环素、阿奇霉素），不可吸收聚合纤维（四环素类），明胶片（氯己定；图43-5），药膏（四环素类），以及可吸收聚合微球（米诺环素）。然而，在临床实验中已经充分证实一些商品化配方不能在病变区域使用，或者会完全消失，而其他一些没有可被证实的临床效果的产品则继续引进并用于实验研究。由于大多数研究已经在慢性牙周炎患者中进行，以下证据将不包含对早发性牙周炎（Yilmaz et al. 1996）或进展性牙周炎的研究（Duarte et al. 2009）。

米诺环素软膏和微球颗粒

米诺环素在龈下传递的研究，是通过使用

(a)

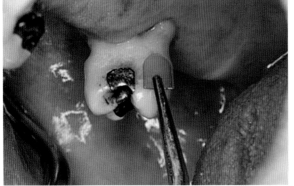

(b)

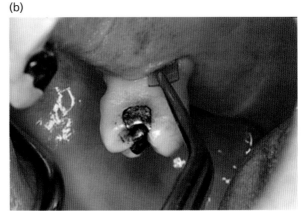

图43-5　（a，b）将氯己定药物插片放入根分叉病变的上颌磨牙的近中残留牙周袋内。

含2%成分的软膏（Dentomycin; Cyanamid, Lederle Division, Wayne, NJ, USA）或者含可吸收聚合微球的粉末（Arestin; OraPharma, Warminster, PA, USA）进行的，将其应用于至少13项随机临床实验研究中（Nakagawa et al. 1991；van Steenberghe et al. 1993；Jones et al. 1994；Graca et al. 1997；Jarrold et al. 1997；Kinane & Radvar 1999；Williams et al. 2001；Henderson et al. 2002；Meinberg et al. 2002；Van Dyke et al. 2002；Goodson et al. 2007；Bland et al. 2010）。

在5项实验中，实验组和对照组之间平均牙周探诊深度（PPD）的变化具有显著统计学差异。对照组平均变化范围在0.4～1.9mm之间，而实验组变化范围在0.9～2.6mm之间。有4项实验显示出临床附着水平（CAL）之间在统计学上存在显著的组内差异。对照组内差异范围为0～1.6mm，实验组内差异则为0.8～1.9mm。3项实验研究显示出探诊出血指数（BoP）存在显著的组间差异，对照组范围从5%至46%，实验组范围从4%至87%。相比于单独使用SRP治疗，不同研究的结果倾向于SRP治疗配合使用米诺环素，可改善PPD，但对CAL和BoP无效果。

盐酸多西霉素的可降解聚合物

一种可用于控制多西霉素药物释放的两用注射器混合系统（Atridox; Block Drug, Jersey City, NJ, USA），已经商品化推广多年。一支注射器里含有药物传递载体、含有N–甲基–2–吡咯烷酮的流动性生物可吸收聚合物（DL–丙交酯），另一支含盐酸多西霉素粉末。至少有7项随机实验研究检验了这种药物成分（Wennström et al. 2001；Eickholz et al. 2002；Akalin et al. 2004；Agan et al. 2006；Machion et al. 2006；Bogren et al. 2008；Gupta et al. 2008）。

在这7项实验中，有3项表明，对照组和实验组之间的PPD差异具有统计学意义。对照组平均变化范围为1.1～3.1mm，实验组为1.2～4.0mm。有3项实验显示出CAL变化在组内存在显著差异。对照组变化范围为0.5～1.6mm，实验组变化

范围为0.7～3.2mm。有5项研究报道了BoP指数的变化，对照组减少范围为8%～56%，实验组减少范围为13%～64%，但是组间没有显著差异。短期内不同研究的实验数据表明，对于PPD和CAL，表现为SRP治疗伴随使用多西霉素相对于单独使用SRP更具有优势。BoP和菌斑指数没有观察到明显的趋势。

在3个医学中心进行的一项研究中，包含105位中度慢性牙周炎患者（Wennström et al. 2001），在不镇痛的情况下进行了不少于45分钟的清创后再使用多西环素，与接受了4小时彻底的全口SRP治疗相比较。然而，3个月后，药物联合机械治疗方法在临床参数上获得的结果更好，尽管此方法相比传统的机械治疗花费了更少的时间。

甲硝唑凝胶

在实验研究中甲硝唑的固态药物传递装置常使用渗透性管道，丙烯酸条，及聚合–OH–丁酸条。甲硝唑应用最为广泛的形式是含有25%甲硝唑苯甲酸盐半固态悬浮物的丙三基单油酸和芝麻油混合物所构成的凝胶（Elyzol Dental Gel; Dumex, Copenhagen, Denmark）。凝胶使用注射器置入牙周袋内，并且其黏滞性在进入袋内后会增加。有7项随机性临床研究评估了这种成分作为非手术治疗的补充治疗药物所能发挥的作用（Noyan et al. 1997；Lie et al. 1998；Kinane & Radvar 1999；Palmer et al. 1999；Riep et al. 1999；Griffiths et al. 2000；Stelzel & Flores-de-Jacoby 2000）。

在7项实验研究中都报道了PPD的变化，平均差异范围在对照组为0.7～1.7mm，实验组为0.9～2.1mm。然而，只有在两项实验的最后两阶段发现了组间的显著差异。对于CAL的变化，对照组变化范围为0.4～0.9mm，实验组变化范围为0.1～0.8mm，在3项实验研究中存在显著的组间统计学差异。6项实验研究中记录了BoP，对照组和实验组的变化范围分别是6%～48%和11%～59%，只在一项实验研究中发现了显著的

组间统计学差异。不同研究的结果是一致的，SRP治疗伴随使用甲硝唑相对于单纯使用SRP，PPD和BoP有明显改善，CAL没有明显变化。

不可吸收的多聚塑料膜中的四环素

渗透性管道、丙烯酸条、胶原纤维或聚合-OH-丁酸条已经应用于数项关于四环素类药物传递的研究中。半固态黏稠介质包括了白色凡士林、泊洛沙姆聚合物或聚羧乙烯凝胶。应用最为广泛的四环素类药物——释放装置是盐酸四环素牙周纤维（ALZA, Palo Alto, CA, USA）。这种通常认为无用的产品由单一生物活性线、含有25%盐酸四环素粉末的不可吸收塑料聚合物（乙烯和醋酸乙烯）组成。这种纤维被充填入牙周袋内，通过薄层的氰基丙烯酸乙酯粘接固定，放置于袋内7~12天（Goodson et al. 1983, 1991）。在这段时间内持续的四环素类药物传递使局部可保持达1000mg/L的药物活性浓度（图43-3）。至少有9项临床随机实验评估了四环素类药物以这种载体形式所发挥的效果（Minabe et al. 1991; Jeong et al. 1994; Newman et al. 1994; Drisko et al. 1995; Tonetti et al. 1998; Wong et al. 1998; Kinane & Radvar 1999; Yalcin et al. 1999; Aimetti et al. 2004）。

在所有研究中评估了PPD的变化，对照组和实验组的减少范围分别是0.4~1.2mm和1.3~2.6mm；有3项实验研究发现了组间的显著统计学差异。在所有研究中都报道了CAL的变化，对照组和实验组变化范围分别是0.1~0.7mm以及0.3~2.3mm。只在一项研究中发现了组间的显著统计学差异。BoP的变化范围是对照组的5%~42%，及实验组的4%~79%，在5项研究中发现了显著的统计学差异。不同研究的结果比较一致，倾向于SRP治疗联合使用四环素纤维相比于单一使用SRP治疗，PPD、CAL、BoP均有明显改善。

阿奇霉素凝胶

只有一项研究报道了在SRP治疗同时局部辅助使用阿奇霉素所获得的临床结果（Pradeep et al. 2008）。PPD的减少量之间相比存在显著统计学差异，并且实验组CAL在治疗3个月后显著高于对照组。BoP没有评估。

氯己定产品

已经有不同的方法尝试通过局部传递装置在龈下应用杀菌制剂，而不是使用抗生素。已评估了含有氯己定成分的不同产品，包括明胶片、清漆和黄色凝胶。

PerioChip（牙周产品，耶路撒冷，以色列），一种含有2.5mg氯己定的可降解明胶片，已经在11项临床实验中使用（Soskolne et al. 1997; Jeffcoat et al. 1998, 2000; Heasman et al. 2001; Azmak et al. 2002; Grisi et al. 2002; Mizrak et al. 2006; Carvalho et al. 2007; Kasaj et al. 2007; Paolantonio et al. 2008; Sakellari et al. 2010）。所有的研究都评估了PPD。对照组改善范围为0.3~2.3mm，而实验组为0.8~3.8mm。只有6项实验研究中显示出显著的组间统计学差异。所有11项研究都评估了CAL。对照组变化范围为-0.4~1.6mm，实验组为-0.9~2.8mm，并且在6项研究中显示出显著的组间统计学差异。BoP的变化范围为对照组33%~64%，实验组22%~63%，在两项研究中表现出显著的组间统计学差异。不同研究的PPD和CAL结果显示出多样性，并且只有长期的研究和自身对照设计才能显示出实验组和对照组之间的差异。

一研究团队对氯己定涂剂的效果进行了4项不同的调查研究（Cosyn et al. 2005, 2006a, b, 2007）。PPD的变化范围为对照组0.7~1.2mm，而实验组1.1~2.0mm，在两项研究中存在显著的组间统计学差异。对于CAL，研究记录了较小的变化，没有显著的组间统计学差异。对照组BoP减少了27%~50%，实验组减少了34%~47%，组间没有显著差异。这些研究结果由同一团队获得，实验组PPD、CAL和BoP均明显改善。

一种含有0.5%葡萄糖酸氯己定和1%氯己定二氢化物复合物的黄色凝胶（ChloSite®;

Casalecchio di Reno, BO, Italy）已经被推广用于局部抗生素治疗。至少两项研究（Gupta et al. 2008；Paolantonio et al. 2009）对本产品进行了评估。PPD在实验组的变化（范围1.4~2.0mm）显著优于对照组（范围0.5~0.9mm）。CAL在实验组的变化范围2.4~2.8mm，也显著优于对照组的变化范围（1.5~1.7mm）。一项实验研究中记录了BoP，并没有显示出显著的组间差异。

治疗方法间的比较评估

以上描述的结果表明了不同的局部抗生素治疗方法，都有潜力改善非牙周手术治疗的效果，尽管最初是与PPD的变化有关，但是显著的统计学差异仅见于不到一半的有价值的临床实验中。此外，大多数研究只评估了单一形式的局部药物传递方式，而不是比较不同形式的局部治疗方法。可以理解的是，最初的产品研发者和经销者的目的是最大限度登记和推广他们的产品，而不是区分不同产品间的优势和缺点。作为SRP辅助治疗措施的商品化局部药物传递系统，目前只接受了两项针对患有进展性牙周病变患者的临床实验：Actisite, Dentomycin和Elyzol Dental Gel（Radvar et al. 1996；Kinane & Radvar 1999）；Atridox, Elyzol Dental Gel, 和PerioChip（Salvi et al. 2002）。

一篇系统性综述通过评估文献资料，来判定局部控释抗感染药物疗法在慢性牙周炎患者中的相对效应（Hanes & Purvis 2003）。一项包含了19个研究的Meta分析，比较了SRP联合局部持续释放药物治疗和单独使用SRP治疗两种情况，证实了配合米诺环素凝胶、微囊状米诺环素、多西霉素凝胶以及氯己定片相对于单独使用SRP治疗所取得的临床优势。由于不同研究之间呈现出多相性，笔者不能得出其中某种治疗方式优于其他方式的结论。有一篇系统性综述，进一步研究了局部应用不同药物的相对辅助疗效（Bonito et al. 2005）。然而，研究中不同的局部治疗方式的数据，包括冲洗、浸润和粘接3种，被整合到了一起。然而，CAL（临床附着水平）的增加间存在显著差异——米诺环素最佳，其次是四环素、氯

己定和甲硝唑。有一点不能忽略的是，不同药物之间的差异主要反映了给药方式和研究人群的差别，而不是药物本身能力间的差别。

很少有研究侧重于将局部和全身抗生素疗法结相合。由于不同治疗方法间的比较非常少，还没有获得明确的方法来引导我们根据不同的临床状况选择特异性的介入治疗方式。一个关键的需要澄清的问题是，无论何时使用抗生素疗法时都需要说明选择局部或全身给药途径的理由。对于患有慢性牙周炎的患者，有两项研究报道SRP治疗联合局部使用米诺环素比联合全身使用米诺环素取得更好的疗效（Paquette et al. 1994；Noyan et al. 1997）。有两项调查侧重于患有侵袭性牙周炎的患者。作为机械治疗的补充措施，全身运用阿莫西林联合克拉维酸或四环素纤维，其效果并不会产生显著差异（Bernimoulin et al. 1995）。最近，相同的研究团队报道了在SRP治疗时配合阿莫西林联合米诺环素治疗，在6个月后要比配合负载氯己定的明胶片所获得的治疗效果更好（Kaner et al. 2007a）。

由于牙周炎患者的微生物群中可以找到分布于口腔内不同位置的菌群类型，例如牙龈卟啉单胞菌（Mombelli et al. 1991a, b），患者致病菌分布较广时使用局部治疗获得的效果，可能不如病变局限于某位置时使用局部治疗获得的效果好。然而，目前并没有有效的诊断方法可以帮助临床医生以合理的价格获得牙周致病菌的详细分布图。然而，即使真的获得了这样的方法，关于评估局部抗生素治疗对于已定植牙龈卟啉单胞菌或者伴放线聚集杆菌的患牙的作用的研究，也证明这种方法存在局限性（Mombelli et al. 2002）。

临床实践中抗生素的局部应用

为了成功地治疗牙周疾病，局部的药物传递装置必须能够使抗生素在龈下区域保持数天的作用浓度。临床实验已经显示了在这些状况下局部使用抗生素疗法所能取得的效果。目前的证据表明局部药物传递，在患者其他方面状况稳定而局部病变控制良好的前提下，可以发挥最佳效果。

如果患者无反应的位点较少，局部抗生素治疗可获得最好的效果。局部抗生素治疗的潜在应用领域还包括了种植体周围炎感染的治疗（Mombelli et al. 2001; Renvert et al. 2006）。局部的抗生素治疗显示出了灵活性，通过提供非手术的局部治疗方法以及相对于SRP方法更强有力的治疗效果，进一步改善了牙周护理的疗效。然而一项成本效率分析结果显示，全身抗生素治疗比局部抗生素治疗更加节约成本（Heasman et al. 2011）。近些年来，可观察到的局部抗生素治疗的效果逐渐变差，这是由于大量已被充分证明有效的抗生素成分逐渐退出了市场。目前为止，还没有一种局部抗生素治疗方法被证明其效果完全等同或优于全身使用阿莫西林配合甲硝唑的治疗方法。

结论

抗生素通过全身或局部的方法给药，可以增强牙周治疗的效果。为了限制一般情况下微生物耐药性的发生，以及避免抗生素对治疗个体的不良反应的产生，在使用抗生素时应采取更加谨慎和克制的态度。为了限制抗生素的过度使用，在有足够证据表明单独使用非手术机械清创能减轻症状的情况下，应避免使用抗生素，也适用于轻度–中度牙周炎。全身抗生素治疗有助于改善深牙周袋的SRP治疗效果，从而减少进一步手术治疗的需求。当机械治疗没有取得令人满意的治疗效果时，全身抗生素治疗可以作为有效的辅助治疗措施。局部无反应性位点和局部的复发性病变可以通过局部抗生素疗法进行治疗。完全的机械性清创（SRP）应该优先于所有的抗生素治疗。在牙周感染去除以后，患者应该单独制订牙周维护治疗计划，防止发生再感染。

目前，文献记载的在牙周治疗中使用抗生素最完全有效的方法，是SRP治疗辅助阿莫西林和甲硝唑口服给药。其他的治疗方法，包括了SRP治疗联合使用甲硝唑，或SRP治疗联合使用阿奇霉素，这些方法特别适用于慢性牙周炎患者的治疗。

参考文献

[1] Agan, S., Sonmez, S. & Serdar, M. (2006). The effect of topical doxycycline usage on gingival crevicular fluid MMP-8 levels of chronic and aggressive periodontitis patients: a pilot study. *International Journal of Dental Hygiene* **4**, 114–121.

[2] Aimetti, M., Romano, F., Torta, I. *et al.* (2004). Debridement and local application of tetracycline-loaded fibres in the management of persistent periodontitis: results after 12 months. *Journal of Clinical Periodontology* **31**, 166–172.

[3] Akalin, F.A., Baltacioglu, E., Sengun, D. *et al.* (2004). A comparative evaluation of the clinical effects of systemic and local doxycycline in the treatment of chronic periodontitis. *Journal of Oral Science* **46**, 25–35.

[4] Akincibay, H., Orsal, S.O., Sengun, D. & Tozum, T.F. (2008). Systemic administration of doxycycline versus metronidazole plus amoxicillin in the treatment of localized aggressive periodontitis: a clinical and microbiologic study. *Quintessence International* **39**, e33–39.

[5] Allenspach-Petrzilka, G.E. & Guggenheim, B. (1983). Bacterial invasion of the periodontium; an important factor in the pathogenesis of periodontitis? *Journal of Clinical Periodontology* **10**, 609–617.

[6] Ardila, C.M., Granada, M.I. & Guzman, I.C. (2010). Antibiotic resistance of subgingival species in chronic periodontitis patients. *Journal of Periodontal Research* **45**, 557–563.

[7] Azmak, N., Atilla, G., Luoto, H. & Sorsa, T. (2002). The effect of subgingival controlled-release delivery of chlorhexidine chip on clinical parameters and matrix metalloproteinase-8 levels in gingival crevicular fluid. *Journal of Periodontology* **73**, 608–615.

[8] Baker, P.J., Slots, J., Genco, R.J. & Evans, R.T. (1983). Minimal inhibitory concentrations of various antimicrobial agents for human oral anaerobic bacteria. *Antimicrobial Agents and Chemotherapy* **24**, 420–424.

[9] Baltacioglu, E., Aslan, M., Sarac, O., Saybak, A. & Yuva, P. (2011). Analysis of clinical results of systemic antimicrobials combined with nonsurgical periodontal treatment for generalized aggressive periodontitis: a pilot study. *Journal of the Canadian Dental Association* **77**, b97.

[10] Bendesky, A., Menendez, D. & Ostrosky-Wegman, P. (2002). Is metronidazole carcinogenic? *Mutation Research* **511**, 133–144.

[11] Berbari, E.F., Osmon, D.R., Carr, A. *et al.* (2010). Dental procedures as risk factors for prosthetic hip or knee infection: a hospital-based prospective case-control study. *Clinical Infectious Diseases* **50**, 8–16.

[12] Berglundh, T., Krok, L., Liljenberg, B. *et al.* (1998). The use of metronidazole and amoxicillin in the treatment of advanced periodontal disease. A prospective, controlled clinical trial. *Journal of Clinical Periodontology* **25**, 354–362.

[13] Bernimoulin, P., Purucker, H., Mertes, B. & Krüger, B. (1995). Local versus systemic adjunctive antibiotic therapy in RPP patients. *Journal of Dental Research* **74**, 481.

[14] Bland, P.S., Goodson, J.M., Gunsolley, J.C. *et al.* (2010). Association of antimicrobial and clinical efficacy: periodontitis therapy with minocycline microspheres. *Journal of the International Academy of Periodontology* **12**, 11–19.

[15] Bogren, A., Teles, R.P., Torresyap, G. *et al.* (2008). Locally delivered doxycycline during supportive periodontal therapy: a 3-year study. *Journal of Periodontology* **79**, 827–835.

[16] Bonesvoll, P. & Gjermo, P. (1978). A comparison between chlorhexidine and some quaternary ammonium compounds with regard to retention, salivary concentration and plaque-inhibiting effect in the human mouth after mouth rinses. *Archives of Oral Biology* **23**, 289–294.

[17] Bonito, A.J., Lux, L. & Lohr, K.N. (2005). Impact of local adjuncts to scaling and root planing in periodontal disease therapy: a systematic review. *Journal of Periodontology* **76**, 1227–1236.

[18] Bragd, L., Dahlén, G., Wikström, M. & Slots, J. (1987). The capability of *Actinobacillus actinomycetemcomitans*, *Bacteroides gingivalis* and *Bacteroides intermedius* to indicate progressive periodontitis; a retrospective study. *Journal of Clinical Periodontology* **14**, 95–99.

[19] Buchanan, S.A. & Robertson, P.B. (1987). Calculus removal by scaling/root planing with and without surgical access. *Journal of Periodontology* **58**, 159–163.

[20] Carlos, J.P., Wolfe, M.D., Zambon, J.J. & Kingman, A. (1988). Periodontal disease in adolescents: Some clinical and microbiologic correlates of attachment loss. *Journal of Dental Research* **67**, 1510–1514.

[21] Carranza, F.A., Jr., Saglie, R., Newman, M.G. & Valentin, P.L. (1983). Scanning and transmission electron microscopic study of tissue-invading microorganisms in localized juvenile periodontitis. *Journal of Periodontology* **54**, 598–617.

[22] Carvalho, J., Novak, M.J. & Mota, L.F. (2007). Evaluation of the effect of subgingival placement of chlorhexidine chips as an adjunct to scaling and root planing. *Journal of Periodontology* **78**, 997–1001.

[23] Chaves, E.S., Jeffcoat, M.K., Ryerson, C.C. & Snyder, B. (2000). Persistent bacterial colonization of *Porphyromonas gingivalis*, *Prevotella intermedia*, and *Actinobacillus actinomycetemcomitans* in periodontitis and its association with alveolar bone loss after 6 months of therapy. *Journal of Clinical Periodontology* **27**, 897–903.

[24] Cionca, N., Giannopoulou, C., Ugolotti, G. & Mombelli, A. (2009). Amoxicillin and metronidazole as an adjunct to full-mouth scaling and root planing of chronic periodontitis. *Journal of Periodontology* **80**, 364–371.

[25] Cionca, N., Giannopoulou, C., Ugolotti, G. & Mombelli, A. (2010). Microbiologic testing and outcomes of full-mouth scaling and root planing with or without amoxicillin/metronidazole in chronic periodontitis. *Journal of Periodontology* **81**, 15–23.

[26] Costerton, J.W. (2005). Biofilm theory can guide the treatment of device-related orthopaedic infections. *Clinical Orthopaedics and Related Reserach* **437**, 7–11.

[27] Costerton, J.W., Montanaro, L. & Arciola, C.R. (2005). Biofilm in implant infections: its production and regulation. *International Journal of Artificial Organs* **28**, 1062–1068.

[28] Cosyn, J., Wyn, I., De Rouck, T. & Sabzevar, M.M. (2005). A chlorhexidine varnish implemented treatment strategy for chronic periodontitis: short-term clinical observations. *Journal of Clinical Periodontology* **32**, 750–756.

[29] Cosyn, J., Wyn, I., De Rouck, T. & Moradi Sabzevar, M. (2006a). Clinical benefits of subgingival chlorhexidine varnish application as an adjunct to same-day full-mouth root planing: a pilot study. *Journal of Periodontology* **77**, 1074–1079.

[30] Cosyn, J., Wyn, I., De Rouck, T. & Sabzevar, M.M. (2006b). Long-term clinical effects of a chlorhexidine varnish implemented treatment strategy for chronic periodontitis. *Journal of Periodontology* **77**, 406–415.

[31] Cosyn, J., Wyn, I., De Rouck, T. & Sabzevar, M.M. (2007). Subgingival chlorhexidine varnish administration as an adjunct to same-day full-mouth root planing. I. Clinical observations. *Journal of Periodontology* **78**, 430–437.

[32] Dahlén, G., Wikström, M. & Renvert, S. (1996). Treatment of periodontal disease based on microbiological diagnosis. A 5-year follow-up on individual patterns. *Journal of Periodontology* **67**, 879–887.

[33] D'Aiuto, F., Ready, D. & Tonetti, M.S. (2004). Periodontal disease and C-reactive protein-associated cardiovascular risk. *Journal of Periodontal Research* **39**, 236–241.

[34] D'Aiuto, F., Nibali, L., Parkar, M., Suvan, J. & Tonetti, M.S. (2005). Short-term effects of intensive periodontal therapy on serum inflammatory markers and cholesterol. *Journal of Dental Research* **84**, 269–273.

[35] Dannewitz, B., Pohl, S., Eickholz, P. & Kim, T.S. (2007). Clinical and microbiological effects of a combined mechanic-antibiotic therapy in subjects with *Actinobacillus actinomycetemcomitans*-associated periodontitis. *American Journal of Dentistry* **20**, 153–156.

[36] Davey, M.E. & Costerton, J.W. (2006). Molecular genetics analyses of biofilm formation in oral isolates. *Periodontology 2000* **42**, 13–26.

[37] Drisko, C.L., Cobb, C.M., Killoy, W.J. *et al.* (1995). Evaluation of periodontal treatments using controlled-release tetracycline fibers: Clinical response. *Journal of Periodontology* **66**, 692–699. Duarte, P.M., de Mendonca, A.C., Maximo, M.B. *et al.* (2009). Effect of anti-infective mechanical therapy on clinical parameters and cytokine levels in human peri-implant diseases. *Journal of Periodontology* **80**, 234–243.

[38] Duval, X., Alla, F., Hoen, B. *et al.* (2006). Estimated risk of endocarditis in adults with predisposing cardiac conditions undergoing dental procedures with or without antibiotic prophylaxis. *Clinical Infectious Diseases* **42**, e102–107.

[39] Eakle, W., Ford, C. & Boyd, R. (1986). Depth of penetration in periodontal pockets with oral irrigation. *Journal of Clinical Periodontology* **13**, 39–44.

[40] Ehmke, B., Beikler, T., Haubitz, I., Karch, H. & Flemmig, T.F. (2003). Multifactorial assessment of predictors for prevention of periodontal disease progression. *Clinical Oral Investigations* **7**, 217–221.

[41] Ehmke, B., Moter, A., Beikler, T., Milian, E. & Flemmig, T.F. (2005). Adjunctive antimicrobial therapy of periodontitis: long-term effects on disease progression and oral colonization. *Journal of Periodontology* **76**, 749–759.

[42] Eick, S., Seltmann, T. & Pfister, W. (2004). Efficacy of antibiotics to strains of periodontopathogenic bacteria within a single species biofilm - an *in vitro* study. *Journal of Clinical Periodontology* **31**, 376–383.

[43] Eickholz, P., Kim, T.S., Burklin, T. *et al.* (2002). Non-surgical periodontal therapy with adjunctive topical doxycycline: a double-blind randomized controlled multicenter study. *Journal of Clinical Periodontology* **29**, 108–117.

[44] Esposito, M., Grusovin, M.G., Talati, M. *et al.* (2008). Interventions for replacing missing teeth: antibiotics at dental implant placement to prevent complications. *Cochrane Database of Systematic Reviews* **3**, CD004152.

[45] Flemmig, T.F., Milian, E., Karch, H. & Klaiber, B. (1998a). Differential clinical treatment outcome after systemic metronidazole and amoxicillin in patients harboring *Actino-bacillus actinomycetemcomitans* and/or *Porphyromonas gingivalis*. *Journal of Clinical Periodontology* **25**, 380–387.

[46] Flemmig, T.F., Milian, E., Kopp, C., Karch, H. & Klaiber, B. (1998b). Differential effects of systemic metronidazole and amoxicillin on *Actinobacillus actinomycetemcomitans* and *Porphyromonas gingivalis* in intraoral habitats. *Journal of Clinical Periodontology* **25**, 1–10.

[47] Giannopoulou, C., Andersen, E., Brochut, P., Plagnat, D. & Mombelli, A. (2006). Enamel matrix derivative and systemic antibiotics as adjuncts to non-surgical periodontal treatment: biologic response. *Journal of Periodontology* **77**, 707–713.

[48] Goené, R.J., Winkel, E.G., Abbas, F. *et al.* (1990). Microbiology in diagnosis and treatment of severe periodontitis. A report of four cases. *Journal of Periodontology* **61**, 61–64.

[49] Golub, L.M., Wolff, M., Lee, H.M. *et al.* (1985). Futher evidence that tetracyclines inhibit collagenase activity in human crevicular fluid and other mammalian sources. *Journal of Periodontal Research* **20**, 12–23.

[50] Goodson, J.M. (1989). Pharmacokinetic principles controlling efficacy of oral therapy. *Journal of Dental Research* **68**, 1625–

1632.

[51] Goodson, J., Holborow, D., Dunn, R., Hogan, P. & Dunham, S. (1983). Monolithic tetracycline containing fibers for controlled delivery to periodontal pockets. *Journal of Periodontology* **54**, 575–579.

[52] Goodson, J., Cugini, M., Kent, R. *et al.* (1991). Multicenter evaluation of tetracycline fiber therapy: I. Experimental design, methods and baseline data. *Journal of Periodontal Research* **26**, 361–370.

[53] Goodson, J.M., Gunsolley, J.C., Grossi, S.G. *et al.* (2007). Minocycline HCl microspheres reduce red-complex bacteria in periodontal disease therapy. *Journal of Periodontology* **78**, 1568–1579.

[54] Graca, M.A., Watts, T.L., Wilson, R.F. & Palmer, R.M. (1997). A randomized controlled trial of a 2% minocycline gel as an adjunct to non-surgical periodontal treatment, using a design with multiple matching criteria. *Journal of Clinical Periodontology* **24**, 249–253.

[55] Griffiths, G.S., Smart, G.J., Bulman, J.S. *et al.* (2000). Comparison of clinical outcomes following treatment of chronic adult periodontitis with subgingival scaling or subgingival scaling plus metronidazole gel. *Journal of Clinical Periodontology* **27**, 910–917.

[56] Griffiths, G.S., Ayob, R., Guerrero, A. *et al.* (2011). Amoxicillin and metronidazole as an adjunctive treatment in generalized aggressive periodontitis at initial therapy or re-treatment: a randomized controlled clinical trial. *Journal of Clinical Periodontology* **38**, 43–49.

[57] Grisi, D.C., Salvador, S.L., Figueiredo, L.C. *et al.* (2002). Effect of a controlled-release chlorhexidine chip on clinical and microbiological parameters of periodontal syndrome. *Journal of Clinical Periodontology* **29**, 875–881.

[58] Grossi, S.G., Zambon, J.J., Ho, A.W. *et al.* (1994). Assessment of risk for periodontal disease. I. Risk indicators for attachment loss. *Journal of Periodontology* **65**, 260–267.

[59] Guerrero, A., Griffiths, G.S., Nibali, L. *et al.* (2005). Adjunctive benefits of systemic amoxicillin and metronidazole in non-surgical treatment of generalized aggressive periodontitis: a randomized placebo-controlled clinical trial. *Journal of Clinical Periodontology* **32**, 1096–1107.

[60] Guerrero, A., Echeverria, J.J. & Tonetti, M.S. (2007). Incomplete adherence to an adjunctive systemic antibiotic regimen decreases clinical outcomes in generalized aggressive periodontitis patients: a pilot retrospective study. *Journal of Clinical Periodontology* **34**, 897–902.

[61] Gupta, R., Pandit, N., Aggarwal, S. & Verma, A. (2008). Comparative evaluation of subgingivally delivered 10% doxycycline hyclate and xanthan-based chlorhexidine gels in the treatment of chronic periodontitis. *Journal of Contemporary Dental Practice* **9**, 25–32.

[62] Haffajee, A.D. & Socransky, S.S. (1994). Microbial etiological agents of destructive periodontal diseases. *Periodontology 2000* **5**, 78–111.

[63] Haffajee, A.D., Socransky, S.S., Smith, C. & Dibart, S. (1991). Relation of baseline microbial parameters to future periodontal attachment loss. *Journal of Clinical Periodontology* **18**, 744–750.

[64] Haffajee, A.D., Socransky, S.S. & Gunsolley, J.C. (2003). Systemic anti-infective periodontal therapy. A systematic review. *Annals of Periodontology* **8**, 115–181.

[65] Haffajee, A.D., Torresyap, G. & Socransky, S.S. (2007). Clinical changes following four different periodontal therapies for the treatment of chronic periodontitis: 1-year results. *Journal of Clinical Periodontology* **34**, 243–253.

[66] Hanes, P.J. & Purvis, J.P. (2003). Local anti-infective therapy: pharmacological agents. A systematic review. *Annals of Periodontology* **8**, 79–98.

[67] Haubek, D., Ennibi, O.K., Poulsen, K. *et al.* (2008). Risk of aggressive periodontitis in adolescent carriers of the JP2 clone of *Aggregatibacter* (*Actinobacillus*) *actinomycetemcomitans* in Morocco: a prospective longitudinal cohort study. *Lancet* **371**,

237–242.

[68] Heasman, P.A., Heasman, L., Stacey, F. & McCracken, G.I. (2001). Local delivery of chlorhexidine gluconate (PerioChip) in periodontal maintenance patients. *Journal of Clinical Periodontology* **28**, 90–95.

[69] Heasman, P.A., Vernazza, C.R., Gaunt, F.L. & Pennington, M.A. (2011). Cost-effectiveness of adjunctive antimicrobials in the treatment of periodontitis. *Periodontology 2000* **55**, 217–230.

[70] Heitz-Mayfield, L.J., Trombelli, L., Heitz, F., Needleman, I. & Moles, D. (2002). A systematic review of the effect of surgical debridement vs non-surgical debridement for the treatment of chronic periodontitis. *Journal of Clinical Periodontology* **29 Suppl 3**, 92–102.

[71] Heller, D., Varela, V.M., Silva-Senem, M.X. *et al.* (2011). Impact of systemic antimicrobials combined with anti-infective mechanical debridement on the microbiota of generalized aggressive periodontitis: a 6-month RCT. *Journal of Clinical Periodontology* **38**, 355–364.

[72] Henderson, R.J., Boyens, J.V., Holborow, D.W. & Pack, A.R. (2002). Scaling and root-planing treatment with adjunctive subgingival minocycline. A clinical pilot study over six months, of sites adjacent to and remote from the antibiotic application. *Journal of the International Academy of Periodontology* **4**, 77–87.

[73] Herrera, D., Sanz, M., Jepsen, S., Needleman, I. & Roldán, S. (2002). A systematic review on the effect of systemic antimicrobials as an adjunct to scaling and root planing in periodontitis patients. *Journal of Clinical Periodontology* **29**, 136–159.

[74] Herrera, D., Alonso, B., Leon, R., Roldan, S. & Sanz, M. (2008). Antimicrobial therapy in periodontitis: the use of systemic antimicrobials against the subgingival biofilm. *Journal of Clinical Periodontology* **35**, 45–66.

[75] Hersh, E.V. & Moore, P.A. (2008). Adverse drug interactions in dentistry. *Periodontology 2000* **46**, 109–142.

[76] Höffler, U., Niederau, W. & Pulverer, G. (1980). Susceptibility of *Bacterium actinomycetemcomitans* to 45 antibiotics. *Antimicrobial Agents and Chemotherapy* **17**, 943–946.

[77] Jarrold, C.R., Allaker, R.P., Young, K.A. *et al.* (1997). Clinical and microbiological effects of topical minocycline in the treatment of elderly patients with periodontitis. *British Dental Journal* **183**, 51–56.

[78] Jeffcoat, M.K., Bray, K.S., Ciancio, S.G. *et al.* (1998). Adjunctive use of a subgingival controlled-release chlorhexidine chip reduces probing depth and improves attachment level compared with scaling and root planing alone. *Journal of Periodontology* **69**, 989–997.

[79] Jeffcoat, M.K., Palcanis, K.G., Weatherford, T.W. *et al.* (2000). Use of a biodegradable chlorhexidine chip in the treatment of adult periodontitis: clinical and radiographic findings. *Journal of Periodontology* **71**, 256–262.

[80] Jeong, S.-N., Han, S.-B., Lee, S.-W. & Magnusson, I. (1994). Effects of tetracycline containing gel and a mixture of tetracycline and citric acid containing gel on non-surgical periodontal therapy. *Journal of Periodontology* **65**, 840–847.

[81] Johnson, J.D., Chen, R., Lenton, P.A. *et al.* (2008). Persistence of extracrevicular bacterial reservoirs after treatment of aggressive periodontitis. *Journal of Periodontology* **79**, 2305–2312.

[82] Jones, A.A., Kornman, K.S., Newbold, D.A. & Manwell, M.A. (1994). Clinical and microbiological effects of controlled-release locally delivered minocycline in periodontitis. *Journal of Periodontology* **65**, 1058–1066.

[83] Jousimies-Somer, H., Asikainen, S., Suomala, P. & Summanen, P. (1988). Activity of metronidazole and its hydroxymetabolite. *Oral Microbiology and Immunology* **3**, 32–34.

[84] Kaner, D., Bernimoulin, J.P., Hopfenmuller, W., Kleber, B.M. & Friedmann, A. (2007a). Controlled-delivery chlorhexidine chip versus amoxicillin/metronidazole as adjunctive antimicrobial therapy for generalized aggressive periodontitis: a randomized

controlled clinical trial. *Journal of Clinical Periodontology* **34**, 880–891.

[85] Kaner, D., Christan, C., Dietrich, T. *et al.* (2007b). Timing affects the clinical outcome of adjunctive systemic antibiotic therapy for generalized aggressive periodontitis. *Journal of Periodontology* **78**, 1201–1208.

[86] Kasaj, A., Chiriachide, A. & Willershausen, B. (2007). The adjunctive use of a controlled-release chlorhexidine chip following treatment with a new ultrasonic device in supportive periodontal therapy: a prospective, controlled clinical study. *International Journal of Dental Hygiene* **5**, 225–231.

[87] Kilian, M., Frandsen, E.V., Haubek, D. & Poulsen, K. (2006). The etiology of periodontal disease revisited by population genetic analysis. *Periodontology 2000* **42**, 158–179.

[88] Kinane, D.F. & Radvar, M. (1999). A six-month comparison of three periodontal local antimicrobial therapies in persistent periodontal pockets. *Journal of Periodontology* **70**, 1–7.

[89] Kornman, K.S., Newman, M.G., Moore, D.J. & Singer, R.E. (1994). The influence of supragingival plaque control on clinical and microbial outcomes following the use of antibiotics for the treatment of periodontitis. *Journal of Periodontology* **65**, 848–854.

[90] Kroes, I., Lepp, P.W. & Relman, D.A. (1999). Bacterial diversity within the human subgingival crevice. *Proceedings of the National Academy of Sciences of the United States of America* **96**, 14547–14552.

[91] Larsen, T. (2002). Susceptibility of *Porphyromonas gingivalis* in biofilms to amoxicillin, doxycycline and metronidazole. *Oral Microbiology and Immunology* **17**, 267–271.

[92] Lie, T., Bruun, G. & Boe, O.E. (1998). Effects of topical metronidazole and tetracycline in treatment of adult periodontitis. *Journal of Periodontology* **69**, 819–827.

[93] Lindhe, J. & Palmer, R. (2002). Additional periodontal therapy. Group C summary. *Journal of Clinical Periodontology* **29**, 160–162.

[94] Lindhe, J., Liljenberg, B. & Adielson, B. (1983a). Effect of long-term tetracycline therapy on human periodontal disease. *Journal of Clinical Periodontology* **10**, 590–601.

[95] Lindhe, J., Liljenberg, B., Adielson, B. & Börjesson, I. (1983b). Use of metronidazole as a probe in the study of human periodontal disease. *Journal of Clinical Periodontology* **10**, 110–112.

[96] Listgarten, M.A. (1965). Electron microscopic observations on the bacterial flora of acute necrotizing ulcerative gingivitis. *Journal of Periodontology* **36**, 328–339.

[97] Loesche, W.J. & Giordano, J.R. (1994). Metronidazole in periodontitis V: debridement should precede medication. *Compendium of Continuing Education in Dentistry* **15**, 1198–1218.

[98] Loesche, W.J., Giordano, J.R., Hujoel, P., Schwarcz, J. & Smith, B.A. (1992). Metronidazole in periodontitis: reduced need for surgery. *Journal of Clinical Periodontology* **19**, 103–112.

[99] Loesche, W.J., Grossman, N. & Giordano, J. (1993). Metronidazole in periodontitis (IV). The effect of patient compliance on treatment parameters. *Journal of Clinical Periodontology* **20**, 96–104.

[100] Loesche, W.J., Giordano, J.R., Soehren, S. & Kaciroti, N. (2002). The nonsurgical treatment of patients with periodontal disease: results after five years. *Journal of the American Dental Association* **133**, 311–320.

[101] Lopez, N. & Gamonal, J. (1998). Effects of metronidazole plus amoxicillin in progressive untreated adult periodontitis: results of a single one-week cours after 2 and 4 months. *Journal of Periodontology* **69**, 1291–1298.

[102] Lopez, N., Socransky, S., Da Silva, I., Patel, M. & Haffajee, A. (2006). Effects of metronidazole plus amoxicillin as only therapy on the microbiological and clinical parameters of untreated chronic periodontitis. *Journal of Clinical Periodontology* **33**, 648–660.

[103] Lopez, N.J., Gamonal, J.A. & Martinez, B. (2000). Repeated

metronidazole and amoxicillin treatment of periodontitis. A follow-up study. *Journal of Periodontology* **71**, 79–89.

[104] Lorian, V. (1986) *Antibiotics in Laboratory Medicine*. Baltimore: Williams and Wilkins Co.

[105] Machion, L., Andia, D.C., Lecio, G. *et al.* (2006). Locally delivered doxycycline as an adjunctive therapy to scaling and root planing in the treatment of smokers: a 2-year follow-up. *Journal of Periodontology* **77**, 606–613.

[106] Machtei, E.E. & Younis, M.N. (2008). The use of 2 antibiotic regimens in aggressive periodontitis: comparison of changes in clinical parameters and gingival crevicular fluid biomarkers. *Quintessence International* **39**, 811–819.

[107] Marchant, C., Carlin, S., Johnson, C. & Shurin, P. (1992). Measuring the comparative efficacy of antibacterial agents for acute otitis media: the "Pollyanna phenomenon". *Journal of Pediatrics* **120**, 72–77.

[108] Marsh, P.D. (2004). Dental plaque as a microbial biofilm. *Caries Research* **38**, 204–211.

[109] Marsh, P.D. (2005). Dental plaque: biological significance of a biofilm and community life-style. *Journal of Clinical Periodontology* **32 Suppl 6**, 7–15.

[110] Marsh, P.D., Moter, A. & Devine, D.A. (2011). Dental plaque biofilms: communities, conflict and control. *Periodontology 2000* **55**, 16–35.

[111] Meinberg, T.A., Barnes, C.M., Dunning, D.G. & Reinhardt, R.A. (2002). Comparison of conventional periodontal maintenance versus scaling and root planing with subgingival minocycline. *Journal of Periodontology* **73**, 167–172.

[112] Mestnik, M.J., Feres, M., Figueiredo, L.C. *et al.* (2010). Short-term benefits of the adjunctive use of metronidazole plus amoxicillin in the microbial profile and in the clinical parameters of subjects with generalized aggressive periodontitis. *Journal of Clinical Periodontology* **37**, 353–365.

[113] Minabe, M., Takeuchi, K., Nishimura, T., Hori, T. & Umemoto, T. (1991). Therapeutic effects of combined treatment using tetracycline- immobilized collagen film and root planing in periodontal furcation pockets. *Journal of Clinical Periodontology* **18**, 287–290.

[114] Mizrak, T., Guncu, G.N., Caglayan, F. *et al.* (2006). Effect of a controlled-release chlorhexidine chip on clinical and microbiological parameters and prostaglandin E2 levels in gingival crevicular fluid. *Journal of Periodontology* **77**, 437–443.

[115] Moeintaghavi, A., Talebi-ardakani, M.R., Haerian-ardakani, A. *et al.* (2007). Adjunctive effects of systemic amoxicillin and metronidazole with scaling and root planing: a randomized, placebo controlled clinical trial. *Journal of Contemporary Dental Practice* **8**, 51–59.

[116] Mombelli, A. (2012). Antimicrobial advances in treating periodontal diseases. *Frontiers of Oral Biology* **15**, 133–148.

[117] Mombelli, A., McNabb, H. & Lang, N.P. (1991a). Black-pigmenting Gram-negative bacteria in periodontal disease. I. Topographic distribution in the human dentition. *Journal of Periodontal Research* **26**, 301–307.

[118] Mombelli, A., McNabb, H. & Lang, N.P. (1991b). Black-pigmenting Gram-negative bacteria in periodontal disease. II. Screening strategies for *P. gingivalis*. *Journal of Periodontal Research* **26**, 308–313.

[119] Mombelli, A., Gmur, R., Gobbi, C. & Lang, N.P. (1994). *Actinobacillus actinomycetemcomitans* in adult periodontitis. I. Topographic distribution before and after treatment. *Journal of Periodontology* **65**, 820–826.

[120] Mombelli, A. & van Winkelhoff, A.J. (1997). The systemic use of antibiotics in periodontal therapy. In: Lang, N.P., Karring, T. & Lindhe, J., eds. *Proceedings of the second European Workshop on Periodontology*. Berlin: Quintessenz Verlag, pp. 38–77.

[121] Mombelli, A., Schmid, B., Rutar, A. & Lang, N.P. (2000). Persistence patterns of *Porphyromonas gingivalis*, *Prevotella intermedia/nigrescens*, and *Actinobacillus actinomycetemcomitans* after mechanical therapy of periodontal

disease. *Journal of Periodontology* **71**, 14–21.

[122] Mombelli, A., Feloutzis, A., Brägger, U. & Lang, N.P. (2001). Treatment of peri-implantitis by local delivery of tetracycline. Clinical, microbiological and radiological results. *Clinical Oral Implants Research* **12**, 287–294.

[123] Mombelli, A., Schmid, B., Rutar, A. & Lang, N.P. (2002). Local antibiotic therapy guided by microbiological diagnosis. Treatment of *Porphyromonas gingivalis* and *Actinobacillus actinomycetemcomitans* persisting after mechanical therapy. *Journal of Clinical Periodontology* **29**, 743–749.

[124] Mombelli, A., Brochut, P., Plagnat, D., Casagni, F. & Giannopoulou, C. (2005). Enamel matrix proteins and systemic antibiotics as adjuncts to non-surgical periodontal treatment: Clinical effects. *Journal of Clinical Periodontology* **32**, 225–230.

[125] Mombelli, A., Cionca, N. & Almaghlouth, A. (2011). Does adjunctive antimicrobial therapy reduce the perceived need for periodontal surgery? *Periodontology 2000* **55**, 205–216.

[126] Mombelli, A., Cionca, N., Almaghlouth, A. *et al.* (2013). Are there specific benefits of Amoxicillin plus Metronidazole in *Aggregatibacter actinomycetemcomitans*-associated periodontitis? Double-masked, randomized clinical trial of efficacy and safety. *Journal of Periodontology* **84**, 715–724.

[127] Moreira, R.M. & Feres-Filho, E.J. (2007). Comparison between full-mouth scaling and root planing and quadrant-wise basic therapy of aggressive periodontitis: 6-month clinical results. *Journal of Periodontology* **78**, 1683–1688.

[128] Müller, H.P., Lange, D.E. & Müller, R.F. (1993). Failure of adjunctive minocycline-HCl to eliminate oral *Actinobacillus actinomycetemcomitans*. *Journal of Clinical Periodontology* **20**, 498–504.

[129] Müller, H.P., Eickholz, P., Heinecke, A. *et al.* (1995). Simultaneous isolation of *Actinobacillus actinomycetemcomitans* from subgingival and extracrevicular locations of the mouth. *Journal of Clinical Periodontology* **22**, 413–419.

[130] Nakagawa, T., Yamada, S., Oosuka, Y. *et al.* (1991). Clinical and microbiological study of local minocycline delivery (Periocline) following scaling and root planing in recurrent periodontal pockets. *Bulletin of the Tokyo Dental College* **32**, 63–70.

[131] Newman, M.G., Kornman, K.S. & Doherty, F.M. (1994). A 6-month multi-center evaluation of adjunctive tetracycline fiber therapy used in conjunction with scaling and root planing in maintenance patients: Clinical results. *Journal of Periodontology* **65**, 685–691.

[132] Nishimura, R.A., Carabello, B.A., Faxon, D.P. *et al.* (2008). ACC/AHA 2008 guideline update on valvular heart disease: focused update on infective endocarditis: a report of the American College of Cardiology/American Heart Association Task Force on Practice Guidelines: endorsed by the Society of Cardiovascular Anesthesiologists, Society for Cardiovascular Angiography and Interventions, and Society of Thoracic Surgeons. *Circulation* **118**, 887–896.

[133] Noack, B., Genco, R.J., Trevisan, M. *et al.* (2001). Periodontal infections contribute to elevated systemic C-reactive protein level. *Journal of Periodontology* **72**, 1221–1227.

[134] Noiri, Y., Okami, Y., Narimatsu, M. *et al.* (2003). Effects of chlorhexidine, minocycline, and metronidazole on *Porphyromonas gingivalis* strain 381 in biofilms. *Journal of Periodontology* **74**, 1647–1651.

[135] Norskov-Lauritsen, N. & Kilian, M. (2006). Reclassification of *Actinobacillus actinomycetemcomitans*, *Haemophilus aphrophilus*, *Haemophilus paraphrophilus* and *Haemophilus segnis* as *Aggregatibacter actinomycetemcomitans* gen. nov., comb. nov., *Aggregatibacter aphrophilus* comb. nov. and *Aggregatibacter segnis* comb. nov., and emended description of *Aggregatibacter aphrophilus* to include V factor-dependent and V factor-independent isolates. *International Journal of Systematic and Evolutionary Microbiology* **56**, 2135–2146.

[136] Noyan, Ü., Yilmaz, S., Kuru, B. *et al.* (1997). A clinical and microbiological evaluation of systemic and local metronidazole

delivery in adult periodontitis patients. *Journal of Clinical Periodontology* **24**, 158–165.

[137] O'Connell, H.A., Kottkamp, G.S., Eppelbaum, J.L. *et al.* (2006). Influences of biofilm structure and antibiotic resistance mechanisms on indirect pathogenicity in a model polymicrobial biofilm. *Applied and Environmental Microbiology* **72**, 5013–5019.

[138] Oostervaal, P.J., Mikx, F.H. & Renggli, H.H. (1990). Clearance of a topically applied fluorescein gel from periodontal pockets. *Journal of Clinical Periodontology* **17**, 613–615.

[139] Pajukanta, R., Asikainen, S., Forsblom, B., Saarela, M. & Jousimies-Somer, H. (1993a). ß-Lactamase production and *in vitro* antimicrobial susceptibility of *Porphyromonas gingivalis*. *FEMS Immunology and Medical Microbiology* **6**, 241–244.

[140] Pajukanta, R., Asikainen, S., Saarela, M., Alaluusua, S. & Jousimies-Somer, H. (1993b). *In vitro* antimicrobial susceptibility of different serotypes of *Actinobacillus actinomycetemcomitans*. *Scandinavian Journal of Dental Research* **101**, 299–303.

[141] Palmer, R.M., Watts, T.L. & Wilson, R.F. (1996). A double-blind trial of tetracycline in the management of early onset periodontitis. *Journal of Clinical Periodontology* **23**, 670–674.

[142] Palmer, R.M., Matthews, J.P. & Wilson, R.F. (1998). Adjunctive systemic and locally delivered metronidazole in the treatment of periodontitis: a controlled clinical study. *British Dental Journal* **184**, 548–552.

[143] Palmer, R.M., Matthews, J.P. & Wilson, R.F. (1999). Non-surgical periodontal treatment with and without adjunctive metronidazole in smokers and non-smokers. *Journal of Clinical Periodontology* **26**, 158–163.

[144] Paolantonio, M., D'Angelo, M., Grassi, R.F. *et al.* (2008). Clinical and microbiologic effects of subgingival controlled-release delivery of chlorhexidine chip in the treatment of periodontitis: a multicenter study. *Journal of Periodontology* **79**, 271–282.

[145] Paolantonio, M., D'Ercole, S., Pilloni, A. *et al.* (2009). Clinical, microbiologic, and biochemical effects of subgingival administration of a Xanthan-based chlorhexidine gel in the treatment of periodontitis: a randomized multicenter trial. *Journal of Periodontology* **80**, 1479–1492.

[146] Paquette, D., Ling, S., Fiorellini, J. *et al.* (1994). Radiographic and BANA test analysis of locally delivered metronidazole: a phase I/II clinical trial. *Journal of Dental Research* **73**, 305.

[147] Paster, B.J., Boches, S.K., Galvin, J.L. *et al* (2001). Bacterial diversity in human subgingival plaque. *Journal of Bacteriology* **183**, 3770–3783.

[148] Pavicic, M.J.A.M.P., van Winkelhoff, A.J. & de Graaff, J. (1991). Synergistic effects between amoxicillin, metronidazole, and the hydroxymetabolite of metronidazole against *Actinobacillus actinomycetemcomitans*. *Antimicrobial Agents and Chemotherapy* **35**, 961–966.

[149] Pavicic, M.J.A.M.P., van Winkelhoff, A.J. & de Graaff, J. (1992). *In vitro* susceptibilities of *Actinobacillus actinomycetemcomitans* to a number of antimicrobial combinations. *Antimicrobial Agents and Chemotherapy* **36**, 2634–2638.

[150] Pavicic, M.J.A.M.P., van Winkelhoff, A.J., Douqué, N.H., Steures, R.W.R. & de Graaff, J. (1994). Microbiological and clinical effects of metronidazole and amoxicillin in *Actinobacillus actinomycetemcomitans*-associated periodontitis. A 2-year evaluation. *Journal of Clinical Periodontology* **21**, 107–112.

[151] Pitcher, G., Newman, H. & Strahan, J. (1980). Access to subgingival plaque by disclosing agents using mouthrinsing and direct irrigation. *Journal of Clinical Periodontology* **7**, 300–308.

[152] Pradeep, A.R., Sagar, S.V. & Daisy, H. (2008). Clinical and microbiologic effects of subgingivally delivered 0.5% azithromycin in the treatment of chronic periodontitis. *Journal of Periodontology* **79**, 2125–2135.

[153] Rabbani, G.M., Ash, M.M., Jr. & Caffesse, R.G. (1981). The effectiveness of subgingival scaling and root planing in calculus removal. *Journal of Periodontology* **52**, 119–123.

[154] Radvar, M., Pourtaghi, N. & Kinane, D.F. (1996). Comparison of 3 periodontal local antibiotic therapies in persistent periodontal pockets. *Journal of Periodontology* **67**, 860–865.

[155] Ramberg, P., Rosling, B., Serino, G. *et al.* (2001). The long-term effect of systemic tetracycline used as an adjunct to non-surgical treatment of advanced periodontitis. *Journal of Clinical Periodontology* **28**, 446–452.

[156] Rams, T.E., Feik, D. & Slots, J. (1992). Ciprofloxacin/metronidazole treatment of recurrent adult periodontitis. *Journal of Dental Research* **71**, 319.

[157] Rams, T.E., Listgarten, M.A. & Slots, J. (1996). The utility of 5 major putative periodontal pathogens and selected clinical parameters to predict periodontal breakdown in adults on maintenance care. *Journal of Clinical Periodontology* **23**, 346–354.

[158] Renvert, S., Lessem, J., Dahlen, G., Lindahl, C. & Svensson, M. (2006). Topical minocycline microspheres versus topical chlorhexidine gel as an adjunct to mechanical debridement of incipient peri-implant infections: a randomized clinical trial. *Journal of Clinical Periodontology* **33**, 362–369.

[159] Ribeiro Edel, P., Bittencourt, S., Zanin, I.C. *et al.* (2009). Full-mouth ultrasonic debridement associated with amoxicillin and metronidazole in the treatment of severe chronic periodontitis. *Journal of Periodontology* **80**, 1254–1264.

[160] Riep, B., Purucker, P. & Bernimoulin, J.P. (1999). Repeated local metronidazole-therapy as adjunct to scaling and root planing in maintenance patients. *Journal of Clinical Periodontology* **26**, 710–715.

[161] Rooney, J., Wade, W.G., Sprague, S.V., Newcombe, R.G. & Addy, M. (2002). Adjunctive effects to non-surgical therapy of systemic metronidazole and amoxycillin alone and combined. A placebo controlled study. *Journal of Clinical Periodontology* **29**, 342–350.

[162] Saglie, F.R., Carranza, F.A., Jr., Newman, M.G., Cheng, L. & Lewin, K.J. (1982a). Identification of tissue-invading bacteria in human periodontal disease. *Journal of Periodontal Research* **17**, 452–455.

[163] Saglie, R., Newman, M.G., Carranza, F.A. & Pattison, G.L. (1982b). Bacterial invasion of gingiva in advanced periodontitis in humans. *Journal of Periodontology* **53**, 217–222.

[164] Sakellari, D., Ioannidis, I., Antoniadou, M., Slini, T. & Konstantinidis, A. (2010). Clinical and microbiological effects of adjunctive, locally delivered chlorhexidine on patients with chronic periodontitis. *Journal of the International Academy of Periodontology* **12**, 20–26.

[165] Salvi, G.E., Mombelli, A., Mayfield, L. *et al.* (2002). Local antimicrobial therapy after initial periodontal treatment. A randomized controlled clinical trial comparing three biodegradable sustained release polymers. *Journal of Clinical Periodontology* **29**, 540–550.

[166] Sanz, M. & Teughels, W. (2008). Innovations in non-surgical periodontal therapy: Consensus Report of the Sixth European Workshop on Periodontology. *Journal of Clinical Periodontology* **35**, 3–7.

[167] Schrag, S.J., Pena, C., Fernandez, J. *et al.* (2001). Effect of short-course, high-dose amoxicillin therapy on resistant pneumococcal carriage: a randomized trial. *Journal of the American Medical Association* **286**, 49–56.

[168] Sedlacek, M.J. & Walker, C. (2007). Antibiotic resistance in an *in vitro* subgingival biofilm model. *Oral Microbiology and Immunology* **22**, 333–339.

[169] Shinn, D.L.S. (1962). Metronidazole in acute ulcerative gingivitis. *Lancet*, 1191.

[170] Silva, M.P., Feres, M., Sirotto, T.A. *et al.* (2011). Clinical and microbiological benefits of metronidazole alone or with amoxicillin as adjuncts in the treatment of chronic periodontitis: a randomized placebo-controlled clinical trial. *Journal of Clinical Periodontology* **38**, 828–837.

[171] Slots, J. & Rams, T.E. (1990). Antibiotics in periodontal therapy: advantages and disadvantages. *Journal of Clinical Periodontology* **17**, 479–493.

[172] Socransky, S.S. & Haffajee, A.D. (2002). Dental biofilms: difficult therapeutic targets. *Periodontology 2000* **28**, 12–55.

[173] Soskolne, W.A., Heasman, P.A., Stabholz, A. *et al.* (1997). Sustained local delivery of chlorhexidine in the treatment of periodontitis: a multi-center study. *Journal of Periodontology* **68**, 32–38.

[174] Stabholz, A., Kettering, J., Aprecio, R. *et al.* (1993). Antimicrobial properties of human dentin impregnated with tetracycline HCl or chlorhexidine. An *in vitro* study. *Journal of Clinical Periodontology* **20**, 557–562.

[175] Stelzel, M. & Flores-de-Jacoby, L. (2000). Topical metronidazole application as an adjunct to scaling and root planing. *Journal of Clinical Periodontology* **27**, 447–452.

[176] Stoller, N.H., Johnson, L.R., Trapnell, S., Harrold, C.Q. & Garrett, S. (1998). The pharmacokinetic profile of a biodegradable controlled-release delivery system containing doxycycline compared to systemically delivered doxycycline in gingival crevicular fluid, saliva, and serum. *Journal of Periodontology* **69**, 1085–1091.

[177] Stoltze, K. (1992). Concentration of metronidazole in periodontal pockets after application of a metronidazole 25% dental gel. *Journal of Clinical Periodontology* **19**, 698–701.

[178] Stoltze, K. (1995). Elimination of Elyzol® 25% Dentalgel matrix from periodontal pockets. *Journal of Clinical Periodontology* **22**, 185–187.

[179] Takahashi, N., Ishihara, K., Kato, T. & Okuda, K. (2007). Susceptibility of *Actinobacillus actinomycetemcomitans* to six antibiotics decreases as biofilm matures. *Journal of Antimicrobial Chemotherapy* **59**, 59-65.

[180] Tonetti, M., Cugini, M.A. & Goodson, J.M. (1990). Zero-order delivery with periodontal placement of tetracycline loaded ethylene vinyl acetate fibers. *Journal of Periodontal Research* **25**, 243–249.

[181] Tonetti, M.S., Cortellini, P., Carnevale, G. *et al.* (1998). A controlled multicenter study of adjunctive use of tetracycline periodontal fibers in mandibular class II furcations with persistent bleeding. *Journal of Clinical Periodontology* **25**, 728–736.

[182] Tsai, C.C., Shenker, B.J., DiRienzo, J.M., Malmud, D. & Taichman, N.S. (1984). Extraction and isolation of a leukotoxin from *Actinobacillus actinomycetemcomitans* with polymyxin B. *Infection and Immunity* **43**, 700–705.

[183] Valenza, G., Veihelmann, S., Peplies, J. *et al.* (2009). Microbial changes in periodontitis successfully treated by mechanical plaque removal and systemic amoxicillin and metronidazole. *International Journal of Medical Microbiology* **299**, 427–438.

[184] van der Weijden, G.A. & Timmerman, F.A. (2002). A systematic review on the clinical efficacy of subgingival debridement in the treatment of chronic periodontitis. *Journal of Clinical Periodontology* **29 Suppl 3**, 55–71.

[185] Van Dyke, T.E., Offenbacher, S., Braswell, L. & Lessem, J. (2002). Enhancing the value of scaling and root-planing: Arestin clinical trial results. *Journal of the International Academy of Periodontology* **4**, 72–76.

[186] van Steenberghe, D., Bercy, P., Kohl, J. *et al.* (1993). Subgingival minocycline hydrochloride ointment in moderate to severe chronic adult periodontitis: A randomized, double-blind, vehicle-controlled, multicenter study. *Journal of Periodontology* **64**, 637–644.

[187] van Winkelhoff, A.J. & Winkel, E.G. (2005). Microbiological diagnostics in periodontics. Biological significance and clinical validity. *Periodontology 2000* **39**, 40–52.

[188] van Winkelhoff, A.J. & Winkel, E.G. (2009). Commentary. Antibiotics in periodontics: right or wrong? *Journal of Periodontology* **80**, 1555–1558.

[189] van Winkelhoff, A.J., van der Velden, U., Clement, M. & de Graaff, J. (1988). Intra-oral distribution of black-pigmented *Bacteroides* species in periodontitis patients. *Oral Microbiology*

and Immunology **3**, 83–85.

[190] van Winkelhoff, A.J., Rodenburg, J.P., Goené, R.J. *et al.* (1989). Metronidazole plus amoxicillin in the treatment of *Actinobacillus actinomycetemcomitans* associated periodontitis. *Journal of Clinical Periodontology* **16**, 128–131.

[191] van Winkelhoff, A.J., Tijhof, C.J. & de Graaff, J. (1992). Microbiological and clinical results of metronidazole plus amoxicillin therapy in *Actinobacillus actinomycetemcomitans*-associated periodontitis. *Journal of Periodontology* **63**, 52–57.

[192] Varela, V.M., Heller, D., Silva-Senem, M.X. *et al.* (2011). Systemic antimicrobials adjunctive to a repeated mechanical and antiseptic therapy for aggressive periodontitis: a 6-month randomized controlled trial. *Journal of Periodontology* **82**, 1121–1130.

[193] Walker, C.B. (1992) Antimicrobial agents and chemotherapy. In: Slots, J. & Taubmann, M., eds. *Contemporary Oral Microbiology and Immunology*. St Louis: Mosby Yearbook, pp. 242–264.

[194] Walker, C.B., Pappas, J.D., Tyler, K.Z., Cohen, S. & Gordon, J.M. (1985). Antibiotic susceptibilities of periodontal bacteria. *In vitro* susceptibilities to eight antimicrobial agents. *Journal of Periodontology* **56**, 67–74.

[195] Wennström, J.L., Dahlén, G., Svensson, J. & Nyman, S. (1987). *Actinobacillus actinomycetemcomitans*, *Bacteroides gingivalis* and *Bacteroides intermedius*: Predictors of attachment loss? *Oral Microbiology and Immunology* **2**, 158–163.

[196] Wennström, J., Newman, H.N., MacNeil, S.R. *et al.* (2001). Utilization of locally delivered doxycycline in non-surgical treatment of chronic periodontitis. A comparative multi-center trial of 2 treatment approaches. *Journal of Clinical Periodontology* **28**, 753–761.

[197] Williams, R.C., Paquette, D.W., Offenbacher, S. *et al.* (2001). Treatment of periodontitis by local administration of minocycline microspheres: a controlled trial. *Journal of Periodontology* **72**, 1535–1544.

[198] Winkel, E.G., van Winkelhoff, A.J., Barendregt, D.S. *et al.* (1999). Clinical and microbiological effects of initial periodontal therapy in conjunction with amoxicillin and clavulanic acid in patients with adult periodontitis. A randomised double-blind, placebo-controlled study. *Journal of Clinical Periodontology* **26**, 461–468.

[199] Winkel, E.G., Van Winkelhoff, A.J., Timmerman, M.F., Van der Velden, U. & Van der Weijden, G.A. (2001). Amoxicillin plus metronidazole in the treatment of adult periodontitis patients. A double-blind placebo-controlled study. *Journal of Clinical Periodontology* **26**, 296–305.

[200] Wong, M.Y., Lu, C.L., Liu, C.M., Hou, L.T. & Chang, W.K. (1998). Clinical response of localized recurrent periodontitis treated with scaling, root planing, and tetracycline fiber. *Journal of the Formosan Medical Association* **97**, 490–497.

[201] Xajigeorgiou, C., Sakellari, D., Slini, T., Baka, A. & Konstantinidis, A. (2006). Clinical and microbiological effects of different antimicrobials on generalized aggressive periodontitis. *Journal of Clinical Periodontology* **33**, 254–264.

[202] Yalcin, F., Demirel, K. & Onan, U. (1999). Evaluation of adjunctive tetracycline fiber therapy with scaling and root planing: short-term clinical results. *Periodontal Clinical Investigations* **21**, 23–27.

[203] Yek, E.C., Cintan, S., Topcuoglu, N. *et al.* (2010). Efficacy of amoxicillin and metronidazole combination for the management of generalized aggressive periodontitis. *Journal of Periodontology* **81**, 964–974.

[204] Yilmaz, S., Kuru, B., Noyan, U. *et al.* (1996). A clinical and microbiological evaluation of systemic and local metronidazole delivery in early onset periodontitis patients. *Journal of Marmara University Dental Faculty* **2**, 500–509.

[205] Zambon, J.J., Reynolds, H.S. & Slots, J. (1981). Black-pigmented *Bacteroides* spp. in the human oral cavity. *Infection and Immunity* **32**, 198–203.

第44章

牙周炎的局部药物治疗
Local Drug Delivery for the Treatment of Periodontitis

Maurizio S. Tonetti[1], Pierpaolo Cortellini[2]

[1] European Research Group on Periodontology (ERGOPerio), Genoa, Italy
[2] Private Practice, Florence, Italy

前言

牙周炎的治疗通常以口腔卫生，根面清创，降低风险因素为基础。基于牙周炎的细菌性病因和炎症发病机制，已经提出了辅以局部或全身应用抗生素和/或调节宿主反应的药物的治疗方法。由于牙周感染的破坏存在位点特异性以及全身应用抗菌剂和抗炎药物的潜在副作用，牙周疾病的局部治疗获得了极大的关注。采取有效途径局部应用药物于牙周袋的另一个重要理由，是因为逐渐认识到全身应用许多药物（特别是抗生素）后，牙周袋和周围组织内有效的游离而有活性的局部药物浓度很低。

局部辅助药物治疗牙周病有3种基本方法：含漱剂（牙膏或涂膜），龈下冲洗和局部给药系统在牙周中的应用。

含漱剂有助于龈上生物膜的控制、牙龈炎症的调控，可潜在影响牙周治疗后细菌在龈下环境中的再定植。根据牙周炎药物治疗的基本原理，含漱剂主要受限于它们不能进入龈下环境，因此也就不能到达理想的作用部位（Pitcher et al. 1980）。

冲洗液直接作用于牙周袋，在最初局部能达到有效浓度，但随着龈沟液（GCF）的流动（约每小时更新40次）导致龈下放置药物被快速清除。局部应用于牙周袋的药物的廓清率遵循指数动力学模型，已计算出高浓度的非实质性（非结合性）冲洗液的浓度在应用15分钟后将失效。通过应用实质性的药物，可以延长这一时间，如四环素或氯己定能通过结合于牙根和/或牙周袋软组织壁表面，从而建立一个药物储备库以缓慢释放，抵消龈沟液流动对药物的清除作用。然而受限于储备库的容积，可能的药理学作用持续时间也是有限的。因此，用清洗或者冲洗的方法，很难达到足够的药效。

Goodson——一位药理学家，在20世纪70年代早期即倡导局部给药治疗牙周炎——指出要从药理学角度成功地控制牙周微生物群落需要满足以下条件：（1）一种真正有效的药物在作用部位的释放（牙周袋和周围组织）；（2）药物的浓度高于最小有效浓度；（3）维持这个浓度足够长的时间以期达到效果。这3条原则——位点，浓度，和时间——是达到局部药物治疗最佳化的主要参数（Goodson 1989，1996）。

牙周药物代谢动力学

在体内真正有效的药物活性取决于作用于所需部位的游离活性药物的生物利用度；这里特别指牙周袋和邻近软硬组织。从药理学的观点来看，牙周袋是一个富有挑战性的微生物环境：它以快速流动的GCF为特征，静止的容量很小，且有不均匀的解剖形态。牙周袋在深度、宽度、是否涉及根分叉、龈下生物膜的组成和数量、牙石的沉积均有着不均一性。这些特点导致在牙周局部给药装置的设计上特别的困难。

牙周袋的体积和廓清率

置于牙周袋内的药物的廓清率符合以下指数函数：

$$C_{(t)} = C_{(0)} e^{-t \frac{F}{V}}$$

其中，C（t）是药物的浓度关于时间的函数，C（0）是GCF中获得的初始浓度，F是GCF的流速，V是牙周袋中剩余的流体体积。

在预计牙周袋的体积为0.5μL（Binder et al. 1987）和GCF流速为20μL/h的（Goodson 1989）情况下，放置于牙周袋内的非实质性药物的半衰期（达到初始浓度一半的时间）是0.017小时（或大约1分钟）。通过这些计算，Goodson（1989）总结说龈下冲洗的方法理论上仅仅对十分有效的（如极低浓度就能作用的抗生素）实质性药物可行。

假如是实质性药物，指数函数可以被改写，在指数项的分母中，引入乘数常数K，以说明药物与牙根（和/或牙周袋壁）表面的结合。

$$C_{(t)} = C_{(0)} e^{-t \frac{F}{KV}}$$

其中K是亲和力常数，是通过已知的清除半衰期用实验的方法估算出来的。这个方程式可以方便地重新整理，以评估不同参数对理想的治疗效果持续时间的影响：

$$t_{(MIC)} = \frac{KV}{F} \ln \frac{C_{(0)}}{C_{(MIC)}}$$

其中$C_{(MIC)}$是最小抑菌浓度（MIC），$t_{(MIC)}$是达到MIC所需要的或者抗生素作用预期的时间。

通过这个关系，很明显在以下情况下所观察到的有效的治疗时间（$t_{(MIC)}$）会变长：

- 牙周袋的容量大。
- GCF流动率慢。
- 药物的亲和常数较高，也就是说应用了一种很有效的药物。
- 初始浓度很高，也就是说该药物在所应用的载体中有很好的溶解性。
- MIC低，也就是说应用一种强效药物。

就前两个参数而言，其与每颗牙特有的疾病阶段有关，因此不干预无法轻易地改变，而其余3项参数则与药物的选择有关。关于体外抗生素敏感性和药物代谢动力学的临床前期的资料是选择活性药物的理论依据。

牙周局部给药装置的发展

为了克服局部微环境对药物代谢动力学参数方面的影响，Goodson设计了第一代牙周袋给药装置。其设计理念为通过放入牙周袋内的药物容器不断地释放药物，以补充被GCF流清除的游离药物（Goodson et al. 1979）。这些装置由有渗透性的中空的醋酸纤维膜（内部的厚度是200μm）组成，其内填充20%的盐酸四环素溶液。该纤维被压入龈下，固定于牙周袋内，24小时后移除。尽管只是短时间应用，但却发现了其对龈下微生物群落构成的重要影响。随后的一项临床实验比较了留置此中空纤维与刮治术和根面平整（SRP）后的效果。即发现微生物指数和临床指标均有所改善，但低于SRP组（Lindhe et al. 1979）。这些早期的尝试取得了一定的临床效果，这可能是因为给药的持续时间不足。因此随后的焦点集中于如何延长牙周袋内的给药时间，但是结果很明显，这些载体很快就耗尽了（Addy et al. 1982；Coventry & Newman 1982）。

以单晶体设计为特征的第二代给药装置（药物结晶分布于惰性基质中），比如丙烯酸条或者挤压成形的乙酸乙烯酯纤维（Addy et al. 1982；Goodson et al. 1983），能更好地释放药物，特别在放入直径0.5mm的25%四环素纤维后，有文献报道可测得GCF中药物浓度为500～1500μg/mL（Tonetti et al. 1989）。同时将氯己定可吸收性基质置于醋酸纤维素中（Soskolne et al. 1983），或置于利用羟丙基纤维素（Noguchi et al. 1984）或者胶原蛋白基质（Minabe et al. 1989a, b）所合成的释放装置上。

研究估计5mm的牙周袋中静态液体体积大约是5μL（或0.5mm³）。然而深牙周袋和种植体周囊袋（包括较大范围的黏膜隧道）的容量明显较大，这些数据表明，所有的牙周局部给药装置都要能扩大袋容量，以建立足够大的药物储库，从而能够延长释放游离药物的时间，以抵消GCF清除。初期有人尝试利用尺寸稳定的丙烯酸条或者四环素纤维以达到扩大牙周袋容积的目的。

对于此类装置的Ⅰ期、Ⅱ期临床试验，表明在微生物群落和临床指标方面获得了改善（Addy & Langeroudi 1984；Goodson et al. 1985a, b）。美国食品药品监督管理局（FDA）批准的关于25%盐酸四环素乙烯醋酸乙烯酯纤维的关键试验，是牙周病学领域的第一个多中心试验，该试验在严格的质量控制下执行，也是现代口腔临床试验设计和实施的里程碑（Goodson et al. 1991a, b）。

在随后的20年里，发展了几种局部的抗生素给药装置，并进行了关于安全性和有效性的临床试验，以获得当地监管机构的认可（Goodson et al. 1991a～c；van Steenberghe et al. 1993；Soskolne et al. 1997, 1998；Stoller et al. 1998；Garrett et al. 1999；van Steenberghe et al. 1999；Garrett et al. 2000；Williams et al. 2001；Soskolne et al. 2003）。

局部给药装置的抑菌作用

监管机构要求进行前期研究，来证明局部单独应用抗菌剂的有效性，研究表明其对细菌负荷和对目标病原体检出率存在持续抑制作用。然而，随后的大量研究显示，联合运用机械清创和局部抗生素能改善临床和微生物结果，这确立了在成功应用局部给药装置的临床策略中，机械清创起到了关键作用（Johnson et al. 1998）。

临床研究评估了联合运用局部给药装置与机械清创后微生物的变化，结果显示了细菌接种量和牙周致病菌均大量减少。据报道，最有效的装置（可有效输送高浓度抗菌剂大于1周）能抑制99%～99.9%的细菌接种量，可有效杀灭牙周袋内细菌。而当储药装置耗竭后，又能观察到细菌的快速重新定植。关于细菌再定殖来源的3种假说：（1）在牙周袋内剩余的微生物群的再生长；（2）口腔内部其他感染区域的再繁殖；（3）患者来自其他部位的再感染。

1988年福塞斯研究所的Goodson课题组进行了一项实验性的研究以解决细菌再定植来源的问题（Holborow et al. 1990；Niederman et al. 1990）。这项研究对受试对象采用了四环素纤维和SRP，联合使用或者不使用氯己定口腔含漱剂，这些受试对象参与过FDA批准的四环素纤维的关键性研究（Goodson et al. 1991a, b）。研究假设在口内使用氯己定后，其抗菌作用可以调节经四环素纤维治疗过后的牙周袋的细菌再定植。结果显示，口腔含漱氯己定超过28天后，显著抑制了3种目标病原体的再定植。这一结果表明患者的总体口腔微生态是治疗方案成功的关键因素。伯尔尼大学所进行的一项研究进一步评估了这一结果。牙龈卟啉单胞菌属阳性且伴广泛型牙周炎的受试者，被纳入一项研究两种极端的治疗方法的随机对照实验：局部治疗两个独立的牙周袋（其他牙在研究期间密切观察）和全口牙使用四环素纤维、SRP和氯己定口腔含漱

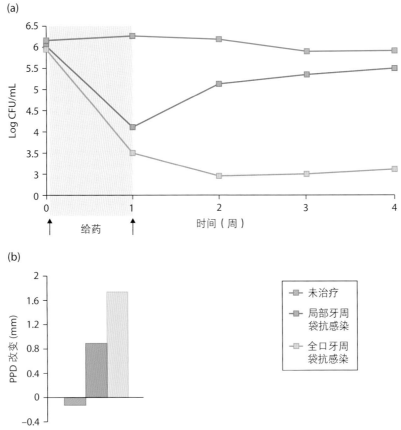

图44-1 （a）未治疗位点四环素纤维局部给药；局部治疗区域（在广泛型牙周炎伴牙龈卟啉单胞菌感染的受试者仅有两颗牙被治疗）和全口牙周袋感染清除（在广泛性牙周炎伴牙龈卟啉单胞菌感染的受试者行全部牙周袋治疗，并伴氯己定口腔含漱剂的使用）的动力学改变。注意再繁殖的不同模式。纵轴代表了总的集落形成单位（CFU）（Log10）/mL。（b）6个月后（a）中展示的3组在探诊深度方面的改变。在全口牙周袋感染清除组中观察到牙周袋深度减少更明显。

4周以清除感染。临床和影像学结果显示全口清除感染组的指数牙较局部治疗组的指数牙症状明显改善（Mombelli et al. 1996, 1997；Fourmousis et al. 1998）。最重要的是，去除四环素纤维时，总的细菌计数显示两者在牙周袋内的杀菌水平相似，但在局部治疗组中，细菌再植动力学显示其细菌水平快速地向基线细菌水平回归（图44-1）（Tonetti et al. 1995）。而在全口感染清除组中则观察到持续而稳定的细菌抑制水平。然而，早期的再定植动力学预测了3个月和6个月后的临床（牙周袋深度和探诊出血的减少）及影像学（软硬组织减少分析）结果（Tonetti et al. 1995）。通过这些研究可以得到几个重要的结论，且这些结论体现了局部给药装置的几个重要理论基础：

1. 有效的局部给药装置有显著改变治疗后的牙周袋微生物环境的潜在可能。然而，细菌的再定植是一个危险的信号，可能逐渐破坏临床疗效。

2. 口腔其他部位的细菌是细菌再定植主要的来源，因此需要强调改善口腔卫生状况、全牙列的治疗，以及或者使用抗菌性漱口液。

3. 对于那些不能或不愿意获得改善口腔卫生状况的患者，局部给药装置并不适合。

局部给药装置的疗效

一篇由Hanes和Purvis（2003）发表的系统综述与Meta分析，以及近期由Matesanz-Pérez等（2013）所进行的研究都阐述了局部给药装置的主要理论基础。

在美国牙周病学研讨会所报告的一篇2003

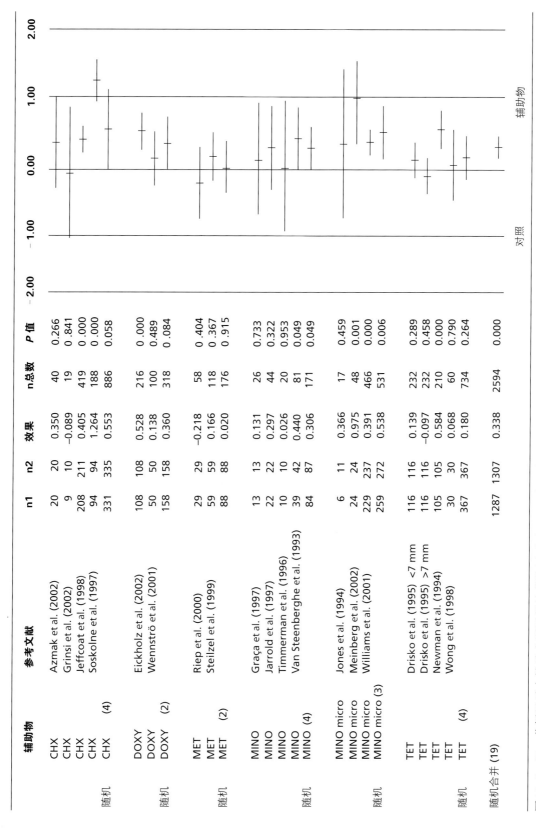

辅助物	参考文献	n1	n2	效果	n总数	P值
CHX	Azmak et al. (2002)	20	20	0.350	40	0.266
CHX	Grinsi et al. (2002)	9	10	-0.089	19	0.841
CHX	Jeffcoat et al. (1998)	208	211	0.405	419	0.000
CHX	Soskolne et al. (1997)	94	94	1.264	188	0.000
随机　CHX (4)		331	335	0.553	886	0.058
DOXY	Eickholz et al. (2002)	108	108	0.528	216	0.000
DOXY	Wennströ et al. (2001)	50	50	0.138	100	0.489
随机　DOXY (2)		158	158	0.360	318	0.084
MET	Riep et al. (2000)	29	29	-0.218	58	0.404
MET	Steilzel et al. (1999)	59	59	0.166	118	0.367
随机　MET (2)		88	88	0.020	176	0.915
MINO	Graça et al. (1997)	13	13	0.131	26	0.733
MINO	Jarrold et al. (1997)	22	22	0.297	44	0.322
MINO	Timmerman et al. (1996)	10	10	0.026	20	0.953
MINO	Van Steenberghe et al. (1993)	39	42	0.440	81	0.049
随机　MINO (4)		84	87	0.306	171	0.049
MINO micro	Jones et al. (1994)	6	11	0.366	17	0.459
MINO micro	Meinberg et al. (2002)	24	24	0.975	48	0.001
MINO micro	Williams et al. (2001)	229	237	0.391	466	0.000
随机　MINO micro (3)		259	272	0.538	531	0.006
TET	Drisko et al. (1995) <7 mm	116	116	0.139	232	0.289
TET	Drisko et al. (1995) >7 mm	116	116	-0.097	232	0.458
TET	Newman et al. (1994)	105	105	0.584	210	0.000
TET	Wong et al. (1998)	30	30	0.068	60	0.790
随机　TET (4)		367	367	0.180	734	0.264
随机合并 (19)		1287	1307	0.338	2594	0.000

对照　　　　　　　　　　辅助物

图44-2　Meta分析显示在辅助应用局部给药装置后（CHX：氯己定；DOXY：多西环素；MET：甲硝唑；MINO：米诺四环素；TET：四环素）牙周袋探诊深度降低（来源：Hanes & Purvis 2003。转载获得美国牙周病学会的许可）。

年的综述中，合并了32个研究总共3705位受试者的临床结果，显示辅助的局部给药显著减少了牙龈炎症和探诊深度，增加了临床附着水平。通过对19个随机对照临床实验进行Meta分析，得出了另一结果，就是预估的探诊深度平均减少了0.34mm（图44-2）。尽管预估值较之绝对值更为恰当，但需强调指出的是Haffajee等（2003）在同一共识会议上所报道的一篇系统性综述，评估了全身应用抗生素的辅助作用，也得到了相同的估计值（参见第43章）。一系统性综述中（Hanes & Purvis 2003）强调要将局部给药的概念理解为一个整体，同时在单独的技术平台和分子学层面进行了分析。结果表明，辅助运用米诺四环素凝胶、微胶囊型米诺四环素、多西环素凝胶和氯己定片后，改善了临床疗效。事实上，需要分别评估每一项可用的局部给药装置的效果，就像其他不能满足药物代谢动力学原则的产品一样，并不能期待它能带来显著的临床效果。

然而，这篇系统性综述没有发现在机械清创后或即刻应用局部冲洗能够取得辅助的效果。这个发现与基于药物代谢动力学参数可预期的结果是一致的：冲洗液可能很快地被GCF流所清除。

辅助治疗的循证基础本质上考虑了两类人群：未行治疗的患者和已治疗并实施牙周支持治疗计划却伴复发性/顽固性疾病的患者。这两类人群均有一定疗效，尽管治疗过的患者其疗效低于预期。

很少有研究涉及局部给药装置在根分叉区病变的应用。已有报道在控制牙龈炎症和改善探诊深度以及临床附着水平上短期的（3~6个月）辅助疗效（Tonetti et al. 1995；Dannewitz et al.）。然而，在复杂的解剖区域并不能中期或长期维持这一疗效。

关于局部给药装置应用的另一个有趣的快速发展的领域，是关于种植体周围感染特别是种植体周围炎的控制。两篇独立的文献回顾了关于种植体周围炎的有效干预的措施（Esposito et al. 2012；Muthukuru et al. 2012），文献回顾发现了一些初步证据，即联合运用局部给药和龈下清创，比单纯龈下清创能得到更好的疗效。但在这一领域，还需要进一步的研究。

应用局部给药装置治疗牙周炎的临床适应证

大部分研究评估了联合运用局部给药装置与机械清创所取得辅助疗效，研究已经证明了在一系列临床条件下，运用这类装置能提高疗效（Tonetti et al. 1994；Tonetti 1998；Greenstein & Tonetti 2000）。包括特殊的局部环境和特殊的患者群体。

局部环境

对于大部分未治疗的浅牙周袋（4~5mm）来说，只要通过单独机械清创即可治愈。而对于更深的牙周袋（6~8mm）或者涉及根分叉区，局部给药装置有着潜在的疗效（Tonetti et al. 1998；Dannewitz et al. 2009）。此外，将局部给药装置并入治疗手段需将治疗目标的局部环境（牙周袋）和生态学决定因素进行整合，后者是由目前治疗方法辅助全身性抗菌药物制剂（参见第43章）或者辅助使用翻瓣手术（参见第39章）的临床疗效决定的。总的来说，对于残存牙周袋相对少和不能全身应用抗菌制剂的患者，辅助的局部给药装置是有利的。局部给药装置也许对局部治疗无反应的位点或者在牙周支持治疗期间的疾病复发的患者是有利的。后者的应用得到了相当多的关注（Garrett et al. 2000；McColl et al. 2006；Bogren et al. 2009；Tonetti et al. 2012）。

另一个可能的重要应用是当残余牙周袋位于所谓的美学区域时，手术干预可能不利于美学或者发音。最后，对于那些在完成针对病因的治疗后，仍存在深牙周袋和探诊持续出血并伴骨内缺损的病例，局部给药装置的应用似乎是合理的选择。因为这些位点有可能运用牙周再生（参见第45章）治疗，且牙周再生治疗的效果受细菌污染程度和病变区持续存在的病原菌的影响（Heitz-Mayfield et al. 2006）。在牙周再生性手术前，局部给药也许是清除牙周袋感染的重要方法。

特殊的患者群体

高危人群的非手术和手术治疗的临床疗效明显低于预期。这包括吸烟者和糖尿病患者，重度精神障碍患者或者口腔卫生依从性差和/或难以长期坚持必要的牙周维护计划患者。已经评估了此类患者辅助局部给药的疗效。

研究显示局部给药的辅助效果也许并不受吸烟的负面影响（Ryder et al. 1999）。在一个多中心试验中，按计划再次评估了米诺四环素微球的辅助疗效，发现吸烟者对局部应用给药装置的强化反应最高（Paquette et al. 2003, 2004）。

对于老年患者和那些自述伴有心血管系统疾病的患者，联合运用局部给药比单纯使用机械清创有更好的疗效。对于有相对或者绝对手术禁忌证的牙周炎患者来说，局部给药或许能更好地控制疾病。

最后，对于伴糖尿病的牙周炎患者，新近的临床随机对照实验显示，在控制牙龈炎症和获得更好的临床疗效方面，联合应用局部给药比单纯龈下清创更有效（Agarwal et al. 2012）。

结论

牙周袋内局部给药是一种有效的辅助机械清创的治疗方法。临床应用需要有精心设计的技术平台来抵消GCF对局部使用的抗生素的清除，并且维持足够长的药物浓度时间来得到预期的药理学效果。

清除牙周袋感染是可行的，但是需要应用特殊的临床方法来阻止细菌再定植：良好的口腔卫生，全口治疗和/或使用抗菌的口腔含漱剂。临床应用多见于健康人群的少量残余牙周袋，也适用于伴老龄、吸烟、体弱或重度精神障碍的高危人群。

参考文献

[1] Addy, M. & Langeroudi, M. (1984). Comparison of the immediate effects on the sub-gingival microflora of acrylic strips containing 40% chlorhexidine, metronidazole or tetracycline. *Journal of Clinical Periodontology* **11**, 379–386.

[2] Addy, M., Rawle, L., Handley, R., Newman, H.N & Coventry, J.F. (1982). The development and *in vitro* evaluation of acrylic strips and dialysis tubing for local drug delivery. *Journal of Periodontology* **53**, 693–699.

[3] Agarwal, E., Bajaj, P., Naik, S.B. & Pradeep, A.R. (2012). Locally delivered 0.5% azithromycin, as an adjunct to non surgical treatment in chronic periodontitis with type 2 diabetes: A randomized controlled clinical trial. *Journal of Periodontology* Jun 1 [Epub ahead of print].

[4] Azmak, N., Atilla, G., Luoto, H. & Sorsa, T. (2002). The effect of subgingival controlled-release delivery of chlorhexidine chip on clinical parameters and matrix metalloproteinase-8 levels in gingival crevicular fluid. *Journal of Periodontology* **73**, 608–615.

[5] Binder, T.A., Goodson, J.M. & Socransky, S.S. (1987). Gingival fluid levels of acid and alkaline phosphatase. *Journal of Periodontal Research* **22**, 14–19.

[6] Bogren, A., Teles, R.P., Torresyap, G. *et al.* (2008). Locally delivered doxycycline during supportive periodontal therapy: a 3-year study. *Journal of Periodontology* **79**, 827–835.

[7] Coventry, J. & Newman, H.N. (1982). Experimental use of a slow release device employing chlorhexidine gluconate in areas of acute periodontal inflammation. *Journal of Clinical Periodontology* **9**, 129–133.

[8] Dannewitz, B., Lippert, K., Lang, N.P., Tonetti, M.S. & Eickholz, P. (2009). Supportive periodontal therapy of furcation sites: non-surgical instrumentation with or without topical doxycycline. *Journal of Clinical Periodontology* **36**, 514–522.

[9] Drisko, C.L., Cobb, C.M., Killoy, W.J. *et al.* (1995). Evaluation of periodontal treatments using controlled-release tetracycline fibers: clinical response. *Journal of Periodontology* **66**, 692–699.

[10] Eickholz, P., Kim, T.S., Bürklin, T. *et al.* (2003). Non-surgical periodontal therapy with adjunctive topical doxycycline: a double-blind randomized controlled multicenter study. *Journal of Clinical Periodontology* **29**, 108-117.

[11] Esposito, M., Grusovin, M.G. & Worthington, H.V. (2012). Treatment of peri-implantitis: what interventions are effective? A Cochrane systematic review. *European Journal of Oral Implantology* **5 Suppl**, S21–41.

[12] Fourmousis, I., Tonetti, M.S., Mombelli, A. *et al.* (1998). Evaluation of tetracycline fiber therapy with digital image analysis. *Journal of Clinical Periodontology* **25**, 737–745.

[13] Garrett, S., Johnson, L., Drisko, C.H. *et al.* (1999). Two multi-center studies evaluating locally delivered doxycycline hyclate, placebo control, oral hygiene, and scaling and root planing in the treatment of periodontitis. *Journal of Periodontology* **70**, 490–503.

[14] Garrett, S., Adams, D.F., Bogle, G. *et al.* (2000). The effect of locally delivered controlled-release doxycycline or scaling and root planing on periodontal maintenance patients over 9 months. *Journal of Periodontology* **71**, 22–30.

[15] Goodson, J.M. (1989). Pharmacokinetc principles controlling efficacy of oral therapy. *Journal Dental Research* **68**, 1625–1632.

[16] Goodson, J.M. (1996). Principles of pharmacologic intervention. *Journal of Clinical Periodontology* **23**, 268–272.

[17] Goodson, J.M., Haffajee, A. & Socransky, S.S. (1979). Periodontal therapy by local delivery of tetracycline. *Journal of Clinical Periodontology* **6**, 83–92.

[18] Goodson, J.M., Holborow, D., Dunn, R.L., Hogan, P. & Dunham, S. (1983). Monolithic tetracycline-containing fibers for controlled delivery to periodontal pockets. *Journal of Periodontology* **54**, 575–579.

[19] Goodson, J.M., Offenbacher, S., Farr, D.H. & Hogan, P.E. (1985a). Periodontal disease treatment by local drug delivery. *Journal of Periodontology* **56**, 265–272.

[20] Goodson, J.M., Hogan, P.E. & Dunham, S.L. (1985b). Clinical responses following periodontal treatment by local drug delivery. *Journal of Periodontology* **56 11 Suppl** 81–87.

[21] Goodson, J.M., Cugini, M.A., Kent, R.L. *et al.* (1991a). Multicenter evaluation of tetracycline fiber therapy: I. Experimental design, methods, and baseline data. *Journal of Periodontal Research* **26**, 361–370.

[22] Goodson, J.M., Cugini, M.A., Kent, R.L. *et al.* (1991b). Multicenter evaluation of tetracycline fiber therapy: II. Clinical response. *Journal of Periodontal Research* **26**, 371–379.

[23] Goodson, J.M., Tanner, A., McArdle, S., Dix, K. & Watanabe, S.M. (1991c). Multicenter evaluation of tetracycline fiber therapy. III. Microbiological response. *Journal of Periodontal Research* **26**, 440–451.

[24] Graça, M.A., Watts, T.L., Wilson, R.F. & Palmer, R.M. (1997). A randomized controlled trial of a 2% minocycline gel as an adjunct to non-surgical periodontal treatment, using a design with multiple matching criteria. *Journal of Clinical Periodontology* **24**, 249–253.

[25] Greenstein, G. & Tonetti, M. (2000). The role of controlled drug delivery for periodontitis. The Research, Science and Therapy Committee of the American Academy of Periodontology. *Journal of Periodontology* **71**, 125–140.

[26] Grisi, D.C., Salvador, S.L., Figueiredo, L.C. *et al.* (2002). Effect of a controlled-release chlorhexidine chip on clinical and microbiological parameters of periodontal syndrome. *Journal of Clinical Periodontology* **29**, 875–881.

[27] Haffajee, A.D., Socransky, S.S. & Gunsolley, J.C. (2003). Systemic anti-infective periodontal therapy. A systematic review. *Annals of Periodontology* **8**, 115–181.

[28] Hanes, P.J. & Purvis, J.P. (2003). Local anti-infective therapy: pharmacological agents. A systematic review. *Annals of Periodontology* **8**, 79–98.

[29] Heitz-Mayfield, L., Tonetti, M.S., Cortellini, P. & Lang, N.P.; European Research Group on Periodontology (ERGOPERIO). (2006). Microbial colonization patterns predict the outcomes of surgical treatment of intrabony defects. *Journal of Clinical Periodontology* **33**, 62–68.

[30] Holborow, D., Niederman, R., Tonetti, M., Cugini, M.A. & Goodson, J.M. (1990). Synergistic effects between chlorhexidine mouthwash and tetracycline fibers. *Journal of Dental Research* **69 Special Issue**, 277 Abstract 1346.

[31] Jarrold, C.R., Allaker, R.P., Young, K.A. *et al.* (1997). Clinical and microbiological effects of topical minocycline in the treatment of elderly patients with periodontitis. *British Dental Journal* **183**, 51–56.

[32] Jeffcoat, M.K., Bray, K.S., Ciancio, S.G. *et al.* (1998). Adjunctive use of a subgingival controlled-release chlorhexidine chip reduces probing depth and improves attachment level compared with scaling and root planing alone. *Journal of Periodontology* **69**, 989–997.

[33] Johnson, L.R., Stoller, N.H., Polson, A. *et al.* The effects of subgingival calculus on the clinical outcomes of locally-delivered controlled-release doxycycline compared to scaling and root planing. *Journal of Clinical Periodontology* **29**, 87–91.

[34] Jones, A.A., Kornman, K.S., Newbold, D.A. & Manwell, M.A. (1994). Clinical and microbiological effects of controlled-release locally delivered minocycline in periodontitis. *Journal of Periodontology* **65**, 1058–1066.

[35] Lindhe, J., Heijl, L., Goodson, J.M. & Socransky, S.S. (1979). Local tetracycline delivery using hollow fiber devices in periodontal therapy. *Journal of Clinical Periodontology* **6**, 141–149.

[36] Matesanz-Pérez, P., García-Gargallo, M., Figuero, E. *et al.* (2013). A systematic review on the effects of local antimicrobials as adjuncts to subgingival debridement, compared with subgingival debridement alone, in the treatment of chronic periodontitis. *Journal of Clinical Periodontology* **40**, 227–241.

[37] McColl, E., Patel, K., Dahlen, G. *et al.* (2006). Supportive periodontal therapy using mechanical instrumentation or 2% minocycline gel: a 12 month randomized, controlled, single masked pilot study. *Journal of Clinical Periodontology* **33**, 141–150.

[38] Meinberg, T.A., Barnes, C.M., Dunning, D.G. & Reinhardt, R.A. (2002). Comparison of conventional periodontal maintenance versus scaling and root planing with subgingival minocycline. *Journal of Periodontology* **73**, 167–172.

[39] Minabe, M., Takeuchi, K., Tamura, T., Hori, T. & Umemoto, T. (1989a). Subgingival administration of tetracycline on a collagen film. *Journal of Periodontology* **60**, 552–556.

[40] Minabe, M., Takeuchi, K., Tomomatsu, E., Hori, T. & Umemoto, T. (1989b). Clinical effects of local application of collagen film-immobilized tetracycline. *Journal of Clinical Periodontology* **16**, 291–294.

[41] Mombelli, A., Tonetti, M., Lehmann, B. & Lang, N.P. (1996). Topographic distribution of black-pigmenting anaerobes before and after periodontal treatment by local delivery of tetracycline. *Journal of Clinical Periodontology* **23**, 906–913.

[42] Mombelli, A., Lehmann, B., Tonetti, M. & Lang, N.P. (1997). Clinical response to local delivery of tetracycline in relation to overall and local periodontal conditions. *Journal of Clinical Periodontology* **24**, 470–477.

[43] Muthukuru, M., Zainvi, A., Esplugues, E.O. & Flemmig, T.F. (2012). Non-surgical therapy for the management of peri implantitis: a systematic review. *Clinical Oral Implants Research* **23 Suppl 6**, 77–83.

[44] Newman, M.G., Kornman, K.S. & Doherty, F.M. (1994). A 6-month multi-center evaluation of adjunctive tetracycline fiber therapy used in conjunction with scaling and root planing in maintenance patients: clinical results. *Journal of Periodontology* **65**, 685–691.

[45] Niederman, R., Holborow, D., Tonetti, M., Cugini, M.A. & Goodson, J.M. (1990). Reinfection of periodontal sites following tetracycline fiber therapy. *Journal of Dental Research* **69 Special Issue**, 277 Abstract 1345.

[46] Noguchi, T., Izumizawa, K., Fukuda, M. *et al.* (1984). New method for local drug delivery using resorbable base material in periodontal therapy. *Bulletin of the Tokyo Medical and Dental University* **31**, 145–153.

[47] Paquette, D., Oringer, R., Lessem, J. *et al.* (2003). Locally delivered minocycline microspheres for the treatment of periodontitis in smokers. *Journal of Clinical Periodontology* **30**, 787–794.

[48] Paquette, D.W., Hanlon, A., Lessem, J. & Williams, R.C. (2004). Clinical relevance of adjunctive minocycline microspheres in patients with chronic periodontitis: secondary analysis of a phase 3 trial. *Journal of Periodontology* **75**, 531–536.

[49] Pitcher G.R., Newman, H.N. & Strahan, J.D. (1980). Access to subgingival plaque by disclosing agents using mouthrinsing and direct irrigation. *Journal of Clinical Periodontology* **7**, 300–308.

[50] Riep, B., Purucker, P. & Bernimoulin, J.P. (1999). Repeated local metronidazole-therapy as adjunct to scaling and root planing in maintenance patients. *Journal of Clinical Periodontology* **26**, 710–715.

[51] Ryder, M.I., Pons, B., Adams, D. *et al.* (1999). Effects of smoking on local delivery of controlled-release doxycycline as compared to scaling and root planing. *Journal of Clinical Periodontology* **26**, 683–691.

[52] Soskolne, A., Golomb, G., Friedman, M. & Sela, M.N. (1983). New sustained release dosage form of chlorhexidine for dental use. II. Use in periodontal therapy. *Journal of Periodontal Research* **18**, 330–336.

[53] Soskolne, W.A., Heasman, P.A., Stabholz, A. *et al.* (1997). Sustained local delivery of chlorhexidine in the treatment of periodontitis: a multi-center study. *Journal of Periodontology* **68**, 32–38.

[54] Soskolne, W.A., Chajek, T., Flashner, M. *et al.* (1998). An *in vivo* study of the chlorhexidine release profile of the PerioChip in the gingival crevicular fluid, plasma and urine. *Journal of Clinical Periodontology* **25**, 1017–1021.

[55] Soskolne, W.A., Proskin, H.M. & Stabholz, A. (2003). Probing depth changes following 2 years of periodontal maintenance therapy including adjunctive controlled release of chlorhexidine. *Journal of Periodontology* **74**, 420–427.

[56] Stelzel, M. & Florès-de-Jacoby, L. (2000). Topical metronidazole application as an adjunct to scaling and root planing. *Journal of Clinical Periodontology* **27**, 447–452.

[57] Timmerman, M.F., van der Weijden, G.A., van Steenbergen, T.J. *et al.* (1996). Evaluation of the long-term efficacy and safety of locally-applied minocycline in adult periodontitis patients. *Journal of Clinical Periodontology* **23**, 707–716.

[58] Tonetti, M.S. (1998). Local delivery of tetracycline: from concept to clinical application. *Journal of Clinical Periodontology* **25**, 969–977.

[59] Tonetti, M.S., Pini-Prato, G. & Cortellini, P. (1994). Principles and clinical applications of periodontal controlled drug delivery with tetracycline fibers. *International Journal of Periodontics and Restorative Dentistry* **14**, 421–435.

[60] Tonetti, M., Mombelli, A., Lehmann, B. & Lang, N.P. (1995). Impact of oral ecology on the recolonization of locally treated periodontal pockets. *Journal of Dental Research* **74 Special Issue**, 481 Abstract 642.

[61] Tonetti, M.S., Cortellini, P., Carnevale, G. *et al.* (1998). A controlled multicenter study of adjunctive use of tetracycline periodontal fibers in mandibular class II furcations with persistent bleeding. *Journal of Clinical Periodontology* **25**, 728–736.

[62] Tonetti, M.S., Lang, N.P., Cortellini, P. *et al.* (2012). Effects of a single topical doxycycline administration adjunctive to mechanical debridement in patients with persistent/recurrent periodontitis but acceptable oral hygiene during supportive periodontal therapy. *Journal of Clinical Periodontology* **39**, 475–482.

[63] van Steenberghe, D., Bercy, P., Kohl, J. *et al.* (1993). Subgingival minocycline hydrochloride ointment in moderate to severe chronic adult periodontitis: a randomized, double-blind, vehicle-controlled, multicenter study. *Journal of Periodontology* **64**, 637–644.

[64] van Steenberghe, D., Rosling, B., Söder, P.O. *et al.* (1999). A 15-month evaluation of the effects of repeated subgingival minocycline in chronic adult periodontitis. *Journal of Periodontology* **70**, 657–667.

[65] Wennström, J.L., Newman, H.N., MacNeill, S.R. *et al.* (2001). Utilisation of locally delivered doxycycline in non-surgical treatment of chronic periodontitis. A comparative multi-centre trial of 2 treatment approaches. *Journal of Clinical Periodontology* **28**, 753–761.

[66] Williams, R.C., Paquette, D.W., Offenbacher, S. *et al.* (2001). Treatment of periodontitis by local administration of minocycline microspheres: a controlled trial. *Journal of Periodontology* **72**, 1535–1544.

[67] Wong, M.Y., Lu, C.L., Liu, C.M., Hou, L.T. & Chang, W.K. (1998). Clinical response of localized recurrent periodontitis treated with scaling, root planing, and tetracycline fiber. *Journal of the Formosan Medical Association* **97**, 490–497.